国家科学技术学术著作出版基金资助出版

数字化胰腺外科学

Digital Pancreas Surgery

主　审　钟世镇

主　编　方驰华　赵玉沛　刘允怡

副主编　卢绮萍　郑穗生　刘颖斌　陈　敏

编　者（以姓氏笔画为序）

王　俊	王　巍	王槐志	仇毓东	方驰华	卢绮萍	叶会霖	刘　荣
刘允怡	刘宇斌	刘颖斌	齐　硕	汤礼军	牟一平	李升平	李永彬
杨　剑	何嘉琦	闵　军	张　鹏	张　煊	张太平	陈　敏	陈汝福
陈青山	欧阳钧	罗　旺	郑穗生	项　楠	赵玉沛	钟世镇	洪德飞
宫希军	祝　文	秦仁义	夏　涛	曹　君	曹　喆	梁海滨	彭　兵
嵇　武	楼文晖	蔡守旺					

人民卫生出版社

·北　京·

图书在版编目（CIP）数据

数字化胰腺外科学 / 方驰华,赵玉沛,刘允怡主编
. —北京：人民卫生出版社,2023.4
ISBN 978-7-117-33741-0

Ⅰ.①数… Ⅱ.①方…②赵…③刘… Ⅲ.①数字技
术–应用–胰腺疾病–外科学 Ⅳ.①R657.5-39

中国版本图书馆 CIP 数据核字（2022）第 188132 号

| 人卫智网 | www.ipmph.com | 医学教育、学术、考试、健康，购书智慧智能综合服务平台 |
| 人卫官网 | www.pmph.com | 人卫官方资讯发布平台 |

数字化胰腺外科学

Shuzihua Yixian Waikexue

主　　编：方驰华　赵玉沛　刘允怡
出版发行：人民卫生出版社（中继线 010-59780011）
地　　址：北京市朝阳区潘家园南里 19 号
邮　　编：100021
E - mail：pmph @ pmph.com
购书热线：010-59787592　010-59787584　010-65264830
印　　刷：北京顶佳世纪印刷有限公司
经　　销：新华书店
开　　本：889×1194　1/16　印张：27
字　　数：836 千字
版　　次：2023 年 4 月第 1 版
印　　次：2023 年 4 月第 1 次印刷
标准书号：ISBN 978-7-117-33741-0
定　　价：368.00 元

打击盗版举报电话：010-59787491　E-mail：WQ @ pmph.com
质量问题联系电话：010-59787234　E-mail：zhiliang @ pmph.com
数字融合服务电话：4001118166　E-mail：zengzhi @ pmph.com

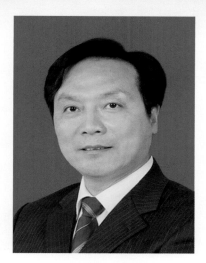

方驰华　教授

　　医学博士、二级教授、主任医师、博士生导师、博士后合作导师。现任南方医科大学珠江医院肝胆一科主任，广东省数字医学临床工程技术研究中心主任。担任中华医学会数字医学分会主任委员，中国研究型医院学会数字智能化外科专业委员会主任委员，中国医师协会肝癌专业委员会副主任委员，中国图学学会常务理事，中国医学装备协会智能装备技术分会副会长，中华医学会外科学分会胆道外科学组委员，广东省医学会数字医学分会首届主任委员，广东省医师协会外科医师分会和肝胆外科分会副主任委员，《中国微创外科杂志》副主编，*Digital Medicine* 副主编，《中华外科杂志》《中华消化外科杂志》《中国实用外科杂志》等 15 种杂志编委。主持研究"十一五""十二五"国家"863"计划项目，"十三五"国家重点研发计划、国家重大科研仪器研制项目、国家自然科学基金重点项目等。以主研人获省部级科技奖 13 项，其中一等奖 2 项、二等奖 3 项。组织制定和发表了国际和中国专家共识、诊治指南和操作规范 15 部。获得全国五一劳动奖章、"中国好医生"、全国卫生系统先进个人、中国医师奖，广东省劳动模范、广东省丁颖科技奖、广东省高等学校教学名师、优秀指导老师、广东省"特支计划"教学名师，国之名医·卓越建树，广东省委教工委优秀共产党员等荣誉。

　　从事肝胆胰外科疾病基础与临床工作 40 年，自 2002 年起师从我国著名临床解剖学家钟世镇院士，在钟世镇院士指导下，20 年持之以恒地研究与攻关，经历了数字医学 1.0

到 4.0 的研究与转化,取得了一系列具有国际先进水平、部分国际领先的研究成果。主要包括:①建立了复杂性肝胆胰疾病三维可视化和数字智能化诊疗理论,用于指导临床精准诊治的实践;②基于上述理论,创新性地构建了复杂性肝胆胰疾病数字智能化诊疗体系,攻克了复杂性肝胆胰疾病精准诊治的难题;③基于数字医学的研究成果,构建了复杂性肝胆胰疾病三维可视化和数字智能化诊治临床推广平台,用于指导规范化的应用。研究成果使肝胆胰外科进入了数字智能化肝胆胰外科新时代,为我国数字医学、数字智能化肝胆胰外科研究、发展、转化应用及走向国际作出了重要的贡献。

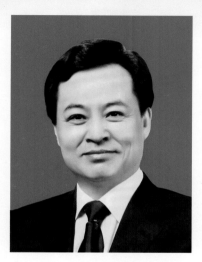

赵玉沛　中国科学院院士

中国科学院院士,主任医师,教授,博士生导师。中国共产党第十八届、第十九届中央委员会候补委员。历任北京协和医院院长,中国科学技术协会第九届副主席。现任北京协和医院名誉院长,中华医学会会长、中华医学会外科学分会主任委员。《中华外科杂志》总编辑,*Journal of Pancreatology* 主编,国际外科学院、北美外科学院、英格兰皇家外科学院、香港外科学院 Honorary Fellowship 和爱丁堡皇家外科学院 Fellowship Ad Hominem 等。

赵玉沛院士带领团队在普外科尤其是胰腺肿瘤的转化研究与外科诊治领域深耕多年,对胰腺癌、胰腺内分泌肿瘤及胰腺囊性肿瘤等胰腺疾病的发病机制、早期诊断以及综合治疗等难点问题进行了深入的临床与基础研究,建立了胰腺疾病多学科综合诊治的绿色通道,提出了胰腺癌细胞起源及发生的新观点,为研究胰腺癌发生提供了理论基础,同时也为早期诊断和有效治疗提供了分子靶点。发表论文 400 余篇,主持编写《胰腺病学》《外科学》《内分泌外科学》等多部专著。曾荣获国家科学技术进步奖二等奖(2 项)、中华医学科技奖一等奖、北京市科学技术进步奖一等奖、何梁何利基金科学与技术进步奖、全国五一劳动奖章、卫生部有突出贡献中青年专家称号等。

主编简介

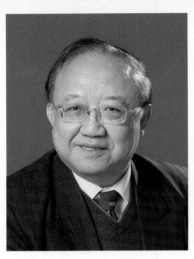

刘允怡　中国科学院院士

　　中国科学院院士,香港中文大学医学博士,外科学教授,国际著名的肝胆胰外科学家。先后获选苏格兰爱丁堡皇家外科学院院士、英国皇家外科学院院士、苏格兰格拉斯哥皇家外科学院院士、澳大利亚皇家外科学院院士、美国外科学院院士、国际血管学院院士、马来西亚医学专科学院院士、香港医学专科学院院士、香港外科学院院士。担任国际肝胆胰协会主席,2009—2011年亚太区肝胆胰协会会长,16种国际医学期刊的编委。

　　在国际上首先提出以"以肝段为本"的肝切除方法,统一了肝脏解剖和肝切除手术的规划名称,创建了香港中文大学肝移植中心和肝癌诊疗研究组,是东南亚地区肝移植的创始人之一。先后发表论著、综述、评述等670余篇,在外科学方面具有很深造诣。公开发表国际文献500余篇,参加著书55部。

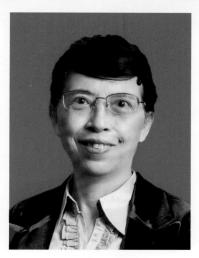

卢绮萍　教授

教授,医学博士,博士生导师,中国人民解放军中部战区总医院专家组普通外科主任医师、博士后工作站站长,华中科技大学同济医学院外科系博士研究生导师,南方医科大学外科系硕博士研究生导师,享受国务院政府特殊津贴、军队优秀专业技术人才岗位津贴。曾任中华医学会外科学分会第12、13届实验外科学组委员,第14届门脉高压外科学组委员,第15、16、17届胆道外科学组委员。现任中国医师协会外科医师分会委员兼胆道外科专委会常委、中国研究型医院学会加速康复外科专业委员会常委、中国医疗保健国际交流促进会外科学分会常委、中国医师协会智慧医学专委会委员、中国医学装备委员会智能装备技术分会委员、中国研究型医院学会数字医学临床外科专业委员会顾问、中国医药教育协会肝胆胰外科专业委员会顾问、国际肝胆胰协会中国分会委员及胆道肿瘤专委会常委。《中华消化外科杂志》《中华实验外科杂志》《中华临床营养杂志》等8种国家核心/统计源期刊编委、常务编委,中华系列杂志、《中国实用外科杂志》特聘审稿专家。

承担或参加并完成多项国家自然科学基金,国家科技支撑计划,全军重大、重点科研项目研究,获国家科学技术进步奖二等奖,湖北省科学技术进步奖一、二等奖,军队科学技术进步奖二等奖等省部级二等以上成果奖8项、三等奖8项。

副主编简介

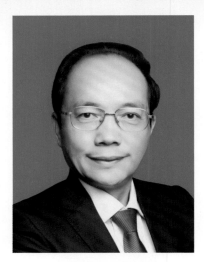

郑穗生　教授

　　教授,主任医师,医学博士,合肥平安健康(检测)中心首席医疗官、中华医学会放射学分会第十至十三届委员、中华医学会放射医学与防护学分会第二届委员、中华医学会数字医学分会第三届委员、中国医师协会放射医师分会第一届委员、中华医学会安徽省数字医学分会主任委员、中华医学会安徽省放射学分会前任主任委员、安徽省全科医学会医学影像专业委员会主任委员、安徽省全科医学会健康管理与健康保险分会主任委员。曾任安徽医科大学医学影像研究中心主任、安徽医科大学第二附属医院放射科和影像医学教研室主任、安徽省医学会常务理事、安徽省全科医学会副理事长。

　　主编大型医学专著6部,荣获华东地区优秀科技图书奖一等奖4项,二等奖2项。参编各类教材及专著12部,发表包括SCI论文共100余篇。

　　获省部级奖项五项,其中省科学技术进步奖二等奖2项,荣获"安徽省优秀科技工作者"和"江淮名医"称号。

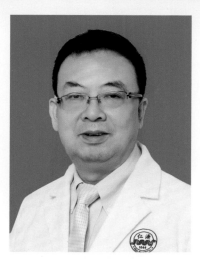

刘颖斌　教授

　　医学博士,博士生导师,外科学二级教授,现任上海市肿瘤研究所所长、上海交通大学医学院附属仁济医院普外科主任、胆胰外科主任、上海市胆道疾病研究所所长、癌基因与相关基因国家重点实验室副主任。

　　入选国家百千万人才工程、国家卫生计生委突出贡献中青年专家、全国五一劳动奖章获得者、上海工匠、上海市科技精英、上海领军人才、上海市优秀学科带头人、美国外科学院外籍会员(FACS)。担任中华医学会外科学分会肝脏学组委员、中国医师协会外科医师分会常务委员、上海市医学会外科专科分会副主任委员、上海市医学会普外科专科分会副主任委员、上海市医师协会普外科医师分会会长、中国抗癌协会胆道肿瘤专业委员会候任主任委员、中国研究型医院学会胰腺疾病专业委员会副主任委员等学术任职。

　　刘颖斌教授从医执教 38 年,专注于肝胆胰外科的临床与基础研究工作,相关研究成果在 *Nature Genetics*、*Journal of Hepatology*、*Gut* 等国际主流 SCI 杂志上发表,获得国家发明专利 10 余项。

副主编简介

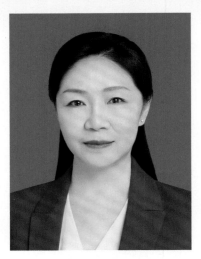

陈敏　教授

　　教授,《中华消化外科杂志》执行副总编辑、编辑部主任。现中国医师协会外科医师分会专业信息传播和教育工作委员会副主任委员,海峡两岸医药卫生交流协会肝胆胰外科专业委员会副主任委员,中国研究型医院学会肝胆胰外科和胰腺疾病专业委员会常务委员,重庆市高校期刊研究会副理事长。

　　主持中国科协精品科技期刊工程项目资助6项、重庆市软科学研究计划项目5项,参与国家和重庆市课题20余项。以第一作者和通信作者身份发表学术论文60余篇,参编专著7部。荣获军队医疗成果和重庆市科学技术进步奖二等奖三项。

　　主持的《中华消化外科杂志》荣获全国百强报刊,中国百种杰出学术期刊,中国精品科技期刊,中华医学会"优秀期刊"奖,中国高校百佳科技期刊等殊荣。

　　个人荣获原中国人民解放军总后勤部优秀共产党员,"四有"优秀军官,中国高校科技期刊优秀主编,重庆市期刊十佳总编辑等殊荣,两次荣立个人三等功。

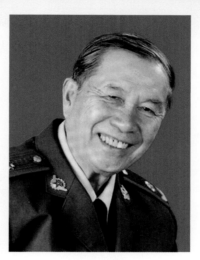

钟世镇

"落其实者思其树，饮其流者怀其源"。自 2001 年 174 次香山科学会议的"中国数字化虚拟人体的科技问题"研讨主题开始，揭开了我国数字医学研究的序幕。这项横跨医学、计算机、物理、工程、信息、航空、航天、体育、影视等多个学科领域的科学研究，代表了当代科技发展的一个侧面。20 余年间，从人体数据库的采集，到数字医学的转变，成为转化医学的典范。"万点落花舟一叶，载将春色过江南"，先后出版了《数字人和数字解剖学》《数字医学概论》《数字骨科学》等众多有里程碑性的数字医学专著，犹如雨后春笋，繁花似锦，果实累累。方驰华教授的学术团队，继《数字化肝脏外科学》出版后，又完成了这部《数字化胰腺外科学》专著。"不要人夸颜色好，只留清气满乾坤"，百花丛中又添一葩，这是国内外数字医学领域，首部以数字化胰腺解剖学和临床手术学研究相结合的专著。

"十年磨一剑，金秋硕果丰"。方驰华教授的学术团队，从事数字医学研究已 20 余年，在长期的临床实践和研究过程中，他们从肝胆胰外科学的临床实际需求出发，成功将数字医学技术的方法应用于临床疾病的三维可视化诊断和治疗，并将其研究成果汇集成书。"布帘卖酒齐夸好，甜辣须还到口尝"，这部专著既有数字医学的基础研究方法和技术，又有其临床应用的典型病例；既有丰富的理论文字，又有精美的插图和简明扼要的标注；既有将三维可视化与传统胰腺手术相结合，也有将三维可视化与 2D 腹腔镜、3D 腹腔镜、胰腺 3D 打印、达芬奇机器人相结合,有很强的科学性和实用性。充分展示了数字医学技术对胰腺外科疾病的诊疗效果,是一部适用于本科生、研究生教学、医疗和科学研究的理想参考书。

　　"不到园林,怎知春色如许"。《数字化胰腺外科学》以全新的角度展示了胰腺外科疾病诊断和治疗的新方法和新技术,并以其良好的临床治疗效果进行了佐证。希望广大读者能阅有所悟,从中受到启迪,积极探索研究临床疾病诊断和治疗的新技术新方法,以精湛的医术造福广大患者。

中国工程院资深院士
南方医科大学临床解剖研究所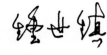

2022 年 7 月 15 日于广州

前　言

随着三维可视化、虚拟现实/增强现实/混合现实、分子荧光影像技术、多模图像实时融合与交互三维腹腔镜导航手术等医学诊疗新技术的诞生，疾病传统的二维诊治模式逐步发生了重大改变，并正在引领着当代外科学的蓬勃发展，迎来了一个璀璨奇妙、色彩斑斓的数字智能化 4.0 时代。新版《数字化胰腺外科学》就是在这个时代背景下出版的一部以胰腺数字智能化与外科手术学相结合的专著。

2002 年，我师从著名临床解剖学家钟世镇院士，选择了具有国际先进水平的"数字化虚拟中国人女性一号"图像数据，作为博士研究论文选题，敢于当第一个吃螃蟹的人，在国际上率先开展了数字虚拟人胰腺图像数据的分割、配准、三维重建，并发表研究论文［Postgrad Med J. 2006, 82（968）: 392-396］。从此，拉开了我国胰腺 3D 外科研究的序幕。

胰腺是一个十分复杂而又特殊的实质脏器：①解剖部位特殊，为腹膜后间位器官，位置隐匿；②生理功能复杂，是人体唯一具有内外分泌功能的脏器；③胰腺没有独立的动脉血供，血供来源于：胃十二指肠动脉、肠系膜上动脉、脾动脉；④胰腺没有独立的静脉回流，胰腺的头部及颈部的静脉血汇入胰十二指肠上静脉、胰十二指肠下静脉及肠系膜上静脉，胰腺体部及尾部的静脉血回流至脾静脉。胰腺周围血管结构复杂，变异繁多，影响胰腺外科手术操作。上述特定的生理功能和解剖结构，对胰腺肿瘤患者进行 CT、MRI 检查时，所呈现的影像学特征复杂，容易导致临床医师和影像医师的错误诊断。

秉承在批判中传承、传承中创新、创新中超越的理念，数字虚拟人胰腺图像数据是基于尸体灌注、包埋、冷冻、铣切处理而获得的，它不能为临床个体化胰腺肿瘤诊治服务。因此，如何将数字人技术转化为数字医学技术，用于指导临床外科精准手术，是摆在我们面前的重要任务。紧紧围绕这一关键问题，我们的学术团队成员持之不懈地展开了攻关和研究。第一，根据胰腺组织无独立的血液供应和回流系统、血管纤细、血流灌注压力低等血流动力学特点，通过改进准直宽度和重建层厚的设定、对比剂使用方法、扫描延迟时间等措施，解决了胰腺数据采集和成像的难题。第二，研发了具有自主知识产权的腹部医学图像三维可视化系统（软件著作权 105977）和虚拟手术器械仿真系统（软件著作权 105978），经过产业开发，获 CFDA 认证，其性能和功能均达到、部分超过了国外同类软件的水平，打破了国外对该技术的垄断，填补了我国该领域的空白，获 2014 年中国产学研合作创新成果奖。第三，在国际上首次研究了正常人胰腺、胰周血管三维可视化。第四，研究个体化胰腺肿瘤、胰周血管三维可视化，在国际上建立了首个胰腺肿瘤和血管的三维可视化分型及可切除的判断标准和技术诊疗平台，三维可视化分析结果与实际手术结果完全一致。很多被诊断为"胰腺癌晚期"不能手术切除的患者，经过三维可视化分析和评估后,成功地进行了根治性胰十二指肠切除术。更重要的是多例患者术后病理诊断并不是胰腺癌,"不经一番寒彻骨,怎得梅花扑鼻香",该研究成果率先发表在 *Pancreatology*、*Pancreas*、《中华外科杂志》等著名国际期刊上,获广东省科学技术进步奖一等奖。第五,将数字医学技术与微创技术相结合,在国际上首次提出了"数字化微创技术"的概念并应用于实践,在国内实施了首例三维可视化指导全腹腔镜胰体肿瘤切除术[中国微创外科杂志,2011,11(1):15-19]。在国际上首次将三维可视化技术、胰腺 3D 打印技术、3D 腹腔镜技术相结合。第六,在三维可视化指导下"一根线"胰肠吻合法预防胰瘘,临床应用中胰瘘发生率仅为 7.7%,且为 A 级胰瘘[中国实用外科杂志,2014,34(3):245-248]。第七,三维可视化技术在合并肝动脉变异的胰十二指肠切除术中的应用[International Journal of Medical Robotics and Computer Assisted Surgery,2014,10(4):410-417]。胰十二指肠切除术中肝动脉变异率高且种类复杂,术前若不能认识到变异肝动脉的存在,术中极易将其损伤,从而导致术后肝功能损伤、肝脓肿、胆汁漏、腹腔出血等并发症的发生。第八,增强现实导航三维腹腔镜胰十二指肠切除术[中华外科杂志,2020,58(12):959-962]。第九,三维可视化、吲哚菁绿分子荧光影像等多模实时融合与导航胰十二指肠切除术、转移淋巴结清扫等。第十,组织制定和发表了《胰头癌三维可视化精准诊疗专家共识》[中华外科杂志,2017,55(12):881-886]、《胰腺外科疾病数字智能化精准诊治中国专家共识(2022版)》[中华外科杂志,2022,60(10):881-887]。

为了充分展示这一历史时代数字化胰腺外科的科技进步,《数字化胰腺外科学》编委会组织全国各相关专业、胰腺外科中心的专家学者,精心谋划、共同编著新版,由人民卫生出版社正式出版发行。

新版《数字化胰腺外科学》较第一版更新了约 50% 的内容,详细介绍了上述 10 个方面数字化诊疗技术在胰腺外科应用的理论与实践。此外,还特别邀请刘荣教授撰写了目前国际上外科领域备受关注的达芬奇机器人胰十二指肠切除术。为了使读者能身临其境,切实感受和学习数字化胰腺外科精准诊疗新技术,新理念,本版采取了纸质版与多媒体视频技术相融合的技术手段,以便读者通过手机二维码扫描就可以快速、清晰、便捷地看到精致的影像资料和手术画面、手术导航的实施全程,有利于加强多领域交叉学科的合作和加速外科医生的成长。因此,本书不仅适用于从事胰腺外科、影像学、解剖学、生物医学工程等专业的工作者阅读,也适用上述领域的本科生、研究生阅读、参考、使用。

尽管数字化胰腺外科有了长足的进步,但科学技术的发展永无止境。例如:由于目前多模态影像技术还没有解决形变的关键问题、分子细胞微血管层面胰腺癌边界刻画等,相关研究仍然方兴未艾。因此,胰腺外科数字化发展的进程一直在路上。我们将继续努力,携手前行,不断克服数字医学科学研究与临床转化研究道路上的一切艰难险阻,力争取得更大的创新发展,使数字化外科技术能更多、更好地为人民群众服务,使之获益,这是我们始终不变的初衷。

"实践是检验真理的唯一标准"。由于数字智能化是一门新型、边缘性、交叉性学科,涉及多领域、多学科的合作研究,因此《数字化胰腺外科学》一定会存在许多问题。希望广大读者在临床应用实践中,提出批评意见,我们一定虚心接受,以便再版时改正。

2022 年 12 月 18 日

目　录

第一章　胰腺大体解剖 ……………………………………………………… 1

　第一节　概述 ………………………………………………………………… 1

　　一、胰腺及其毗邻 ……………………………………………………… 1

　　二、胰管的解剖 ………………………………………………………… 5

　第二节　胰腺的血供 ……………………………………………………… 7

　　一、胰腺的动脉血供 …………………………………………………… 7

　　二、胰腺的静脉回流 …………………………………………………… 9

　第三节　胰腺的淋巴引流 ………………………………………………… 10

第二章　胰腺的铸型解剖 …………………………………………………… 12

　第一节　概述 ……………………………………………………………… 12

　第二节　胰腺铸型解剖大体标本 ………………………………………… 12

　　一、胰头血供的铸型解剖 ……………………………………………… 13

　　二、脾动静脉的铸型解剖 ……………………………………………… 14

　　三、主胰管的铸型解剖 ………………………………………………… 14

　第三节　胰腺铸型解剖与三维数字化技术 ……………………………… 15

第三章　胰腺的影像解剖 …………………………………………………… 17

　第一节　概述 ……………………………………………………………… 17

　　一、胰腺 CT 及 MRI 影像检查 ………………………………………… 17

　　二、胰腺的正常影像学表现 …………………………………………… 18

　　三、胰腺肿瘤的异常征象 ……………………………………………… 22

　　四、胰腺良恶性肿瘤的影像鉴别要点 ………………………………… 23

　第二节　胰腺囊性肿瘤影像解剖 ………………………………………… 24

　第三节　胰腺实性肿瘤影像解剖 ………………………………………… 27

　　一、胰腺外分泌肿瘤 …………………………………………………… 27

　　二、胰腺内分泌肿瘤 …………………………………………………… 27

第四章　中国人数字虚拟胰腺解剖图像 …………………………………… 32

　第一节　中国人数字化胰腺解剖图像 …………………………………… 32

　　一、标本的收集 ………………………………………………………… 32

　　二、标本的灌注 ………………………………………………………… 32

　　三、标本的包埋及固定 ………………………………………………… 32

四、标本铣切及胰腺数据收集 …… 33
五、胰腺图像整理及分析 …… 33
六、胰腺图像三维重建 …… 38
第二节　数字化虚拟胰腺图像与传统解剖学图像的比较 …… 46
一、虚拟胰腺的数据来源 …… 46
二、三维重建虚拟胰腺图像的获取 …… 47
三、数字化虚拟胰腺图像与传统解剖学图像分析 …… 47
四、数字化虚拟人体技术优势 …… 50

第五章　胰腺数字化解剖 …… 54
第一节　活人体亚毫米高质量 CT 图像数据的采集 …… 54
一、设　备 …… 54
二、扫描参数 …… 55
三、扫描前准备 …… 55
四、平　扫 …… 55
五、CT 动态增强扫描 …… 55
六、Mxview 工作站 …… 55
第二节　MI-3DVS 胰腺及血管图像三维重建 …… 55
一、数据模型建立 …… 55
二、运用阈值分割法重建腹腔血管系统 …… 56
三、应用 FreeForm Modeling System 后处理 …… 56
四、胰腺及胰周血管结构三维重建 …… 58
五、MI-3DVS 胰腺周围动脉血管三维重建解剖及变异 …… 59
六、MI-3DVS 胰腺周围静脉血管三维重建解剖及变异 …… 61
第三节　胰腺及血管图像三维重建意义及价值 …… 66
一、胰周血管解剖结构及变异 …… 66
二、可视化胰周血管模型的意义 …… 66
三、应用 MI-3DVS 系统重建胰腺肿瘤及胰周血管变异模型对临床教学的价值 …… 67
四、针对胰腺肿瘤手术的传统影像学检查与 MI-3DVS 三维重建的差异 …… 67
五、MI-3DVS 重建胰周动脉对胰腺手术的意义 …… 67
六、胰背动脉三维重建意义 …… 67
七、胰头动脉弓三维重建意义 …… 68
八、MI-3DVS 重建胰周静脉对胰腺手术的意义 …… 68
九、三维重建的优势 …… 69

第六章　胰腺肿瘤 …… 71
第一节　概述 …… 71
一、外分泌肿瘤 …… 71
二、内分泌肿瘤 …… 71
第二节　胰腺癌 …… 71
一、病理 …… 71

二、临床表现 71

三、CT 和 MRI 表现 72

四、鉴别诊断 77

第三节 胰腺囊性肿瘤 77

一、病理 78

二、临床表现 78

三、CT 和 MRI 表现 78

四、鉴别诊断 85

第四节 乳头状囊性肿瘤 87

一、病理 87

二、临床表现 88

三、CT 和 MRI 表现 88

四、鉴别诊断 94

第五节 胰腺内分泌肿瘤 94

一、病理 94

二、临床表现 95

三、辅助检查 96

四、鉴别诊断 97

第六节 胰腺实性假乳头状瘤 98

一、病理 98

二、临床表现 98

三、CT 和 MRI 表现 98

四、鉴别诊断 99

第七章 胰腺及壶腹部周围肿瘤解剖数字化 102

第一节 活人体胰腺及壶腹肿瘤胰周血管数据收集 102

一、所用设备和材料 102

二、扫描条件 103

三、扫描前准备 103

四、平扫 103

五、胰腺三期增强扫描 103

六、数据转换 104

第二节 活人体胰腺及壶腹肿瘤 CT 图像数据收集 109

一、胰腺癌的螺旋 CT 表现及切除标准 109

二、胰腺肿瘤典型病例 CT 图像 109

第八章 胰腺及壶腹部周围肿瘤诊断程序化 116

第一节 概述 116

第二节 正常人胰腺周围血管三维成像 123

一、解剖及命名概述 123

二、CT 图像的三维重建 123

三、解剖生理 ……………………………………………………………………………… 124

第三节　MI-3DVS 胰腺肿瘤三维重建 …………………………………………………… 125
一、胰腺癌的诊断与鉴别诊断 ………………………………………………………… 125
二、胰腺癌的治疗 ……………………………………………………………………… 126
三、腹部医学图像三维可视化系统对于胰腺肿瘤诊断的价值 ……………………… 129
四、MI-3DVS 胰头、颈癌三维重建 ………………………………………………… 131
五、MI-3DVS 胰体尾癌三维重建 …………………………………………………… 147
六、MI-3DVS 胰腺实性假乳头状瘤三维重建 ……………………………………… 154
七、MI-3DVS 壶腹周围癌三维重建 ………………………………………………… 160
八、基于三维重建的肿瘤切除标准 …………………………………………………… 167
九、胰腺肿瘤术后随访三维重建 ……………………………………………………… 170
十、胰腺损伤的三维重建 ……………………………………………………………… 170

第九章　壶腹周围癌可视化仿真手术 …………………………………………………… 174
第一节　概论 ……………………………………………………………………………… 174
第二节　实施与方法 ……………………………………………………………………… 175
第三节　仿真手术在胰腺壶腹部周围肿瘤诊治中的应用 ……………………………… 178

第十章　胰腺肿瘤可视化仿真手术 ……………………………………………………… 188
第一节　仿真手术的实施与方法 ………………………………………………………… 188
一、病例资料 …………………………………………………………………………… 190
二、数据采集、处理、图像的程序分割和三维重建过程 …………………………… 190
三、仿真手术 …………………………………………………………………………… 190
四、仿真手术步骤 ……………………………………………………………………… 190
第二节　仿真手术在胰腺肿瘤诊治中的应用 …………………………………………… 197
一、胰头癌可视化仿真手术 …………………………………………………………… 197
二、胰体尾癌可视化仿真手术 ………………………………………………………… 206
三、胰腺实性假乳头状瘤可视化仿真手术 …………………………………………… 211
四、胰腺假性囊肿可视化仿真手术 …………………………………………………… 213
五、胰管结石可视化仿真手术 ………………………………………………………… 217

第十一章　脾脏疾病的可视化仿真手术 ………………………………………………… 221
第一节　CT 数据采集和三维重建 ……………………………………………………… 222
一、螺旋 CT 原始数据的采集 ………………………………………………………… 222
二、CT 扫描图像的计算机程序分割 ………………………………………………… 222
三、脾脏和周围重要器官及管道的三维重建 ………………………………………… 222
四、仿真手术器械的开发 ……………………………………………………………… 222
五、利用 PHANTOM 系统进行各种仿真脾脏手术 ………………………………… 223
第二节　常见脾脏疾病仿真手术 ………………………………………………………… 224
一、脾功能亢进仿真手术 ……………………………………………………………… 224
二、脾囊肿仿真手术 …………………………………………………………………… 228

三、脾脏占位性病变仿真手术 …………………………………………………………… 229

四、仿真手术目前存在的问题、现状和前景 …………………………………………… 234

第十二章　局部进展期胰腺癌的局部消融治疗 ………………………………………… 235

第一节　纳米刀在胰腺癌治疗中的应用 ………………………………………………… 235

一、技术原理 ……………………………………………………………………………… 235

二、适应证和禁忌证 ……………………………………………………………………… 235

三、操作方法及技术要点 ………………………………………………………………… 235

四、并发症及其预防与处理 ……………………………………………………………… 238

五、纳米刀治疗局部进展期胰腺癌的临床效果 ………………………………………… 238

第二节　射频消融在局部进展期胰腺癌治疗中的应用 ………………………………… 239

一、技术原理 ……………………………………………………………………………… 239

二、适应证和禁忌证 ……………………………………………………………………… 239

三、操作方法及技术要点 ………………………………………………………………… 239

四、并发症及其预防与处理 ……………………………………………………………… 239

五、射频消融治疗局部进展期胰腺癌的临床效果 ……………………………………… 240

第三节　超声聚焦刀在局部进展期胰腺癌治疗中的应用 ……………………………… 240

一、技术原理 ……………………………………………………………………………… 240

二、适应证和禁忌证 ……………………………………………………………………… 240

三、操作方法及技术要点 ………………………………………………………………… 241

四、并发症及其预防与处理 ……………………………………………………………… 241

五、超声聚焦刀治疗局部进展期胰腺癌的临床效果 …………………………………… 241

第十三章　三维可视化技术在胰腺外科中的应用 ……………………………………… 243

第一节　概述 ……………………………………………………………………………… 243

第二节　三维可视化技术在胰岛素瘤术中的应用 ……………………………………… 244

一、胰岛素瘤概况及传统定位诊断方法 ………………………………………………… 244

二、三维可视化技术的概念、发展、潜在应用价值和优势局限性分析 ……………… 244

三、三维可视化技术在胰岛素瘤术中的应用及前景 …………………………………… 245

第三节　三维可视化技术在胰体尾切除术中的应用 …………………………………… 246

一、三维可视化技术指导胰体尾联合脾脏切除术 ……………………………………… 246

二、三维可视化技术指导保留脾脏胰体尾切除术 ……………………………………… 248

第四节　三维可视化技术在胰腺中段切除术中的应用 ………………………………… 251

一、概论 …………………………………………………………………………………… 251

二、手术适应证 …………………………………………………………………………… 251

三、手术禁忌证 …………………………………………………………………………… 252

四、术前准备 ……………………………………………………………………………… 252

五、手术方法 ……………………………………………………………………………… 252

六、典型病例 ……………………………………………………………………………… 253

第五节　三维可视化技术在全胰腺切除术中的应用 …………………………………… 254

一、全胰切除的争议与指征 ……………………………………………………………… 255

二、典型病例 ··· 255
第六节　三维可视化技术在胰十二指肠切除术中的应用 ·· 258
一、手术适应证 ··· 258
二、手术禁忌证 ··· 258
三、术前准备 ··· 258
四、手术方法 ··· 259
第七节　三维可视化技术在胰十二指肠切除术合并肝动脉变异诊治中的应用 ················ 263
一、原始 CT 数据的采集 ··· 263
二、图像分割及三维重建 ·· 263
三、手术方法及手术效果评价 ·· 263
四、64 层螺旋 CT 扫描数据及 MI-3DVS 重建 3D 模型 ·· 264
五、典型病例 ··· 264
第八节　三维可视化技术在腹腔镜胰十二指肠切除术中的应用 ·································· 266
一、三维可视化技术指导胰十二指肠切除可切除性评估 ·· 266
二、三维成像技术指导胰十二指肠切除方式 ·· 267
第九节　三维可视化技术在保留幽门十二指肠的全胰头切除术中的应用 ···················· 268
一、保留幽门十二指肠的全胰头切除术的起源 ··· 268
二、腹腔镜下保留幽门十二指肠的全胰头切除术的发展 ·· 269
三、腹腔镜下保留幽门十二指肠的全胰头切除术流程 ··· 270
四、三维可视化技术在保留幽门十二指肠的全胰头切除术中的应用 ·························· 270
第十节　三维可视化技术在胰头癌行胰腺全系膜切除术中的应用 ······························ 274
一、概述 ·· 274
二、典型病例 ··· 274
三、胰头癌全系膜切除 ··· 277
四、总结 ·· 283
第十一节　3D 腹腔镜技术在胰十二指肠切除术中的应用 ·· 283
一、3D 腹腔镜的优缺点 ··· 283
二、适应证 ··· 283
三、禁忌证 ··· 284
四、术前准备 ··· 284
五、术前并发症处理 ·· 284
六、特殊器械、缝线准备 ·· 285
七、腹腔镜胰十二指肠切除术操作流程 ··· 285
八、术中注意事项 ··· 288
九、术后管理 ··· 289
第十二节　以血管为轴心的胰十二指肠切除术 ··· 289
一、以门静脉 - 肠系膜上静脉为轴心的胰十二指肠切除术 ······································ 290
二、以肠系膜上动脉 - 腹腔动脉干为轴心的胰十二指肠切除术 ································· 292
三、以肠系膜上静脉为轴心的腹腔镜胰十二指肠切除术 ·· 293
四、以肠系膜上动脉为轴心的腹腔镜胰十二指肠切除术 ·· 296
第十三节　机器人手术系统在胰腺外科中的应用 ·· 298

一、机器人胰十二指肠切除术 ································· 298
二、机器人胰体尾切除手术 ································· 308
三、机器人胰腺癌扩大根治术 ································· 316
四、机器人胰腺中段切除手术 ································· 325
五、机器人主胰管架桥修复和胰腺端端对吻重建术 ············· 329
六、机器人胰腺手术中血管重建技术与方法 ················· 334
第十四节　增强现实技术在胰十二指肠切除术导航中的应用 ········· 338
一、概述 ································· 338
二、AR技术实时导航方法 ································· 338

第十四章　三维可视化技术及"一根线"胰肠吻合法在预防胰瘘中的作用 ··········· 353
第一节　三维重建技术在预测胰十二指肠术后胰瘘中的作用 ········· 353
一、胰瘘的分类 ································· 353
二、胰瘘的诊断标准 ································· 353
三、胰瘘的危险因素、可能机制及主要原因 ················· 353
四、CT原始数据采集及三维重建 ························· 354
五、典型病例 ································· 354
第二节　三维可视化技术指导下"一根线"胰肠吻合法 ··········· 356
一、几种主流胰肠吻合方式 ································· 356
二、胰肠吻合方式选择的基本原则和注意事项 ··············· 357
三、缝合方法及缝线的选择及注意事项 ··················· 357
四、胰肠吻合方式的改进 ································· 358
五、"一根线"胰肠吻合法的应用步骤 ··················· 359

第十五章　虚拟现实在胰腺外科中的应用 ····················· 366
第一节　虚拟现实技术概念及优势 ····················· 366
第二节　VR技术在胰腺外科中的应用 ····················· 367
一、基于CT扫描图像建立3D VR图像 ··················· 367
二、胰腺手术规划及术中引导 ························· 368
三、医患沟通 ································· 369
四、VR技术联合3D打印模型 ························· 369
五、基于VR技术的胰腺虚拟手术 ····················· 370
第三节　VR技术在胰腺外科中的应用远景 ················· 371

第十六章　三维可视化技术在重症急性胰腺炎中的应用 ··········· 373
第一节　概述 ································· 373
第二节　三维可视化技术在重症急性胰腺炎（SAP）中的应用 ······· 374
一、重症急性胰腺炎的定义 ································· 374
二、Balthazar CT评级 ································· 374
三、MCTSI评分 ································· 374
四、CT图像采集及三维重建 ························· 374

第三节　三维可视化技术在经皮肾镜感染性胰腺坏死组织清除术的应用 ················ 374
　　一、典型病例 ·· 375
　　二、经验总结 ·· 379

第十七章　ERCP 技术在胰腺疾病诊治中的应用 ·· 380
　第一节　ERCP 的起源及发展 ··· 380
　　一、ERCP 设备的起源和发展 ··· 380
　　二、ERCP 技术的起源和发展 ··· 380
　　三、ERCP 在我国的发展 ·· 381
　第二节　ERCP 在胰腺外科中的应用 ··· 382
　　一、括约肌切开术 ·· 382
　　二、扩张术 ·· 386
　　三、取石术 ·· 387
　　四、支架引流术 ··· 389
　　五、ERCP 的第三只眼——胰管镜、胆胰管内超声 ································· 391
　第三节　ERCP 及其并发症的防治 ··· 392
　　一、ERCP 术后胰腺炎 ··· 393
　　二、ERCP 术后出血 ·· 395
　　三、ERCP 相关穿孔 ·· 396
　　四、感染 ·· 398
　　五、ERCP 术后延迟性狭窄 ·· 398
　　六、造影剂相关并发症 ·· 398

后记 ·· 401

资源目录

资源 13-3-1　　三维可视化技术指导胰体尾联合脾脏切除术（PPT）···248

资源 13-4-1　　三维可视化技术在胰腺中段切除术中的应用（PPT）···254

资源 13-5-1　　三维可视化技术在全胰腺切除术中的应用（视频）···258

资源 13-10-1　　胰腺全系膜切除术（PPT）···277

资源 13-10-2　　胰腺全系膜切除术（视频）···277

资源 13-13-1　　机器人胰腺中段切除（视频）···329

资源 13-13-2　　机器人主胰管架桥修复和胰腺端端对吻重建术（PPT）···334

资源 13-14-1　　增强现实技术在腹腔镜胰十二指肠切除术导航中的应用（PPT）···346

资源 14-2-1　　三维可视化技术指导下"一根线"胰肠吻合法（视频）···362

资源 14-2-2　　三维可视化技术指导下"一根线"胰肠吻合法（PPT）···363

第一章

胰腺大体解剖

胰是人体内仅次于肝的第二大消化腺,也是重要的内分泌腺。胰周血液供应丰富,解剖层面复杂,因此熟悉胰周围解剖结构及血供变异对腹腔镜胰手术的顺利开展十分重要。

第一节 概 述

一、胰腺及其毗邻

胰的形状狭长,全长约 14~20cm,位于腹后壁的腹膜之后,约第 2 腰椎水平处,属于腹膜外位器官。胰质地较软,其形态常受周围器官结构的影响,以"蝌蚪"形最为常见,"弓"形次之,其余为"S"形、腊肠形、波浪形、三角形等依次减少。胰分头、颈、体、尾四部分,其间无明显界限。胰头、胰颈位于脊柱中线右侧,胰体、胰尾位于脊柱中线左侧。

胰头为胰右端膨大部分,其上、右、下方被十二指肠上部、降部及水平部形成的"C"形凹紧密包围。胰头左下方伸向肠系膜上静脉后方的舌形突出称为钩突。钩突部存在数条胰腺、钩突小静脉,直接于肠系膜上静脉右后侧壁汇入,手术移除钩突时应注意仔细分离结扎这些小静脉,防止损伤肠系膜上静脉。胰头后方有胰腺系膜覆盖,与下腔静脉、右肾静脉及腹主动脉相邻。一般情况下,胰头后方与下腔静脉及右肾静脉间存在容易分离的疏松间隙。胰颈是连接胰头与胰体尾部的较狭窄部分,与胰头无明显界限。胰颈与肠系膜上静脉前壁间有一疏松间隙,此处无小静脉汇入,可进行分离或探查。胰体为胰颈向左延续部分,占胰的中份大部,比胰颈稍宽。胰体上缘有脾动、静脉走行,前面与胃后壁隔网膜囊相邻,后面自右向左与腹主动脉、肠系膜上动脉(superior mesenteric artery,SMA)起始部、左肾上腺及左肾前方相邻。胰尾是胰左端狭窄的末端,紧邻脾门,深入脾肾韧带的两层腹膜之中。故切除脾脏时应注意勿损伤胰尾。

胰腺位于腹上区和左季肋区,呈长条形,位于后腹壁上部,横过第 1、2 腰椎前方,其体表投影为:下缘约平脐上 5cm,上缘约相当于脐上 10cm 处。胰腺居网膜囊后面,除胰尾外均属腹膜外位。长约 12.5~15cm,宽 3~4cm,厚 1.5~2.5cm,重 60~100g,老年时,胰腺的体积有缩小,重量减轻。胰腺也可分头、颈、体、尾和钩状突 5 部分,通常颈部较薄,常是外科手术切断胰腺的选择部位。体尾部互相连续,边界不确定,故临床上常将体尾部作为一个单位,头部和钩突部亦然。在胰腺表面有一薄层结缔组织形成的胰囊,胰囊结缔组织伸入胰实质,将胰腺分成许多小叶(图 1-1-1~ 图 1-1-7)。

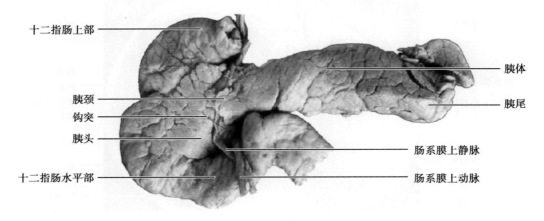

图 1-1-1 胰的形态

十二指肠上部
胰颈
钩突
胰头
十二指肠水平部
胰体
胰尾
肠系膜上静脉
肠系膜上动脉

1

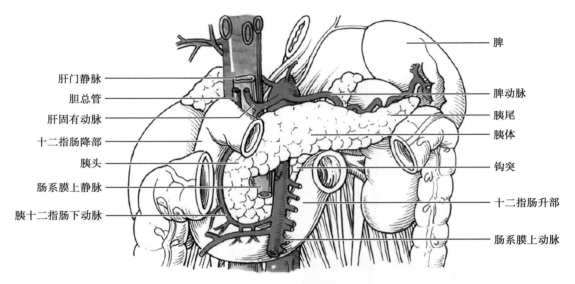

肝门静脉
胆总管
肝固有动脉
十二指肠降部
胰头
肠系膜上静脉
胰十二指肠下动脉

脾
脾动脉
胰尾
胰体
钩突
十二指肠升部
肠系膜上动脉

图 1-1-2　胰的毗邻

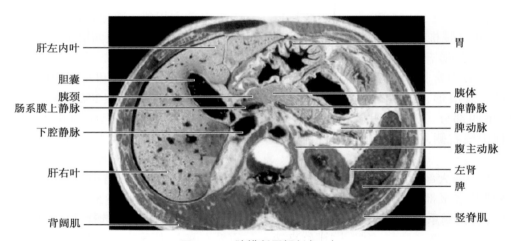

肝左内叶
胆囊
胰颈
肠系膜上静脉
下腔静脉
肝右叶
背阔肌

胃
胰体
脾静脉
脾动脉
腹主动脉
左肾
脾
竖脊肌

图 1-1-3　胰横断层解剖（一）

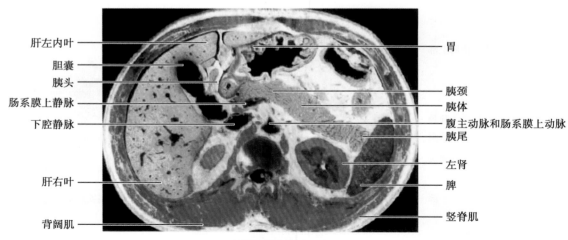

肝左内叶
胆囊
胰头
肠系膜上静脉
下腔静脉
肝右叶
背阔肌

胃
胰颈
胰体
腹主动脉和肠系膜上动脉
胰尾
左肾
脾
竖脊肌

图 1-1-4　胰横断层解剖（二）

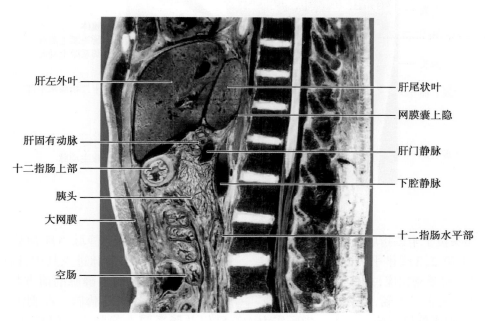

肝左外叶

肝固有动脉

十二指肠上部

胰头

大网膜

空肠

肝尾状叶

网膜囊上隐

肝门静脉

下腔静脉

十二指肠水平部

图 1-1-5　经胰头的矢状断面

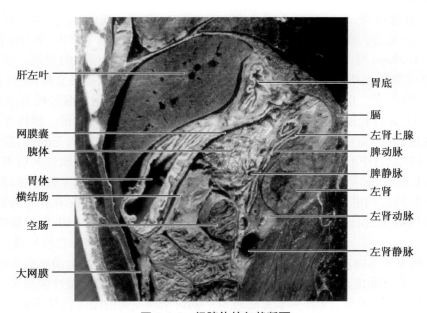

肝左叶

网膜囊

胰体

胃体

横结肠

空肠

大网膜

胃底

膈

左肾上腺

脾动脉

脾静脉

左肾

左肾动脉

左肾静脉

图 1-1-6　经胰体的矢状断面

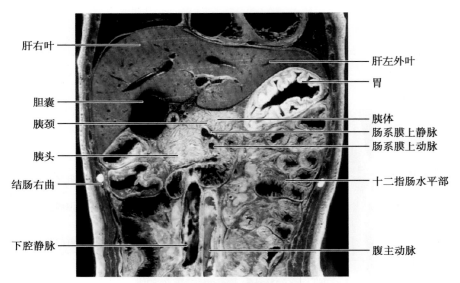

肝右叶
胆囊
胰颈
胰头
结肠右曲

下腔静脉

肝左外叶
胃
胰体
肠系膜上静脉
肠系膜上动脉
十二指肠水平部

腹主动脉

图 1-1-7　胰冠状断层解剖

1. 胰头　胰头位于十二指肠环内,三面为十二指肠包绕,相当于第2、3腰椎平面,胰头部与十二指肠降部有结缔组织紧密相连,并有十二指肠前、后动脉弓供血给胰头及十二指肠,胰头与十二指肠实际上不可分开,故临床外科将胰头及十二指肠作为一个整体对待。胆总管从胰头的后方通过并进入十二指肠,当胆总管扩张时,可在胰头后面扪到一凹陷的沟,称为胆总管沟。胆总管与胰腺的关系约有84%胆总管穿过胰腺组织,16%在胆总管沟内为一层薄的纤维组织所覆盖。在胆总管进入十二指肠前,常有一段约15~22mm与十二指肠壁并行,其间仅为结缔组织,并无胰腺组织。胆总管与十二指肠并行的长度亦与其穿入十二指肠壁时所形成的角度有关,若呈锐角,则其并行长度较长。胰头的前面有横结肠系膜根越过,并与空肠相毗邻,后面有下腔静脉、右肾静脉及胆总管下行;上方的右侧份与胃幽门和十二指肠上部毗邻,左侧份由前向后依次与肝固有动脉、肝门静脉,门腔淋巴结和网膜孔相毗邻。此区恰处肝门附近,误诊率常较高,应引起注意。

胰腺钩突部是胰头下部向左侧突出而形成,是胰十二指肠切除术的关键部位,有时发生于钩突部的胰腺癌,因其包绕肠系膜血管,以致手术无法进行。有时钩突部较小或不明显,但也有钩突部比较发达,可突至肠系膜血管的后方,从3个方面包绕肠系膜上血管。

2. 胰颈　胰颈位于胃幽门部的后下方,其后面有肠系膜上静脉通过,并与脾静脉在此汇合成肝门静脉,肠系膜上静脉由胰颈后面的沟中经过时,没有胰腺的小静脉进入其中,因而可从胰腺下缘及上缘沿肠系膜上静脉的前方与胰颈背面之间进行剥离,以备切断胰腺。在剥离时如发现肿瘤已侵及肠系膜上静脉或肝门静脉,一般不能进行胰十二指肠切除术。此手术切断胰腺的部位,是在肠系膜上静脉的左侧,即相对肠系膜上动脉的位置。

3. 胰体　胰体是胰颈向左延伸的部分,位于脊柱前方,相当于第1腰椎,再向左移行为胰尾。胰体与胰尾之间并无明确的界限。胰体向前突起,故在上腹部闭合伤时,容易受损,甚至发生断裂。胰体前面被小网膜囊后壁的腹膜覆盖,后方则无腹膜,下缘为横结肠系膜的起始部。胰体部后方有腹主动脉、肠系膜上动脉起始部、左膈脚、左肾上腺、左肾及其血管。脾静脉紧贴在胰体的后方,并有多数的细小的胰腺静脉分支回流至脾静脉;脾动脉紧靠胰腺上缘,有时脾动脉亦可深在胰腺的后面。由于胰腺体部与脾血管的关系密切,所以胰腺疾病时可引起脾血管的改变,如脾静脉血栓形成、受压、受包绕,引起阻塞、扭曲、破坏,甚至动脉瘤形成等。此等现象可见于胰体尾部肿瘤、慢性胰腺炎、胰腺囊肿等,有的同时出现左侧的门静脉高压症。

4. 胰尾　胰尾是胰腺末端变细的部分,位于肾脾韧带内,伸向脾门,其位置的高低不定,高者可相当于胸12的平面。在脾门处,脾血管多位于胰尾的上缘,有时可绕至胰尾的前方。在胰尾处,常有较多的细小血管分支与脾动、静脉相交通。脾脏切除、脾肾静脉吻合、脾腔静脉吻合、胰腺体尾部切除保留脾脏等手术时,均须将胰尾与脾门仔细分离,有时因胰尾过大,深入至脾门处,分离有困难,亦不得不切除部分胰尾,但有胰液渗漏,可形成胰腺假性囊肿的危险,应注意加以避免。

5. 手术时显露胰的途径 ①经胃结肠韧带途径,为外科常用途径;②经肝胃韧带途径;③经横结肠系膜途径;④经腹膜后径路,只用于引流胰脓肿;⑤经十二指肠前壁径路,可用于奥迪(Oddi)括约肌以及胰管狭窄时切开或成形术,也可用于手术中胰管逆行造影。胰管起自胰尾,横贯胰腺全长,到达胰头右缘时通常与胆总管汇合形成肝胰壶腹,经十二指肠大乳头开口于十二指肠腔,偶尔单独开口于十二指肠腔。副胰管位于胰头上部,主要引流胰头前上部的胰液,开口于十二指肠小乳头。

二、胰管的解剖

胰管是胰腺的主要排泄管道(图1-1-8~图1-1-12)。主胰管,或称Wirsung管,自胰尾部起由各小叶导管汇集而成,沿胰长轴右行,管径逐渐增粗至2~3mm,最终在胆总管左侧与其汇合后穿入十二指肠降部,共同开口于十二指肠大乳头。主胰管收集胰腺分泌的大部分胰液,并将收集的胰液由十二指肠大乳头排入十二指肠。部分人的胰头上部存在副胰管,或称Santorini管。副胰管主要收集胰头上前部的胰液,其左端与胰管汇合,右侧多开口于十二指肠小乳头。

1. 主胰管 主胰管(Wirsung管),起于胰腺尾部,走行于胰腺实质中,贯穿胰腺的全长,其在胰腺

内的位置可有一定的变化,但体部段胰管多靠中央而偏后,这对胰腺切除术时寻找和处理胰管有一定的重要性。主胰管从左到右,通常是在第1腰椎的平面横过。胰腺内的小胰管呈直角汇入主胰管,上胰管的管腔由细变宽,管径一般为2~3mm,在胰头部可至3~4mm。青壮年时,主胰管径较细,且均匀平滑。老年时胰腺体积有缩小,主胰管却有增宽、扭曲。正常的主胰管系统可容纳2~3ml的液体,因此

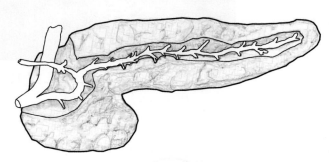

图 1-1-8 **胰管**

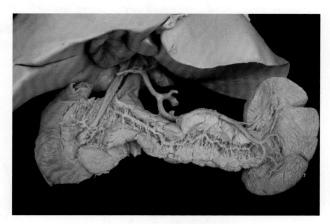

图 1-1-9 **胰管的解剖**

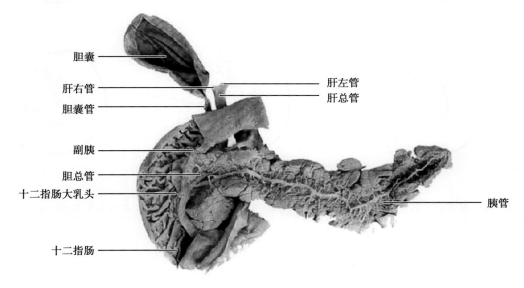

图 1-1-10 **胰管与胆总管**

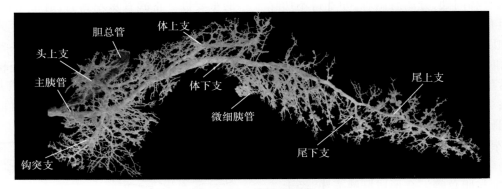

图 1-1-11　胰管的铸型

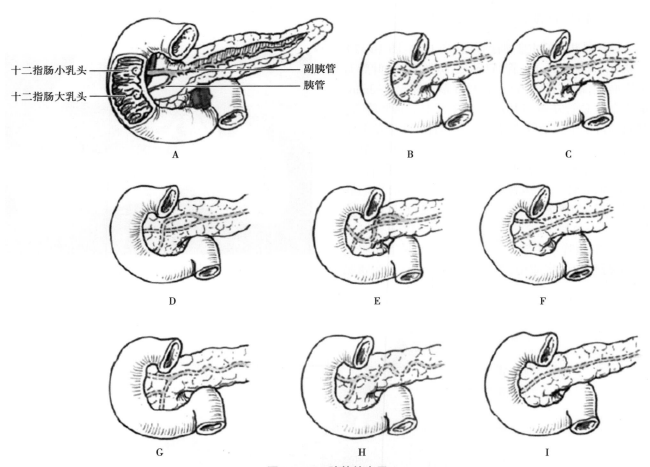

图 1-1-12　胰管的变异

A. 胰管解剖；B. 双副胰管；C. 胰管和副胰管之间的吻合；D. 胰管之间交叉；E. 胰管之间双交叉；F. 胰管之间没有交通；
G. 双主胰管；H. 胰管弯曲；I. 无副胰管。

在 ERCP 逆行胰管造影时,造影剂量应控制在 3ml 以内,若注入量过多,则可使胰小管及胰实质也显影,造影后发生急性胰腺炎和血清淀粉酶升高。主胰管常有两个生理性狭窄,一个是主胰管与副胰管的汇接处;另一个是胰体的中部,相当于脊柱的左前方。这些生理性狭窄是否与急性胰腺炎的好发部位有关,尚不明确。主胰管达到胰腺头部后,转向下及向后,至相当于十二指肠大乳头的水平时,则转向水平方向与胆总管的末端交接,穿入十二指肠壁,开口于大乳头,通常是相当于第 2 腰椎的平面。主胰管的末端有胰管括约肌,它是 Oddi 括约肌的组成部分。

2. 副胰管　副胰管(Santorini 管)是背胰的胰管近侧部分的残余,引流胰腺的前、上部分胰液。副胰管一般较细,在主胰管的前上方向右行,开口约在十二指肠大乳头上方 2cm 处的副乳头,亦有少数情况副胰管与肠腔不相通。副乳头的位置较靠前且较为接近幽门,当有十二指肠的慢性后壁性溃疡时,副胰管有可能开口于该处或其邻近,由于炎症的关系不易辨认,若胃大部切除手术时连同溃疡一并切除,可损伤副胰管,若副胰管为主要的通道时,可发生急性胰腺炎、胰漏等严重并发症。

3. 在发生学上,胰腺和胰管是由两个部分发生、融合而成,故主胰管与副胰管的联接上可以有多种变异,这些变异一般并不影响胰腺手术的施行。约 10% 的人主胰管与副胰管之间并无联系,两管分

别开口于十二指肠,此种情况称为胰腺分离,由于缺乏胰管括约肌和乳头结构,肠液反流可引起急性及慢性胰腺炎,副乳头胰管开口狭窄,亦可以成为慢性胰腺炎和慢性上腹痛的原因。

第二节　胰腺的血供

一、胰腺的动脉血供

胰的血液供应主要来自腹腔干的分支及肠系膜上动脉,变异较多。术前了解胰动脉的走行及变异对手术设计、术中预判及预防出血具有重要参考意义。

胰腺的发生是由中胚层的原始消化管演变而来。胰腺的原基是由腹胰芽和背胰芽形成的腹胰和背胰。背胰在发育过程中与十二指肠贴靠融合形成胰头上部及胰体尾,而腹胰则形成胰头下部和钩突。故胰头上部及胰体尾和胰头下部及钩突的血供不甚相同,胰头上部及胰体尾的血供主要来自腹腔干的分支,而胰头下部及钩突的血供主要来自肠系膜上动脉。

胰腺的动脉血供主要有胰十二指肠上前、后动脉,胰十二指肠下动脉,胰背动脉,胰下动脉(即胰横动脉),脾动脉胰支及胰尾动脉供应。胰的静脉多与同名动脉伴行,汇入肝门静脉系统(图 1-2-1～图 1-2-3)。胰头及胰颈的静脉汇入胰十二指肠上、下静脉及肠系膜上静脉,胰体及胰尾的静脉以多个

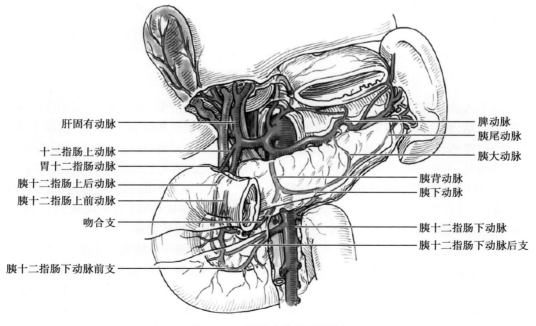

图 1-2-1　胰的动脉(前面观)

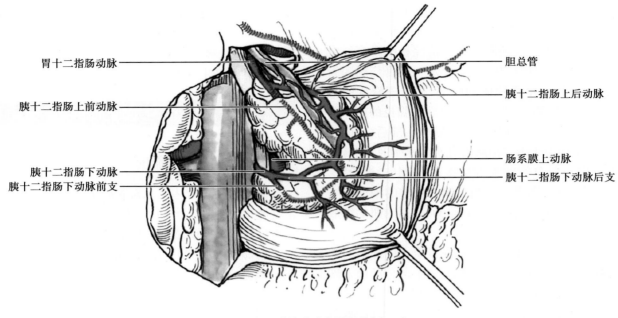

图 1-2-2　胰的动脉（后面观）（一）

胃十二指肠动脉

胰十二指肠上前动脉

胰十二指肠下动脉
胰十二指肠下动脉前支

胆总管

胰十二指肠上后动脉

肠系膜上动脉
胰十二指肠下动脉后支

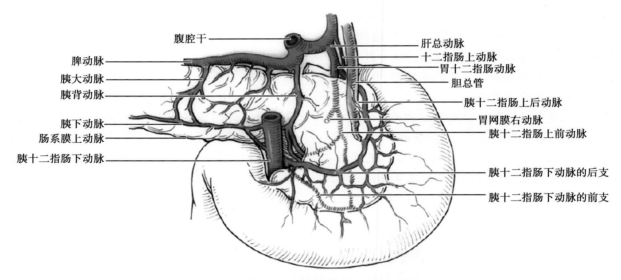

图 1-2-3　胰的动脉（后面观）（二）

腹腔干

脾动脉
胰大动脉
胰背动脉

胰下动脉
肠系膜上动脉

胰十二指肠下动脉

肝总动脉
十二指肠上动脉
胃十二指肠动脉
胆总管
胰十二指肠上后动脉
胃网膜右动脉
胰十二指肠上前动脉

胰十二指肠下动脉的后支

胰十二指肠下动脉的前支

小支在胰后上部汇入脾静脉。胰的淋巴注入胰上、下淋巴结及脾淋巴结，然后注入腹腔淋巴结。胰由腹腔神经丛、肝丛、脾丛及肠系膜上丛等支配，当患胰腺炎或胰腺肿瘤时，可刺激或压迫该神经丛而引起背部疼痛。胰的异常有环状胰和异位胰。环状胰包绕十二指肠降部，异位胰多见于胃、十二指肠、空肠、回肠及梅克尔（Meckel）憩室等处。手术中对偶然发现的异位胰，一般应予切除。

主要来源于：①胃十二指肠动脉；②肠系膜上动脉；③脾动脉。

胃十二指肠动脉发出胰十二指肠上动脉，分为胰十二指肠前上动脉和胰十二指肠后上动脉，分别组成

胰十二指肠的前、后动脉弓，与相应的胰十二指肠前下和后下动脉相吻合。胰十二指肠下动脉一般来源于肠系膜上动脉，亦可与第 1 空肠动脉共干，分为前支与后支。胰头十二指肠区的血液供应非常丰富。

脾动脉发出的胰腺动脉有：①胰背动脉（胰上动脉）；②胰横动脉（胰下动脉）；③胰大动脉；④分界动脉；⑤胰尾动脉。

（一）胰头和胰颈的动脉

胰头、颈部的血供主要来自肠系膜上动脉及肝总动脉的分支。胰头存在丰富的动脉吻合支，常见的动脉吻合形成的血管弓有三条（图 1-2-4、图 1-2-5）。

在胰头前面吻合形成胰前动脉弓。

（二）胰体和胰尾的动脉

胰体、胰尾的动脉血供主要来自胰背动脉、胰大动脉与胰尾动脉。

1. 胰背动脉和胰下动脉　胰背动脉主要来自脾动脉,亦可起自腹腔干或肝总动脉,进入胰实质后发左、右两分支,右支与胰十二指肠上前动脉左支在胰头前吻合形成胰前动脉弓,左支即为胰下动脉。胰下动脉向左走行于胰腺下部胰实质内,沿途发出分支与胰大动脉、胰尾动脉吻合。当胰背动脉缺如时胰下动脉可起自胃十二指肠动脉或胃网膜右动脉等。

2. 胰大动脉　脾动脉下缘发出4~5支胰支经胰腺后上缘进入胰腺实质,其中最粗大的一支即为胰大动脉。胰大动脉多在脾动脉中1/3段发出,在胰上缘进入胰实质后发出左右两条分支与周围动脉分支相吻合。

3. 胰尾动脉　胰尾动脉多为3~4支,在脾动脉近脾门处发出或起自脾动脉下级支,管径较细,变异较多。

二、胰腺的静脉回流

胰的静脉基本与同名动脉伴行。胰的静脉血主要由脾静脉、肠系膜上静脉收集后汇入门静脉系统。胰头、颈部有胰十二指肠上前、下前、上后、下后4支静脉,分别形成胰头前、后静脉弓,与同名动脉伴行,收集胰头和十二指肠回流的静脉血。胰体、尾的小静脉多在胰后上部注入脾静脉。

胰腺处于门静脉主要属支肠系膜上静脉和脾静脉的交会处,胰腺静脉血根据来源于不同部位而分别汇集至有关静脉,所以,胰腺可能成为沟通脾胃区与肠系膜上静脉区静脉血流的枢纽,在生理情况下虽然显得并不重要,但在如门静脉高压症分流术后,可能有重要作用。例如在远端脾肾静脉分流术后晚期,由于经过胰腺的静脉扩张,压力高的门静脉血流经胰腺流至压力低的脾静脉,左肾静脉而至下腔静脉,即所谓"胰腺虹吸"(pancreatic siphon),因而破坏了该手术后期的选择性。

胰腺的头部及颈部的静脉血汇入胰十二指肠上静脉、胰十二指肠下静脉及肠系膜上静脉,胰腺体部及尾部的静脉血通过多数的小静脉,回流至脾静脉(图1-2-6)。

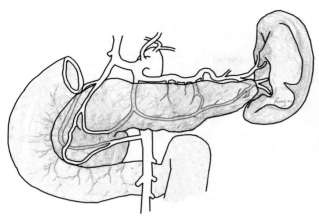

图 1-2-4　胰头的动脉吻合支

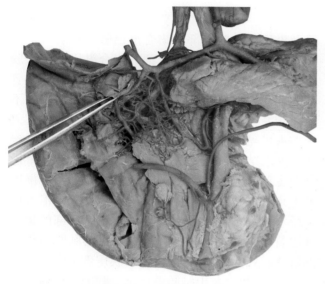

图 1-2-5　胰头的动脉

1. 胰十二指肠前、后动脉弓　胃十二指肠动脉在胰头上缘发出胰十二指肠上动脉。胰十二指肠上动脉又发出前后两条分支,分别为胰十二指肠上前动脉和胰十二指肠上后动脉。肠系膜上动脉在钩突左侧发出胰十二指肠下动脉。胰十二指肠下动脉也发出前后两条分支,分别为胰十二指肠下前动脉和胰十二指肠下后动脉。胰十二指肠上前动脉和胰十二指肠下前动脉、胰十二指肠上后动脉和胰十二指肠下后动脉,在胰头的前、后方分别形成胰十二指肠前、后动脉弓,其中胰十二指肠后动脉弓不恒定出现,胰十二指肠下动脉亦可起自第1支空肠动脉。

2. 胰前动脉弓　胰背动脉多发出左、右两条分支,其中右支的分支与胰十二指肠上前动脉左支常

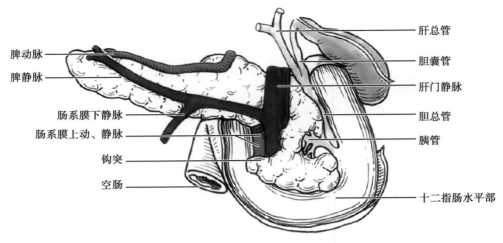

脾动脉
脾静脉
肠系膜下静脉
肠系膜上动、静脉
钩突
空肠

肝总管
胆囊管
肝门静脉
胆总管
胰管
十二指肠水平部

图 1-2-6　胰的静脉

第三节　胰腺的淋巴引流

胰腺有极丰富的淋巴引流，并与胆道、十二指肠、胃窦部、脾及腹膜后的淋巴引流沟通，所以在胰腺癌时，早期便常有广泛的淋巴结转移，影响手术切除的预后。胰腺的淋巴结转移首先在其邻近部，如胰腺上缘转移到上缘的淋巴结，下部则至下缘淋巴结群，胰头部则至十二指肠的淋巴结。但由于胰腺内丰富的淋巴管彼此沟通的机会很多，当某处的淋巴通道阻塞时，淋巴流可以沿迂回的通路，甚至逆流，故实际上胰腺癌的淋巴转移尚未有明确的规律可循。而在临床上所强调的是尽量切除更多的淋巴结，扩大胰腺癌根治术的提出，其意旨在切除更多的淋巴结（图 1-3-1、图 1-3-2）。

胰小叶间结缔组织内存在丰富的毛细淋巴

管及淋巴结。胰各部的集合淋巴管呈放射状汇入胰周围的淋巴结。胰头上部的集合淋巴管汇入胰十二指肠前、后上淋巴结，胰头下部的集合淋巴管汇入胰十二指肠前、后下淋巴结；然后两组均向下汇入肠系膜上淋巴结，或向上经幽门下淋巴结汇入腹腔淋巴结。胰体左上部的集合淋巴管大部分经胰上淋巴结汇入腹腔淋巴结，小部分汇入胃左淋巴结和主动脉前、外淋巴结。胰体右上部的集合淋巴管汇入肝淋巴结。胰体下部的集合淋巴管汇入中结肠淋巴结或肠系膜上淋巴结。胰体后部的集合淋巴管汇入主动脉外、前淋巴结，主动脉腔静脉间淋巴结及腔静脉前、外淋巴结。胰尾部的集合淋巴管汇入脾、胰上及中结肠淋巴结。胰的淋巴通过上述途径最终大部分汇入腹腔淋巴结及肠系膜上淋巴结，小部分汇入主动脉前淋巴结及主动脉外侧淋巴结。

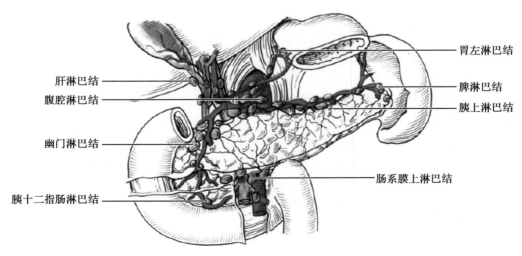

肝淋巴结
腹腔淋巴结
幽门淋巴结
胰十二指肠淋巴结

胃左淋巴结
脾淋巴结
胰上淋巴结
肠系膜上淋巴结

图 1-3-1　胰的淋巴引流（前面观）

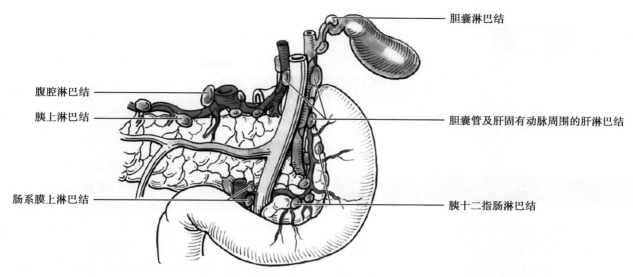

图 1-3-2　胰的淋巴引流（后面观）

胆囊淋巴结

腹腔淋巴结

胰上淋巴结

肠系膜上淋巴结

胆囊管及肝固有动脉周围的肝淋巴结

胰十二指肠淋巴结

（欧阳钧）

参考文献

［1］钟世镇.腹部外科临床解剖学图谱［M］.济南:山东科学技术出版社,2006:198-214.

［2］黄志强,黎介寿,吴孟超.手术学全集普通外科卷［M］.北京:人民军医出版社,2005.

［3］方驰华,钟世镇,吴坤成,等.适用于CT薄层扫描和三维重建肝脏管道系统的灌注和铸型的建模研究［J］.第四军医大学学报,2003,24（22）:2076-2080.

［4］韩永坚,刘牧之.临床解剖学丛书（腹盆腔分册）［M］.北京:人民卫生出版社,1992:310.

［5］田雨霖.胰腺外科手术学［M］.沈阳:沈阳出版社,1998:7.

［6］徐恩多.局部解剖学［M］.北京:人民卫生出版社,2004:107-139.

胰腺的铸型解剖

第一节 概　述

管道铸型是以人体内的管道（如血管、支气管、肝管、胰管等）为模具，将高分子化合物用注射器灌注到管道内，待管道内的填充剂硬化后，再利用高分子化合物耐酸、耐碱的特性，用酸或碱将多余组织腐蚀掉，仅留下填充物的一门解剖学标本制作专门技术。铸型标本具有形象生动，直观全面，效果明显，标本能长期保存等优点，它能直接为临床、教学、科研和科普宣传提供真实的形态学基础，也为高、精、尖的手术提供了形态学最为直观的素材。与系统解剖学、局部解剖学相比较，铸型解剖标本在保持人体结构原位的情况下，可以更进一步显示其深层次的内部结构的形态学变化，可以显示其内部结构以及毗邻关系，可以显示动脉、静脉和管道的走行，不仅是分析和识别现代医学图像的形态学基础，而且可以为疾病的介入放射治疗和外科手术治疗提供形态学依据。

第二节　胰腺铸型解剖大体标本

胰腺是人体内仅次于肝脏的第二大消化腺，其

相关疾病发病率逐年增加。外科手术是治疗胰腺疾病的主要手段，掌握胰腺的血管来源、走向、分支以及与相邻脏器的相互联系对手术尤为重要，而管道铸型则能给出最科学、直观的显示。然而，由于胰腺比邻器官丰富、血供复杂、血管走行多样，铸型相对比较困难，国内外的相关研究也比较少。

复旦大学附属华东医院胆胰外科王巍教授团队总结前人经验，使用新鲜的尸体标本，分别经主动脉、肠系膜上动静脉、门静脉远端、胆总管及十二指肠大乳头开口插管，将配制好的红色、蓝色及白色 ABS 填充剂进行多次低压灌注，硬化固定后再去腐、冲洗、干燥，完成管道铸型，在国内率先成功制作了胰腺的动静脉和胰管联合铸型标本。标本中，动脉、静脉、胰管分别由红色、蓝色、白色的颜料区别。以肠系膜上动静脉为标志，大致分为血管右侧的胰头区、血管周围的胰颈区、血管左侧的胰体区，以及远端的胰尾区加脾脏。腹腔干、脾动脉、肝总动脉、肠系膜上动脉等主要动脉，脾静脉、肠系膜上静脉、肝门静脉等主要静脉，以及主胰管、胆总管下段均得到了较完整的保留和显示。上述各个管道的分支及属支也得到了较清晰的显示（图 2-2-1、图 2-2-2）。

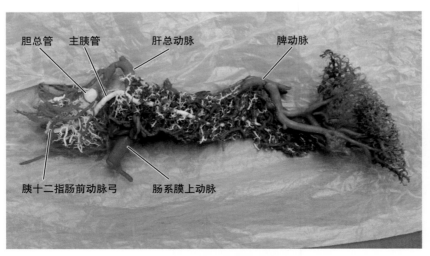

图 2-2-1　胰腺铸型标本正面观

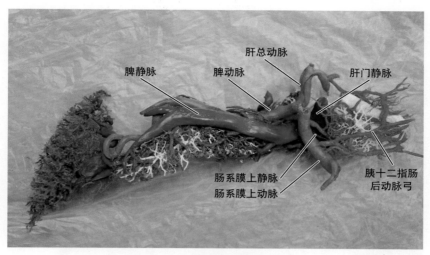

图 2-2-2　胰腺铸型标本背面观

一、胰头血供的铸型解剖

胰头区的血管解剖是胰腺应用解剖的关键所在。标本中可见胰头十二指肠区域血供丰富，来自腹腔干与肠系膜上动脉的分支相互交通形成网络。胰十二指肠上前动脉和胰十二指肠上后动脉先后发自于胃十二指肠动脉，而胰十二指肠下动脉起自肠系膜上动脉，行走约 1cm 后发出胰十二指肠下前和下后动脉，这 4 条动脉于胰头前后，紧邻十二指肠降部分别沟通形成胰十二指肠前后动脉弓。从后面观察，可以看到胰背动脉从脾动脉发出后随即分为左右两支。左支往胰腺下缘走行延续为胰横动脉。右支则于肠系膜上动脉与静脉之间向右下方走行供应钩突部位，它于背侧越过肠系膜上静脉后在约 4 点钟方向发出上下两条分支，上支沿肠系膜上静脉右侧缘垂直上行后转折向左下方行走，下支则继续向右下方走行后转折向

左上方行走，两者沿途均发出若干条分支动脉与胰十二指肠前后动脉弓沟通，最后上下两条分支于 8 点钟处相互汇合形成完整动脉闭合环路（图 2-2-3）。由于该动脉环完全位于胰腺钩突内，故称为钩突动脉环，而形成这一动脉环的胰背动脉右侧支，在进入胰头区域后，我们首次命名为钩突动脉。在尸体解剖及手术中也均证实了钩突动脉的存在，大部分情况胰背动脉沿门静脉左侧下行至肠系膜上静脉-门静脉夹角处分为左右两支，左支即胰横动脉供应胰体尾部，右支即钩突动脉，其可向右从前方跨越肠系膜上静脉或分前后两支骑跨肠系膜上静脉后进入钩突（图 2-2-4、图 2-2-5）。因此，胰腺钩突非接受单一来源的血供，而是以钩突动脉环为内环，胰十二指肠动脉弓为外环的"双环结构"，内外环间有丰富的辐辏样交通吻合支，而钩突动脉环向内则进一步发出细小的血管网，为内环内的胰腺腺体供血。

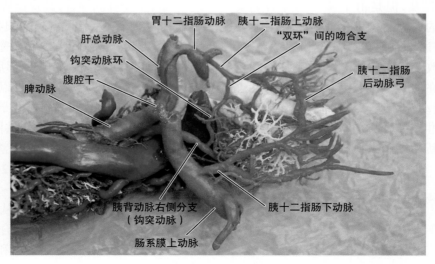

图 2-2-3　胰腺钩突的"双环供血"动脉结构

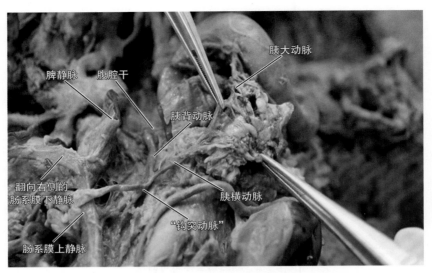

图 2-2-4 乳胶灌注模型上印证的钩突动脉结构

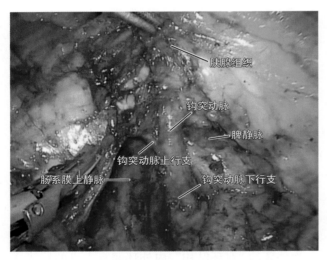

图 2-2-5 腹腔镜手术中印证的钩突动脉结构

胰背动脉参与钩突的血供在既往的影像和解剖研究中也有提及,但是由于胰背动脉右侧支进入胰腺实质后的血管结构细小且隐藏在大血管背面,在手术及普通解剖时难以观察和完整显露,而管道铸型在不改变各个管道结构的完整性和正常解剖位置关系的同时,能从各个方向和角度进行观察,才将钩突动脉环这一结构清晰、完整地呈现出来。钩突血供"双环结构"的发现也为手术中钩突部位的离断和控制出血提供了重要的指导意义。

二、脾动静脉的铸型解剖

脾动脉和脾静脉是胰腺颈体尾部的主要血管。在铸型标本中可以看到脾动脉在其行程的近段 1/3 走行于脾静脉上方,中段 1/3 走行于脾静脉后方,远段 1/3 扭曲程度明显增加,甚至可以绕行至脾静脉前方。有大量细小的属支静脉和分支胰管分布于脾动脉近、中 2/3 段的前壁,同时也会有较为粗大的属支静脉从前往后,绕过脾动脉上方,汇入脾静脉上壁(图 2-2-6、图 2-2-7)。因此脾动脉、脾静脉并非简单的平行关系,而是一个整体的解剖学单位,脾动脉在行径中不断扭曲改变与脾静脉的位置关系,形成两个血管主干之间的骑跨,而脾静脉也通过属支骑跨、包绕脾动脉,这种血管关系在其他相关的解剖学研究中也得到了证实。铸型标本为胰体尾手术尤其是保留脾动静脉的保脾胰体尾手术提供了直观的形态学指导。

三、主胰管的铸型解剖

主胰管走行从胰尾经胰体、胰颈走向胰头,沿途收集许多小叶间导管,其管径从左向右逐渐增粗,在胰体尾处直径 2.3mm,在胰颈处直径 3.7mm,在胰头处直径 4.5mm。主胰管呈横置 S 形贯穿胰腺长轴,当其向胰头侧越过胰颈部后,即以前后方向接近 90° 角向深部转弯,然后再以接近水平方向紧贴在胰头后侧向胆总管靠拢,并最终与胆总管汇合形成肝胰(Vater)壶腹,胆胰管共同通道长度 5mm。而往胰尾侧,主胰管走行则是从紧贴胰腺后侧逐渐走向胰颈体实质的中后部(图 2-2-1)。有研究显示,在胰头部,主胰管后距仅有 1~2mm,而从胰颈体部,其后距由右向左逐渐增大,从胰颈左侧界向左 2cm 处,可达 5.9mm。因此选择合适的位置离断胰腺颈部,可以避免主胰管的损伤和获得更多的胰管后距。

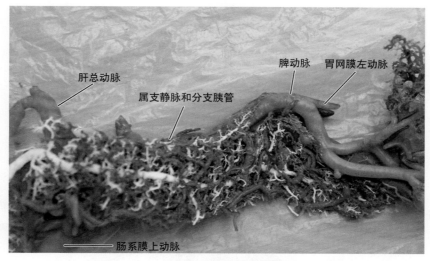

图 2-2-6　紧贴脾动脉前壁的属支静脉和分支胰管

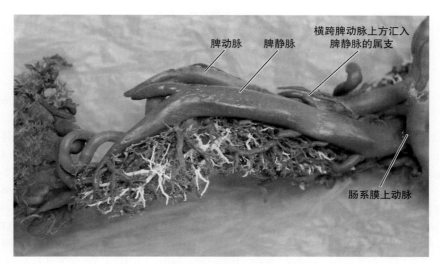

图 2-2-7　横跨于脾动脉上方的属支静脉

第三节　胰腺铸型解剖与三维数字化技术

　　铸型解剖和三维数字化技术都是将二维的解剖图谱和影像学图片,通过立体的方式,更加直观地展现出来。前者是依托传统的工业技术,将人体标本的管道系统直接剥离出来,后者则是利用计算机重建技术,将真人的器官结构在屏幕上虚拟出来。铸型标本来源于实体,能够显示极其微小的管道结构,另外从制作原理上能够更加精确客观地区分各种不同的管道类型,从而在深度和精度上为教学科研提供有用的信息。而数字化技术受限于影像学设备的分辨率以及软件的计算能力,往往达不到管道

铸型标本那样精细入微的程度,另外也会存在重建误差,但是它可以保留脏器的实质成分,同时显示周围的毗邻结构,在广度上为临床提供更多的信息（图 2-3-1）。

　　另一方面,铸型标本来自于人体标本,往往具有唯一性和不可复制性,再加上伦理学的限制,不能进行商业买卖,故而一些制作精良的铸型标本只能就地展示,很难大范围推广。现在通过三维数字化技术,可以将铸型标本通过高精度扫描和三维重建,在计算机内完美地复制出来,5~6级以上的细小静脉分支都能清晰显示,从而将珍贵的铸型标本数字化、虚拟化,甚至通过三维打印技术,完整地复制出实物,从而更广泛地应用于医学教学和临床科研。

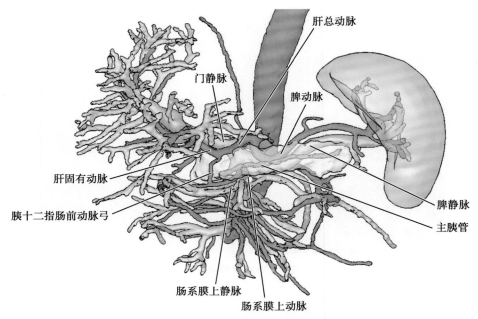

肝总动脉

门静脉

脾动脉

肝固有动脉

胰十二指肠前动脉弓

脾静脉

主胰管

肠系膜上静脉

肠系膜上动脉

图 2-3-1　胰腺及其血管三维重建

（王巍　何嘉琦）

参考文献

［1］SHI-ZHEN Z, LIN Y, LEI T, et al. Research report of experimental database establishment of digitized virtual Chinese No.1 female［J］. J First Mil Med Univ, 2003, 23（3）: 196-200.

［2］徐恩多. 局部解剖学［M］.5 版. 北京: 人民卫生出版社, 2004: 107-139.

［3］张元智, 顾立强, 尹博, 等. 虚拟中国人女性 1 号臂丛神经断层解剖学研究［J］. 中华创伤骨科杂志, 2005, 7（5）: 439-441.

［4］ZHOU W Y, FANG C H, ZHONG S Z. Study of hepatic sectional anatomy in digitized virtual Chinese human female number 1 database［J］. J Fourth Mil Mcd Univ, 2005, 26（8）: 711-713.

［5］ACKERMAN M J, YOO T, JENKINS D. From data to knowledge--the Visible Human Project continues［J］. Medinfo, 2001, 10（2）: 887-890.

［6］原林, 戴景兴, 唐雷, 等, 数字化人体标本的遴选［J］. 中国临床解剖学杂志, 2002, 20（5）: 12-13.

［7］TERAN J, SIFAKIS E, BLEMKER S S, et al. Creating and simulating skeletal muscle from the visible human data set［J］. IEEE Trans Vis Comput Graph, 2005, 11（3）: 317-328.

［8］PARK J S, CHUNG M S, HWANG S B, et al. Visible Korean human: improved serially sectioned images of the entire body［J］. IEEE Trans Med Imaging, 2005, 24（3）: 352-360.

［9］唐雷, 原林, 洪辉文, 等. 中国数字人女婴 1 号数据集构建报告［J］. 中国临床解剖学杂志, 2004, 22（1）: 98-100.

［10］HENG P A, FUNG P F, WONG T T, et al. Virtual bronchoscopy［J］. Int J Virtual Real, 2000, 4（4）: 10-20.

第三章

胰腺的影像解剖

第一节 概　　述

一、胰腺 CT 及 MRI 影像检查

胰腺位于上腹部腹膜后区,位置较深,且与周围组织之间缺少良好的常规 X 线对比,常规 X 线平片对胰腺检查通常无太多价值。低张十二指肠造影可以通过十二指肠圈形态和内侧壁黏膜的改变,提示出胰头区较大占位推挤的间接征象。血管造影包括常规血管造影及数字减影血管造影(digital subtraction angiography, DSA),能清晰显示胰周血管受累的情况,认为是胰腺血管检查的"金标准",有助于显示胰腺炎胰周血管受累的情况,并且通过判断血管侵犯的程度,有助于胰腺恶性肿瘤的诊断与分期。但它显示肝转移灶差,不能显示淋巴结转移和胰腺本身病灶。随着计算机断层扫描(computer tomography, CT)和磁共振成像(magnetic resonance imaging, MRI)技术的发展,CT 血管造影(CT angiography, CTA)及 3D 对比增强磁共振血管成像(contrast enhancement MR angiography, CE MRA)的成熟,可基本取代血管造影这种微创检查。经内镜逆行性胰胆管造影术(endoscopic retrograde cholangiopancreatography, ERCP)主要通过造影观察胰管形态的变化,应用于慢性胰腺炎、肿瘤的鉴别诊断,可以进行微创治疗。超声检查方法,由于受到胃肠道气体的干扰,在应用上受到一定程度的限制。

CT 是胰腺病变的主要检查方法,充分的胃肠道准备,规范的多期增强检查及薄层重组,可以更佳地检出病变、显示细节。目前三维可视化系统(3D visual system, 3DVS)成像技术逐渐应用于临床,但是能否成功获取高质量的亚毫米 CT 数据是处理出优质的 3D 可视化图像的关键。在扫描方法上,准确地把握动脉期、门静脉期及平衡期扫描时间非常重要。建议采用阈值触发和快速团注技术,同时根据病人体重严格控制合适的对比剂用量,均为增强

扫描获取优质的薄层数据的关键因素。特别是由于胰腺肿瘤病人周围血管、胰管自身的病理改变存在个体化的差异,CT 数据直接影响 MI-3DVS 构建模型的质量。严格规范的检查方法,方可提供准确高质量的 CT 数据供数字医学软件处理,有利于手术计划制定、手术风险评估、手术过程演示及临床教学。

MRI 作为超声和 CT 的重要补充,能够敏感地检测出病变(如小的胰岛细胞瘤),更清楚地显示病变内结构和细节(如囊性病变的细小分隔、浆液性囊腺瘤的多发小囊),并且对病变内组织成分的确定有一定价值。除常规 T_1WI、T_2WI 采用多期增强和脂肪抑制及多序列检查方式,可以提高病灶检出率及定性诊断率。

磁共振胰胆管造影(MR cholangiopancreatography,简称 MRCP)是 MR 水成像(MR hydrography)中最常用最为可靠的一种,对于胰腺来说其基本原理是利用胰管内液体为天然对比剂,以重 T_2 加权像为基础,结合脂肪抑制技术,突出显示胰管内高强的水信号,而胰腺实质性及胰腺周围含有流动液体的血管呈黑色低信号,再经最大强度投影重组出胰、胆管的解剖图像。

要获得一幅高质量的 MRCP 图像必须具备的条件有突出液体与背景的信号对比,通常使用非常长的 TR(TR 一般 4 倍于组织的最长 T_1 值)及尽可能长的 TE,使背景软组织信号明显衰减,导致了背景软组织与静态液体的信号对比加大,获得较高的空间分辨力。

临床 MRCP 常用两种成像方法:①单一厚层 MRCP 或称单次激发(single shot fast spin echo, SSFSE)MRCP,典型成像参数为 TR=2 800ms,TE=1 100ms,翻转角 150°,层厚 70mm,配合脂肪抑制技术。该技术的特点是成像速度快,能清楚显示胰管及胆管树,但对精细结构显示略显不足,对于胰头部位也容易受胃十二指肠液体的干扰。成像原则分别以胰头、体、尾、肝门、胆总管为中心,做一系列多角度的斜切面,可以更全面地对胰胆管病变进行观察。②多层 MRCP(multislice MRCP)多采用 HASTE 序列,具体

参数为 TR=11.0ms、TE=95ms，翻转角 150°，切层数 13 层，每层厚 4mm，所获源图像经过最大密度投影（maximum intensity projection, MIP）重组，可以更清楚显示胰胆管的结构。

MRCP 无需用对比剂，图像清晰，可以三维多平面重组、多角度观察胰胆管的形态，能清楚显示胰管梗阻端的形态，能显示胰管畸形、胆胰管汇合异常情况（图 3-1-1）。相对于 ERCP，胰管扩张状态不受注入对比剂时压力因素的影响，反映管腔的直径准确，无严重并发症，技术操作无依赖性。其缺点是空间分辨力不足，不能显示胰管胆管的微细结构，重组图像时胆管腔内信号较弱的病变（如泥沙样结石、小的新生物等）易被掩盖，且容易受肠道积液和腹水影响。对胰腺本身病变侵袭范围、远隔转移等无法显示，不能提供全面的影像信息，必须结合常规薄层原始图像以及增强检查。

二、胰腺的正常影像学表现

胰腺位于上腹部腹膜后，它的大部分居腹的前半部，胰尾紧靠脾门，呈茄形位于左肾上腺之前方，胰体在中线，位于肠系膜动脉之前方，横过中线以后，胰腺向后上走行。胰头位于肝尾叶之下，在十二指肠圈内，位于门脉汇合部的右前方。胰钩突为楔形结构，在胰头的尾侧，向内侧伸展，它呈钩形反折，位于门脉汇合部和肠系膜血管之后方，可夹在门脉汇合部和下腔静脉之间，是唯一投影于肠系膜上血管后方的胰腺结构。胰颈部及胰头部内侧紧贴肠系膜上静脉的终末部，胰体尾部在脾静脉的前方，沿脾静脉前缘走行至脾门，其间由一脂肪界面将两者分开。

在 CT、MRI 检查时腹部血管构成胰腺的主要背景，是胰腺解剖的标记，特别重要的是肠系膜上动静脉和门静脉汇合部以及下腔静脉是识别胰腺的几个要点。在横断面上，胰头在门静脉汇合部右前方，十二指肠降部内侧。胰体与腹腔动脉干位于同一水平。腹腔动脉从腹主动脉前壁发出，紧贴于胰体后方，它的根部是腹主动脉，长约 10mm，表现为腹主动脉前壁发出的"苹果柄"样影。延续部即肠系膜上动脉，在远侧层面才显示，与胰体间有脂肪间隙分隔。故在横断面上，肠系膜上动静脉是在十二指肠水平部的前方，表现为两个圆形影，大的圆形影为静脉，小的为动脉。当十二指肠水平部内无气或无对比剂充盈时表现为一条状阴影，与胰腺非常相似，因此肠系膜上血管是区别十二指肠水平部与胰腺的可靠标志。在连续扫描的横断面上，展示了肠系膜上血管以后，其远侧层面不会再现胰腺影，此标记是区别十二指肠圈与胰头肿块的要点。脾静脉总是沿胰体尾后方走行，是区别左上腹肿块来源的标志，在脾血管之前的肿块多来自胰体和胰尾的肿瘤。在脾血管之后的肿块，多考虑来自左肾上腺或左肾的肿瘤，但也有少数情况例外。

正常胰腺影像呈香肠形，哑铃形或蝌蚪形，可呈水平位，垂直位或"S"形。正常胰腺大小因人而异，胰头是最厚部分，在横断面上，胰腺体尾的厚度相当均匀一致。测量其大小范围一般胰头 3cm，胰体 2.5cm，胰尾 2cm。平扫时测量常包含了脾静脉，不十分准确。用测量其范围的方法确定胰腺是否增大或缩小，其价值有一定限度。一般认为根据经验观察的主观印象结合实际测量数据较为可靠。评价整个胰腺的表现，结合胰腺走行及各部分的大小形状也是很重要的，以上数值仅供参考。评价胰腺的大小还需结合病人的年龄，因为胰腺实质的体积随年龄增加而缩小。

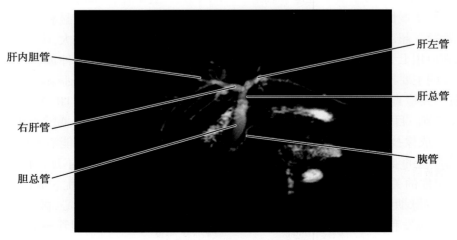

肝内胆管
肝左管
右肝管
肝总管
胆总管
胰管

图 3-1-1 MRCP 显示主胰管及胆管

主胰管的正常走行有 4 种方式：最常见的是上升型（从开始部至尾部逐渐上升）；其次是水平型（从开始部至尾部基本上呈水平位）；再次是"S"型；最少见是下降型（从开始部至尾部逐渐下降）。胰管位于胰腺实质内，偏背侧，其走行与胰腺的长轴一致，从胰尾经胰体走向胰头。在胰头上部常可见一小管，行于胰管上方，称为副胰管（accessory pancreatic duct），开口于十二指肠小乳头。MRCP 可以清晰显示胆总管及主胰管形态（见图 3-1-1）。

在横断面的影像上，水平型胰腺胰体尾呈弓形，上升型或下降型胰腺于连续的横断面扫描层面中，头侧层面或在尾侧层面展示就不呈弓形，胰体尾厚度较均匀（图 3-1-2~ 图 3-1-4）。胰头是最厚部分，边缘稍外突，略近似直角三角形，亦可以呈圆球形，钩突是胰头的一部分，位于肠系膜上动静脉的背

侧，它总是延伸到肠系膜上静脉后方，与血管间有脂肪将其分开，正常钩突向左延伸部分不超过肠系膜上动脉横径的一半（图 3-1-5、图 3-1-6）。如果脂肪间隔消失，钩突延伸到肠系膜上动脉（SMA）后，或者 SMA 移位超过邻近椎体左缘或前后圆隆，均应考虑病理情况，正常钩突前后径和横径大约 1cm、1.3cm。胰血管成像显示胰头位于胃十二指肠动脉或胰十二指肠前上动脉旁。

正常胰实质密度可均匀或不均匀的，类似于肌肉密度，CT 值低于肝脏，与血液和脾脏相近，体胖者以及年长者因为退行性变，腺体脂肪化，可使胰腺周边呈羽毛状，此时呈现高分叶状胰腺，密度不均，展示胰小叶影。胰腺外形的改变呈渐进性，多数是光滑连续的，在有丰富的腹膜后脂肪时，胰腺边缘常稍有分叶，这是由于胰腺组织小叶间有脂肪，表现为密度不均匀。

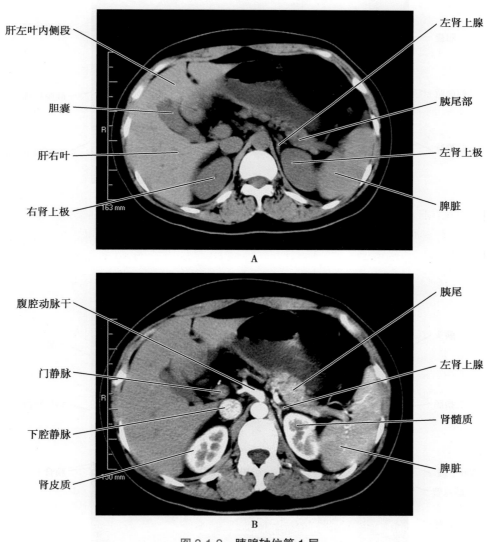

图 3-1-2　胰腺轴位第 1 层
A. CT 平扫；B. CT 增强。

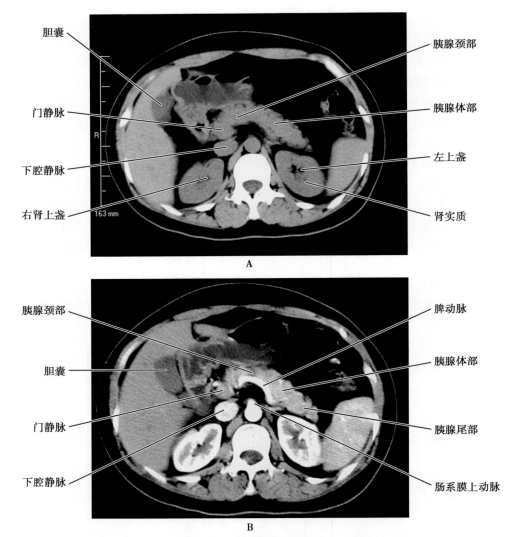

图 3-1-3 胰腺轴位第 2 层
A. CT 平扫；B. CT 增强。

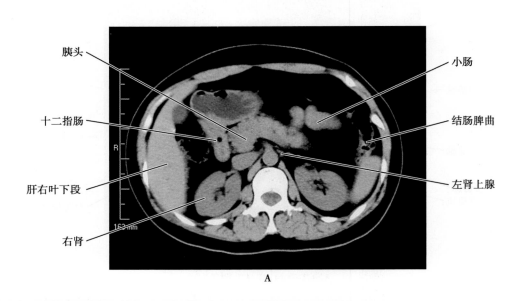

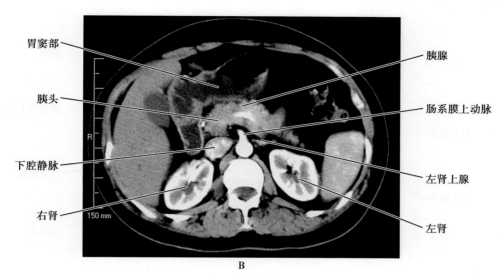

胃窦部

胰头

下腔静脉

右肾

胰腺

肠系膜上动脉

左肾上腺

左肾

B

图 3-1-4 胰腺轴位第 3 层
A. CT 平扫；B. CT 增强。

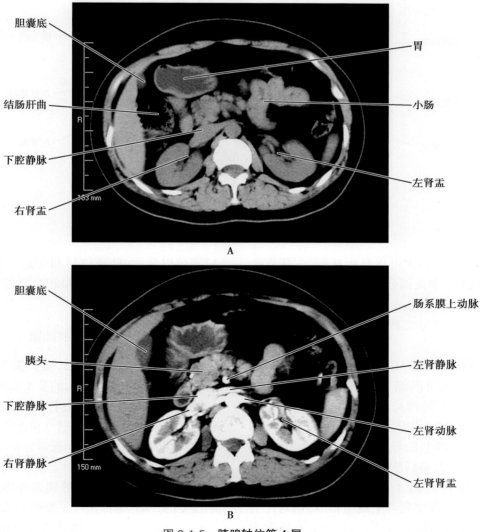

胆囊底

结肠肝曲

下腔静脉

右肾盂

胃

小肠

左肾盂

A

胆囊底

胰头

下腔静脉

右肾静脉

肠系膜上动脉

左肾静脉

左肾动脉

左肾肾盂

B

图 3-1-5 胰腺轴位第 4 层
A. CT 平扫；B. CT 增强。

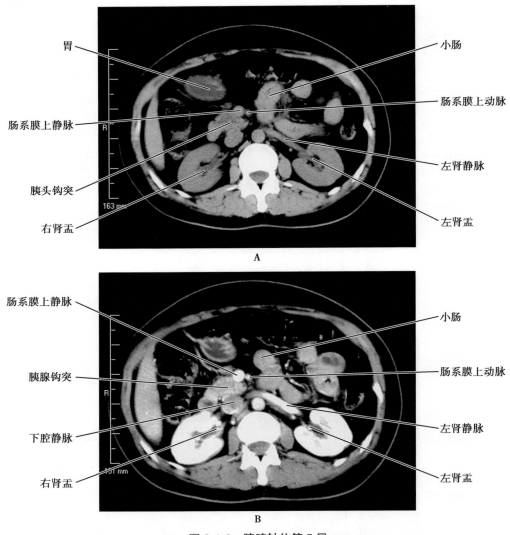

图 3-1-6　胰腺轴位第 5 层
A. CT 平扫；B. CT 增强。

高分辨率的薄层 CT 可以显示胰管，主胰管影像表现为胰腺实质中央部分的管状低密度影，正常宽径为头部 3mm，体部 2mm，尾部 1mm。老年人有的管腔可达 9mm，伴分支减少，一般认为管径超过 4mm 为异常。

胰腺组织在不同的 MR 脉冲序列往往呈现不同的信号强度。正常胰腺 MRI 表现：T_1WI 与肝相比胰信号略高，随年龄增长，胰腺逐渐萎缩，信号强度逐渐减低。于 T_2WI 和质子密度像上信号变化不大，表现与肝相似的低信号（图 3-1-7）。于 GRE 序列，胰腺信号高于腹膜后脂肪，用对比剂增强（Gd-DTPA），于 SE 序列 T_1WI 上，正常胰腺组织明显强化。胰周血管在常规序列可呈流空信号，用对比剂显示为高信号，均能清晰显示。胰管位于胰腺中央，呈线形，不扩张的胰管难以显示，高性能的 MRI

扫描可以显示，胰管信号和邻近的胰腺组织相比，T_1WI 呈低信号，T_2WI 上呈相对高信号，而在质子密度像上为等信号。

三、胰腺肿瘤的异常征象

常规 CT 横断面平扫、磁共振 T_1WI 和 T_2WI 是显示胰腺形态和诊断疾病的基本影像。动态增强扫描可以显示病变对周围血管侵犯的情况、病灶内部结构（如囊性、实性、混合性）和血供特征，为鉴别诊断和治疗方案提供依据。通常异常征象主要包括以下几个方面：

1. 轮廓异常　正常的胰腺外形是光滑连续，逐渐改变的，胰腺某部位可见突然的大小变化、轮廓外突或境界不清，这些都属异常，CT 和 MRI 连续层面可以判断其形态及轮廓有无异常。

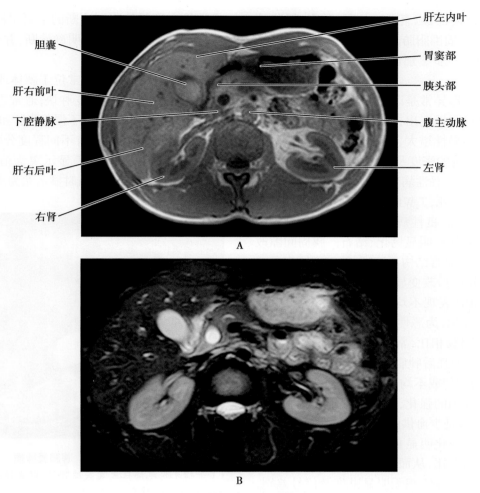

胆囊　　肝左内叶　　胃窦部　　胰头部

肝右前叶　　腹主动脉

下腔静脉

肝右后叶　　左肾

右肾

A

B

图 3-1-7　胰腺 MR 经胰头层面

2. 密度 / 信号异常　胰腺平扫或增强时其密度及信号均匀一致,其内呈现低密度区或者局灶性及整体信号异常是属异常,胰腺肿瘤多表现为平扫低密度的肿块,尤其是胰腺癌,T_1WI 多显示低信号,T_2WI 显示为高信号,低密度大都是由于肿瘤坏死或胰管堵塞所致。

3. 胰管异常　包括主胰管阻塞、狭窄、不规则充盈缺损或局限性囊状改变等,以 MR T_2WI 和 MRCP 显示较为直观,胰管扩张可分为三型:光滑型扩张,串珠状扩张和不规则扩张。有时根据导管扩张的形态可推测病因,例如胰腺癌以光滑型扩张和串珠样扩张为主(图 3-1-8),而慢性胰腺炎以不规则扩张为主,体尾部胰管扩张、头部胰管不扩张是胰头癌的重要间接征象。

4. 胰周间隙及远隔器官的改变　通常胰腺与器官有着少许脂肪间隙,MR 非脂肪抑制图像可以显示,抑脂像显示原脂肪间隙呈高信号,CT 呈密度增高,间隙消失。胰周包括血管如腹腔动脉干、肠系膜上动静脉、门脉等受到肿瘤侵犯可以显示为血管

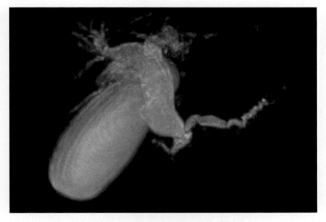

图 3-1-8　胰腺 MRCP 显示胰管扩张,
呈现不规则形及串珠状

毛糙、充盈缺损、血管结构不清。远隔器官主要是肝脏转移,腹膜后淋巴结增大等。

四、胰腺良恶性肿瘤的影像鉴别要点

通过 CT、MRI 可以判断胰腺肿瘤性病变的有

3

无,进而通过直接征象(轮廓、密度、形态、强化特点)和间接征象(周围脂肪间隙、胰管及邻近血管形态、远处转移)进一步鉴别良恶性,对恶性病变进行分期。

引起胰腺外形异常是区分良恶性的重要标志,恶性病变多呈局限性突出,形态不规则,境界不清,良性病变多为弥漫性增大,形态规则,境界清楚,光滑锐利。病变本身的密度及信号特点是鉴别的另一个要点,胰腺实质内恶性病变多为低密度或等密度,中心有更低密度坏死,T_2WI 表现为肿块内部信号不均,可见更高信号。良性病变多数密度/信号均匀亦可呈低密度或伴有明显钙化、结石。胰周间隙改变胰后脂肪消失,血管结构不清晰,管壁增厚表示恶性病变浸润。增强后改变显示病灶为均匀或不均匀的低密度区,MRI 表现不均匀强化信号,边缘有规则或不规则的强化,为恶性征象。胰腺肿块在 CT、MRI 上和正常胰腺相比,常表现为局部密度低,局灶性异常信号。增强后肿瘤强化不如正常的胰腺组织,显示病灶为均匀或不均匀的低密度/信号区,边缘有规则或不规则的强化,是因为正常胰腺血供丰富,癌肿组织多数是少血供的,肿瘤边缘血供相对丰富些。正常胰腺强化明显且密度均匀,与低密度的肿瘤形成明显的对比,从而检出病灶。部分较小的肿瘤可能与正常胰腺组织无明显密度及信号差别,MRI 特殊序列,如 DWI 有助于发现病灶。对于这种肿瘤在 CT 和 MRI 影像中未能展示肿瘤块时,要注意以下间接征象:胆总管、胰管扩张而壶腹区无结石影;体尾部胰管扩张,胰头部未见胰管影;不均质萎缩的胰腺内有均质区;胰钩突膨大、圆隆,前后径增大。

第二节　胰腺囊性肿瘤影像解剖

目前胰腺囊性肿瘤约占胰腺肿瘤的 10%~15%,常见的包括浆液性囊性肿瘤(serous cystic neoplasm,SCN)、黏液性囊性肿瘤(mutinous cystic neoplasm,MCN)、导管内乳头状黏液肿瘤(intraductal papillary-mucinous neoplasm,IPMN)、实性假乳头状瘤(solid pseudopapillary neoplasm,SPN)囊变。随着影像学检查技术的日益进步,胰腺囊性肿瘤的检出日益增多,但其临床症状多数不典型,由于不同胰腺囊性肿瘤的恶性潜能不同,术前确定肿瘤性质并进行良恶性鉴别及定性诊断对治疗决策的选择有重要意义。往往需结合影像学和实验室检查才能明确诊断,影像学仍为诊断与鉴别诊断的主要手段。CT 与 MRI 在一定程度上可以做出明确诊断,并对鉴别诊断具有重要价值。

囊性占位性病灶最常位于胰体或胰尾部,囊性肿瘤 CT 平扫多呈低密度肿块,通常边界清晰,表现为边界清楚的囊性病灶,不侵犯脂肪和邻近组织。其内部根据性质不同,可有不同程度分隔(图 3-2-1),MRI 检查 T_2WI 其间分隔显示更为清楚,可为小葡萄串样高信号,屏气扫描时显示尤为清楚。

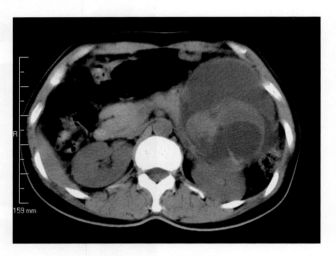

图 3-2-1　胰腺囊腺瘤
CT 平扫见胰尾部巨大囊实性肿瘤,以囊性为主,有分隔,各房之间密度有所不同,可见壁结节。

增强后由于分隔强化而呈蜂窝状表现,并可显示特征性中央纤维瘢痕。囊性肿瘤外缘光滑,可由单个或多个厚壁大囊组成,亦可见到无定形钙化(CT 显示更加清楚)、分隔和实性部分。增强后可见线状或弧形的间隔和囊壁强化。依据囊液成分不同 CT 可呈低密度、等密度或稍高密度。MR 多序列对囊液成分分析可提供更多信息,多数呈 T_1WI 低信号,T_2WI 高信号,成分不同呈 T_1WI 高信号,DWI 多数呈低信号,部分因为囊液弥散受限呈现高信号(图 3-2-2)。

囊腺癌影像学表现与囊腺瘤有相似之处:位于胰腺体尾部较多见,肿瘤体积较大,可见壁结节,囊壁有钙化,囊内容物为稠厚液体。不同之处:囊腺癌囊壁厚薄不均匀,瘤体短期内可迅速增大,肿块实性部分及壁结节强化,其内可见低密度坏死区,CT 密度显示较高、混杂,MRI 亦可因其内成分不同而显示不同信号特征并可见其内实性成分。边界不清,另可见肿瘤向外局部侵犯,较晚期胰腺与周围结构粘连,亦见发生血行和淋巴道及腹膜种植转移。

3

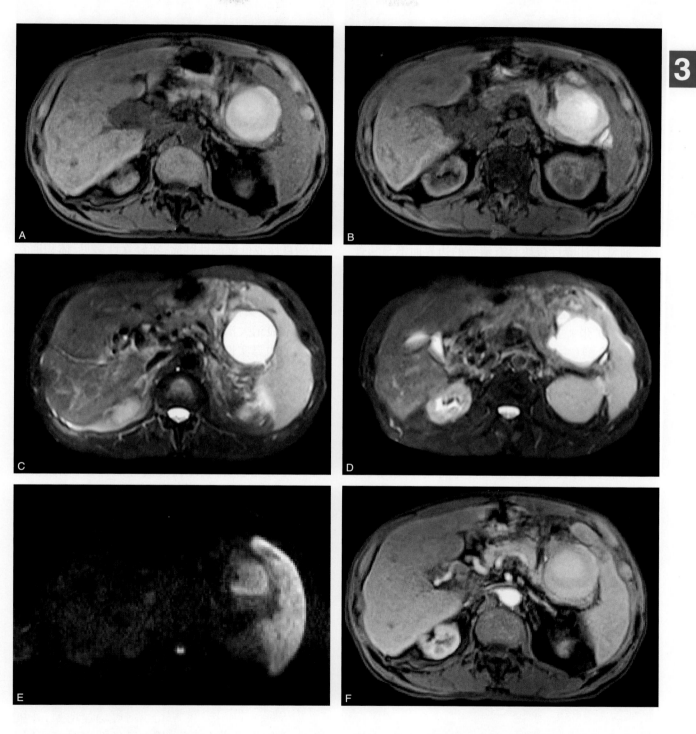

3

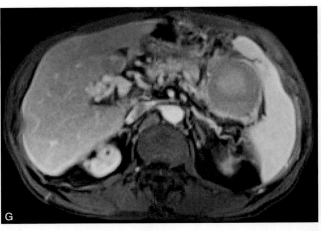
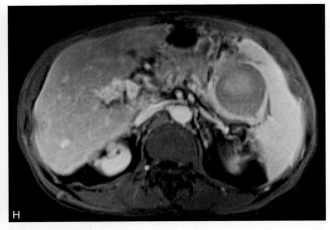

G　　　　　　　　　　　　　　　　　　　　H

图 3-2-2　胰腺浆液性囊腺瘤

A、B. 胰尾部病灶 T_1WI 以等高信号为主；C、D. T_2WI 为更高信号；E. DWI 病灶为等高信号；F~H. 分别为增强扫描动脉期、静脉期和延迟期，动脉期囊壁明显强化，静脉期和延迟期囊壁延迟强化。

通常上述囊性包块具有清楚的边界而不与胰管相通。但是胰腺导管内黏液乳头状瘤可呈分叶状，并与胰管相通，MR T_2WI 和 MRCP 显示更加清楚（图 3-2-3）。根据发生部位的不同又可分为分支型（胰管分支囊状扩张）、主胰管型（主胰管弥漫性或节段性扩张）和混合型（主胰管及其分支均扩张），可伴有胰腺实质的萎缩。分支型特征是胰管分支的囊状扩张形成分叶状肿块，常累及钩突，表现为葡萄样病灶与主胰管有广泛交通，极少数可表现为单个扩张的分支以一长蒂与主胰管相连。对于混合型和主胰管型，若见壁结节且主胰管弥漫性的明显扩张表现提示肿瘤为恶性；而对于分支型，大的囊性病变、厚的不规则间隔及与主胰管相连的宽管状病变，则提示为恶性。

SPN 通常表现为囊性或囊实性改变，是胰腺少见的良性或低度恶性肿瘤，年轻女性多见，体积通常较大，好发于胰腺头部和尾部。肿瘤多位于胰腺边缘部分，呈外生性生长，边界光滑的类圆形或椭圆形病灶，以囊实性多见。大多数包膜完整，包膜在 CT 上通常显示欠清晰，MR T_1WI 及 T_2WI 呈低信号环。增强扫描囊实性改变为主者，其内实质部分呈渐进性轻 - 中等强化；囊性成分为主者，囊内大部分无强化，其内实性部分少许强化，形成"浮云征"。因肿瘤内含有大量脆弱的血管，故易继发出血、坏死，MRI 表现为具有特征性的出血信号，是 SPN 较为特征性的影像学表现，部分可见液 - 液平面；小部分 SPN 可出现恶变，表现为侵袭性的行为（如累及胰管、周围血管等），当肿瘤包膜不完整、边缘呈分叶状提示恶变可能，有些甚至可以发生转移。

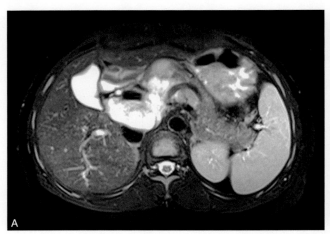
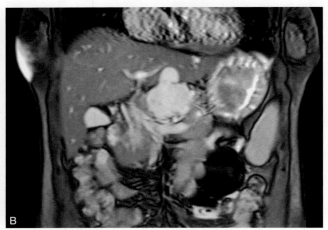

A　　　　　　　　　　　　　　　　　　　　B

图 3-2-3　胰腺导管内乳头状黏液瘤（混合型）

A. T_2WI 横轴位，胰腺内囊性病灶与主胰管相通，其内可见索条状分隔和乳头状突起的结节；B. T_2WI 冠状位，脂肪抑制上肿块囊性部分为高信号，壁结节及分隔为低信号。

第三节　胰腺实性肿瘤影像解剖

胰腺实性肿瘤指的是实性成分为主的良、恶性肿瘤，包括实性肿瘤坏死后可以出现的囊变。包括胰腺外分泌和内分泌肿瘤，以胰腺癌、神经内分泌肿瘤为代表。

一、胰腺外分泌肿瘤

肿块常见发生部位依次是胰腺钩突、胰头和胰体尾部，胰腺癌常表现为胰腺轮廓的改变，伴有胰胆管的扩张、胰腺萎缩、血管受侵以及局部淋巴结、肝脏和腹膜腔的转移。肿块小于3cm时胰腺形态和轮廓可以没有明显变化。胰头钩突失去正常平直的三角形而变为圆隆、局限性隆凸或出现分叶时，则高度提示肿瘤的存在。除非有明显的坏死或囊变，CT平扫时胰腺癌一般呈等密度，增强时其强化程度低于周围正常胰腺组织（图3-3-1）。Gd-DTPA动态增强扫描胰腺癌呈渐进性强化，动脉期多无强化，正常胰腺组织明显强化，两者对比明显，有利于显示平扫T_1WI上表现为等信号的小病灶（图3-3-1）；延迟期呈轻到中度强化，胰腺癌组织的强化达峰时间在延时2分钟以后。肿瘤能否被切除取决于局部侵犯范围。出现以下情况时肿瘤无法切除：侵犯门静脉，肠系膜上动、静脉，肝总动脉和肝固有动脉。累及腹部轴线周围的神经网络或肠系膜上动脉。侵犯邻近结构，如胃、结肠、脾、左肾上腺、肾脏或脊柱。可发现肝脏和腹膜转移。螺旋CT血管成像能对于胰周小血管受累的显示更加清晰，可以提高对小血管受累的发现率。血管腔的狭窄或闭塞表明肿瘤包绕，决定静脉受累的最佳指标是肿瘤接触周边血管的程度，而血管正常形态的丧失和侧支循环的扩张亦是血管受累的重要征象。可以出现"血管周围袖口征"，即血管周围正常脂肪组织密度增加，为血管受侵的征象并提示无法手术切除。肠系膜上动脉和腹腔干周围脂肪层消失高度提示腹腔丛受侵。腹腔干、肠系膜上动脉或主动脉旁淋巴结增大提示淋巴结受侵。

MRCP在诊断胰腺癌时能显示扩张的胰管、胆管及其梗阻部位以至梗阻的原因，达到诊断与鉴别诊断的目的，在很大程度上可取代ERCP。胰头和钩突癌可致胆管、胰管均阻塞扩张呈"双管征"，且扩张的胆管与胰管不相交汇；肝内胆管扩张呈"软藤征"。扩张的胆总管于肿瘤层面呈"截断征"（图3-3-2）。胰腺颈、体部癌病灶段胰管狭窄或闭塞中断，远端胰管不同程度扩张，个别病例可形成潴留囊肿。胰周血管受侵、淋巴结肿大、肝脏转移等，对胰腺癌的术前分期和评估有重要意义。

二、胰腺内分泌肿瘤

胰腺内分泌肿瘤分为功能性和无功能性，胰岛素瘤和胃泌素瘤是最常见的功能性胰岛细胞肿瘤，发现时常较小。其他功能性肿瘤和无功能性肿瘤，如胰高血糖素瘤、生长抑素瘤等发现时常较大且多为恶性。与良性、孤立性的胰岛素瘤相反，胃泌素瘤常呈恶性且好多发，需精确的薄层多期动态增强扫描来发现。肿瘤富血供，动脉期容易发现。一般位于胃泌素三角内（顶点分别为胆囊管的汇合处，胰

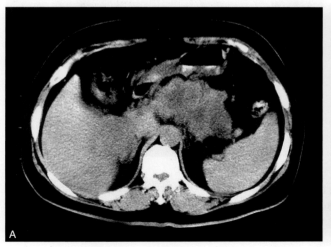
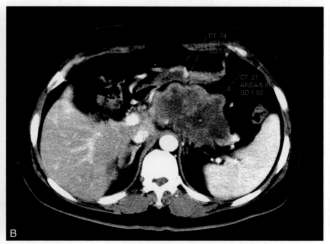

图3-3-1　胰腺癌

A. CT平扫见胰体、尾部分叶状肿块，其内见境界不清的低密度区；B. 增强扫描肿块内低密度更加清晰。

3

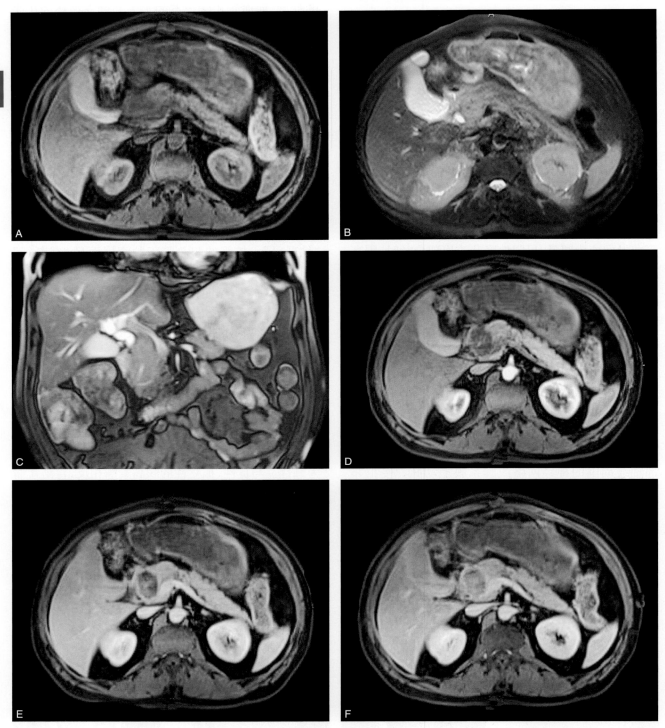

图 3-3-2　胰头癌

A. 横断面脂肪抑制 T_1WI 胰头部病灶呈稍低信号,边界欠清晰;B、C. 横断面和冠状面脂肪抑制 T_2WI 病灶呈等高信号,胆总管轻度扩张,于肿瘤层面出现"截断征";D~F. 动态增强扫描动脉期病灶强化明显低于正常胰腺,静脉期和延迟扫描肿瘤边缘强化,强化程度仍低于正常胰腺组织。

腺颈体结合处及十二指肠二、三段结合处）。偶尔找不到原发胃泌素瘤，于胰腺十二指肠切除后仅在淋巴结内发现功能性肿瘤。

功能性神经内分泌肿瘤，通常包括胰岛素瘤和胃泌素瘤：CT 平扫多为等密度或稍低密度区，肿瘤直径常≤2cm，胰腺轮廓多无改变，平扫时常难以发现病灶（图 3-3-3A）。T_1WI 为略低信号，界限常不清楚；脂肪抑制 T_2WI 为明显高信号。绝大多数胰岛素瘤为富血供肿瘤，增强动脉期大多为结节状明显均匀强化（图 3-3-4），少数可呈环形强化，多数病灶较胰腺组织 CT 值高出 30 HU 以上，边缘清晰锐利（图 3-3-3B）；门脉期病灶密度逐渐降低（图 3-3-3C）。CT 和 MRI 还可出现其他强化方式：动脉期强化不明显，静脉期和实质期明显强化，信号高于胰腺。动脉期无明显强化，静脉期与平衡期有强化，与胰腺组织呈等信号。增强扫描各期均有明

显强化的均匀高信号，边界清楚。极少数肿瘤为乏血供性，甚至囊变。胃泌素瘤、强化程度略低于胰岛素瘤且为不均匀强化。出现远处转移和肿瘤侵犯邻近组织则是判断恶性的可靠指标。

无功能胰岛细胞瘤：病灶多位于胰体部，CT 平扫多呈类圆形、边缘较光整、可有浅分叶的低密度或等密度肿块，或呈不均匀密度，可有坏死、囊变及出血。T_1WI 显示病灶边缘模糊，表现为低信号、等信号或高信号，脂肪抑制 T_1WI 呈均匀低信号，部分病灶为略低信号中伴有高信号，个别病例为高信号；脂肪抑制 T_2WI 多显示高信号，个别纤维组织丰富的病灶显示等信号或低信号。肿瘤较大，以胰腺体、尾部多见，多数瘤体直径 >3cm，平均约为 8cm。少数病例出现瘤内结节状钙化，恶性无功能胰岛细胞瘤钙化率高。肿瘤为富血供，增强扫描动脉期病灶强化较明显，高于正常胰腺实质，而门脉期肿瘤强化

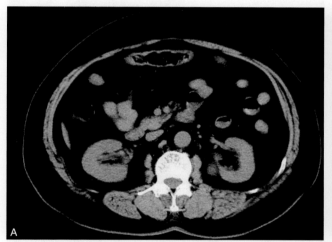
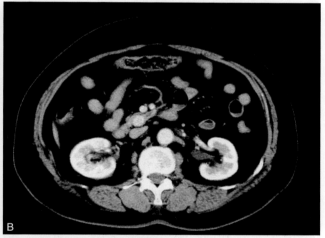
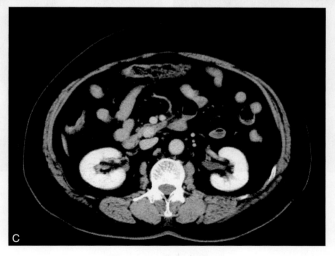

图 3-3-3　胰岛素瘤 CT

A. CT 平扫胰头钩突部后缘稍隆突，其内未见明显异常密度；B. 动脉期胰头钩突部可见明显强化的高密度结节状病灶，境界清楚；C. 门脉期病灶强化的程度有所减退。

3

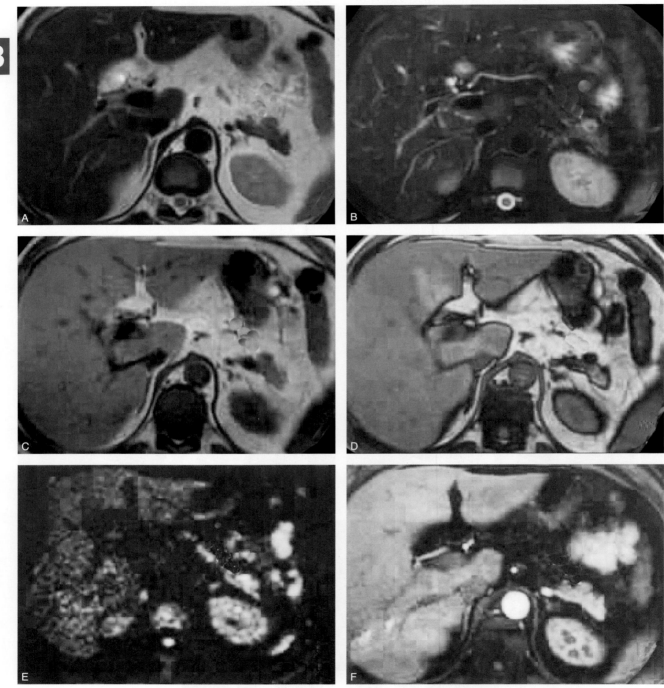

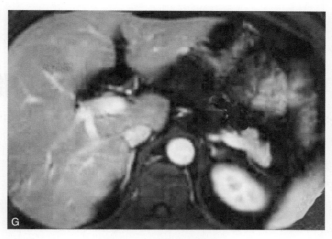

图 3-3-4　胰岛素瘤 MR

A、B. 分别为 T$_2$WI 和脂肪抑制 T$_2$WI，胰尾部病灶突出于胰腺轮廓外，T$_2$WI 为等信号，脂肪抑制 T$_2$WI 病灶呈高信号；C、D. 为同反相位图，同相位上病灶为等信号，反相位上病灶呈低信号；E. DWI 病灶呈高信号；F、G. 分别为增强扫描动脉期和静脉期，动脉期病灶无明显强化，静脉期强化程度与胰腺组织相当。

程度明显减退。肿瘤呈膨胀性生长，对周围结构只是压迫和推移，一般无浸润血管现象。恶性病变可见胰周淋巴结肿大，以及肝转移等。

　　总之，肿瘤实质部分强化明显是诊断胰腺神经内分泌肿瘤的关键，特别是静脉期和实质期仍有中等强化或明显强化是重要的征象。

（郑穗生　宫希军）

参考文献

［1］刘晓晟，许建荣. 多层螺旋 CT 在胰腺癌诊断中的作用［J］. 上海第二医科大学学报，2004，24（5）：401-404.

［2］RYDBERG J，BUCHWALTER K A，PHILIPS M D，et al. Multisection CT：scanning techniques and clinical application［J］. Radiographics，2000，20（6）：1787-1806.

［3］李卉，周康荣，曾蒙苏，等. 多层螺旋 CT 胰腺三期增强扫描的临床价值［J］. 临床放射学杂志，2004，23（7）：593-596.

［4］DEL FRATE C，ZANARDI R，MORTELE K，et al. Advances in imaging for pancreatic disease［J］. Curr Gastroenterol Rep，2002，4（2）：140-148.

［5］王怡宁，金征宇，孔令燕，等. 64 层与 16 层螺旋 CT 冠状动脉成像比较［J］. 中国医学科学院学报，2006，21（1）：26-31.

［6］CATALANO C，LAQHI A，FRAIOLI F，et al. Pancreatic carcinoma：the role of high-resolution MSCT in the diagnosis and assessment of resectability［J］. Eur Radiol，2003，13（1）：149-156.

［7］FOLEY W D. Special foucs session：multidetector CT：Abdominal visceral imaging［J］. Radiogrphics，2002，22（3）：701-719.

［8］SAHANI D，SAINI S，PENA C，et al. Using multidetector CT for preoperative vascular evaluation of liverneoplasms：technique and results［J］. AJR，2002，179（1）：53-64.

［9］王瑛，周翔平，刘荣波，等. 胰腺供血动脉的 16 层 CT 血管成像对比研究［J］. 中华放射学杂志，2006，40（5）：545-549.

［10］刘再毅，吴恩福，郑祥武，等. 胰周血管 16 层 CT 成像研究［J］. 温州医学院学报，2006，36（6）：550-553.

［11］柳澄. 充分发挥 64 层螺旋 CT 的优势［J］. 中国医学影像技术，2005，21（8）：1145-1147.

［12］SCHUELLER G，SCHIMA W，SCHUELLER-WEIDEKAMM C，et al. Multidetector CT of pancreas：effect of contrast material flow rate and individualized scan delay on enhancement of pancreas and tumor［J］. Radiology，2006，241（2）：441-448.

［13］龚静山，徐坚民，夏丽天，等. 胰腺及胰周血管强化的多层螺旋 CT 研究［J］. 临床放射学杂志，2004，23（6）：482-484.

［14］FLECHER J G，WIERSEMA M J，FARRELL M A，et al. Pancreatic malignancy：value of arterial，pancreatic，and hepatic phase imaging with multi-detector row CT［J］. Radiology，2003，229（1）：81-90.

［15］刘晓晟，许建荣. 多层螺旋 CT 在胰腺癌诊断中的应用［J］. 上海第二医科大学学报，2004，24（5）：401-405.

［16］宋彬，徐隽，闵鹏秋. 胰腺的血管解剖［J］. 中国医学计算机成像杂志，2002，8（4）：217-222.

第四章

中国人数字虚拟胰腺解剖图像

1989年，美国的科学家最先提出了"可视人"（visible human project，VHP）的概念和进行虚拟人的研究工作。1994年美国完成的可视人计划数据集，包含男、女各1组数据：Spitzer等于1994年完成了世界第一例男性数据集，1995年，又完成了一具女性尸体的数据采集。采用男、女尸体标本包埋冰冻后，用工业铣床逐层铣切、数字化摄像获取人体断面数字化图像的数据集公布后，在全世界引起了巨大反响。Chung MS等报告了可视韩国人（visible Korean human，VKH）五年计划所获得的韩国人冰冻铣切横断面图像数据集，在图像采集上更加全面和精确。钟世镇等相继报道了中国数字人（Chinese digital human，CDH）所采集的3例采用血管灌注的标本的数据集虚拟中国人女性一号（VCH-F1）、虚拟中国人男性一号（VCH-M1）和中国数字人女婴1号数据集（CDH C-F1）。

为了研究数字化虚拟人体胰腺数据集断面图像的特征，本篇介绍的内容是基于VCH-F1的胰腺数据集进行分析研究。

第一节 中国人数字化胰腺解剖图像

一、标本的收集

中国人女性一号（VCH-F1）是一位19岁的中国女性，因农药中毒死亡。研究的尸体来源符合《中华人民共和国宪法》和《广州市志愿捐献遗体管理办法》等相关法律。根据"数字化虚拟中国人"的标准进行评定，"数字化虚拟中国人女性一号"符合研究的要求。

尸体的预处理：尸体经过清洁，测量后体位固定，经CT、MRI采集图像后采用具有国际先进水平的人体血管铸型技术，经颈总动脉分别向头部和心脏方向进行灌注，在获得的铣切断层面的血管均可见其红色的灌注颜色。

二、标本的灌注

经CT、MRI采集图像后，经颈总动脉分别向头部和心脏方向进行灌注红色填充剂，其配方为30%明胶+10%可溶性淀粉+10%朱砂，灌注压力4.0×10^4Pa；灌注液总量1 200ml。

三、标本的包埋及固定

（一）模具制作

根据标本的实际体积和铣床平台的承载要求设计特制的铝制模具用于容纳解剖标本与包埋剂，保持标本在铣切过程中的稳定性。在模具容器内的顶底两面的四个角处纵向对称牵拉四条相互平行的透明塑胶管，管径4.0mm作为定标线。原位标本模具的管长200cm，游离标本模具的管长80cm，呈紧张绷直状态。紧张度保持一致，管内充填红色明胶溶液作为断面图像的配准标记点。

（二）包埋剂配制

根据原位或游离标本模具容积及明胶液浓度（5%）计算所需工业明胶颗粒质量和水溶剂容量。于特制的不锈钢人体标本存放容器内先注入温水，保持60~70℃缓慢加入计算量工业明胶颗粒，匀速搅拌至完全溶解，再称取适量亚甲基蓝，待溶解后加入明胶液中并混合均匀，用透明烧杯盛取溶液观察其颜色达到均匀饱满。调制适当的明胶浓度作为包埋剂的目的在于使速冻形成的包埋剂冻体不仅具有一定硬度，而且富有相对的韧性，有利于冰冻标本的铣切；而调配适合的蓝色深度目的在于摄取断面图像影像时，排除标本深面结构的颜色干扰，以便于后期处理过程中进行标本轮廓的计算机自动识别与提取。

（三）低温冰冻包埋固定

将待铣切标本按照解剖学体位置入模具内正中位置，周围以蓝色明胶冰块固定，使标本摆放准确、对称、稳定。缓缓加入蓝色明胶包埋液，至液面超过容器内的上定标线即可。标本容器整体置于低温速冻库中，保持明胶液面水平，维持冻库 –25~

–20℃的工作温度,密闭冰冻1周至明胶包埋液完全冻结为明胶立方冰体,完成标本的冰冻包埋固定。

四、标本铣切及胰腺数据收集

冷冻包埋,应用 JZ1500 A 立式铣床上在 –27℃低温实验室从头至足立式逐层进行切削,铣切断面间距 0.2mm。

(一)冰冻包埋体固定

将冰冻好的明胶标本包埋冰体连同模具从低温冻库中取出,于室温环境中拆卸模具。将冰块包埋体置于低温实验室的铣床平台上,上下方用专用夹具固定,两侧用定位夹具挟持防止移位。

(二)铣切准备

在标本铣切前预先调整原点坐标,确定铣刀初始位置,使铣切面与铣切刀盘所在面平行并保持5~8cm 的初始距离。每一层铣切面用数码摄像系统进行数据获取。在标本铣切前将数码相机置于正对铣切面的平台固定,调节焦距物距、曝光率等参数值进行试拍摄,直至图像质量最清晰为止并固定参数值。为了保证高质量的图像光照效果,采用数码相机两侧及上方的三个射向铣切面方向的冷光源以确保充足的照明。为了弥补因温度变化所致图像颜色饱和度和亮度的差异照相前紧贴标本放置彩色条纹色谱带便于后期进行色彩对比与调整。

(三)标本铣切

运行铣床进行标本断面铣切,每个断面铣切完成后清洁铣削断面,将标本定位并进行数码摄像,在下一次铣切前修改标本铣切的进位值,如此循环直至完成整个标本的全部铣切工作。

五、胰腺图像整理及分析

(一)胰腺图像整理

1. 数据获取 虚拟中国人女性一号的原始断面图像是 TIFF 格式,每一张达 17.5M,我们在较高配置的个人电脑上,存入 VCH-F1 腹部数据集(2106-3034)。用 ACDSee 看图软件,参照传统解剖学图谱,提取 VCH-F1 中胰腺及胰腺周围重要结构断层的图像数据,确认胰腺出现在第 2617~2996 张冰冻铣切图片上,共有 380 张胰腺切面图片。每个切面距离 0.2mm,胰腺上下距离共 7.6cm。为了充分研究与展示和胰腺外科相关的重要毗邻结构,我们经详细研究后提取第 2574~3017 张连续冰冻铣切断层图像,对 444 张含有胰腺及其重要毗邻结构的断层图像进行连续的断层解剖学观察。

2. 断层解剖学观察 虚拟中国人女性一号的原始断面图像是 TIFF 格式,每一张达 17.5M,原始图像清晰,但包含了铣切整个断面的全部信息,其中蓝色的冰层在研究上没有意义,可能是照相焦距的调整问题,使得原始图像的清晰度并不一致,而是每隔一定的断面在清晰度上有一定的差异。原始的数据集的断层图像是该断面的组织结构的全部信息,呈俯卧位(图 4-1-1,No.2800),不符合我们对人体解剖图像的视觉习惯,不方便我们阅读、研究,应用图像处理软件对其进行翻转(图 4-1-2,No.2800),并将原始图像中与胰腺及胰腺周围结构无关的蓝色背景、两侧上肢断面和无关图像要素切除(图 4-1-3,No.2800)。利用 Photoshop 把 TIFF 图像格式转换为 JPG 格式,图像选项为高品质,参数为 8,转换后每张图像大小为 0.77M,便于在个人电脑上阅读处理。虚拟中国人女性一号的原始断面图像是该断面的组织结构的全部信息,与传统的解剖学图谱明显不同,各器官组织的边界并不完全清楚,有时需要专门的连续看图才能确定解剖学关系。

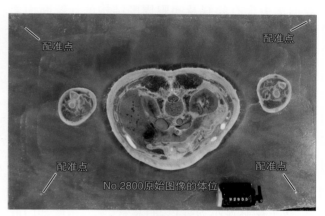

图 4-1-1 VCH-F1 原始图像 No.2800 断层

断层图像呈俯卧位,不符合习惯,不方便阅读。

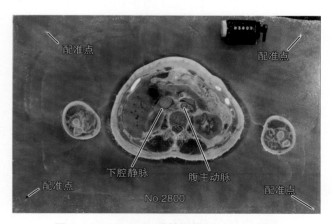

图 4-1-2 VCH-F1 原始图像 No.2800 断层

翻转后符合视觉习惯,包含 2800 断层的全部信息。

4

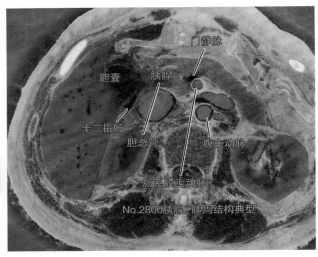

图 4-1-3　VCH-F1 图像 No.2800 断层

经配准并切除与研究无关的像素后，符合重建需要，图面简洁，方便观察和研究，No.2800 较清楚显示胰腺及胰腺周围结构。

（二）胰腺图像分析

1. 胰腺及胰腺周围结构的断面位置　VCH-F1 数据集中含有胰腺及胰腺周围结构的连续断面彩色图像共有 444 张，确认胰腺最上端出现在第 2617 断面切片图像；其最下缘到 2996 张断面冰冻铣切图片终结，共有 380 张胰腺切面图片。虚拟中国人女性一号的每个切面距离 0.2mm，胰腺上下距离共 7.6cm。胰腺及胰腺周围和周围结构解剖界限清晰，可以清晰地看到胰腺和与胰腺关系极为紧密的周围结构：十二指肠、胆总管、下腔静脉、腹主动脉、腹腔干动脉、肠系膜上动脉、脾动脉、门静脉主干及主要属支、肾静脉在不同层面上的解剖位置关系，下腔静脉、腹主动脉显示为红色，胆总管、十二指肠和门静脉在大多数图像上管腔呈黑色，胆总管、十二指肠有时因有胆汁黄染而呈黄色（图 4-1-3，No.2800）。

2. 胰腺断层图像　胰腺断面连续，胰腺头部、体部和尾部完整，同时显示出胰腺钩突和颈部的特征。在此断层，虚拟中国人女性一号动脉和静脉均灌注了红色的固化液，较好地显示较大的动脉和静脉：如腹主动脉和下腔静脉，肠系膜上动脉，肾脏的动脉、静脉，也能根据它们的位置特征明确胰腺头、体部、尾部以及胰腺钩突和胰腺颈部的位置后，根据解剖学知识，进一步确定与胰腺关系密切的胰腺周围重要结构；在此断层，胰腺头部深面是胰腺包绕的胆总管、下腔静脉；胰腺右侧是呈扁平的十二指肠；胰腺颈部深面是肠系上静脉、肠系膜上动脉。胰腺周围有一些小的血管，在此断面上还不能确定

属性和名称。

从 2800 向上阅辨胰腺断面图像：发现胰腺头部断面渐趋变小，而胰腺的体部断面逐渐变大；在 2750 断面图像上可以看到胰腺尾部，在 2645~2750 之间是胰腺体尾部的断面（图 4-1-4，No.2651.），2645~2617（图 4-1-5，No.2645）则完全是胰腺尾部的断面。2730 这张断面图像上胆总管仍未进入胰腺，胰腺与胆总管并无接连。在 2680（图 4-1-6，No.2680）张断面图上可以发现胰腺已完全位于门静脉的左侧，此断面以上完全是胰腺体、尾部断面。据此我们可以认为胰腺头、体、尾位置并不是水平的，而是体尾部偏向头侧，位置较高，而胰头钩突位置较低。

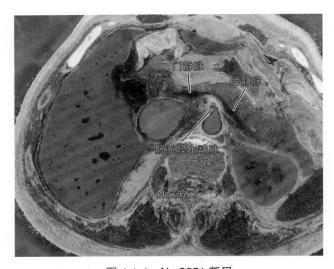

图 4-1-4　No.2651 断层

断层胰腺的体尾部断面，没有胰头断面，脾静脉位于胰腺体尾的深面，汇入肠系膜上静脉形成门静脉。

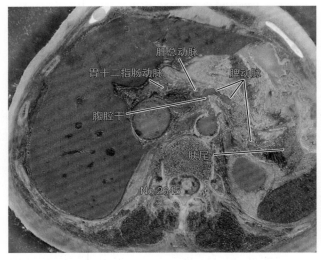

图 4-1-5　No.2645 断层

断层胰腺只有尾部，腹腔干动脉及腹腔干动脉的多个分支。

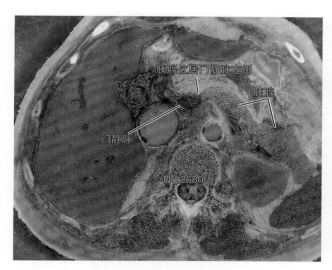

图 4-1-6　No.2680 断层

胰腺实质已完全位于门静脉左侧,胰腺断层只有胰腺的体尾部。

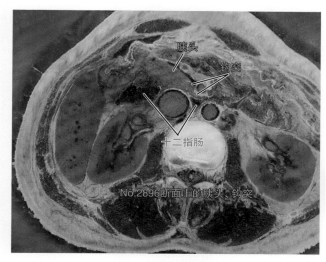

图 4-1-8　No.2896 断层

断层上的胰腺头部,头部断面也较小,胰腺的钩突明显。

从 2800 向下阅辨胰腺断面图像:在此断面以下主要是以胰腺头部和胰腺体部的断面,胰腺头部断面在 2800~2815(图 4-1-7,No.2815)断面上有较大的断面面积,说明在这一些断面上胰腺头部较大,从 2815 以下,胰腺头部的断面渐趋变小,胰腺钩突开始形成,逐渐向肠系膜上动脉和肠系膜上静脉靠拢,至 2896(图 4-1-8,No.2896)断面时,形成包绕肠系膜上血管右后侧的解剖特征,根据此解剖特点,在行胰腺十二指肠切除时,从肠系膜血管的前右侧进入解剖,可以较为安全地分离胰腺和肠系膜上血管。

在 2813~2833(图 4-1-9,No.2822)胰腺断面图上可见脾动脉嵌入到胰腺实质中,在 2827~2832

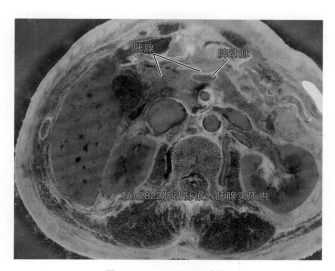

图 4-1-9　No.2822 断层

脾动脉在胰腺的实质中。

(图 4-1-10,No.2832)胰腺断面图可见脾动脉前无胰腺实质覆盖,在此打开胰腺被膜,处理结扎脾不会损伤到胰腺实质,较为安全。但此断面同时显示在此处脾动脉深面是脾静脉汇到肠系膜上静脉形成门静脉之处,因此处理结扎脾动脉时,应注意深面的门静脉等重要结构,以免损伤门静脉,造成严重后果。嵌入胰腺实质之脾动脉右侧,亦是胰腺颈部所在,此处也是胰腺十二指肠切除,切断胰腺的断面,故应注意避开脾动脉,以免引起意外出血。

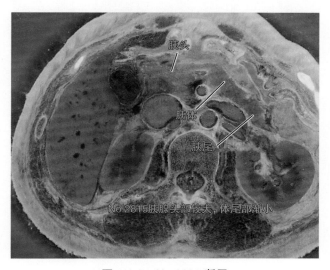

图 4-1-7　No.2815 断层

断层主要是胰腺的头部,胰胆腺体尾部也较典型。

2828~2836(图 4-1-11,No.2836)出现胰腺在断面上不相连,胰腺颈部较窄,此时胰腺头部和胰腺体部仍有向下的实质,而胰腺颈部已不在切面上,但胰腺体部断面面积较小,已到胰体的下缘,将近结束。在 2852~2996(图 4-1-8,No.2896,图 4-1-12,

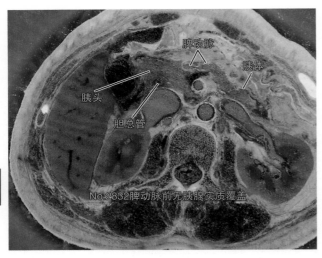

图 4-1-10 No.2832 断层

胰腺的头部和体部在断面上不连续,脾动脉前无胰腺实质覆盖。

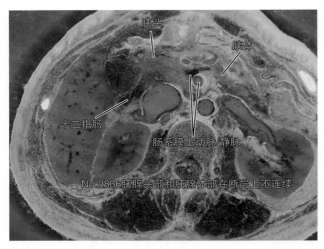

图 4-1-11 No.2836 断层

断层上胰腺只见胰腺头部和较少的胰体。

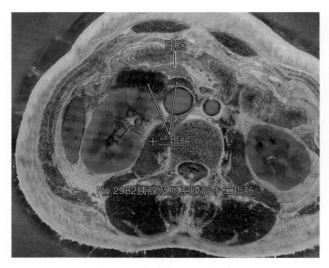

图 4-1-12 No.2982 断层

断层示胰腺已只见较少的断面,为胰腺下端钩突,十二指肠水平段在胰头钩突的深面。

No.2982)断层图像只有单纯的胰腺头部断面,此时胰腺头部断层的面积也比较小。从断面上看,胆总管行走在胰腺头实质深面中,胰腺头部左侧与肠系膜上静脉关系紧密。

在 2840~2996 的胰腺断面图上只能看到胰腺头部和钩突的断面,此时钩突明显。断层 2987 胰头钩突断面呈三角形,已是胰腺头部下端的胰腺钩突。

3. 十二指肠断层图像 肠道是中空的器官,其小肠部分在腹腔内形状和排列缺乏形态学可描述的规律,虚拟中国人女性一号为保持腹内脏器的相对自然和稳定,对肠道没有进行灌注处理。在断面图像上胃肠道的识别极为困难;但十二指肠是胃肠道系统中位置和长度较为固定的部分,并且十二指肠包绕胰腺,与肝脏、胆总管和肠系膜上血管有比较固定的关系,利用胰腺、肝脏、胆总管和肠系膜上血管这些相对容易辨认的结构,可以帮助十二指肠的辨别,确定十二指肠的形态和位置,是重建胰腺及胰腺周围重要结构所必需的。

根据解剖学知识,十二指肠降段位置较固定,在 2912(图 4-1-13,No.2912)张断面图上,胰腺头部右侧的十二指肠腔特征明显,我们确定从 2912 张断面图开始,用连续看图的办法,分别向上确定十二指肠的起始部,向下找到十二指肠水平部,明确十二指肠起始从 2622~3017 断层已能完全反映十二指肠的水平部,共有 396 张图像。

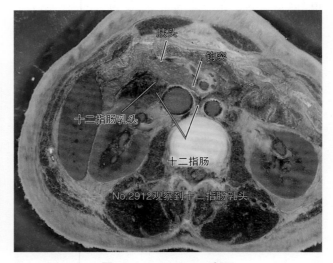

图 4-1-13 No.2912 断层

为降段十二指肠,肠腔典型,可见胆总管末端形成十二指肠乳头,胰头下端,胰头钩突。

2622 断层开始十二指肠的起始部,从 2782~2841 断层(图 4-1-14,No.2786)是十二指肠的降段部

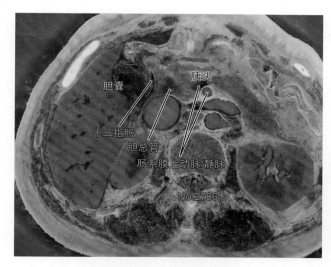

图 4-1-14　No.2786 断层
十二指肠降段受胆囊和胰腺头部的挤压，形状扁狭。

分，因受胆囊的挤压，十二指肠呈扁狭的形状，2976~3014 是十二指肠的水平段断层，2982~2992 可以看到明显的胰腺深面行走的十二指肠水平部（图 4-1-12，No.2982）。在 2982 断层上可见到明显的位于肠系膜上动脉后的十二指肠向空肠的延伸，十二指肠因肠系膜上动脉的关系深埋藏于腹主动脉、下腔静脉和肠系膜上动脉之间，在胰腺十二指肠切除时需谨慎处理十二指肠的水平段，以免伤及三大血管。十二指肠水平部的位置要比十二指肠空肠曲低，是由屈氏韧带的牵引，使十二指肠水平段向上行走之故。

4. 胆管断层图像　肝外胆管是没有灌注的管道，但胆管的位置较为固定，而且胆管内有胆汁，在断层图像上有黄染，依据解剖学知识，我们在门静脉、肝固有动脉的区域内，寻找有黄染的管道结构，通过追踪、连续看片，明确肝外胆管（主要是胆总管）的行程。

2622 此断层上胆总管断面离十二指肠断层距离较远，并且位于肝固有动脉和门静脉的右侧，在 2642~2655 腹腔干动脉发出的层面，胆总管已向左侧移行，位于十二指肠的深面，与肝固有动脉和门静脉的距离较近，仍居于门静脉的右侧，从 2655~2720 层面是腹腔干动脉到肠系膜上动脉的断层，这时胆总管下行接近十二指肠，胆总管的行程进入到十二指肠的深面，并且移行到胃十二指肠动脉的深面。2720（图 4-1-15，No.2720）断层胆总管和胰腺接近，2720~2760 断层，胆总管逐渐进入胰腺，在 2760 层面，胆总管已被胰腺头部覆盖。此时胆总管的深面与下腔静脉相邻，关系非常紧密，但与肠系膜上静脉有较明显的间距。在 2768 层面，胆总管的周围被除

胰腺包裹。在 2822（见图 4-1-9，No.2822）可见明显的胆总管在胰腺头部实质深面，胆总管与十二指肠之间有胰腺实质相隔。从 2854-1~2890 层面，胆总管逐渐与十二指肠靠拢，到 2890 层面，胆总管进入十二指肠内，2912~2920（见图 4-1-13，No.2912）胆总管在十二指肠部形成十二指肠乳头。

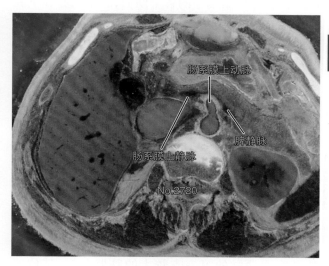

图 4-1-15　No.2720 断层
胆总管在胰腺右侧，未进入到胰腺实质。

5. 门静脉的断层图像　门静脉因其两端都是毛细血管的特殊解剖结构，不与体循环直接相通而得不到灌注，图像上呈黑色管道（见图 4-1-4，No.2651），在断面图片上不易辨识。门静脉是由脾静脉和肠系膜上静脉在胰腺头颈部深面汇合而成其主干，在 2574 此断层门静脉位于肝门部，呈扁平状位于肝固有动脉的右后深面。门静脉的断面由上向下远离肝门，其位置也发生变化，断层上门静脉由右上较深的位置向左下较浅过渡，在十二指肠的上缘与胆总管有一定距离。在 2642~2655 腹腔干动脉发出的断层，门静脉主干呈横向的椭圆形，此时门静脉于下腔静脉左前方，胃十二指肠动脉和肝总动脉位于其两侧前方，胰腺内尾部，脾静脉在胰尾的深面，管腔较大。在 2655~2708 断层图上可见脾静脉的行程在胰腺的体尾部深面，在 2704-1~2716（见图 4-1-4，No.2651）断层图上可观察到较为明显的脾静脉和肠系膜上静脉汇合，在此断层上也正是肠系膜上动脉从腹主动脉发出的层面。脾静脉和肠系膜上静脉汇合后的管径明显增大，从 2720 向远心端的断层，肠系膜上静脉与肠系膜上动脉的行程较为相近，肠系膜上静脉的管腔明显较门静脉管腔小。在这些断层上可见胰腺

4

头颈断面逐渐增大，肠系膜上静脉和肠系膜上动脉行走在胰腺的深面，逐渐被胰腺的钩突包绕其右侧。

6. 腹部动脉及静脉的断层图像 VCH-F1采用血管灌注技术，但动脉和静脉没有分别灌注，都是灌注朱砂红染料，在断层图像上呈朱砂红的是血管断面。在腹部数据集中的各个断面，腹主动脉和下腔静脉因为管腔大，位置于脊柱左右两侧，且灌有朱砂红的红色标志，极易辨认，故首先确定腹主动脉和下腔静脉。根据解剖学知识，通过追踪腹主动脉和下腔静脉的断层，可以确定腹主动脉和门静脉的重要属支。

为了研究重要血管与胰腺、十二指肠、胆管的关系，我们观察的血管断层的断面最多，其近心和远心端都超出胰腺和十二指肠最上和最下端，观察血管的最上端断面和下端断面是2574和3017断层。

腹腔干动脉、肠系膜上动脉是腹部主动脉较大的分支动脉，有比较固定的位置。腹腔干动脉是腹主动脉的第一支较大的脏器分支，其位置高于肠系膜上动脉，而且腹腔干动脉从主动脉分出行程很短就进一步分出脾动脉、肝总动脉这些管径较大的腹腔内脏动脉，有助于对腹腔干动脉的确认。但腹腔干动脉的分支位置则不确定，对断面的一些血管断面，无法确定属性，从腹主动脉的上端开始，连续看图追踪，在2642~2655（见图4-1-5，No.2645）个断层图像中可见腹主动脉分出腹腔干动脉，从断层连续看图上发现，腹腔干动脉的短干发出后呈弓背向上，然后才分出其所有属。通过追踪腹腔干动脉，发现腹腔干动脉于2644-1~2655（见图4-1-5，No.2645）分出脾动脉和肝总动脉。

分别追踪脾动脉和肝总动脉的行程，可以发现脾动脉和肝总动脉行程较为曲折，在一个断面上常可以见到同一动脉的多个断面，在2644-1~2578断面图片上可以见到脾动脉起始段首先向头侧行走，然后见脾动脉末段走向脾脏，清楚显示了脾动脉末端形成多个分支进入脾脏。在2644-1~2680断层，可见脾动脉中段的行程在胰腺体尾的深面，脾动脉中段的水平位置要比起始段和尾段低。脾动脉基本是在胰腺深面行走的，脾动脉的起程也在一定程度上说明了胰腺形态的不规则。

在2614-1~2644断面，显示腹腔干动脉分出肝总动脉后，肝总动脉的行程是向头侧的，在2614-1~

2615（图4-1-16，No.2615）断层上可以见到肝总动脉分出胃十二指肠动脉和肝固有动脉，在2590~2591断层上可以见肝固有动脉和脾动脉末端形成的分支，2589断层肝固有动脉位于肝门部位，肝固有动脉从2614层面开始在肝总管和门静脉的左前方伴行。但对断层图像中其他较小的分支动脉，虽有较好的灌注显示，但单从一个断层，还无法确定其属性。必须依靠连续阅读图片，追踪某一个断层血管的起源，才能初步定出该血管的属性。

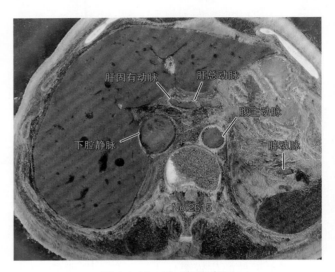

图 4-1-16 No.2615 断层
肝总动脉和肝固有动脉。

肠系膜上动脉在腹腔干动脉的下方发出，从腹腔干动脉的发出断层2642~2655（见图4-1-5，No.2645）继续连续向下观察，经过约80层断层，在2705~2725（见图4-1-15，No.2720）断层图像，腹主动脉的前方发出肠系膜上动脉。在断层中肠系膜上动脉的断面为朱砂红色，管径比下腔静脉和腹主动脉小，居第三位。肠系膜上动脉发出后，跨越十二指肠前方下行，断层上可看到十二指肠受到肠系上动脉的挤压。

六、胰腺图像三维重建

胰腺外科手术仍是现代外科学的手术难点，困难在于胰腺周围结构复杂的解剖学关系，而且胰腺是腹膜外位器官，深藏于腹膜后，其形态不规则，质地柔软，与周围重要结构关系紧密且多变，界限不易确定。应用虚拟人体技术是腹部器官开拓研究和解决困难的新途径，获得数字化胰腺三维解剖图像无疑对胰腺的外科发展有极大帮助，是虚拟胰腺手术

4

的关键。

（一）胰腺数据集

胰腺数据集来源于南方医科大学临床解剖研究所VCH-F1。VCH-F1胰腺段的图像数据出现在第2617~2996张冰冻铣切图片上，共有380张胰腺切面图片。每个切面距离0.2mm，胰腺上下距离共7.6cm。

（二）图像的配准和转换

1. 使用的图像配准方法简介 医学图像配准技术是20世纪90年代才发展起来的医学图像处理的一个重要分支。虽然在成像过程之前也可以采取一些措施减小由身体移动等因素引起的空间位置误差，提高配准精度（称作数据获取前的配准 pre-acquisition），但医学图像配准技术主要讨论的是数据获取后的（post-acquisition）配准，也称作回顾式配准（retrospective registration）。

VCH-F1是连续断层的图像，在进行VCH-F1的图像分析时，经常要连续看图，将几幅图像放在一起分析，从而得到多方面的综合信息，提高对VCH-F1图像信息的认识。三维重建则要将连续的断层断面图恢复为三维的立体状态，首先要解决这几幅图像的严格对齐问题，这就是我们所说的图像配准。

医学图像配准要使它与另一幅医学图像上的对应点达到空间上的一致，这种一致是要求人体上的同一解剖点在两张匹配图像上有相同的空间位置。配准的结果应使两幅图像上所有的解剖点，或至少是所有具有诊断意义的点及手术感兴趣的点都达到匹配。

2. 常见的图像配准方法 医学图像配准方法可分为前瞻性和回顾性两种。如VCH-F1在铣切成像前，通过在切面四周放置四根标杆，在三维重建中用作配准点。故在成像目标附近固定标志点或定位框架，而在成像后通过对齐标志点以使两幅图像配准的方法，称为前瞻性配准算法；如果成像时不采取任何措施，在成像后应用某种特征，通过某种算法来寻找两幅图像的空间对应关系，则称为回顾性配准。VCH-F1成像前在成像目标附近固定标志点，在三维成像研究工作中用作配准点，极大方便配准和提高三维重建的精确性。

VCH-F1拍摄得到的原始图像是TIF格式的彩色图像，每个文件（每帧图）的数据量为17.5MB。用于胰腺及胰腺周围结构重建的断面图像444张，VCH-F1胰腺数据集总量7.77GB。

采用将外部点法与力矩法相结合的配准方法，先找到图像中已有的四个配准点的中心坐标，然后用区域生长法获得躯体在图像中点的集合，计算其几何中心作为质心点（力矩），用这5个点进行配准操作，具体方法：①在每幅图像的四个角附件，存在四个颜色偏白或偏黄的小区域，在图像中根据颜色特征识别出这四个小区域的所有像素点；②计算这四个区域的几何中点坐标 R_1、R_2、R_3、R_4；③在图像中找到任意一个红色（血管灌注）的点，并以该点为基础进行区域生长；④计算身体的几何中心，作为质点 G；⑤人工选择一幅胰腺断面面积大、胰腺典型的图像作为标准图像，计算出四个外部配准点 R_{1-4}（X_{1-4}，Y_{1-4}）和质点 G（X_5，Y_5），并在图像中找到一点 T（X_t，Y_t），使得以 T 为左上角顶点切割出大小为 1100×900 的矩形区域包含所有胰腺及胰腺周围结构的区域；⑥然后经过相关的公式计算获得配准的图像。该图像已将与重建无关的原始图像中的蓝色背景、两侧上肢断面和无关图像要素切除。

（三）胰腺数据集的分割提取

VCH-F1图像是在进行切片的过程中用数码相机拍摄得到的高分辨率彩色图像，图像包含了所有组织的横截面图像信息，为了能够对胰腺及与胰腺关系极为紧密的周围结构的各种组织进行三维重建，首先必须从中分割出胰腺及与胰腺关系极为紧密的周围结构区域的图像，并进一步将其中的十二指肠、胆总管、下腔静脉、门静脉主干及主要属支、腹主动脉、腹腔干动脉及分支、肠系膜上动脉区分开来。正常胰腺CT图像程序分割的操作步骤和结果如下（图4-1-17~图4-1-26）。

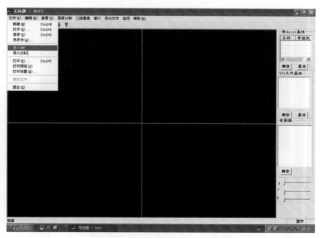

图 4-1-17　步骤1：进入自行研发的医学图像处理系统在文件栏中点击"导入BMP"

4

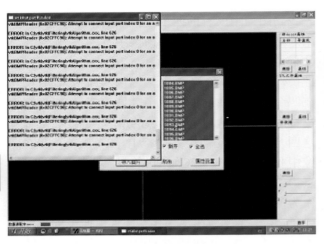

图 4-1-18　步骤 2：点击"导入图片"，
出现数据集导入的界面

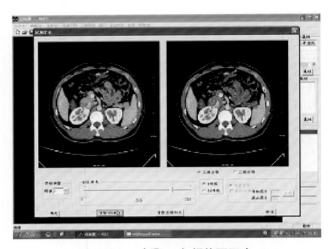

图 4-1-21　步骤 5：如阈值不正确，
其他不相关的组织也会同时变红

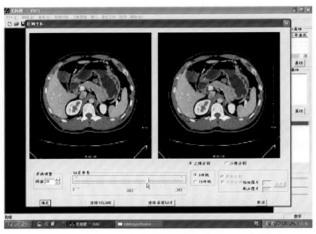

图 4-1-19　步骤 3：点击图像分割栏中的"区域生长"，
出现需分割的 CT 图像界面

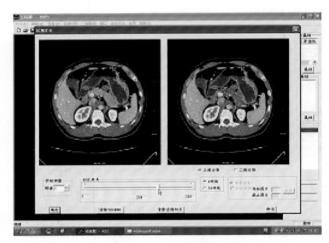

图 4-1-22　步骤 6：重新调整阈值，当阈值正确时，
则只有目标器官变红

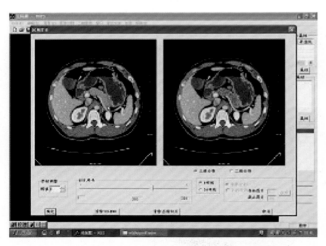

图 4-1-20　步骤 4：输入阈值，点击图像上需分割的
器官，符合阈值的组织会变红

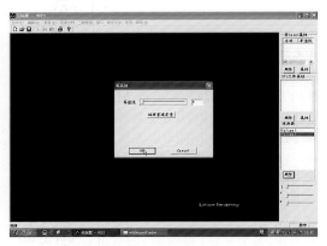

图 4-1-23　步骤 7：在三维重建栏点击"面绘制—
等值线"，出现等高线窗口

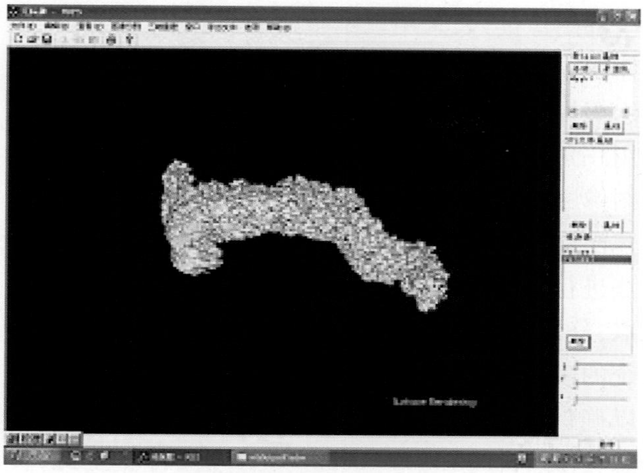

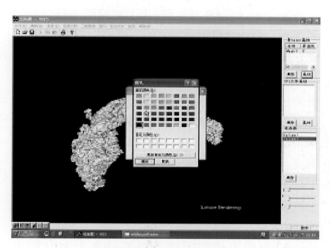

图 4-1-24 步骤 8：将等高线值调 0，出现目标器官的三维重建初步图像

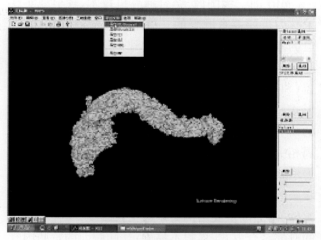

图 4-1-25 步骤 9：点击属性，选择目标"STL"，保存图像

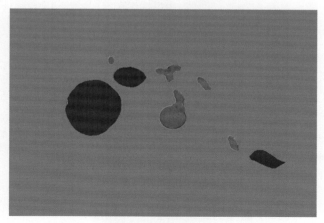

图 4-1-26 步骤 10：在导出文件栏，点击器官的颜色导出

VCH-F1 胰腺段第 2574~3017 张的图像数据，每一张是一层铣切面的数字化影像集合，包含全部的组织器官的数字化信息，在进行三维重建胰腺及

与胰腺关系极为紧密的周围结构：十二指肠、胆总管、下腔静脉、门静脉主干及主要属支、腹主动脉、腹腔干动脉及分支、肠系膜上动脉前，必须使计算机能识别上述结构。

在上述结构中，只有腹主动脉、下腔静脉及腹主动脉的两个主要分支腹腔干动脉及分支、肠系膜上动脉有红色灌注，与周围边界区分极为明显，可以通过设计软件和计算的办法，计算分割提取，并行区域分割技术中最常用的算法是阈值分割算法。对灰度图像的阈值分割就是先确定一个处于图像灰度取值范围之中的灰度阈值，然后将图像中各个像素的灰度值都与这个阈值比较，并根据比较结果将对应的像素划分为两类：像素的灰度值大于阈值的为一类，像素的灰度值小于阈值的为另一类，灰度值等于阈值的像素可以归入这两类之一。这两类像素一般分属图像中的两类区域，所以对像素根据阈值分类达到了区域分割的目的，阈值分割的结果直接给出图像区域（见图 4-1-3、图 4-1-27）。但胰腺、十二指肠、门静脉和胆总管与其他组织的灰界值差别不大，胰腺的边界有时也并不明显，周围重要的组织结构与胰腺的关系紧密，现有的电脑图像识别软件无法识别分割原始的 VCH-F1 数据集中的胰腺、十二指肠、门静脉和胆总管与胰腺周围结构，必须对原始数据集进行人工识别、分割，并加以标识。由于胰腺的边界及胰腺周边结构的界限有时并不明显，需要阅片识别边界，以便分割。我们对经过配准的图像，采用 ACDSee 看图软件，从边界明显的图像开始，逐张审阅，确定边界。然后 Photoshop7.0 对原始图像进行处理，采用套索、钢笔等图像处理工具，描绘胰腺及需要重建的组织结构图像边界，删除无关的图像要素，存盘，完成一次图像分割。为了保证

图 4-1-27 应用阈值分割法分割生成的动脉和静脉图

准确再现胰腺原始构像,图像处理必须从边界明显的图片开始,按图片序列逐一进行分割(图 4-1-28~图 4-1-30)。

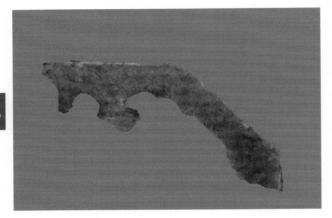

图 4-1-28　从 No.2800 中分割的胰腺,有比较典型的胰腺外形

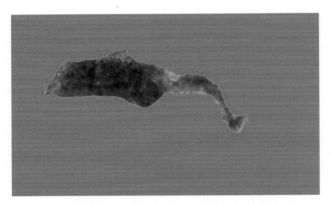

图 4-1-29　从 No.2980 中分割的水平段十二指肠,肠腔呈黑色,部分有胆汁染成黄色

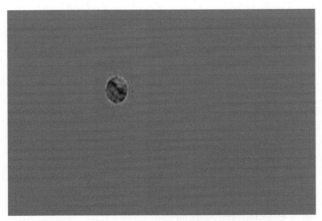

图 4-1-30　从 No.2892 中分割的胆总管,呈椭圆形,因胆汁而有黄染现象

（四）图像的三维重建

1. 三维重建的方法　全部图像分割完毕后,将全部图像读入,采用三维重建插值算法生成三维立体图,具体方法是:①每幅图像上,对同一种类型的组织提取轮廓线。②在相邻两幅图像的轮廓线间,用三角形进行填充,形成一个带状的环。③对所有图像序列中的相邻图像,进行步骤②的操作,即可重建出物体的三维表面形态。然后应用高斯平滑算法进行平滑,接着使用等高面的算法进行边界的提取,分别提取胰腺、十二指肠、胆总管、动脉及静脉系统的表面,完成表面的提取后,再次使用平滑算法,以确保表面的平滑性。最后将提取出来的表面信息写成 Visualization Toolkit（VTK）文件。至此,使用由 VC+ 编写的 GUI 程序调用并显示这个 VTK 文件,就能看到最终的重建结果。生成的显示文件显示功能全面,使用非常方便,为了对目标进行全方位的观察,使用时只需点击鼠标,就可以对现实的三维立体图像进行放大、缩小和旋转处理。为了达到最佳的显示效果,使用者还可以为各种组织结果设置颜色和透明度。提高各组织之间的颜色对比度,可以很容易地从图像中分辨组织的位置,如果要对某一组织进行重点观察,则可以降低其他组织的透明度,使得其他组织变得不明显,甚至不可见。对于较大的图像,为了提高显示的速度,软件中采用了改变刷新率的方法,使用时仍能保持较快的响应速度。

2. 胰腺重建的困难及对策　CT 及 MRI 的出现,能清楚获取部分人体器官的二维切面图像,利用 CT、MRI 的二维图像,结合计算机技术,较早地实现了腹内重要器官肝脏的三维重建,并且利用肝脏管道的灌注薄层 CT 扫描图像,建立了肝实质和肝静脉系统的三维可视化图像。但采用螺旋 CT 表面覆盖（SDD）成像法,在胰腺肿瘤的诊断中,以图片的形式显示三维重建的胰腺有关结构较为粗糙。最近的研究报告基于增强 CT 图像,只实现了胰腺及胰周相关血管的三维重建及三维可视化,不能理想地展示胰腺与周围结构的三维解剖关系。由于胰腺是腹膜外位器官,深藏于腹膜后,其形态不规则,质地柔软,与周围重要结构关系紧密且多变,呈互相渗透的毗邻结合方式,界限不易确定,胰腺前的胃肠内气液体严重影响胰腺的 CT、MRI 成像,即使是 CT 或 MR 的增强造影,难以用 CT、MRI 图像三维重建理想的胰腺结构,更难以同时进行胰腺及与胰腺关系极为紧密的周围结构:十二指肠、胆总管、下腔静脉、门静脉主干及主要属支、腹主动脉、腹腔干动脉及分支、肠系膜上动脉的三维重建,更不能实现任意视角下的三维可视化。因此,胰腺的三维重建及可视化研究落后于肝脏等腹部器官,PubMed 检索,有关胰腺的三维研究局限于利用 CT、MR 机器自带的编译软件,实现胰腺及胰腺周围血管的简单胰腺三维重建,未见胰腺及周围重要结构三维重建及三维可视化研究报告。

VCH-F1 数据集使胰腺及胰腺周围结构的三维重建有了可靠的二维图像数据。VCH-F1 数据集的每一张原始图像,实际包含该切面全部的组织器官的数字化信息,胰腺与十二指肠、胆总管、门静脉、肝动脉、脾动脉及肠系膜上动脉在原始的数据图像上的灰界差别不大,现有电脑软件并不能自动分割提取出需要重建的组织、器官结构。我们首先通过 ACDSee 看图识别找出边界结构明显的图像,通过连续看图,确定胰腺及需要分割器官的边界,然后采用 Photoshop 图像处理软件,人工分割图像。为了既能方便提取,又能保证各重建组织器官毗邻关系的严谨自然,我们经过多次试分割、提取、重建比较后,采用胰腺与十二指肠,动脉与静脉,胆总管分别进行分割的办法。即在一张图像上一次只分割出胰腺与十二指肠,删除其他像素,并给十二指肠以颜色标识,如此反复,将胰腺与十二指肠、动脉与静脉、胆总管分别分割出来。然后在胰腺与十二指肠图像中分别提取出胰腺、十二指肠,同样方法分别提取动脉、静脉、胆总管。至此,完成了胰腺、十二指肠、胆总管、动脉、静脉的图像分割与提取。最后将提取出来的表面信息写成 Visualization Toolkit(VTK)文件。使用由 VC+ 编写的 GUI 程序调用并显示这个 VTK 文件,一次完成胰腺及与胰腺关系极为紧密的周围结构:十二指肠、胆总管、下腔静脉、门静脉主干及主要属支、腹主动脉、腹腔干动脉及分支、肠系膜上动脉的三维重建,并实现任意视角下的三维可视化。实现了 CT、MR 的不足,成功探索周边关系复杂、图像边界不清楚的深部器官三维重建。

本书的三维重建使用 VTK 开发工具包来实现。VTK(visualization toolkit)是一个开放源代码的、跨平台的、面向对象的图像处理和三维可视化的软件包。VTK 是基于 OpenGL,用 C++ 语言开发的,同时支持 Tcl、Python 和 Java 语言。采用的方法是在 VTK 开发工具包的基础上,对图像序列进行表面三维重建,即恢复物体的三维形态结构。为了从图像序列中重建出三维的表面,必须将图像序列按顺序依次读入。首先将所有的图像转为灰度图像,方便轮廓的拼接,由于分割后的图像中只包含 5 种颜色,这五种颜色在灰度图像中对应着不同的灰度值,因此将图像转换为灰度图像不会丢失分割信息,同时也提高了处理的效率。为了能直观地观察胰腺及胰腺周围结构的形态结构,我们必须为胰腺及胰腺周围结构:十二指肠、门静脉胆管和进行重建的动静脉分别建立表面形态模型。

很显然,当读入一张组织切片图像的时候,只能得到二维信息;如果读入的是一系列的图片,就可以产生三维信息。读入图像并进行平滑处理后,使用 VTK 提供的类 vtkContourFilter 提取等值面轮廓线,并在相邻两幅图像的轮廓之间通过插值拟合拼接成物体的表面。vtkContourFilter 类的一个重要参数是等值面的灰度值,将该参数值设为 N,则系统将提取灰度值为 N 的区域的轮廓,因此只要将该参数设置为胰腺或需要重建的实质在灰度图像中对应的灰度值,就能够重建出胰腺及胰腺周围结构的表面。由于胰腺及胰腺周围结构及其内部的组织表面往往是比较光滑的,为了降低"噪声"信息对重建结果的影响,提高显示的效果。本文对重建的表面进行平滑处理,接着矢量化后写入数据文件。表面重建步骤流程见图 4-1-31。

(五)表面形态模型的三维显示

在进行三维显示时,为每一个表面设置一个 Mapper 来将数据文件映射为可视数据,一个 Actor 来设置其颜色、光照和透明度等绘制参数。然后将所有表面的 Actor 加入到同一个 Render,在同一个三维空间中显示。在进行三维显示时,需要显示胰腺及胰腺周围结构的内部管道结构,因而需要使胰腺及胰腺周围结构表面具有透明效果。重建的结果如图 4-1-32~ 图 4-1-39 所示。

4

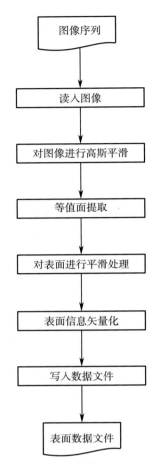

图 4-1-31　VCH-F1 胰腺三维重建表面重建流程

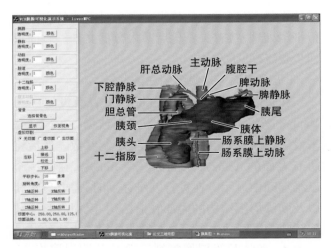

图 4-1-32　三维重建胰腺及周围结构关系（前观面）

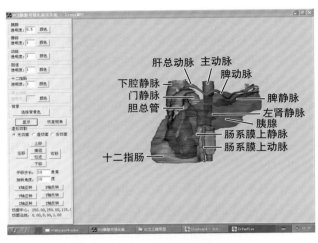

图 4-1-33　三维重建胰腺周围结构

胰腺透明度为 0.5，透视胰腺深部结构关系。

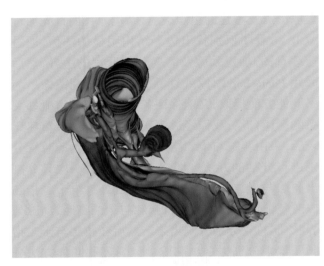

图 4-1-34　任意角度旋转放大后从
左上方观察胰后的结构

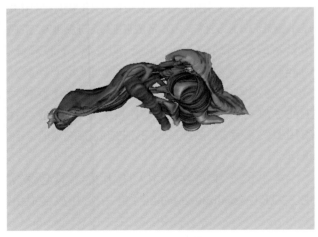

图 4-1-35　任意角度旋转缩小后从
后上方观察胰后的结构

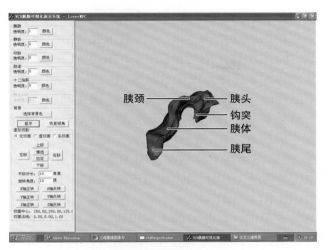

图 4-1-36　三维重建胰腺（后侧面、上观图）
清楚显示胰腺的头、颈、体、尾及钩突。

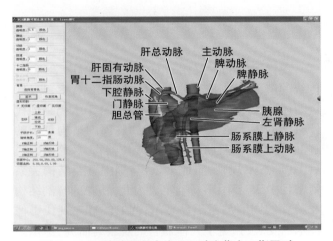

图 4-1-37　胰腺透明度为 0.5 时隐藏十二指肠时
胰腺周围结构关系（前观面、稍右旋位）

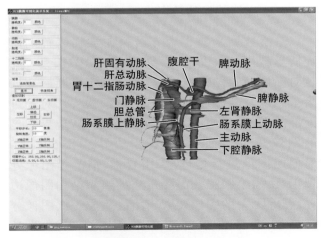

图 4-1-38　隐藏胰腺、十二指肠时胆总管、动脉、
静脉关系（前观面、右旋位）

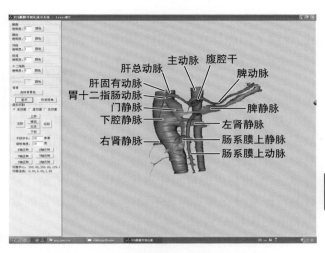

图 4-1-39　隐藏胰腺、十二指肠、胆总管，
清楚显示胰腺周围血管

1. 胰腺图像特征　总共分割提取出 380 张胰腺图像，图像以 BMP 文件格式保存，每张为 120KB，总大小为 45.6MB。从单张的分割图像可以看出胰腺外形的多变和不规则的特征，三维重建的胰腺清楚显示胰腺周围结构在胰腺表面的压迹，体现了胰腺外形具有"流变体"特征的复杂多变，与周围组织结构互相渗透的特点。胰腺三维可视化图像能显示不同方位的胰腺立体结构，高度保真地还原了胰腺的头、颈、体、尾及钩突在人体上的立体空间构像（图 4-1-32、图 4-1-34 及图 4-1-36）。

2. 十二指肠图像特征　总共分割提取出 396 张十二指肠图像，图像以 BMP 文件格式保存，每张大小为 120KB，总大小为 47.52MB。从单张分割出来的图像可以看出十二指肠的外形多变，三维重建的十二指肠图像真实再现从幽门到空肠起始的十二指肠形态，反映了十二指肠的曲折、易变的外形（图 4-1-32、图 4-1-33）。

3. 胆总管图像特征　总共分割提取出 306 张胆总管图像，图像以 BMP 文件格式保存，每张大小 120KB，总大小为 36.72MB。从单张分割出来的图像可以看出胆总管并非全长都是圆的，其形态及管径大小与周围结构有关，三维重建的胆总管图像展示了胆总管行程及走向与周围组织结构的复杂关系（图 4-1-33、图 4-1-35、图 4-1-36）。

4. 静脉系统图像特征　总共分割提取出 444 张静脉系统图像，图像以 BMP 文件格式保存，每张大小 120KB，总大小为 53.28MB。分割的门静脉系统重要属支管径并非有规律的变化，三维重建的门静脉图像展示了脾静脉和肠系膜上静脉的结合方式,反映了门静脉在行程中与周围组织结构在空间结构上的位置变化(图4-1-37~图4-1-39)。

5. 动脉系统图像特征　总共分割提取出444张动脉系统图像,图像以BMP文件格式保存,每张大小120KB,总大小为53.28MB。主要分割了与胰腺关系密切的腹腔干动脉分支、肠系膜上动脉。分割的动脉图像真实再现了动脉的迁延与管径的变化规律,三维重建后的可视化图像结构明显、清楚。动脉的行程及分支真实再现了动脉与其供应器官的紧密关系(图4-1-35~图4-1-39)。

6. 胰腺图像的三维重建与三维可视化　胰腺三维重建及可视化研究,要达到方便理解各种结构的相互关系,能在普通的计算机上自由运行,要能显示胰腺及周围整体结构,又能显示任意若干结构。图像三维重建算法对于同一数据集,用表面绘制法生成的数据量小,显示效率高,能够更好地表现三维物体表面的细节,并且能够方便地查看物体内部的结构。体数据包含了更丰富、更完整的信息,可用于计算任意角度切割的截面。由于我们建立形态模型时更注重的是表面形态及胰腺与周围结构的位置关系,若使用体绘制法不仅数据量大,效率低,而且难以清晰地显示各种管道的结构,而使用表面绘制可以大大提高系统的运行效率,并且通过设置表面的透明度,还可以同时显示表面和深面不同组织结构的形态及位置关系。

7. 胰腺三维重建与可视化将促进胰腺外科的发展　科学技术的发展是促进医学进步的重要途径。经验丰富的外科医生也不能把握胰十二指肠切除手术能否成功,胰腺外科的困难不仅由于胰腺本身的腺体特点,更重要的是胰腺与十二指肠、胆总管、门静脉及肠系膜上动静脉紧密而复杂多变的结构关系。胰腺脏器外形复杂多变,传统解剖学图谱的二维图像难以说明胰腺的外形结构及周围的复杂关系。经过剖切测量还原的胰腺,不能很好地反映人体中质地柔软的胰腺的真实面貌,不能满足教学和临床工作的需要。目前,基于CT、MRI机器软件进行胰腺及胰周结构的三维重建,是临床外科提高胰腺疾病的诊断水平和形态定位的重要方法。通过三维重建显示胰腺肿瘤和胰周血管的关系,是精确进行外科手术,减少手术中意外损伤的有效措施。对胰腺周围关系的探索仍然不足,无法达到基于可视人进行的生物与仿真学研究。我们三维重建并实现可视化的胰腺是基于VCH-F1的原始数据图像,胰腺三维图像立体感强,完全显示了胰腺不规则的表面结构,可以从任意角度显示胰腺头、颈、体、尾及钩突的特征(图4-1-36)。以三维可视化的形式从任意角度显示胰腺、十二指肠、胆总管、下腔静脉、门静脉主干及主要属支、腹主动脉、腹腔干动脉及分支、肠系膜上动脉的结构关系;可以设置不同的透明度,透视胰腺、十二指肠、胆总管、动脉、静脉在结构上互相渗透的关系,当设置某组织结构透明度为0时,可以隐藏该结构,观察其深面结构(图4-1-37、图4-1-38),对临床外科及解剖学习都极有帮助。在此基础上可以研究胰腺的任意角度切割,将为胰腺虚拟手术的软件开发打下良好的基础。

第二节　数字化虚拟胰腺图像与传统解剖学图像的比较

现代医学的发展始于对人尸体的解剖学研究,传统的解剖学是通过对人尸体的剖切、观察、测量,绘图还原人体结构而来的。胰腺外科手术仍是现代外科学的手术难点,困难在于胰腺周围结构复杂的解剖学关系,而且胰腺是腹膜外位器官,深藏于腹膜后,其形态不规则,质地柔软,与周围重要结构关系紧密且多变,界限不易确定。因此,胰腺的解剖结构及胰腺的周围关系不易理解,而CT、MRI现代影像技术的发展,拓宽了人体器官的观察与研究,虚拟人体技术是开拓研究和解决困难的新途径,通过电子计算机技术三维重建医学图像的方法开拓解剖学研究的新领域。

一、虚拟胰腺的数据来源

原始数据来源于南方医科大学临床解剖研究所虚拟中国人女性一号(VCH-F1)数据集。经过对断层胰腺图像的连续观察,确定了断层数据集中胰腺及胰腺周围结构的位置、边界。对经过配准的图像,采用ACDSee看图软件,从边界明显的图像开始,逐张审阅,标示边界。Photoshop7.0对原始图像进行处理,采用套索、钢笔等图像处理工具,描绘胰腺及需要重建的组织结构图像边界,删除无关的图像要素,存盘,完成一次图像分割。为了保证准确再现胰腺原始构像,图像处理必须从边界明显的图片开始,按图片序列逐一进行分割。

二、三维重建虚拟胰腺图像的获取

全部图像分割完毕后，将全部图像读入，然后应用高斯平滑算法进行平滑，接着使用等高面的算法进行边界的提取，分别提取胰腺、十二指肠、胆总管、动脉及静脉系统的表面信息，完成表面信息的提取后，再次使用平滑算法，以确保表面的平滑性。最后将提取出来的表面信息写成 Visualization Toolkit（VTK）文件，使用由 VC+ 编写的 GUI 程序调用并显示这个 VTK 文件，就能看到最终的重建结果（图 4-2-1~ 图 4-2-4），至此，生成虚拟胰腺及胰腺周围结构的三维重建与三维可视化演示程序。运行该程序，通过放大、缩小、旋转和设置胰腺、十二指肠、胆管或血管的透明度，充分显示出胰腺及胰腺周围结构的解剖学关系，对比虚拟的三维可视化胰腺在表现解剖结构上与传统解剖学图谱的差异。

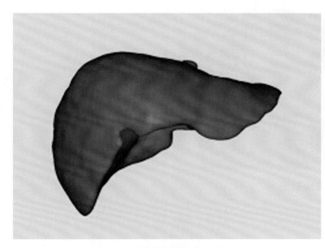

图 4-2-1　三维重建后的正常人肝脏

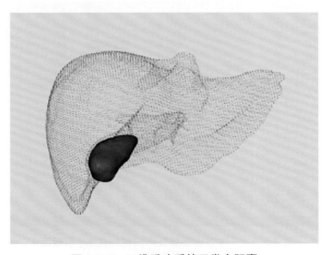

图 4-2-2　三维重建后的正常人胆囊

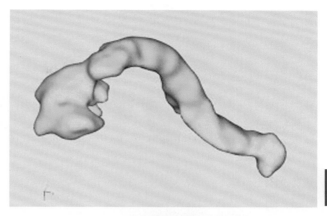

图 4-2-3　三维重建后的正常人胰腺

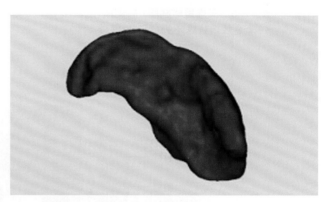

图 4-2-4　三维重建后的正常人脾脏

三、数字化虚拟胰腺图像与传统解剖学图像分析

本书的传统解剖学图谱，来自人民卫生出版社新世纪课程教材的局部解剖学，根据专业研究方向，笔者阅读了第四章节（腹部），研究其中用于表现胰腺及胰腺周围结构的图谱，选取胰腺、十二指肠及腹部血管的解剖图像，比较传统的解剖学教学例图表现解剖结构的方式。

运行虚拟胰腺演示程序，通过放大、缩小、旋转和设置胰腺、十二指肠、胆管或血管的透明度，充分显示出胰腺及胰腺周围结构的解剖学关系，与对应的传统解剖学图比较如下：

（一）胰腺

在 VCH-F1 数据虚拟重建的图像中，胰腺立体感强，能三维可视化，可以从不同角度进行观察，胰腺的外形复杂，可见胰腺周围组织结构在胰腺表面的压迹，充分反映了胰腺与周围组织互为渗透式结构的复杂性（图 4-2-5、图 4-2-6），传统的解剖学教学例图中的胰腺形态较为规则，表现手法单一，未能充分表现胰腺复杂的毗邻关系（图 4-2-7）。

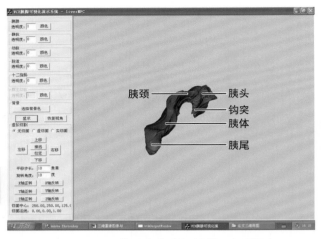

图 4-2-5 三维重建胰腺（后侧面、上观图）
清楚显示胰腺的头、颈、体、尾及钩突

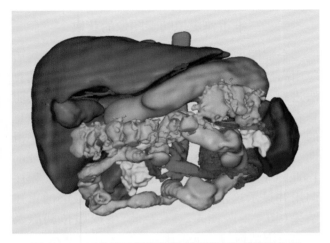

图 4-2-6 三维重建后的腹部主要器官和管道结构图
（效果和解剖图谱基本一样）

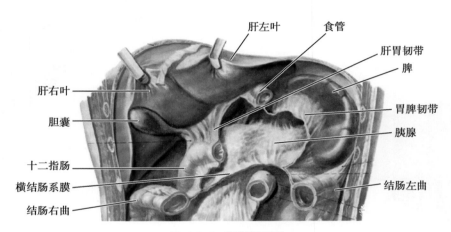

图 4-2-7 腹部解剖图

（二）腹主动脉和下腔静脉

在三维重建图像中可见腹主动脉和下腔静脉之间有明显的距离（图 4-2-8），左右肾静脉不在同一平面汇入下腔静脉，下腔静脉因肾静脉的汇入明显变粗，并且走向有所改变。传统的解剖学教学例图中的腹主动脉和下腔静脉则紧密相连，关系紧密，与肾静脉的关系表现不够（图 4-2-9）。

（三）十二指肠

三维重建的十二指肠从降段到空肠起始处，肠管外形变化较大，降段扁狭，体现了受胆囊挤压的特点。十二指肠降段的中下部分及水平段与胰腺的关系紧密，而十二指肠降段的起始部分则与胰腺有明显的距离（图 4-2-10、图 4-2-11），传统的解剖学教学例图中的十二指肠外形规则，十二指肠完全包绕胰腺头部（图 4-2-12）。

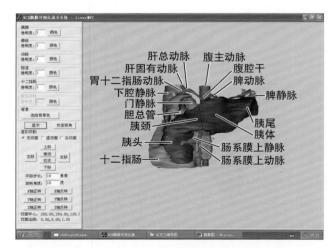

图 4-2-8 三维重建胰腺及周围结构关系（前观面）

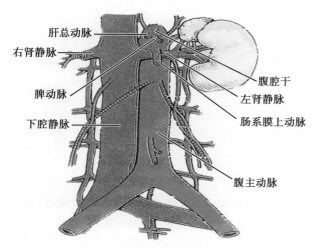

图 4-2-9　腹主动脉和下腔静脉

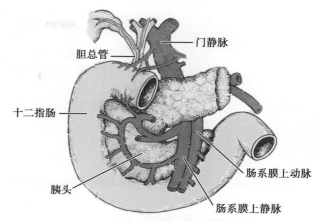

图 4-2-12　肠系膜上动脉与肠系膜上静脉

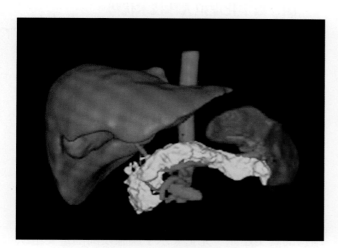

图 4-2-10　三维重建后的肝胆胰脾系统

（四）胆总管、门静脉、肝总及肝固有动脉

解剖学教材中常把三者的解剖关系固定化（图 4-2-13），三维重建所见的胆总管、门静脉、肝总动脉及肝固有动脉的解剖关系在行程中有明显的变化，胆总管、门静脉及肝固有动脉在十二指肠的上缘较为接近，在十二指肠下缘胆总管与门静脉及肠系膜上静脉的关系并非紧密，有明显的间距（图 4-2-14~ 图 4-2-16）。

（五）肠系膜上动脉及肠系膜上静脉

三维重建的肠系膜上动脉和肠系膜上静脉其主干与肢体上的同名动静脉不同，没有肢体同名动静脉那样的血管鞘，二者不并行，并非传统的解剖学教学例图上的孖样并行（图 4-2-17）。肠系膜上动脉与肠系膜上静脉虽为同名动静脉，但肠系膜上静脉属门静脉系统，并不直接汇入下腔静脉，其功能决定其走向与同名动脉有所不同。

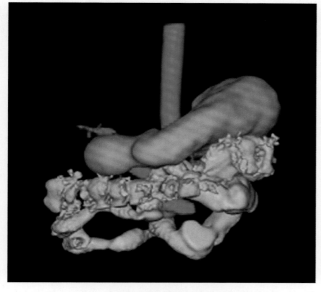

图 4-2-11　三维重建后的胃肠道系统（部分）

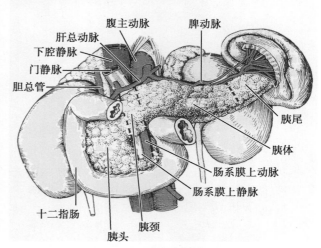

图 4-2-13　胰腺的分部和毗邻

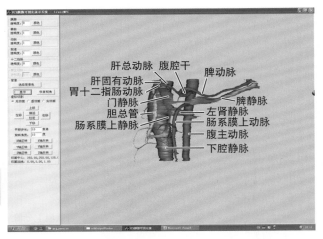

图 4-2-14　隐藏胰腺、十二指肠时胆总管、动脉、
静脉关系（前观面、右旋位）

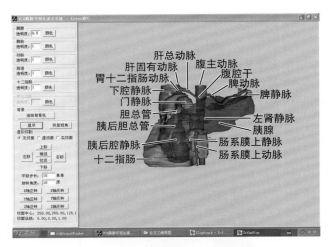

图 4-2-17　三维重建胰腺周围结构
胰腺透明度为 0.5，透视胰腺深部结构关系

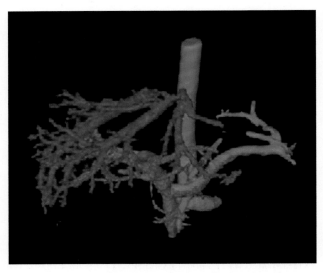

图 4-2-15　腹主动脉、肝静脉、门静脉三大系统

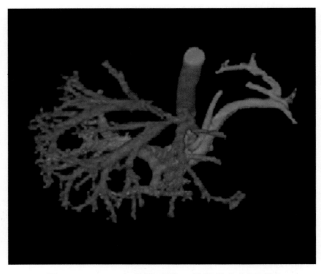

图 4-2-16　三大血管系统三维结构（上面观）

四、数字化虚拟人体技术优势

（一）解剖学教学及学习的新方法和途径

解剖学是医学的基础，特别是临床外科离不开解剖学。传统的解剖学二维平面图像在阐明三维立体的人体结构上有着先天的不足。美国可视人工程开拓了人体解剖学研究一个新的领域，基于美国可视人工程进行了肾脏和脾脏的三维重建和三维可视化研究，能快速进行器官的体积测量、空间结构关系展示。虚拟中国人工程的成功已经催生了新的解剖学研究。我们基于 VCH-F1 的胰腺三维重建及三维可视化数据图像资料，是人体胰腺及周围重要组织结构的真实还原。完全展示了胰腺及周围重要组织结构的解剖关系，能以三维可视化的方式从不同角度进行展示，可以根据需要设置不同的透明度，透视观察胰腺、十二指肠、胆总管、动脉及静脉系统的相互关系（图 4-2-18~ 图 4-2-21），结合传统教材的图像与实体解剖，能更好地理解真实的三维人体结构，克服了解剖学教学中剖切后不能很好还原其真实解剖位置的不足，将使解剖学的教学更加充实和丰富多彩，对学习有极大帮助。

（二）解剖学图谱的三维可视化对传统解剖学的补充和发展

传统的解剖学是通过对人尸体的剖切、观察、测量，绘图还原人体结构而来的，难免有人为的理想化因素，我们在实际工作中也常感到解剖学图谱与真实人体的差别，图谱上的二维平面图像也难以说明人体的三维立体结构，通过与相应图像的比较，结合实际工作的经历，我们认为即使是传统权威教科书，有些图像也是与实际人体有较明显的差别。

Reinig 在美国可视人研究中认为虚拟重建的图像是实时互动真实的解剖学,我们以为可以弥补传统解剖学图谱的不足。虚拟 VCH-F1 数据是高度真实的人体断面数字化图像,基于 VCH-F1 数据三维重建的胰腺及周围结构三维可视化图像,是人体组织器

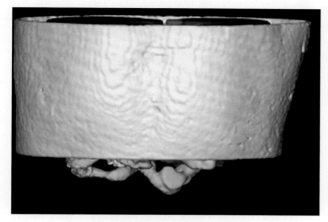

图 4-2-18 三维重建后的正常人腹部正面观

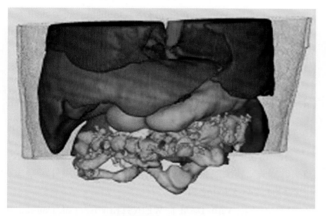

图 4-2-19 三维重建后的正常人腹部正面透视

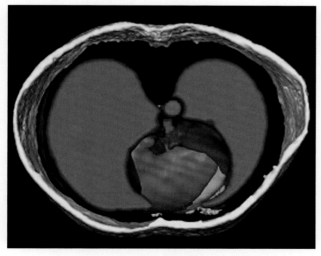

图 4-2-20 三维重建上面观可以看到双肺

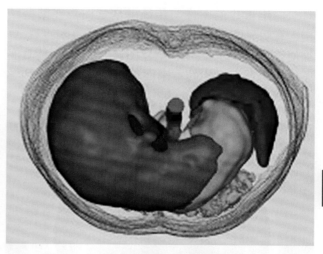

图 4-2-21 腹部上面观(去除肺和透视皮肤)

官立体结构的真实体现,高度真实还原人体的胰腺及周围结构,是对传统教材中失真或理想化图像的完善和补充。

(三)解剖学图谱的三维可视化有助于临床外科的发展

通过虚拟重建加深对临床解剖学的理解,是促进外科发展的重要途径,方驰华等证明三维重建肝脏管道是研究肝脏管道的理想方法,Uchida 等以CT 图像的三维重建研究胰腺的血供。充分理解胰腺周围解剖是胰腺十二指肠切除手术的关键,胰头癌根治手术还必须注意肾静脉。胰腺柔软,离体后不易定形,其在人的真实外形不易理解,胰腺及周围组织结构大多是腹膜后的深在器官,外科医生在一般的腹部手术中难以观察到,也因其复杂的周边结构不易进行探查和触摸。因此,常有高年资的腹部外科医师对胰腺及其周围结构感到陌生,这也可能是胰腺外科手术成为腹部外科手术难点的原因之一。胰腺肿瘤是致成人死亡的第四位高发肿瘤,手术完全切除肿瘤是提高治愈率的最主要手段,手术的成功依赖对胰腺及肿瘤周围结构关系的了解,利用各种三维重建方法,是提高手术切除的重要途径。本章将图像资料数字化,以三维可视化的形式,通过任意角度的旋转,全方位显示胰腺及其周围结构。也可设置不同的透明度,或将任意若干种结构的透明度设置为 0,将其隐藏(图 4-2-22~ 图 4-2-25),便于对深面组织结构的观察理解。通过胰腺、十二指肠、胆总管、动脉及静脉系统进行任意组合的配对演示,观察其相互间的三维解剖关系,对临床医师理解掌握胰腺的解剖关系,进行手术前的训练准备有极大帮助。

4

　　三维重建的图像与传统解剖学图像在某些结构上有明显的差别,三维重建图像更为真实直观,更加便于学习和理解,虚拟重建图像形象逼真,能真实还原组织器官结构的本来面貌,是解剖学研究和学习的新途径。

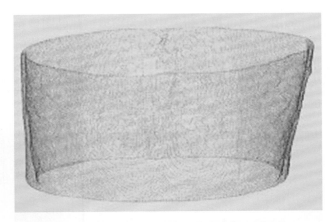

图 4-2-25　三维重建后的正常人腹部皮肤透视

（方驰华　齐硕）

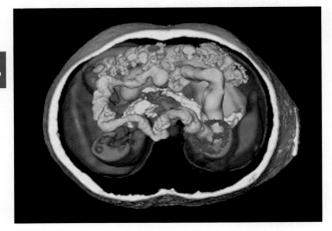

图 4-2-22　三维重建后的腹部下面观

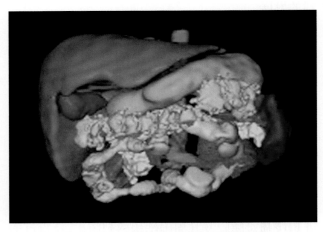

图 4-2-23　三维重建后的腹部整体结构

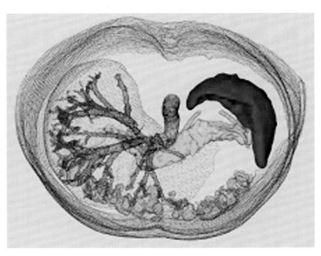

图 4-2-24　肝脏透视后的肝胆胰脾系统

参考文献

[1] Aldur MM. Creating computer aided 3D model of spleen and kidney based on Visible Human Project [J]. Saudi Med J, 2005, 26 (1): 51-56.

[2] ZHONG Shi zhen, Yuan Lin, Tang Lei. et al. Research report of experimental database establishment of digitized virtual Chinese No.1 female [J]. J First Mil Med Univ, .2003, 23 (3): 196-200.

[3] WILLIAM JS, KENNETH MM, LISA SA, et al. The VTK user's guide [M]. New York: Kitware, 2000.

[4] FANG CH, ZHONG SZ, WU KC, et al. Perfusion and casting of hepatic duct system for thin slice CT scan and three dimensional computerized reconstruction [J]. J Fourth Mil Med Univ, 2003, 24 (22): 2076-2080.

[5] 钟守先. 胰头癌根治术之我见 [J]. 中国实用外科杂志, 2004, 24 (5): 262-263.

[6] LONG EE, VAN DAM J, WEINSTEIN S, et al. Computed tomography, endoscopic, laparoscopic, and intra-operative sonography for assessing resectability of pancreatic cancer [J]. Surg Oncol, 2005, 14 (2): 105-113.

[7] HENG PA, FUNG PF, WONG TT, et al. Virtual bronchoscopy [J]. Int J Virtual Real, 2000, 4 (4): 10-20.

[8] SARWAL A, DHAWAN AP. Three dimensional reconstruction of coronary arteries from two views [J]. Comput Methods Programs Biomed, 2001, 65 (1): 25-43.

[9] 秦笃烈, 罗述谦, 周果宏, 等. 数字化虚拟中国人女性 -1 （VCH-F1）实验数据集血管标识的突破进展 [J]. 科学中国人, 2003, (4): 4-8.

[10] GUO YL, HENG PA, ZHANG SX, et al. Thin sectional anatomy, three-dimensional reconstruction and visualization of the heart from the Chinese Visible Human [J]. Surg Radiol Anat, 2005, 27 (2): 113.

[11] 张元智, 顾立强, 尹博, 等. 虚拟中国人女性 1 号臂丛神经断层解剖学研究 [J]. 中华创伤骨科杂志, 2005, 7

（5）：439-441.

［12］ZHOU WY, FANG CH, ZHONG SZ. Study of hepatic sectional anatomy in digitized virtual Chinese human female number 1 database［J］. J Fourth Mil Mcd Univ, 2005, 26（8）：711-713.

［13］LONG EE, VAN DAM J, WEINSTEIN S, et al. Computed tomography, endoscopic, laparoscopic, and intra-operative sonography for assessing resectability of pancreatic cancer［J］. Surg Oncol, 2005, 14（2）：105-113.

［14］原林, 戴景兴, 唐雷, 等. 数字化人体标本的遴选［J］. 中国临床解剖学杂志, 2002, 20（5）：334-345.

［15］唐雷, 原林, 黄文华, 等. 虚拟中国人（VCH）数据采集技术研究［J］. 中国临床解剖学杂志, 2002, 20（5）：324-326.

［16］王延华, 洪飞, 吴恩华, 等. 基于VTK库的医学图像处理子系统设计和实现［J］. 计算机工程与应用, 2003,（8）：205-207.

［17］WILLIAM JS, KENNETH MM, LISA SA, et al. The VTK user's guide［M］. New York：Kitware, 2000.

［18］方驰华, 周五一, 虞春堂, 等. 肝脏管道系统灌注后薄层CT扫描和三维重建的研究［J］. 中华外科杂志, 2004, 42（9）：562-565.

［19］李文生, 宋志坚, 左焕琛. 胰腺及其周围血管的三维重建和显示及临床意义［J］. 中国临床解剖学杂志, 2004, 22（4）：344-346.

［20］王延华, 洪飞, 吴恩华, 等. 基于VTK库的医学图像处理子系统设计和实现［J］. 计算机工程与应用, 2003（8）：205-207.

［21］GRUNWALD T, KRUMMEL T, SHERMAN R. Advanced technologies in plastic surgery：how new innovations can improve our training and practice［J］. Plast Reconstr Surg, 2004, 114（6）：1556-1567.

［22］NONENT M, LINARD J, LEVEQUE E, et al. Dorsal pancreas agenesis：computed tomography appearance with three-dimensional volume rendering reconstruction［J］. Surg Radiol Anat, 2003, 25（2）：161-163.

［23］YOSHIMI F, ASATO Y, TANAKA R, et al. Reconstruction of the portal vein and the splenic vein in pancreaticoduodenectomy for pancreatic cancer［J］. Hepatogastroenterology, 2003, 50（51）：856-860.

［24］TERAN J, SIFAKIS E, BLEMKER SS, et al. Creating and simulating skeletal muscle from the visible human data set［J］. IEEE Trans Vis Comput Graph, 2005, 11（3）：317-328.

［25］PARK JS, CHUNG MS, HWANG SB, et al. Visible Korean human：improved serially sectioned images of the entire body［J］. IEEE Trans Med Imaging, 2005, 24（3）：352-360.

［26］唐雷, 原林, 洪辉文, 等. 中国数字人女婴1号数据集构建报告［J］. 中国临床解剖学杂志, 2004, 22（1）：98-100.

［27］SARWAL A, DHAWAN AP. Three dimensional reconstruction of coronary arteries from two views［J］. Comput Methods Programs Biomed, 2001, 65（1）：25-43.

［28］ZHOU WY, FANG CH, ZHONG SZ. Study of hepatic sectional anatomy in digitized virtual Chinese human female number 1 database［J］. J Fourth Mil Mcd Univ, 2005, 26（8）：711-713.

［29］LONG EE, VAN DAM J, WEINSTEIN S, et al. Computed tomography, endoscopic, laparoscopic, and intra-operative sonography for assessing resectability of pancreatic cancer［J］. Surg Oncol, 2005, 14（2）：105-111.

4

第五章

胰腺数字化解剖

正常人的胰腺独立位于后腹膜,于腹上区和左季肋区,胃和腹膜后面约平第一腰椎椎体处,横卧于腹后壁,为一长条状腺体。它长约14~18cm,重65~75g。胰腺下缘在腹前壁表面投影相当于脐上5cm,上缘相当于脐上10cm。胰腺分头、颈、体、尾四部分,这几部分之间并无明显界限。其右侧端为胰头部分,被十二指肠所环抱,后面与胆总管、门静脉和下腔静脉相邻。胰颈为头、体之间的移行部,其前上方为十二指肠上部和幽门,其后面有肠系膜上静脉和脾静脉合成门静脉。胰体较长,为胰的中间大部分,其前面隔小网膜囊与胃后壁相邻,后面与左肾和左肾上腺等相接。胰尾为胰体向左逐渐移行变细的部分,与脾门相邻,属于腹腔脏器中的间位器官。解剖学研究显示,胰腺并无独立动、静脉血液供应,其动脉血液来自胃十二指肠动脉及肠系膜上动脉发出的细小分支,而供应其静脉的血管多为胰周静脉末梢,分支细小,走行多变,个体差异性较大。由于胰腺特殊的血供情况,导致传统手段对其血管、脏器及影像学资料获取困难,临床上对胰腺肿瘤病人往往极易漏诊,使部分病人错失手术机会,且因为术前对胰周血管难以观察,临床医生在术前往往对胰腺周围血管走行,分布情况并没有很好地了解,极大地增加了手术风险和创伤,延长了手术时间。近年来影像技术尤其是CT技术的进步使腹部微小血管结构的观察成为可能,胰腺的直接供血小血管随即引起了研究者的重视。由于胰腺周围供血小动脉分支多样,走行复杂,其显示效果并不良好,胰背动脉的显示率仅分别为12%和20%,胰十二指肠上动脉的显示率分别为4%和20%。由于多层探测器的改进,Z轴分辨率的提高,对腹部血管的显示率明显提高,使直径3mm以下的小血管能够显示。

为了更好地提高手术治疗胰腺肿瘤的效果,降低手术风险,缩短手术时间,笔者在活人体个体化三维重建的基础上,对高质量亚毫米CT数据采集方法进行改良,使之更好地获取活人体影像学资料,通过对其CT数据的处理,运用MI-3DVS三维重建及可视化仿真手术平台,对活人体腹腔脏器、胰腺周围血管进行三维重建,较CTA血管三维成像相比,弥补了二维CT断层图像的不足,肿瘤及胰腺组织也被成功地三维可视化再现,对判断肿瘤的血管侵犯程度、胰腺癌术前可切除性的评估具有重要的临床参考价值。通过优化数据采集方案,我们可以对胰周小血管达到高显示率,从而应用MI-3DVS平台对胰周血管进行可视化三维重建,使之具有临床参考价值。

第一节 活人体亚毫米高质量 CT 图像数据的采集

一、设备

64层螺旋CT-PHILIPS Brilliance64(荷兰)。高压注射器采用MEDRAD双筒高压注射器(美国)。图像后处理工作站为PHILIPS Brilliance64层螺旋CT自带的Mxview工作站(图5-1-1、图5-1-2)。

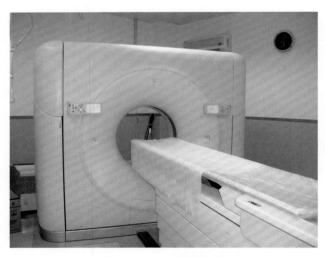

图 5-1-1　64 层螺旋 CT

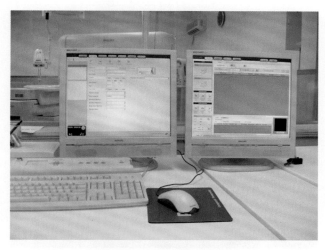

图 5-1-2　Mxview 工作站

二、扫描参数

常规上腹部平扫,扫描参数为:管电压 120kV、管电流 300mAs、每旋转 1 周时间为 0.5 秒、螺距(pitch)0.984、层厚 5mm。

三、扫描前准备

检查前 20~30 分钟口服清水 500~1000ml,扫描开始前再口服清水 500ml,以充盈胃肠道(作为阴性对比剂),并训练病人呼吸,最大程度地控制呼吸运动产生的伪影。

四、平扫

亚毫米状态下高分辨力容积扫描,常规平扫时病人取仰卧位,头足方向,扫描范围由膈顶至盆腔,扫描条件 120kV、300mAs;采用 0.625×64 层探测器组合,以层厚 5mm、间隔 5mm,螺距(Pitch)0.984,球管旋转一周时间 0.5 秒,扫描视野 60~70cm,矩阵 512×512,开始常规上腹部平扫。

五、CT 动态增强扫描

造影前口服大量清水,目的是充分充盈胃肠道,一方面便于血管的识别,同时也可减少肠道内气体对血管重建的影响。在造影剂使用方面目前更多学者主张采用高浓度造影剂,大剂量和高流速的造影剂注射方式。笔者采用优维显(370 mg/ml)注射液,80~100ml 注射总量,5ml/s 的注射速率,并辅以 40~50ml 生理盐水以同样速率冲管,结果显示可以明显提高靶血管内造影剂浓度,提高胰周小血管的显示程度和图像质量,通过设定膈顶层面腹主动脉管腔 CT 值达 100HU 后延迟 6~8 秒自动触发扫描;门静脉期扫描时间设置为延迟 60,最大限度地获取门静脉期胰周血管数据。

六、Mxview 工作站

在 Mxview 工作站上对 CT 原始数据进行分析、薄层推 1.0mm,然后将数据传至数字医学中心服务器(可扩展性惠普刀片式服务器),包括平扫期、动脉期、静脉期、门静脉期数据。扫描图片格式为 DICOM(digital imaging and communications in medicine)3.0。

第二节　MI-3DVS 胰腺及血管图像三维重建

一、数据模型建立

1. 图像导入　将刻录的数据导入个人计算机中(具体参数见前),利用 CT 阅片软件分析原始数据,调整窗宽、窗位至最佳阅片效果,对重建腹部 CT 图像进行阅读。

2. 重建模型建立　将活人体收集的薄层 CT 图像数据导入自主研发的 MI-3DVS 中,进行图像的自动分割、配准和三维重建。分别重建出胰腺及胰周血管等三维重建模型。将重建后的各个模型导入 MI-3DVS 中自动配准,对胰腺及其周围结构组织三维重建模型进行自由旋转、拆分、透明化等操作,仔细观察胰周血管与腹腔脏器及肿瘤的解剖关系,观察其是否毗邻关系完全符合活体的层次结构,运用该软件自带的查看器将原始数据调整适宜观察的窗宽、窗位。该视图窗口为四象限交互显示,可同时提供对二维图像和三维图形的显示,同时提供对二维图像和三维图形的交互功能。视图窗口包括以下几种显示窗口类型:横断面视图(X-Y 平面):显示沿着 Z 轴方向的二维切片并支持二维交互操作(图 5-2-1)。矢状面视图(Y-Z 平面):显示沿着 X 轴方向的二维切片并支持二维交互操作(图 5-2-2)。冠状面视图(X-Z 平面):显示沿着 Y 轴方向的二维切片并支持二维交互操作(图 5-2-3)。三维视图:体绘制数据显示、三维图形数据显示并支持三维交互操作(图 5-2-4)。

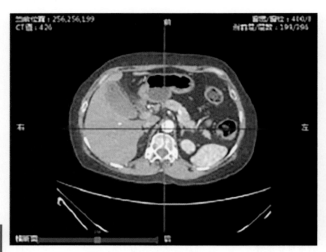

图 5-2-1　横断面视图

即常规 CT 视图，沿身体纵轴移动观察。

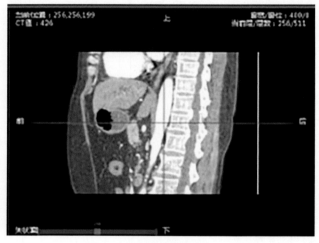

图 5-2-2　矢状面视图（Y-Z 平面）

显示沿着 X 轴方向的二维切面，可左右移动观察该病人图像数据。

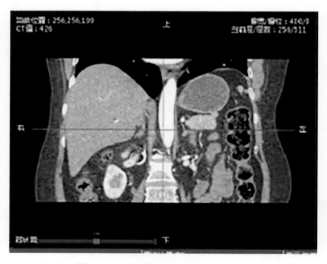

图 5-2-3　冠状面视图（X-Z 平面）

显示沿着 Y 轴方向的面为切面，可上下移动观察病人图像数据。

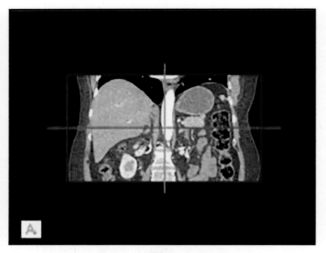

图 5-2-4　三维视图

病人 CT 图像数据可同时在 X、Y、Z 轴进行显示，并可进行三维移动、旋转。

二、运用阈值分割法重建腹腔血管系统

1. 选取导入的 CT 图像。

2. 目标血管在 CT 图像上的密度值即为阈值，确定目标血管后，在界面左侧单击"种子点"按钮，弹出一对话框，单击"新建"按钮，然后在冠状面视图中动脉血管上单击以获取该位置坐标与阈值，该坐标和阈值显示在该页面的下方列表中。

3. 设置完图像源、高低阈值和种子点后就可执行阈值分割算法，即通过在高低阈值线之间滑动控制线，使选定区域最大限度覆盖目标血管。单击"计算"按钮，弹出"新建分割节点"对话框，按需选择分割节点的颜色和备注，单击"确定"，系统开始进行计算，计算的进度显示在状态栏中（图 5-2-5）。

4. 计算后目标血管即重建完成，通过设置填充半径参数，对其内部进行填充、平滑处理，重建结果以 STL 格式保存于个人电脑中（图 5-2-6）。

三、应用 FreeForm Modeling System 后处理

将目标血管的 STL 文件导入 FreeForm Modeling System 平台中进行读取，应用该平台对目标血管进行二次处理，通过对该重建血管的着色，自由旋转，拆分，调整大小，光滑去噪及部分透明化等操作，尽可能直观全面地对腹腔血管进行观察（图 5-2-7）。

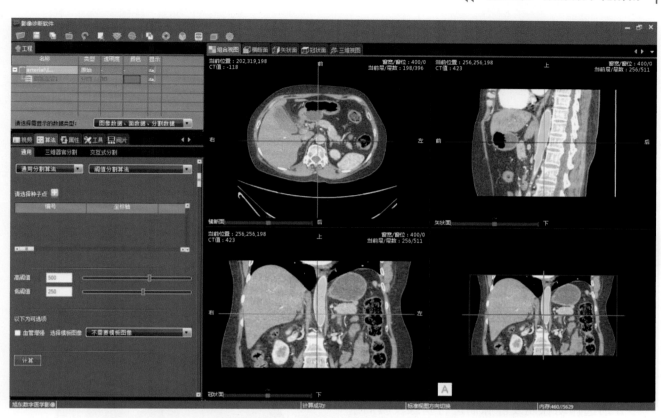

图 5-2-5 该软件的阈值分割法重建界面

运用该方法,使选定区域(红色)最大限度覆盖目标血管,从而最大限度还原腹腔血管形状。

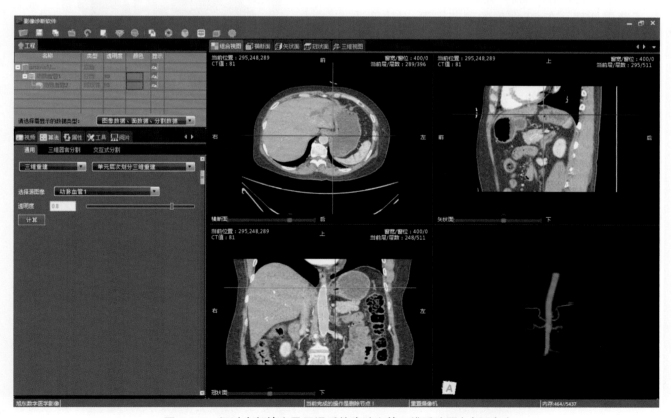

图 5-2-6 经过内部填充及平滑后的腹腔血管三维重建图(右下角)

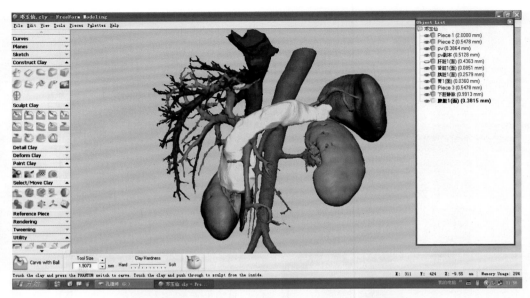

图 5-2-7　FreeForm Modeling System 系统操作界面

通过任意旋转可立体直观地观察目标血管三维情况,从而对腹腔脏器及血管的走行、分支进行更为详细的观察。

四、胰腺及胰周血管结构三维重建

分别选择动脉期及静脉期进行胰腺及胰周组织的三维重建。由于造影剂主要是通过血管系统进行运送,故三维重建的质量对数据采集的要求相对较高,为此,笔者对扫描后的胰腺个体化 CT 数据进行了薄层处理。在 CT 图像的调节方面,对比度适当降低,可更有利于胰周小血管的显示。对胰腺组织及周围血管的三维可视化模型进行放大、缩小、旋转等操作,实现全方位、多角度、多层次地观察其解剖特点,血管与肿瘤的关系及胰周血管的个体化走行、分布,明确变异类型。

应用 MI-3DVS 软件系统对活人体上腹部 CT 扫描数据进行三维重建,通过 MI-3DVS 重建的胰腺、胰周大血管[腹腔干动脉(CA)、肝总动脉(CHA)、肝固有动脉(PHA)、脾动脉(SA)、胃十二指肠动脉(GDA)、胃网膜右动脉(RGEA)、肠系膜上动脉(SMA)、门静脉(PV)、脾静脉(SV)、肠系膜上静脉(SMV)],及了解胰头部血管与肿瘤及其周围正常组织的形态、范围,胰周及腹腔大血管分支的毗邻关系。运用 MI-3DVS 重建的腹腔三维模型立体感强,形态逼真,对比明显,观察者使用 FreeForm Modeling System 可以对三维重建模型进行随心所欲的放大、缩小、旋转、透视化等处理,还可以选择控制目标的透明度和颜色,设定单独或组合显示,能够直观地了解腹部脏器及其内部血管的解剖情况(图 5-2-8~ 图 5-2-11)

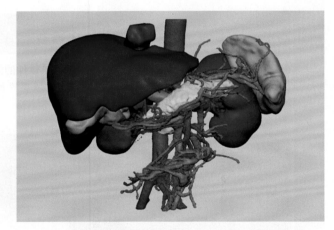

图 5-2-8　基于高质量亚毫米活人体 CT 数据的腹腔各个脏器及血管三维重建模型

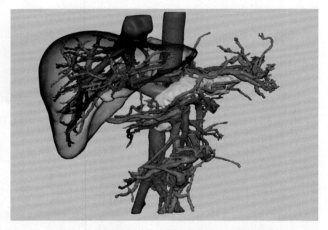

图 5-2-9　肝脏透明化后胰腺肿瘤三维重建模型

将肝脏透明化,观察有无转移灶等,将脾脏、肾脏等无关脏器隐去。

5

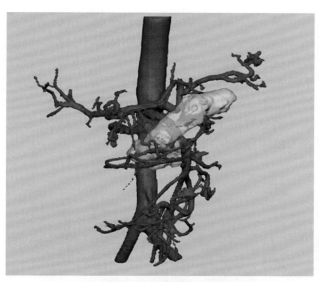

图 5-2-10 胰腺及胰周动脉三维重建模型

将腹腔全部脏器隐去,仅保留腹腔动脉系统、胰腺组织、肿瘤,将胰腺透明化,自由观察胰腺组织内部的肿瘤与腹腔动脉关系。

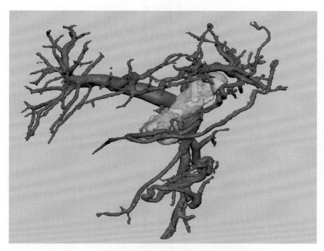

图 5-2-11 胰腺及胰周静脉三维重建模型

将腹腔全部脏器隐去,仅保留门静脉系统、胰腺组织、肿瘤,将胰腺透明化,自由观察胰腺各组织与门静脉的关系。

五、MI-3DVS 胰腺周围动脉血管三维重建解剖及变异

1. 胰头动脉弓 笔者对 60 例活人体胰头动脉弓进行三维重建,完整清晰地显示了胰头动脉弓与胰腺组织的空间位置关系(图 5-2-12)。其中 24 例可显示由成对的胰十二指肠上、下动脉汇合而成的胰头部完整动脉弓。6 例可观察到由起始于胃十二指肠动脉或肝固有动脉的上前动脉,向下与胰十二指肠下前动脉吻合形成的前动脉弓。15 例可观察到由起始于胃十二指肠动脉或肝固有动脉的上后动脉,向下与胰十二指肠下

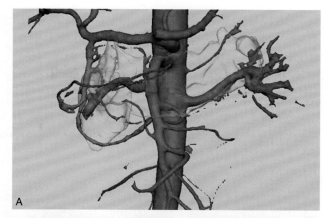

A

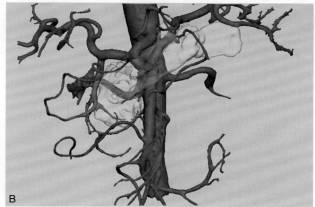

B

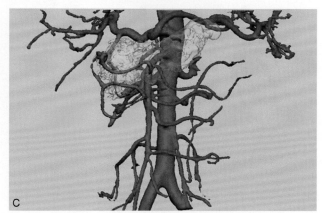

C

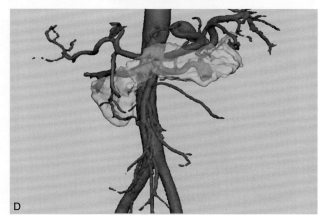

D

图 5-2-12 将胰腺组织透明化后,腹腔动脉三维重建可见完整、清晰的胰头动脉弓

后动脉吻合形成的后动脉弓。胰十二指肠上前、上后、下前、下后动脉显示率：胰十二指肠上前动脉44例（73.3%）；上后动脉49例（81.7%）；胰十二指肠下前动脉41例（68.3%），下后动脉37例（61.7%）。

2. 胰头动脉弓血管分支走行　12例可见胰十二指肠上前、上后动脉于胃十二指肠动脉同时发出；

29例胰十二指肠上后动脉先于胃十二指肠动脉发出，而后胰十二指肠上前动脉亦从胃十二指肠动脉发出；25例胰十二指肠下前、下后动脉同时发自位于肠系膜上动脉的胰十二指肠下动脉；11例胰十二指肠下前、下后动脉分别发自肠系膜上动脉。5例胰头动脉弓距十二指肠降部较远，靠近胰颈部右侧缘入胰腺（图5-2-13）。

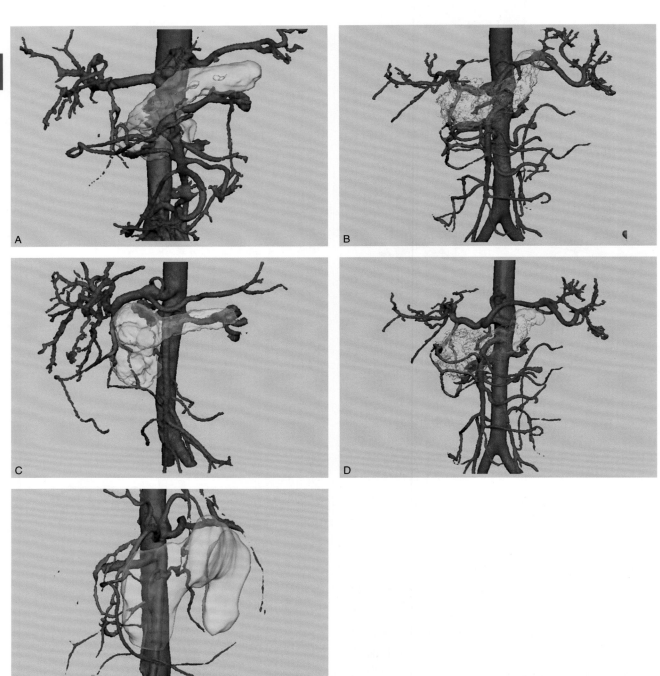

图5-2-13　胰头动脉弓血管分支走行

胰周动脉三维重建显示胃十二指肠动脉先发出胰十二指肠上后动脉，后再次发出分支，为胰十二指肠上前动脉。

3. 胰背动脉分支走行 55 例三维重建可见胰背动脉，其中 26 例起自脾动脉，21 例起自肝总动脉，6 例起自腹腔干，另有 2 例起自肠系膜上动脉；14 例胰腺上缘可见胰头上缘支，起自胃十二指肠动脉，向左移行与胰背动脉相连（图 5-2-14）。

六、MI-3DVS 胰腺周围静脉血管三维重建解剖及变异

1. 胰头静脉弓显示情况 笔者对 60 例活人体胰腺门静脉期 CT 图像进行三维重建，具体统计如下：11 例可显示由起自胃网膜右静脉的胰十二指肠上前、下前静脉和起自肠系膜上静脉主干的胰十二指肠上后、下后静脉相互吻合形成的胰头部完整动脉弓（图 5-2-15）。

2. 胰头静脉弓血管分支走行 三维重建对 60 例活人体胰十二指肠上前、下前、上后、下后静脉显示分别为 11 例、33 例、26 例、31 例（图 5-2-16）。

3. 胰周静脉特征性改变 6 例胰腺肿瘤病人肿瘤压迫门静脉或肠系膜上静脉，造成胰周静脉回流不畅，三维重建可见胰周血管如胃网膜右静脉广泛曲张（图 5-2-17）。

5

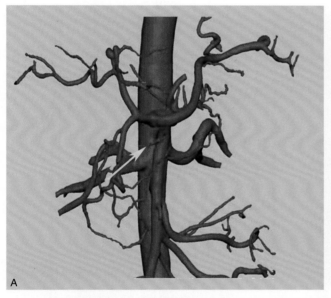

A

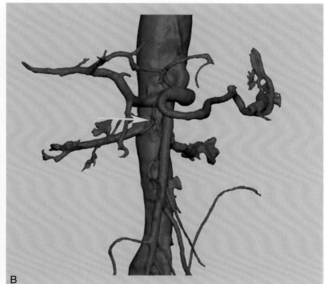

B

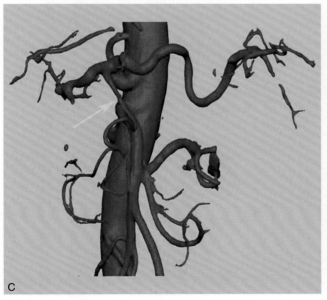

C

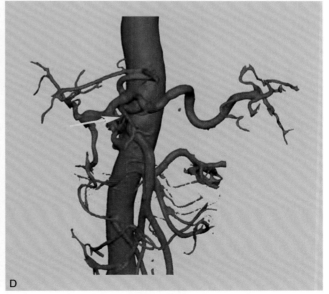

D

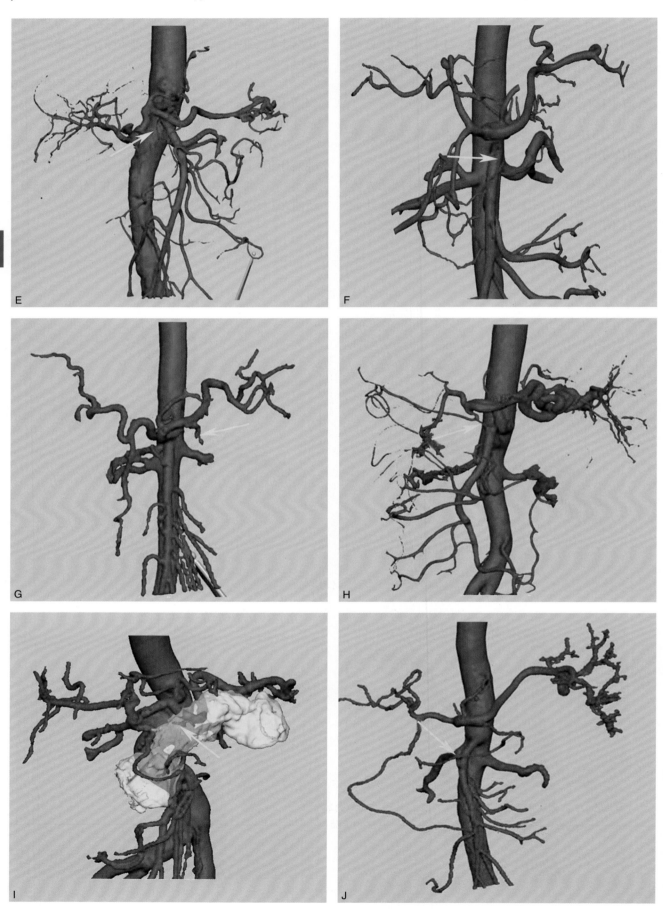

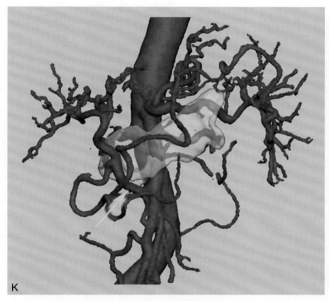
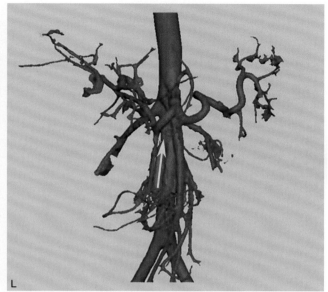
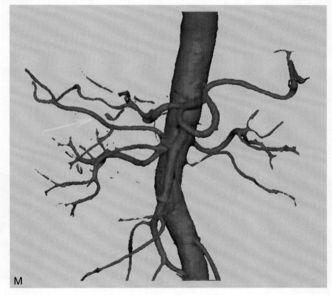

图 5-2-14 胰背动脉分支走行

A. 胰背动脉起自肠系膜上动脉上起始处,向下移行为左右两支;B. 胰十二指肠上动脉及胰背动脉均起自肝总动脉,胰十二指肠动脉与胃十二指肠动脉起始处共干;C. 起自肝总动脉的粗大的胰背动脉向下移行与肠系膜上动脉相邻,横断胰颈部应注意小心结扎;D. 起自肝总动脉的粗大的胰背动脉向下分成左右两支,分别供应胰头与胰尾方向;E. 胃十二指肠动脉与胰背动脉关系紧密,胰背动脉靠近肝总动脉右侧,若行手术治疗,应注意防止术中损伤;F. 胰背动脉起自肠系膜上动脉上起始处,向下移行为左右两支;G. 胰背动脉左移,若行胰体尾切除,横断胰腺体部应小心结扎,防止出血;H. 肝固有动脉与肠系膜上动脉之间形成一联通"动脉桥",该位置位于胰颈部,行胰头切除术时应防止出血;I. 胰背动脉左移,若行胰体尾切除,横断胰腺体部应小心结扎,防止出血;J. 胰腺颈部可见发自肠系膜上动脉的胰背动脉及发自脾动脉的胰大动脉;K. 腹腔干发自肠系膜上动脉;L. 胰背动脉起自脾动脉,向右移行与肝总动脉相连,构成胰头上缘支;M. 肝右动脉起自肠系膜上动脉。

5

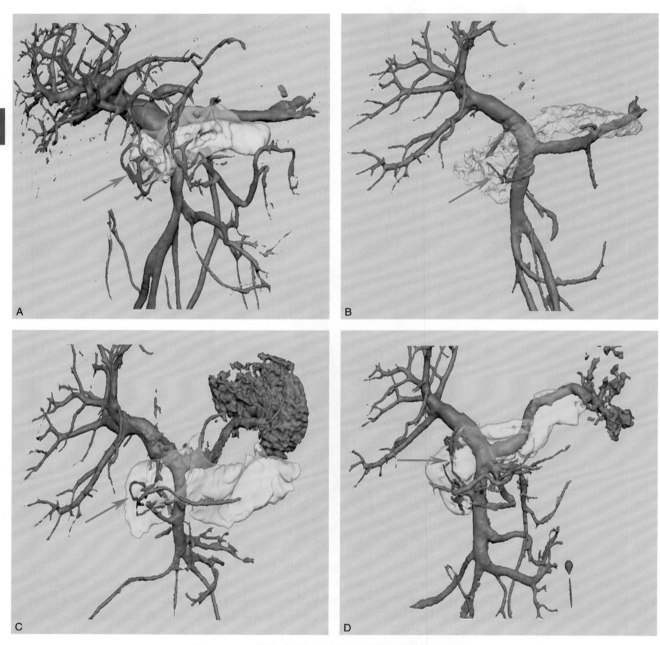

图 5-2-15　将胰腺组织透明化后，腹腔门静脉三维重建
可见由胰十二指肠上前、上后、下前、下后静脉共同构成的胰头静脉弓（红色箭头）。

5

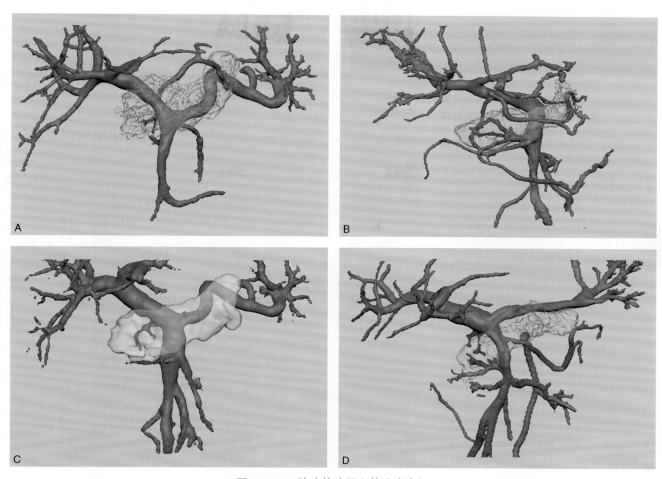

图 5-2-16　胰头静脉弓血管分支走行

A. 可见胰十二指肠上后、下后静脉；B. 可见胰十二指肠上后、下前、下后静脉；C. 可见胰十二指肠上后、下后静脉；D. 可见胰十二指肠上后、下后静脉。

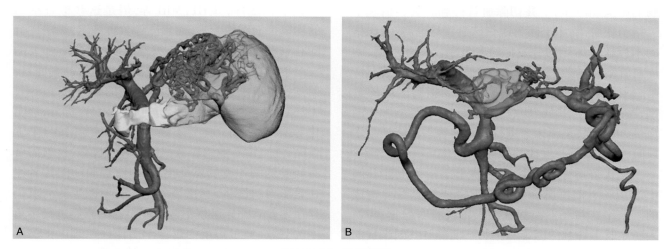

图 5-2-17　三维重建

可见肿瘤明显侵犯脾静脉或肠系膜上静脉,区域性门静脉高压形成,胰周小静脉广泛扩张,所有病人胰腺肿瘤均不能行手术切除。

第三节 胰腺及血管图像三维重建意义及价值

一、胰周血管解剖结构及变异

胰腺周围分布有人体的诸多重要血管,如:肠系膜上动、静脉,脾动、静脉,肠系膜下静脉,门静脉,下腔静脉,腹主动脉,胃十二指肠动脉,胰十二指肠上前、上后动脉,胰十二指肠下前、下后动脉及胰背动脉等。其中正常人胰十二指肠上前及下前动脉在胰头前方汇合,构成胰头前动脉弓,胰十二指肠上后及下后动脉在胰腺背侧缘汇合,构成胰十二指肠后动脉弓。前动脉弓在胰头动脉弓中相对较为纤细,常规影像学不易观察,该动脉起始处距离十二指肠平均约为19mm,沿十二指肠走行方向下降,最近距离十二指肠约为14mm,胰十二指肠前前脉弓发出数条分支供应十二指肠前壁及侧壁。胰十二指肠后动脉弓由胰十二指肠上后和胰十二指肠下后动脉构成,其位于胰头和胆总管的后方。胰十二指肠上后动脉出现率为胰头动脉弓中最为粗大的动脉,可识别率较高。胰头前后动脉弓及其构成血管的出现率较高,胰头上部由胰十二指肠上前动脉和胰十二指肠上后动脉供应,胰头下部由胰十二指肠下前动脉和胰十二指肠下后动脉供应。此二弓向十二指肠发出多条分支,成为胰头及十二指肠血供的主要来源。十二指肠降段与胰头部结构紧密,一般情况下该段由胰十二指肠动脉弓分支供血,因此,行保留十二指肠的胰头切除术,一并切除血管弓和胰头会引起十二指肠缺血,临床上因为误伤该血管弓,导致十二指肠术后缺血坏死的并发症时有发生。由此可见,胰周血管结构复杂,变异繁多,对胰腺周围血管情况清晰、系统的认识,详细了解胰头十二指肠区域的解剖,特别是十二指肠、胆总管下端和十二指肠乳头的血供,可以说,是临床上进行各种胰腺手术降低手术风险,减少术后并发症的保证。

胰头静脉血管系统是由胰十二指肠上前和胰十二指肠下前静脉在胰头部汇合成静脉弓而构成的。胰十二指肠上前静脉汇入胃网膜右静脉,与汇入肠系膜上静脉的胰十二指肠下前静脉共同组成前静脉弓,前静脉弓主要收集胰头十二指肠前侧缘的血液。胰十二指肠上后静脉和胰十二指肠下后静脉共同构成了胰头后静脉弓。胰十二指肠上后静脉在门静脉、肠系膜上静脉汇合处上约1cm处汇入门静

脉后侧缘。胰十二指肠下后静脉与空肠上静脉汇合成胰十二指肠下静脉,在距离门静脉、肠系膜上静脉汇合处2.5cm处汇入肠系膜上静脉。胰十二指肠后静脉弓主要收集胰头十二指肠后侧缘的血液。胰头上2/3部血液通过胰十二指肠上后静脉注入肝门静脉,通过胰十二指肠上前静脉经胃结肠静脉干回流到肠系膜上静脉。胰头下1/3血液通过胰十二指肠下前、后静脉回流到肠系膜上静脉。其余胰周小静脉较为纤细,一般不易观察,病理状态下,肿瘤压迫胰腺周围大血管,可导致血液回流障碍,造成胰周小静脉的广泛扩张,因此临床上判断胰周血管形态学变化是评估胰腺肿瘤可切除性的重要指标,观察胰周静脉变化情况对于胰腺肿瘤病人治疗方案的选择具有重要的临床意义。少数病人亦可见数支起自胰头部上下缘的无名静脉汇入肠系膜上静脉右侧及后侧缘,此类小静脉走行不规则,且较为细小,手术极易损伤,造成术中出血。

有文献证明,胰背动脉在胰周血管中出现率约为77.5%~96%,其大部分发自脾动脉第一段,约占39%,少部分发自肝总动脉,约占25.8%,直径一般为2~3mm左右,人群中部分可见发自肠系膜上动脉,腹腔动脉及胃右动脉等。解剖学上胰背动脉为胰头或胰颈部接近中线处紧贴胰腺后侧方或行走于胰腺实质内的供血动脉,其血液负责供养胰体部及胰尾部。

二、可视化胰周血管模型的意义

在对胰周血管的显示方面,虽然目前的影像学检查手段多样,如CT,MRI等,但是这些检查给出的均以平面图像为主,而且图像位置固定,无法进行随意移动。虽然目前的大型螺旋CT已带有强大的三维重建功能,可以还原腹腔脏器及血管的真面目,但其色彩单一,无法随意对其重建的结构进行切割,无法对重建的血管及脏器进行自由组合,拆分,透明化等操作,空间立体感不强,且需要在专门的CT工作站,并且由专业的影像科医师进行操作,这就需要有经验的阅片者的思维再现,但有经验的阅片者往往是影像科医生,其指导意见与临床医生的需求仍存在偏差。临床医生不能依照自己的意愿进行多角度的观察,通过传统的影像学图像往往难以正确认识病灶与胰腺组织及胰周血管的关系。MI-3DVS能充分显示胰周血管的分布、走行及其与病灶的相互关系。重建出来的血管形象直观,并能根据需要任意调整观察角度,能十分清晰地显示胰周血管的走

行及变异情况，且能有目的地隐去其他部分而只显示需要观察的部分。

三、应用 MI-3DVS 系统重建胰腺肿瘤及胰周血管变异模型对临床教学的价值

传统的教学方法通常局限于教科书、图谱或是灌注铸型标本，加之不同个体间的变异多样，个体差异大，初学者对胰腺组织，胰腺周围血管及其内部各个管道的走行很难有直观的认识，往往只知道书上介绍的较常见的某一种类型，而对其他类型一无所知。同学对如何理解胰周动脉弓，其形态、位置等均难以直观、形象地把握，而对于胰十二指肠上、下动脉的分支，起源及结构，何为共同起源，何为分别起源，则更是难以想象。通过 MI-3DVS 重建的胰腺及胰周血管是活人体的管道，学生可以对重建模型随意转换观察角度、透明化等处理，可以单独显示胰周动静脉、病灶的部位，也可以两者同时显示观察，甚至可以在重建模型中进行仿真手术，使初学者不仅有感性的认识，还有实际的操作机会，也使得青年医师的手术培训的时间大为缩短，同时也减少了对昂贵的实验对象的需求。使学生对人体血管的走行、脏器的特点，和各个器官的结合形式以及它们的变异类型有更多的了解，其形象性、直观性、生动性直接激发了同学们的兴趣。

四、针对胰腺肿瘤手术的传统影像学检查与 MI-3DVS 三维重建的差异

在本书统计的术前行三维重建的 60 例活人体中，通过术前三维重建结果观察胰腺胰周动静脉走行、位置，有无解剖学变异、血管包膜是否完整及肿瘤具体位置与腹腔血管的关系，从而在术前拟定合理的手术方案。例如对胰十二指肠动脉弓的三维重建可以清晰地显示十二指肠与胰十二指肠上、下动脉的关系、距离，胰头部肿瘤与血管的关系，肿瘤与胃十二指肠动脉或胰背动脉的关系，肿瘤与周围脏器的关系等，判定病人能否行保留十二指肠的胰头切除术或胰腺中段切除术；也可以根据血管的形态学变化判断肿瘤是否对血管形成侵犯等，从而初步判定肿瘤的性质，从而在手术开始之前选择合适的手术方式，减少手术风险。

五、MI-3DVS 重建胰周动脉对胰腺手术的意义

多数病人胰头前、后动脉弓的位置比较恒定，

大致与十二指肠降部平行，距离十二指肠降部内缘约 10~15mm。病人胰头动脉弓中胰十二指肠下动脉弓较为粗大，可视性亦较高。因此在切除胰头肿瘤，尤其是行保留十二指肠的胰头切除术时，应注意保护胰十二指肠下动脉，与其伴行的第一空肠动脉甚至整个动脉弓，以防术后十二指肠降部缺血、坏死等并发症出现。目前胰十二指肠切除术主要用于治疗胰头及壶腹周围癌，能否对胰头部肿瘤完整切除主要取决于三方面：①胰头后方与下腔静脉及腹主动脉之间有无癌肿浸润；②胰颈后方与肠系膜上静脉及门静脉有无浸润；③联合切除的胰腺组织及脏器周围有无重要血管。由于胰头部是来源于胃十二指肠动脉及肠系膜上动脉的前、后动脉弓双重供血，而两者之间又有充分的吻合，因此在从胰腺上缘探查癌肿与门静脉有无浸润时，可以先结扎胃十二指肠动脉，而不必担心胰头的血供出现障碍。但有文献证实，人群中约 2.5%~3% 病人并不在胰头形成完整动脉弓，因此术中贸然结扎胃十二指肠动脉可能影响此类病人胰头及十二指肠血供。此外，在行保留十二指肠的胰头部切除术时，若胰头十二指肠动脉弓分支过长，过稀，则很可能行胰头切除时损伤该处血管，术中应注意对胰头动脉弓的保护。

六、胰背动脉三维重建意义

胰背动脉是胰的单一动脉，供应胰颈、胰体和胰尾，正常情况下该血管起自脾动脉或腹腔干起始处，如果胰背动脉起于肠系膜上动脉或起点异常的肝动脉，则很可能处于手术切线上或与之交叉，横断胰腺颈部时易损伤此动脉，因此在胰腺手术前，应充分观察三维重建，了解其血供，明确其走行，有无变异情况等，避免离断胰背动脉导致术后残余胰腺组织缺血。在手术中寻找胰背动脉时，必须了解胰背动脉的起源和走行变异。胰背动脉走行在肠系膜上动、静脉和钩突之间，在手术中难以直视，在保留胰头的胰体尾切除术中，术前必须通过各种手段确定钩突部的血供来源。如胰体的离断部位在胰背动脉主干的左侧，必须仔细分离并确认该钩突支的安全。而在行保留胰头的胰体切除术中，部分病人在切断胰颈后，门静脉右侧或肠系膜上动脉起始处发现有粗大的胰背动脉（2~4mm），自肝总动脉发出后垂直下行，此种胰背动脉自肝总动脉分出处较靠右，易被误认为胃十二指肠动脉予以切断，或误认为肠系膜上动脉而过分注意保护

却忽视了真正的肠系膜上动脉,因此给手术带来干扰。

七、胰头动脉弓三维重建意义

病人常见由肠系膜上动脉发出胰十二指肠下动脉,由胰十二指肠下动脉发出胰十二指肠下前动脉及胰十二指肠下后动脉,也有病人胰十二指肠下前动脉及胰十二指肠下后动脉分别从肠系膜上动脉直接发出,而少部分病人为肠系膜上动脉发出第一空肠动脉,由后者发出胰十二指肠下前动脉和胰十二指肠下后动脉。正常人群胰十二指肠上动脉起源于胃十二指肠动脉,本组三维重建统计中有3例病人肝总动脉或肝右动脉自肠系膜上动脉发出,此类病人若行胰十二指肠切除,不加注意,则很可能离断肝总或肝右动脉,导致肝组织坏死,因此术前进行胰周动脉三维重建,对胰腺肿瘤病人手术方案的选择具有重要意义。部分病人胰十二指肠上后动脉与胆总管胰腺段关系密切,胰十二指肠上后动脉的分支在胆总管右侧壁进入,有文献认为胰十二指肠上后动脉是胆总管胰腺内段的主要供血动脉,如损伤胰十二指肠上后动脉,则可造成胆总管胰腺段缺血坏死,分离胆总管胰腺段时,要注意保护胆总管两侧的组织。Kimura等人报道胰十二指肠后动脉弓位于胰腺后背膜上,因此若小心剥离胰腺后背膜,则不易损伤后动脉弓。胆总管与胰十二指肠上后动脉、胃十二指肠动脉联系紧密,三者之间仅有少量或没有胰腺组织。有病人胰十二指肠上后动脉起源于异常的肝右动脉,走行于胆总管的后面。在这种情况下,行Kocher操作时易损伤胰十二指肠上后动脉。

保留十二指肠的胰头切除术(duodenum-preserving pancreatic head resection, DPPHR)因为创伤小,不涉及消化道重建,因此目前为欧洲国家及日本治疗胰头部良性占位性病变及部分胰头低度恶性肿瘤的标准术式之一。但因其手术难度大,在国内尚未普遍开展。各种保留十二指肠的胰头切除术因保留了全部或大部分十二指肠,避免了术后糖代谢紊乱,且此类手术较Whipple术切除范围小,降低了并发症与病死率,提高了病人术后生存质量。该术式的关键在于切除胰头部肿物而不损伤胆总管及十二指肠的血供,故术中要注意保护胰十二指肠前后动脉弓,尤其是胰十二指肠上后动脉,能降低保留十二指肠的胰头切除术的并发症。在本组标本中,多数病人胰头前、后动脉弓的位置比较恒定,大

致与十二指肠降部平行,距离十二指肠降部内缘约10~15mm。因此,若想保护前后动脉弓,胰头部缝合线距胰头右缘的距离不应低于10~15mm。黄志强院士提出过DPPHR的操作关键在于距十二指肠降部内缘10mm左右的内侧作一排缝合线,以保护胰头的前后动脉弓及其向十二指肠发出的分支,并在此线内侧列除肿物,这与本组实验结论相一致。此外,三维重建可见十二指肠乳头及肝胰(Vater)壶腹的血供主要来自胰头动脉弓,在剜除胰头部肿物至胰头背侧面时应注意保护该动脉弓,以免损伤后造成十二指肠乳头血供不足及肝胰(Vater)壶腹的功能障碍。

位于胰腺颈部或接近胰腺体部的肿瘤,由于其解剖位置的关系,恶性肿瘤一般行胰十二指肠切除术或远端胰腺切除术,以达到保证切缘和根治性目的;对于一些良性或交界性肿瘤,如黏液性囊腺瘤,实体假乳头状瘤等而言,如行胰十二指肠切除术或胰体尾切除术,则需牺牲非常多的正常胰腺组织,这样会使围手术期及胰腺远期并发症发生率上升。为避免上述并发症,胰腺中段切除术成为良好的选择。行胰腺中段切除时,对于分离胰腺背侧时,应注意仔细辨别血管,上下贯通,首先建立胰后隧道,避免损伤胰腺后方大血管。切断肿块右侧胰腺时,切缘可尽可能贴近肿块,保留尽可能多的正常胰腺组织,注意术中保护胃十二指肠动脉及胰背动脉。三维重建对此种术式较传统影像学检查方式具有一定优势,可以立体直观地观察胰腺颈部肿瘤与胃十二指肠动脉及胰背动脉的空间位置关系,术前对胰腺中段切除术式注意事项进行有效判断。

八、MI-3DVS重建胰周静脉对胰腺手术的意义

胰头十二指肠区域的前静脉弓由胰十二指肠上前静脉(ASPDV)和胰十二指肠下前静脉(AIPDV)构成。胰十二指肠上前静脉汇入门静脉的胃结肠干,前静脉弓最近距离十二指肠平均为20.5mm,胰十二指肠下前静脉在距离脾静脉(SV)和肠系膜上静脉(SMV)汇合处下15~20mm处注入肠系膜上静脉。前静脉弓主要收集胰头十二指肠前面的血液。胰十二指肠后静脉弓由胰十二指肠上后静脉(PSPDV)和胰十二指肠下后静脉(PIPDV)构成。胰十二指肠上后静脉直径平均为1.45mm,在门静脉-肠系膜上静脉汇合处上0~15mm汇入门静脉

后面。胰十二指肠下后静脉直径平均为 0.95mm，与空肠上静脉汇合成胰十二指肠下静脉，在距离门静脉-肠系膜上静脉汇合处 20~30mm 处汇入 SMV。后静脉弓主要收集胰头十二指肠后面的血液。胰周静脉系统的复杂多样性使其临床解剖观察均较为困难，实际应用较少。近年来，关于胰周小静脉对胰腺肿瘤分期的意义开始引起研究者的重视，胰腺癌早期肿瘤可能最先侵犯门静脉或其属支，引起栓塞而间接导致其他静脉出现曲张，这是肿瘤向外浸润的一种可靠和敏感的征象。胰周小静脉多由胰头静脉弓吻合支延伸形成，胰腺肿瘤病人若肿瘤压迫胰周静脉，可造成胰周静脉回流不畅，胰周血管广泛曲张。为肿瘤压迫胰周小血管特殊病理性改变。本研究认为胰周小静脉的扩张主要机制包括：肿瘤侵犯门静脉、脾静脉或肠系膜静脉使之发生严重狭窄，导致胰十二指肠静脉弓、脾静脉、胃结肠干回流障碍，肿瘤胰外侵犯导致胰周小回流静脉破坏而造成侧支代偿扩张。有文献证明，胰腺肿瘤病人中，胰周小血管的异常表现能有效提高胰腺肿瘤分期的准确性，提高胰腺肿瘤可切除性评估的准确率。Mori 等于 1991 年在胰胆管肿瘤 CT 研究中发现部分病例胰十二指肠后上静脉（PSPDV）扩张，原因为门静脉、肠系膜上静脉系统受侵犯，胰周静脉回流受阻所致，并提出 PSPDV 的扩张可作为胰胆管肿瘤早期诊断和肿瘤向胰外侵犯的可靠征象；Hommeyer 等提出胰周小静脉的异常扩张应作为胰腺肿瘤不可切除的一项指标，从而将肿瘤可切除性评估的准确率由 22% 提高至 29%；Dihel 等则认为胰周主要血管（门静脉、肠系膜上动静脉及腹腔动脉干的主要分支）受侵是胰腺肿瘤不可切除的重要标准之一；Vedantham 等通过对 10 例术前发现胰周侵犯的病人行手术治疗，仅 1 例病人成功切除肿瘤，提出胰周小静脉扩张可作为胰腺癌不可切除的诊断标准。提出胰周小静脉扩张可作为胰腺癌不可切除的诊断标准。可见较多学者认为胰周小静脉扩张是 CT 发现主干静脉受侵严重或肿瘤胰周扩散的一种敏感征象。经 MI-3DVS 三维重建术前判定本组病人胰周小静脉扩张 6 例，手术均不能切除。因此临床上判断胰周血管形态学变化是评估胰腺肿瘤可切除性的重要指标，观察胰周静脉变化情况对于胰腺肿瘤病人治疗方案的选择具有重要的临床意义。通过对胰腺肿瘤病人三维重建的观察，我们认为胰周小静脉的扩张主要机制包括：肿瘤侵犯门静脉、脾静脉或肠系膜静脉使之发生严重狭窄，

导致胰十二指肠静脉弓、脾静脉、胃结肠干回流障碍，肿瘤胰外侵犯导致胰周小回流静脉破坏而造成侧支代偿扩张。因此，对于三维重建表现胰周静脉广泛扩张的病人，研究可认为侵犯血管，肿瘤不可切除。

九、三维重建的优势

目前大型螺旋 CT 均自带三维重建功能，可以对腹腔大血管进行三维重建，但其色彩单一，空间立体感不强，且当肿瘤推挤、压迫、侵犯大血管时，以及在肿瘤复发再次手术、肿瘤与周围脏器有部分重叠的情况下，CT 和 MRI 检查对肿瘤及其毗邻关系的显示存在一定局限性，无法对肿瘤及胰周静脉进行立体、直观、多角度的观察，且诊断结果受医生个人经验、扫描时相选择、造影剂浓度等多种因素影响，故 CT（CTA）依据胰周小静脉扩张等形态学改变对胰腺肿瘤可切除性评估诊断存在一定假阳性，因而诊断结果往往并不理想。Bipat 等对 1823 例胰腺癌病人的术前 CT 资料进行 Meta 分析，结合术中实际情况，认为多排螺旋 CT 诊断胰腺癌可切除性的敏感性及特异性一般仅为 81% 和 82%，Parsons CM 则认为多排螺旋 CT 检查对于较为隐匿的血管侵犯的漏诊率为 4%~19%。本组研究中，我们应用 MI-3DVS 将胰腺肿瘤病人 CT 检查数据自动配准，分别对胰腺、肿瘤和胰周血管进行三维重建并着以不同的颜色，通过 3D 图形缩放、旋转、透明化单独观察肿瘤与血管的毗邻关系；还可以将动脉、静脉联合起来评估肿瘤的可切除性，考虑胰周血管的连续性，而且能够更好地观察血管壁是否完整以及一些隐匿的血管侵犯。从而更准确了解胰周小血管走行、变异情况，胰腺形态，肿瘤的部位、大小、滋养血管等信息，对判断肿瘤的血管侵犯程度，对胰腺癌术前可切除性评估具有重要临床价值。所有 60 例胰腺肿瘤病人中，24 例病人胰周血管各分支至少出现 1 支变异情况，提示变异情况存在较为普遍。本组病例中 6 例病人不同程度的胰周小静脉扩张，16 例病人胰周动脉充盈极差，胰周小静脉扩张与胰周动脉充盈不完全为肿瘤压迫胰周小血管特殊病理性改变。而对于肿瘤与胰周大血管关系，运用该软件可以从多个平面和角度更为细致地进行观察分析，克服了横断面图像的局限性，相较于传统影像学检查手段，更为精确可靠。通过对胰腺肿瘤病人进行胰周血管三维重建，清晰、完整地显示胰腺及胰周血管的部位、起始、走行、交汇方式、毗邻关系，相对传统影像学检

查具有一定的优势,有助于临床医师术前对胰腺肿瘤及目标脏器全面把握与准确判断,对优化治疗方案、术前规划具有重要的指导价值。

综上所述,胰周血管的变异情况在临床中并不少见,其变异对临床各方面有重要指导意义,而运用数字医学可视化系统术前对腹腔脏器和胰周血管进行重建,具有直观、逼真等特点,且可根据需要进行移动、旋转、透明化等操作,使个体化观察与评估更准确,更有利于临床的指导。MI-3DVS通过最大限度还原腹腔脏器、肿瘤、血管的真实情况,从而制定手术方案,改进手术计划,相较于传统影像学检查,该方法具有较大优势。因为这些影像技术是建立在标准二维CT扫描的基础上的,CT二维图像不能提供类似三维图像的信息,传统影像学检查在术前收集的一般信息多为二维平面,并不直观,对于经验不太丰富的外科医师在术中很难适用。在这样的情况下,术者在处理胰腺肿瘤和相关脏器时常常不得不主要依靠自身的触觉来定位。以影像为基础的计算机仿真手术平台的发展提供了一种更安全可靠的手术指导方法,通过术前对胰腺肿瘤、血管变异情况的观察、统计,可以定量地评估血管的所属范围。计算机辅助切除规划的优势在于更好地在术前对血供或引流受损区域的功能治愈性作出评估,这一信息对手术规划有着重要影响。

（方驰华　齐硕）

参考文献

［1］FANG C H, XIE A W, CHEN M L, et al. Application of a Visible Simulation Surgery Technique in Preoperation Planning for Intrahepatic Calculi［J］. World J Surg, 2010, 34（2）: 327-335.

［2］MALLEY M E, BOLAND G W L, WOOD B J, et al. Adenocarcinoma of the head of the pancreas: Determination of surgical unresectability with thin-section pancreatic-phase helical CT［J］. AJR, 1999, 173（6）: 1513-1518.

［3］韩永坚, 刘牧之. 临床解剖学丛书［M］. 北京: 人民卫生出版社, 1992: 311.

［4］陈刚, 晋云, 谭立文, 等. 三维数字虚拟人体肝脏系统的建立及其应用［J］. 第三军医大学学报, 2008, 30（22）: 2103-2106.

［5］方驰华, 钟世镇, 吴坤成, 等. 适用于CT薄层扫描和三维重建肝脏管道系统的灌注和铸型的建模研究［J］. 第四军医大学学报, 2003, 24（22）: 2076-2080.

［6］PINTILIE D G, ZAMFIR C L, PADURARU D, et al. Characteristics of an astomoses between the celiac trunk and the superior mesenteric artery［J］. Rev Med Chir Soc Med Nat lasi, 2003, 107（4）: 826-828.

［7］李咏梅, 罗天友. 螺旋CT对胰周小血管的表现和胰周血管sc-TA［J］. 中国医学影像技术, 2001, 17（2）: 92, 99-101.

［8］黄志强, 黎介寿. 手术学全集普通外科卷［M］. 北京: 人民军医出版社, 2003: 938.

［9］MAHER M M, KALRA M K, SAHANI D V, et al. Techniques, clinical applications and limitation of 3D reconstruction in CT of the abdomen［J］. Korean J Radiol, 2004, 5（Ⅰ）: 55-67.

［10］LONG E E, VAN DAM J, WEINSTEIN S, et al. Computed tomography, endoscopic, laparoscopic, and intra-operative sonography for assessing respectability of pancreatic cancer ［J］. Surgical Oncology, 2005, 14（2）: 105-113.

［11］BIPAT S, PHOA S S, VAN DELDEN O M, et al. Uhrasonography, cornputed tomography and magnetic resonance imaging for diagnosis and determining resectability of pancreatic adenocarcinoma: a meta-analysis［J］. J Comput Assist Tomogr, 2005, 29（4）: 438-445.

［12］PARSONS C M, SUTCLIFFE J L, BOLD I L L. Preoperative evaluation of J Hepatobiliary［J］. Pancreat Surg, 2008, 15（4）: 429-435.

第六章

胰腺肿瘤

6

第一节 概　述

一、外分泌肿瘤

1. 胰腺癌　胰腺癌是胰腺肿瘤中最常见的胰腺恶性肿瘤。绝大部分起源于管上皮,仅少部分起源于腺泡细胞。胰头部最好发,其次为胰体,再次为胰尾。

2. 胰腺囊腺瘤　胰腺囊腺瘤病理上又分为浆液性囊腺瘤和黏液性囊性肿瘤。前者又称小囊腺瘤,属于良性肿瘤。后者为大囊性腺瘤,有明显恶变倾向,所以将浆液性囊腺瘤和黏液性囊腺瘤通称为黏液性囊性肿瘤。

二、内分泌肿瘤

根据有无内分泌功能分为功能性胰腺内分泌细胞肿瘤和无功能性胰腺内分泌细胞肿瘤。功能性胰腺内分泌细胞肿瘤即胰岛细胞瘤,分为 β 细胞瘤(胰岛素瘤)和非 β 细胞瘤(胃泌素瘤、胰高血糖素瘤、生长抑素瘤、舒血管肠多肽瘤或称胰多肽瘤)两种。

1. 胰岛素瘤　是由胰岛 β 细胞发生的肿瘤,占胰腺内分泌细胞肿瘤的 70%~75%,临床特点为低血糖昏迷、进食后缓解,空腹血糖降低,血胰岛素增高。胰岛素瘤多为良性,恶性率 <10%,90% 为多发,10% 为单发。

2. 胃泌素瘤　又称胰岛 G 细胞瘤,占胰腺内分泌肿瘤的 20%~25%。临床表现为佐林格 - 埃利森(Zollinger-Ellison)综合征,即高胃酸及顽固性消化性溃疡。

3. 胰高血糖素瘤　又称胰岛 A 细胞瘤,多数为恶性,占胰腺内分泌肿瘤的 1%。临床主要表现为皮肤对称性、坏死性、游走性红斑,舌炎、口角炎,糖尿病及糖耐量减低,体重下降等。

4. 生长抑素瘤　又称胰岛 D 细胞瘤,多数为恶性。临床表现为糖尿病、低胃酸、腹泻、脂肪泻等。

5. 舒血管肠肽瘤　舒血管肠肽瘤亦称为胰性霍乱综合征,又称弗纳 - 莫里森(Verner-Morrison)综合征,表现为严重顽固性水样腹泻。无功能性胰腺内分泌细胞肿瘤占胰腺内分泌细胞肿瘤的 15%~20%,多见于青年女性。临床多无症状,病人往往因发现腹部肿块来就诊,所以肿块一般较大,平均直径达 10cm 以上。

（祝文）

第二节 胰　腺　癌

胰腺癌(pancreatic carcinoma)是胰腺最多见的肿瘤,预后差,死亡率高。其发病率近年来明显上升。据美国统计,胰腺癌已上升为仅次于肺癌,结、直肠癌和乳腺癌的第四位恶性肿瘤。胰腺癌多发生于 40 岁以上的中老年。

一、病理

胰腺癌可发生于胰腺的头、体、尾部或累及整个胰腺,尤常见于胰头部,占 60%~70%。胰腺癌由于发病部位不同,发现的早晚不同,其大小的变异颇大,小者直径约 2~3cm,大者直径可达 10cm 以上。胰腺癌绝大多数起源于胰管上皮细胞,呈富有纤维组织质地坚硬灰白色肿块,切面呈灰白或黄白色,有红棕色坏死或出血斑点,也有胰腺组织呈纤维化萎缩,变细变硬呈条索状(图 6-2-1)。

二、临床表现

胰腺癌的临床表现主要为腹部胀痛不适、食纳减退、体重减轻。胰头癌可以早期出现无痛性梗阻性黄疸。体尾部癌主要症状则为侵入腹腔神经丛而发生的深部刺痛,因侵入门静脉而产生腹水以及压迫脾静脉而发生的脾肿大。另外还有恶心、呕吐、贫血、便秘、消瘦、乏力等症状。如不能早期发现确诊，则预后不佳，多在一年内死亡。

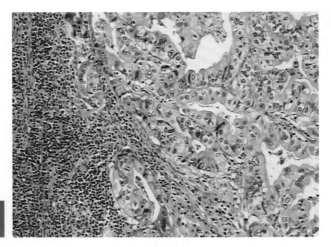

图 6-2-1　胰腺癌镜下所见

三、CT 和 MRI 表现

（一）CT 表现

1. 胰腺局部增大、肿块形成　是胰腺癌主要和直接表现。增大的局部胰腺前后径超过正常标准，胰腺正常光滑连续的外形因局部隆起而改变，肿块可呈类圆形、分叶状或不规则形。肿块的密度在平扫时呈等密度，如肿瘤较大、其内发生液化坏死时则在肿瘤内可见部分不规则的低密度区，与正常胰腺组织分界不清。胰腺癌为少血管肿瘤，增强扫描时肿块强化不明显，而正常胰腺组织强化明显且密度均匀，所以增强扫描可使肿瘤显示得更清楚，延迟扫描时肿块可有缓慢的强化。如果肿瘤小于 3cm 胰腺外形改变不明显时，增强扫描对显示肿瘤就尤为重要。螺旋 CT 薄层双期（动、静脉期）扫描对提高早期胰腺癌检出的敏感性十分有价值（图 6-2-2～图 6-2-7）。

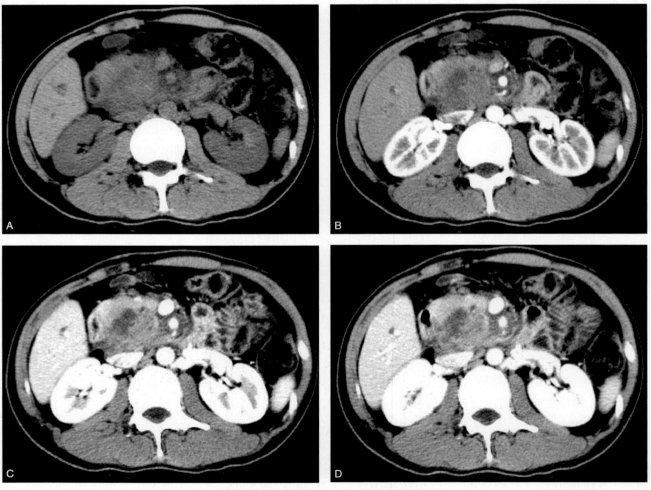

图 6-2-2　胰头癌增强 CT 扫描

A. 平扫，胰头部略呈分叶状肿块，内可见偏心性低密度区；B. 动脉期，肿块显示相对低密度区；C. 门静脉期，肿块较动脉期稍强化；D. 平衡期，肿块缓慢强化。内低密度区始终无强化，为液化坏死区。

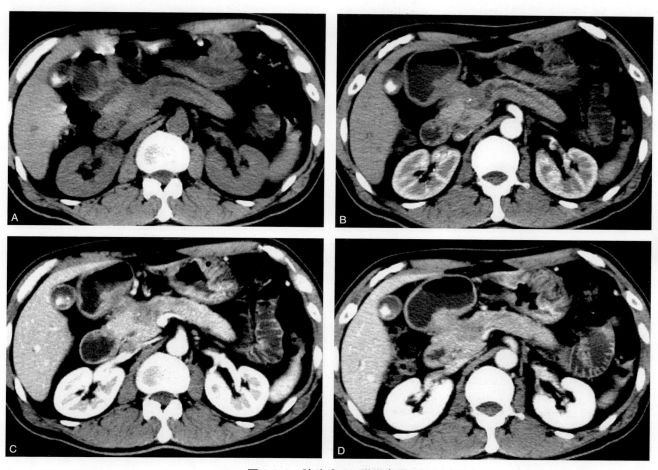

图 6-2-3　胰头癌 CT 增强表现

A. 平扫胰头部等密度肿块,胰管扩张;B. 动脉期肿块未见强化,呈相对低密度;C. 门脉期,肿块轻度强化,但仍呈相对低密度;D. 平衡期,肿块较前两期强化程度增加,呈延迟强化。

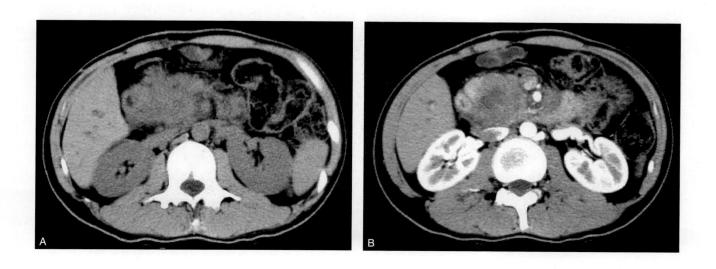

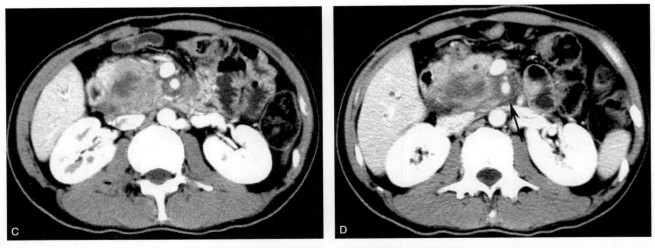

图 6-2-4　胰头癌增强 CT 扫描及动脉侵犯 CT 表现

A. 平扫胰头部不规则等密度肿块；B. 动脉期肿块轻度强化，呈相对低密度，内见更低密度液化坏死区；C. 门脉期，肿块较动脉期强化；D. 平衡期，肿块延迟强化，内液化坏死区始终无强化，肿块侵犯肠系膜上动脉（↑图中箭头所示）。

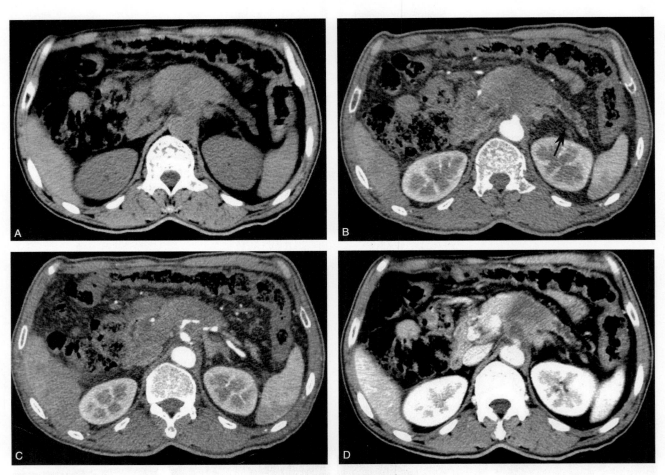

图 6-2-5　胰体癌增强 CT 表现

A. 平扫，胰颈部不规则等密度肿块；B. 动脉期肿块强化不明显，其远端胰管扩张，胰尾部萎缩（↑图中箭头所示）；C、D. 分为门脉期、平衡期，肿块强化仍不明显。

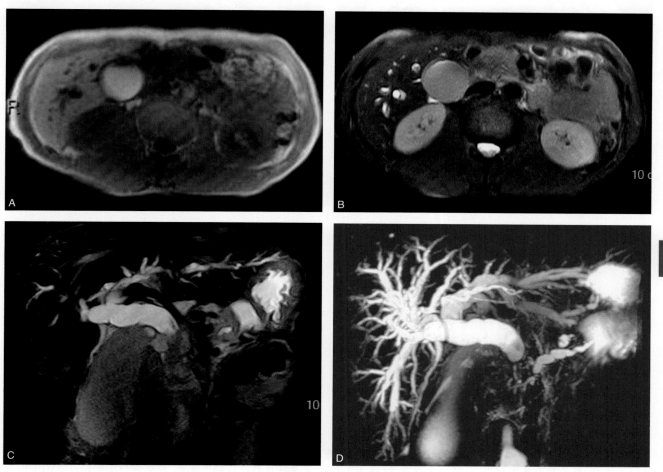

图 6-2-6 胰头癌 MRI 表现

A. MRI T₁ 平扫,胰头部不规则稍低信号肿块;B. T₂ 肿块呈等信号;C. T₂ 冠状位显示胆总管扩张、下端等信号肿块;D. 显示胆内外胆管、胆总管、胰管扩张,扩张胆总管和胰管呈"双管征"。

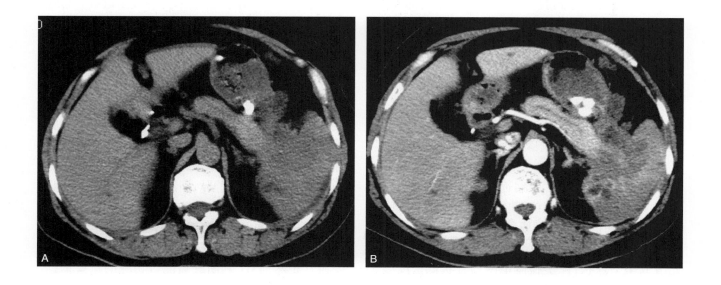

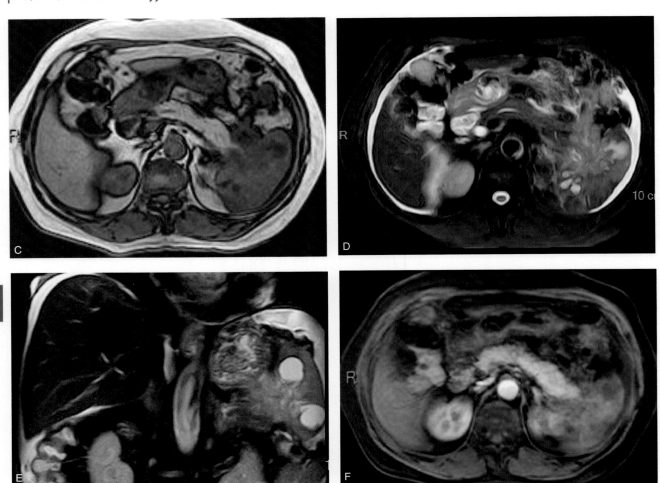

图 6-2-7　胰尾癌 CT 及 MRI 表现

A. CT 平扫，胰尾部不规则肿块，与脾门分界不清；B. CT 增强，显示胰尾部肿块轻度强化，侵犯脾门及脾脏；C. MRI T_1 平扫，胰尾部不规则稍低信号肿块；D. T_2W 肿块呈稍高信号；E. T_2 冠状位；F. T_1 增强扫描示胰尾部肿块轻度不均匀强化，侵犯脾脏。

胰头癌常可见到胰头部增大而胰体尾部萎缩的表现，对于诊断很有价值。胰头钩突部癌表现为正常胰头钩突部的三角形形态消失，其前、后缘分别向前、后突起而变成球形；肿大的胰头钩突部将肠系膜上动脉和肠系膜上静脉向内上方推移；肠系膜上动脉起始部抬起在横断面上表现为肠系膜上动脉从腹主动脉起始段变直、伸长。胰腺体尾部癌往往肿瘤较大时才来就诊，肿块内常可见低密度坏死区。

2. 胰、胆管阻塞　肿瘤远端的主胰管扩张，甚至形成潴留性囊肿。由于胰腺癌者发生于导管上皮，胰管阻塞扩张是很重要的表现。胰头癌可见其后整个主胰管都扩张，CT 表现为与胰腺长轴一致、光滑或呈串珠状、位于胰体尾内的管状低密度影。少数胰头钩突部癌发生在导管开口以下，可能不发生主胰管扩张。胰头癌常常早期侵犯胆总管下端引

起胆总管阻塞，引起梗阻性黄疸。梗阻近端胆总管、胆囊及肝胆管均见扩张，表现为"软藤样"扩张改变。胰管、胆总管都受累时可见所谓"双管征"，是诊断胰头癌较可靠的征象。胰体尾部的胰管扩张常伴有体、尾部胰实质的萎缩。

3. 肿瘤侵犯胰腺周围脏器、血管　与胰腺毗邻关系密切的大血管有肠系膜上动脉、肠系膜上静脉、脾动脉、脾静脉、下腔静脉、门静脉、腹腔干及腹主动脉。其中受累概率由大到小依次为肠系膜上动脉、肠系膜上静脉、下腔静脉、门静脉及腹腔干。胰腺癌侵犯血管 CT 表现为胰管与血管之间的脂肪间隙消失，肿块包绕血管，血管形态不规则、变细、强直，血管内有癌栓形成甚至完全阻塞。肿瘤有无侵犯重要血管是术前 CT 判断肿瘤能否切除的重要依据。胰腺癌易侵犯十二指肠、胃窦后壁、结肠、大网膜。十二指肠及结肠受累，CT 显示局部肠管壁增厚、僵

硬并引起消化道阻塞、近端肠管扩张。胃窦后壁受累则见胃与胰腺的脂肪间隙消失,胃壁局限性增厚或肿块突入胃腔。

4. 肿瘤转移

(1) 血行转移:胰腺癌易经门静脉转移到肝,肝脏是胰腺癌转移最常见的部位。表现为肝内单个或多个圆形低密度结节,增强扫描结节边缘呈环状强化,有时可以表现为"牛眼征"。胰腺癌也可经血管发生远处其他脏器或骨骼转移。

(2) 淋巴转移:胰腺癌淋巴转移最常见于腹腔动脉和肠系膜上动脉根部周围淋巴结;其次为下腔静脉、腹主动脉旁、肝门区及胃周淋巴结。肿大的淋巴结呈圆形软组织密度结节,直径一般为 1.0~2.0cm,可单个或多个融合成分叶状肿块,密度均匀,晚期可出现中心液化坏死。

(3) 腹膜种植:胰腺癌的腹膜种植并不少见,表现为腹膜、网膜的脂肪间隙消失,为多发结节影取代,相应腹膜增厚。若有大网膜弥漫性浸润时,可出现大网膜密度增高,密度大小不等软组织密度结节影,呈"网膜饼"状。常合并有大量腹腔积液。

(二) MRI 表现

除能横断面成像外,还能作 MRCP 检查,有其独特的价值。

MRI 的表现在横断面所见与 CT 相同。T_1WI 肿瘤呈低或等信号,T_2WI 肿瘤呈等、高信号。由于肿瘤液化、出血、坏死,肿瘤在 T_2WI 可表现为混杂不均信号。肿瘤液化囊变则表现为 T_2WI 不规则高信号区。

MRCP 可以清楚显示梗阻扩张的胰管和胆管,其梗阻末端呈喙突状。如见双管同时受累对于胰头癌的诊断很有意义。

四、鉴别诊断

1. 慢性胰腺炎 当慢性胰腺炎结缔组织增生,使胰腺全部或部分增厚,尤其在胰头区形成局限性肿块时,需与胰腺癌鉴别。

(1) 病变区体积、密度异常:胰腺癌病变区多肿大、局限,多位于胰头部,边缘不整,液化坏死多见,钙化灶罕见;胰腺炎病变区体积可增大、正常或萎缩,病变区体积增大者以弥漫性增大为多;密度异常征象中,液化坏死率较胰腺癌低,钙化发生率较胰腺癌高,特别是沿胰管走向分布的钙化是慢性胰腺炎的特点。

(2) 胰管扩张:胰腺癌胰管扩张一般是光滑的,多不能贯通病变,常常在肿块区截断,胆道梗阻

性扩张属于低位梗阻,胆道扩张程度重,扩张胆总管常于胰头或钩突水平突然狭窄中断,"双管征"出现多提示胰腺癌诊断。胰腺炎扩张胰管一般呈不规则,而且多可贯通病变区,低位胆道梗阻较少发生,胆总管扩张程度轻,扩张胆管圆形光滑,自上而下逐渐缩小,呈鼠尾状,无中断改变。

(3) 胰腺囊肿:胰腺癌潴留性囊肿发生率较低,多位于肿瘤远端胰腺组织内且一般不超出胰腺轮廓;胰腺炎囊肿的发生率较高,位置不定且多超出胰腺轮廓。

(4) 胰周脂肪间隙:胰腺癌常侵犯胰周脂肪间隙,慢性胰腺炎胰周脂肪层少有受侵,多见胰周筋膜增厚及腹腔内广泛粘连,可有炎症特异性征象存在。

(5) 胰周大血管增粗、出现癌栓、被包埋消失仅见于胰腺癌。

(6) 转移征象:病变周围、肝门区、腹部大血管旁淋巴结肿大以及肝内转移灶只见于胰腺癌。

2. 胰岛细胞肿瘤 发病年龄较轻;无功能性胰岛细胞瘤多发生在胰腺体尾部,体积较大肿瘤边界清楚,内部有时有液化坏死及出血;无胆道梗阻征象;肿瘤内部有时可见钙化征象;在动态增强 CT 或 MRI 上可见早期强化征象;如果为功能性胰岛细胞瘤,瘤体体积较小,并常合并内分泌异常。

3. 胰腺囊腺癌或囊腺瘤 当胰腺癌出现中央液化、坏死灶时,需与胰腺囊腺癌或瘤相鉴别。后者 CT 表现为边界清楚或不清楚的囊、实混合性肿块,囊壁可见局部壁结节,增强扫描见囊壁和纤维分隔强化,部分瘤体可见瘢痕组织的钙化或囊壁的壳样、不规则钙化。胰腺癌发生液化坏死时一般较少出现分隔及钙化现象。

4. 腹腔淋巴结结核 可表现为胰周淋巴结广泛肿大并与胰腺粘连而类似胰腺癌。但本病在增强 CT 扫描时肿大淋巴结包膜可呈环状强化,其中央因干酪样坏死呈低密度。多个淋巴结堆积成团,增强后则表现为蜂窝状肿块,这一表现有特征性,据此可与胰腺癌相鉴别。

(方驰华 齐硕)

第三节 胰腺囊性肿瘤

胰腺囊性肿瘤(cystic tumor of pancreas)发生率占胰腺肿瘤的 10%~15%。病理上分为浆液性囊腺瘤和黏液性囊性肿瘤以及胰腺导管内乳头状黏液样瘤。

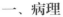

一、病理

（一）黏液性囊腺肿瘤

黏液性囊腺肿瘤又称巨囊性腺瘤,目前把黏液性囊腺瘤和囊腺癌统称为黏液性囊性肿瘤。黏液性囊腺瘤常有恶变的可能,实际是潜在的恶性肿瘤。本病多见于 40~60 岁的女性,胰体尾部多见。肿瘤常很大,直径 20~30cm,为单囊或几个大囊组成,囊内充满黏液,囊腔内有纤维分隔。囊壁比较光整,壁较厚,局部可见散在的乳头状突起,囊内充满黏稠液体,囊之间可见结缔组织分隔。镜下囊壁内衬高柱状黏液上皮细胞,形状不一,可分为基本正常上皮细胞、不典型增生上皮细胞和腺癌细胞。小的肿瘤（1~3cm）多为良性,肿瘤直径超过 5cm 要考虑恶性的可能,超过 8cm 则多为恶性。

（二）胰腺导管内乳头状黏液瘤

胰腺导管内乳头状黏液瘤（intraductal papillary mucinous neoplasm, IPMT）是起源于主胰管或其分支的一种分泌黏液的乳头状肿瘤,发病比较少见。以胰头及钩突部最常见,依病变部分起源的不同 Takada 等将其大致可分为 3 类:①主胰管型,即主胰管节段性或弥漫性扩张,肿瘤主要位于主胰管内;②支胰管型,即仅有支胰管扩张,肿瘤不在主胰管内;③混合型,即主、支胰管内均有肿瘤。可见主胰管和/或支胰管扩张,内可见局限或弥散的颗粒状、绒毛状或乳头状肿瘤。肿瘤周围的胰腺实质常有萎缩、纤维化。镜下肿瘤细胞呈高柱状,含有黏液,曲型病变上皮形成乳头状或假乳头状结构,可分泌大量黏液并刺激胰管扩张。由分泌黏蛋白的柱状细胞组成,呈乳头状或乳管状生长,根据乳头上皮成分的异型程度、侵袭性的不同,IPMN 分为良性、交界性和恶性非浸润性及浸润性。

（三）浆液性囊腺瘤

浆液性囊腺瘤可发生在胰腺的任何部分,常单发。肿瘤包膜光滑、菲薄,中心纤维瘢痕和纤维间隔使囊肿呈多房蜂窝样,囊内含低密度液体。中央纤维瘢痕和分隔有时可见条状不规则钙化或特征性日光放射状钙化,高度提示浆液性囊腺瘤的可能。镜下见囊壁衬以单层立方上皮或扁平上皮细胞,形态较为一致,上皮细胞内含丰富的糖原,上皮细胞下可见丰富的毛细血管网。

二、临床表现

黏液性囊腺肿瘤是最常见的胰腺囊性肿瘤,包括黏液性囊腺瘤（pancreatic mucinous cystic cystadenoma, MCA）、黏液性囊腺癌（pancreatic mucinous cystic cystadenocacinoma, MCC）和介于二者间的交界性黏液性囊腺瘤（pancreatic mucinous cystic borderline cystadenoma, MCB）。约 80% 发生于女性,平均年龄约 55 岁。浆液性囊腺瘤女性略多见,平均年龄约 63 岁,病人可表现为上腹痛、背痛、腹部包块,部分病人体重减轻,也可表现为黄疸,但少见。部分病人可无任何不适,仅在体检中偶然发现。浆液性囊腺瘤一般为良性,只有极少量浆液性囊腺癌的报道。

IPMT 近年来逐渐被认识,约占胰腺外分泌肿瘤的 1%~2%,据文献报道,发病年龄在 60~80 岁,男性较多见。常表现为上腹部不适,有时仅为上腹部隐痛,20%~50% IPMT 有发作性的胰腺炎样症状,如上腹部不适和发作性剧痛、高淀粉酶血症等。此外黄疸、脂肪泻、消化道症状、消瘦等症状也不少。由于 IPMT 具有潜在恶性,特别是对于合并糖尿病的病人表现为恶性的可能性较大,绝大多数学者主张本病一经确诊即应积极手术根治性切除,且预后较好。

三、CT 和 MRI 表现

（一）CT 表现

1. **浆液性囊腺瘤** 平扫肿块呈圆形或略呈分叶状,包膜光滑、菲薄,与正常胰腺一般分界清楚,肿块总体密度从水样密度软组织密度不等,中央纤维瘢痕和分隔有时可见不规则钙化或特征性日光放射状钙化,但发生率不高,约占 10%。增强扫描后囊肿壁以及内部间隔的强化形成蜂窝样改变,有时囊肿的壁仅仅在增强扫描才能显示清楚,中心的瘢痕组织亦在延迟期仍显示强化（图 6-3-1、图 6-3-2）。

2. **黏液性囊性肿瘤** 肿瘤一般较大,大部分发生在胰体和胰尾部,呈圆形或卵圆形,单房或多房,内见多少不一分隔及壁结节。囊壁较厚,沿内壁经常可见较大子囊。囊壁、间隔的线样钙化和囊内容物的不定形钙化被认为是黏液囊性肿瘤较特征的表现。增强扫描可显示囊壁的强化,部分囊壁增厚,有时可见结节状突起,囊内分隔亦可清晰显示。瘤体越大,壁结节越大、越多,囊壁及间隔越不规则增厚,提示囊腺癌的可能性越大;邻近器官边缘受侵、脂肪间隙消失甚至肝脏内出现转移则是诊断囊腺癌的可靠征象。此外值得指出的是黏液性囊腺癌出现钙化的概率高于浆液性囊腺瘤,以囊壁和间隔的钙化多见（图 6-3-3~图 6-3-9）。

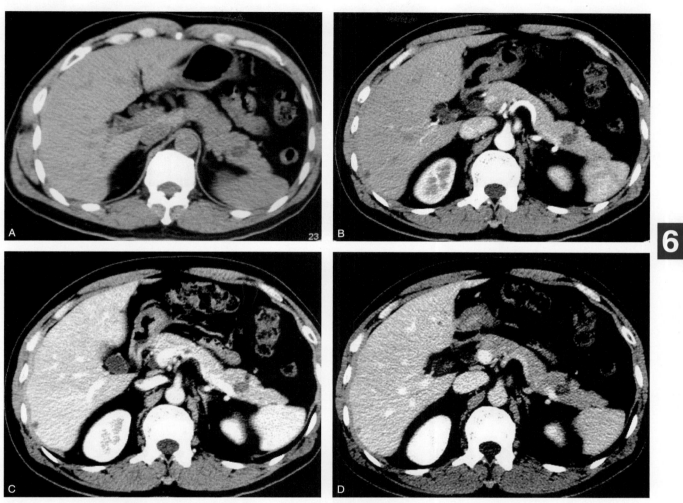

图 6-3-1　胰尾部浆液性囊腺瘤
A. CT 平扫,胰尾部小囊样低密度病灶;B~D. CT 增强扫描,显示胰尾部低密度病灶内见小分隔强化。

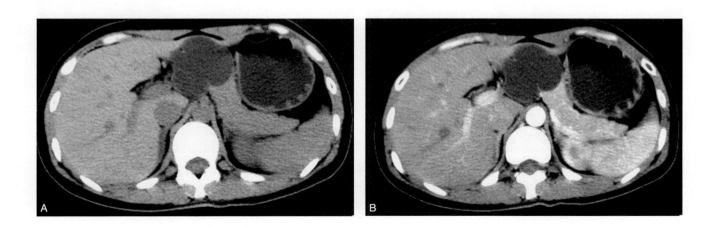

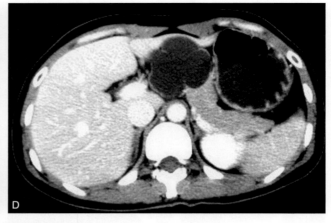

图 6-3-2　胰尾部浆液性囊腺瘤

A. CT 平扫，胰颈部囊样低密度病灶，呈分叶状，边缘光整，包膜菲薄，内可见小分隔；B~D. CT 增强扫描，病灶分隔显示更清晰。

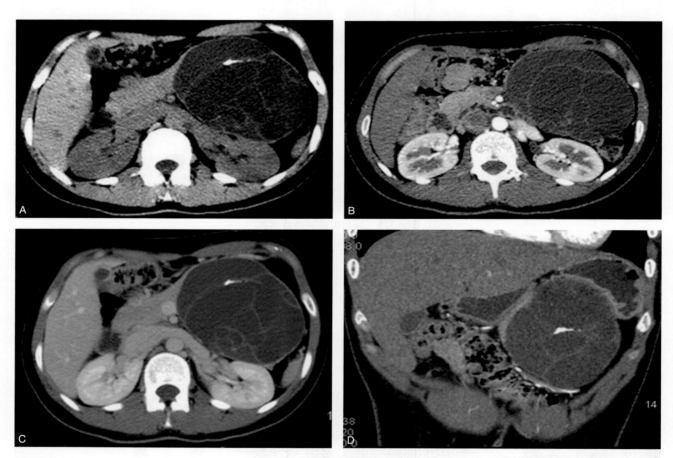

图 6-3-3　胰体尾部黏液性囊腺瘤

A. 平扫示胰体尾部一巨大低密度囊性肿块，内可见多发大小不一的子囊及分隔，并可见分隔线样钙化；B~D. 增强扫描示囊壁强化。

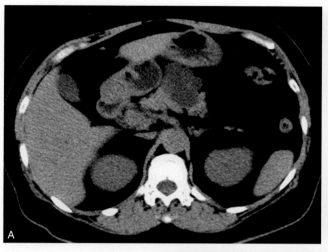
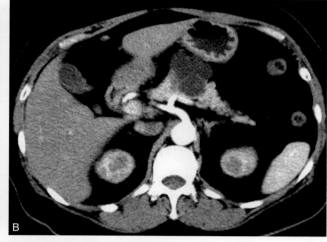
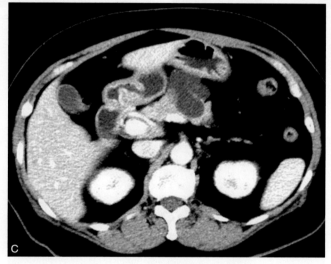

图 6-3-4　胰体部黏液性囊腺瘤

A. 平扫示胰体部分叶状低密度囊性肿块,内可见多发小囊及分隔;B、C. 增强扫描示囊内分隔显示更清晰。

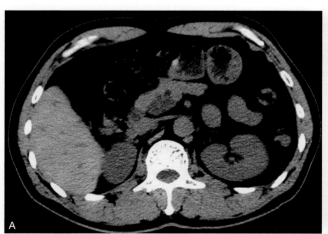
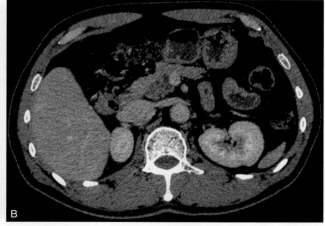

图 6-3-5　胰头部黏液性囊腺瘤

A. 平扫示胰头钩突部多房低密度囊性肿块,边缘光整,内可见多发小囊及分隔;B. 增强扫描示囊内分隔显示更清晰。

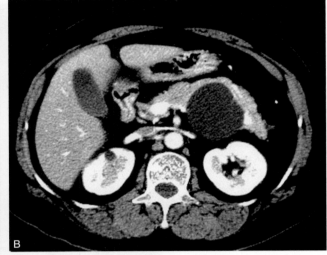

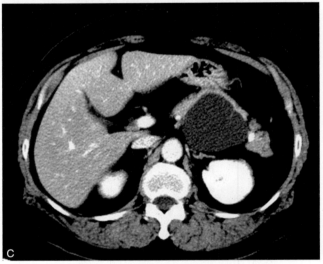

图 6-3-6　胰体部黏液性囊腺瘤
A. 平扫示胰体部单房囊性肿块,边缘光整;B、C. 增强扫描示肿块未见强化,内可见线样小分隔。

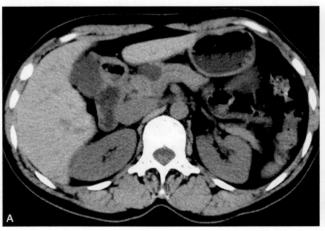

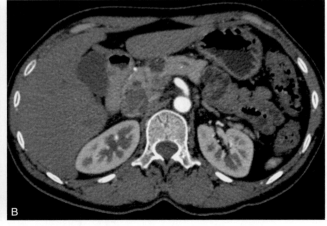

6

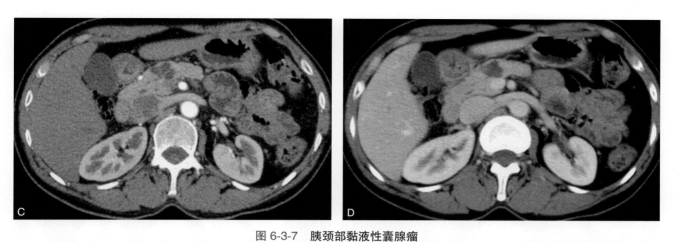

图 6-3-7 胰颈部黏液性囊腺瘤

A. 平扫示胰颈部见结节样低密度病灶,边界清,呈分叶状;B~D. 增强扫描示病灶内可见多发小分隔呈多房样改变。

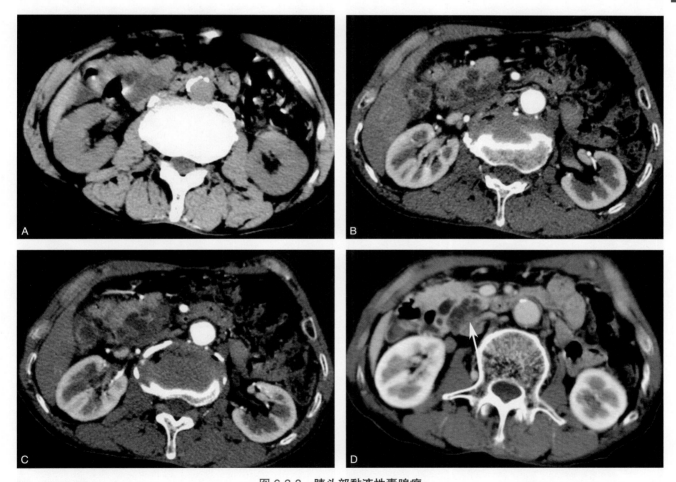

图 6-3-8 胰头部黏液性囊腺瘤

A. 平扫示胰头钩突部分叶状多房囊性肿块,呈簇状分叶,其内见分隔,边界清,呈分叶状;B~D. 增强扫描示病灶与主胰管相通(↑图中箭头所示)。

6

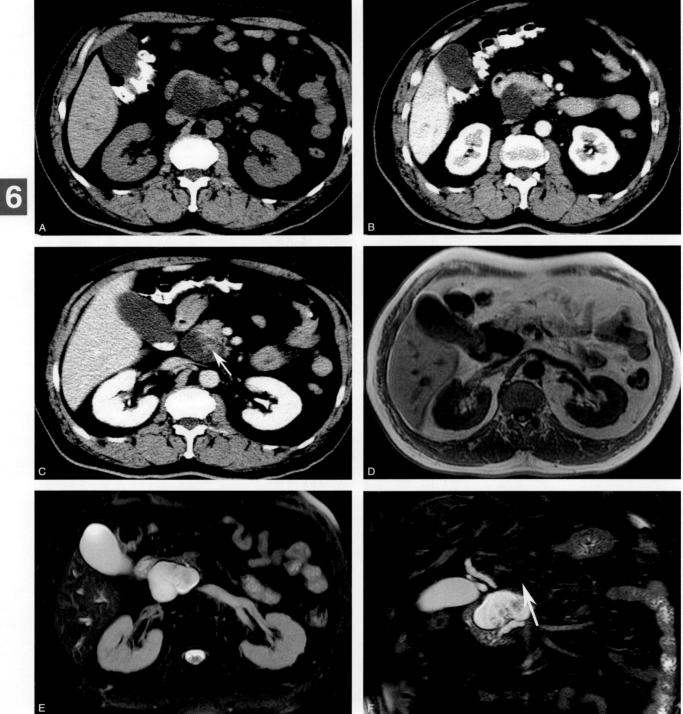

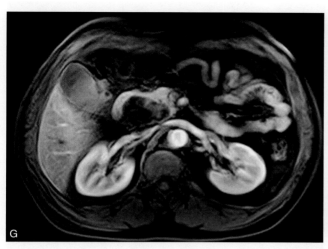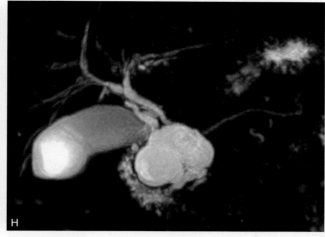

图 6-3-9　胰头钩突部黏液性囊腺瘤

A. CT 平扫示胰头钩突部单房囊性肿块,边界清,其左前壁可见结节;B、C. 增强扫描示肿块壁结节强化(图中↑所示);D. MRI 平扫 T_1 病灶呈低信号;E、F. T_2 呈高信号,其内壁结节呈等信号(图中粗↑所示);G. 增强扫描壁示结节强化;H. MRCP 清晰显示高信号肿块,胰管及胆管未见扩张。

3. 胰腺导管内乳头状黏液样瘤(IPMT)　主胰管型 IPMA 显示主胰管弥漫性或节段性扩张,常伴有壁结节,扩张的主胰管周围胰腺实质常有萎缩,考虑系压迫性萎缩。有时可见导管内无定型的钙化影。支胰管型由于病灶生长在分支导管内,同样由于大量黏液分泌导致病变处或相邻部位导管扩张,呈囊状,相邻多个分支导管的囊状扩张,在 CT 上表现为胰头钩突部位的分叶状多房囊性肿块,呈簇状分布,其内可见分隔,腔内乳头状突起往往是肿瘤实质所在。采用薄层螺旋 CT 的增强扫描如能观察到病灶与主胰管相通,强烈提示本病诊断。

由于 IPMT 手术预后比较好,因此对 IPMT 的良恶性做出准确的判断有十分重要的临床意义。下列 CT 征象提示恶性 IPMT 的可能性大:①有无壁结节,恶性病变往往伴有壁结节;②病灶的大小,Kubo 等认为病灶超过 40mm 并且伴有壁结节时强烈提示其为恶性病变;③主胰管扩张超过 15mm;④胰腺弥漫性或多灶性的侵犯;⑤扩张胰管内容物密度的改变或钙化;⑥十二指肠乳头膨大。

(二)MRI 表现

浆液性囊腺瘤(图 6-3-10)　表现为边缘清楚信号均匀的多囊性肿块,呈蜂窝状,囊的直径在 1cm 左右,一般不超过 2cm。囊内间隔及瘢痕在 T_1WI 和 T_2WI 上均呈低到中等信号。囊内容物在 T_1WI 表现低信号,在 T_2WI 则显示高信号,多个囊状高信号与它们之间的分隔形成所谓的葡萄样改变。增强扫描显示其分隔或病灶周边的轻度到中度强化。

1. 黏液性囊性肿瘤　肿瘤较大,直径可超过 10cm,可为单囊或多囊,多囊时各囊腔可因出血和蛋白含量的不同显示囊腔信号强度不同,在 T_1WI 上呈低或中等信号,在 T_2WI 上以高信号为主。囊内分隔在 T_2WI 一般呈现相对低信号,T_1WI 则呈现低到中等信号,增强扫描抑脂 T_1WI 分隔可见中度强化,囊壁有时也可见到强化征象。

2. 胰腺导管内乳头状黏液样瘤(IPMT)　主胰管型表现为主胰管的弥漫性或节段性扩张,支胰管型则表现为胰头钩突的多房囊性肿块,囊性肿块在 T_1WI 为低信号,T_2WI 为高信号,另外可见病灶周围的胰管不同程度扩张,有时可以显示囊性病变与扩张胰管之间的通道。MRCP 比较容易显示突向主胰管或囊性病灶的结节影,表现为扩张胰管或囊腔内的充盈缺损,一般认为结节状突出影提示恶性的可能性大,另外在主胰管型中胰管弥漫性扩张且胰管最大径超过 15mm 应怀疑恶性的可能。

四、鉴别诊断

1. 胰腺癌坏死囊性变　一般而言,胰腺癌坏死囊性变的病灶较大,坏死囊变区常位于病灶中央,囊

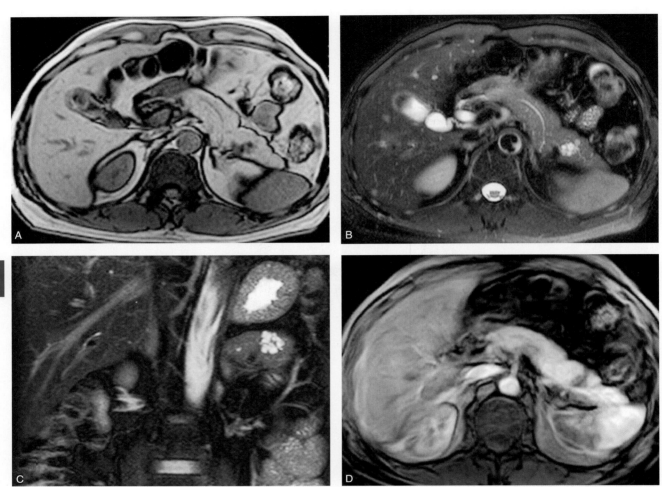

图 6-3-10　胰尾部浆液性囊腺瘤

A. MRI 平扫 T$_1$ 示胰尾部分叶状多房囊性低信号，呈簇状分叶，其内见分隔，边界清；B、C. T$_2$ 呈高信号；D. 增强扫描病灶未见强化。

腔多为不规则形，囊变区密度不均，增强扫描不规则强化和边缘强化为主，病灶可向周围侵袭，并有区域淋巴结肿大，远处转移等。

2. 无功能胰岛素细胞瘤　多位于胰体尾部，当肿瘤中心坏死囊变时可表现为类圆形囊性肿块，壁厚而均匀。由于无功能性胰岛素细胞瘤常常为富血供肿瘤，增强扫描强化明显，多表现为周围强化，病变极少向胰外及大血管侵犯，故胰周境界清楚。

3. 胰腺假性囊肿　常有胰腺炎、ERCP 或腹部外伤史，病灶多位于胰腺外，呈圆形、类圆形单囊，囊壁薄而均匀，无壁结节或囊内分隔囊，病灶无分叶状改变，假性囊肿中心密度低且均匀。胰腺炎所致假性囊肿常常可见周围水肿增粗的网膜条纹和增厚的吉氏筋膜。增强扫描除非合并感染，囊肿一般强化不明显。当假性囊肿合并出血、坏死或感染，囊肿内密度可不均匀，囊壁也可厚薄不均，此时与囊性肿瘤不易鉴别（图 6-3-11、图 6-3-12）。

4. 胰腺真性囊肿　胰腺真性囊肿起因于胰腺管发育异常，因囊肿生长缓慢或不增大，病人大多数无症状，表现为单发或多发的囊性灶，内衬上皮，壁薄，边界清，无胰腺炎病史，增强扫描无强化。

5. 胰腺囊性肿瘤三者间的鉴别诊断　可从囊肿数目、囊肿大小、囊肿分隔、中心瘢痕、实性与囊性部分之比以及肿瘤的边缘形态等 6 方面进行分析。浆液性囊腺瘤，绝大多数为良性，瘤体由无数小囊组成，小囊直径常小于 2cm，内部出现星芒状钙化是其特征性的表现。黏液性囊性肿瘤内部的囊直径一般超过 2cm，形态可不规则，钙化多表现为线样或不定形钙化，肿瘤内部分隔较厚且更不规则，增强扫描出现血管被包埋的征象提示囊腺癌的

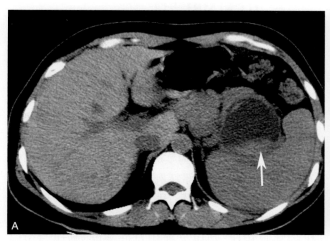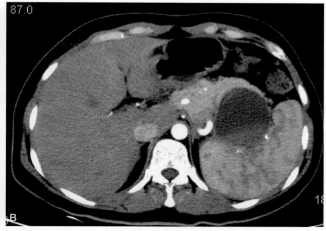

图 6-3-11 胰尾部假性囊肿合并出血

A. 平扫胰尾部见一囊状低密度灶,边缘光整,内未见分隔及壁结节,内密度不均匀,可见高密度积血形成液平(图中↑所示);
B. 增强扫描囊肿壁未见强化。

6

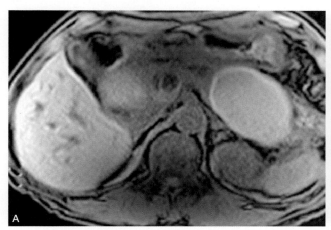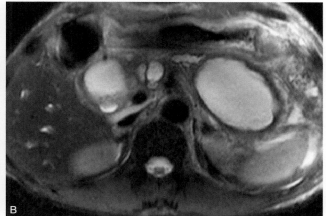

图 6-3-12 胰尾部假性囊肿

A. T_1 示胰尾部见一稍低信号囊肿,边缘光整,内信号均匀;B. T_2 囊肿呈稍高信号。

可能性大。如果显示主胰管与囊性肿块之间的交通管道则对诊断 IPMT 有特征性的意义;假性囊肿有时可以显示胰管与囊性肿之间的交通管道,但管径一般较小;IPMT 显示突向主胰管或囊腔内的乳头状突起,可与浆液性囊腺瘤鉴别,虽然部分黏液性囊性肿瘤也可显示突向囊腔的突起,但主胰管较少受侵犯。肿瘤大小不能作为区别囊性肿瘤的依据。

6. 胰腺周围的囊性病灶 例如胃及十二指肠肿瘤和憩室、腹膜后神经鞘瘤、纤维组织细胞瘤、淋巴管囊肿和淋巴结结核等,有时也可类似于胰腺起源。MSCT 多方位重建有助于病变起源部位的判断。

(方驰华 齐硕)

第四节 乳头状囊性肿瘤

乳头状囊性肿瘤(papillary cystic neoplasm),又称胰腺实质性囊性肿瘤(cystic-solid tumor of pancreas, CSTP),胰腺实质性假性乳头状瘤(solid pseudopapillary tumor)、胰腺实性乳头状上皮性肿瘤(solid and papillary epithelial neoplasm),为较少见胰腺肿瘤。1959 年由 Frantz 首先报道,故又称 Frantz 瘤,近十年来发病有增多的趋势,可能与对该病的认识逐渐提高有关。

一、病理

肿瘤大多位于胰头或胰尾部,外周均有厚薄不一的纤维性包膜,肉眼观察肿瘤似囊腺癌或内分泌肿瘤,切面均有实性和囊性,与周围胰腺组织界限清晰,呈暗红色,质中,可伴出血坏死呈现斑驳色彩。镜下肿瘤细胞小到中等大小,多边形或长条形,核卵圆形,有时形态可不规则,染色质分散成团,一些瘤细胞可见明显的核沟、核皱折,核分裂象罕见,部分区域核轻度异型性。实性区域有大量纤细的血管均匀分布。瘤细胞围绕血管形成假菊形团结构。肿瘤可有两种退变形式:其一,远离血管的肿瘤细胞胞质常常是清亮的或有多个空泡,空泡大小不一,另有一些细胞发生肿胀。嗜酸性和PAS阳性细胞质小体经常出现。细胞发生上述改变的区域产生囊性变,并还有脂质结晶出现。而围绕血管周围的细胞则没有变性,并以纤细的血管为轴心形成乳头状结构。其二,这种退变过程起源于环绕小血管周围的黏液结缔组织逐渐积累,使大量的肿瘤上皮细胞被挤压变形,从而形成小梁状和类似囊状结构。部分黏液基质转变成胶原基质形成不规则的条状、结节状相对乏血的结缔组织。由于大多数血管缺乏支持结构,从而导致了多发广泛的出血。

二、临床表现

乳头状囊性肿瘤好发于年轻女性,偶见中老年,也有男性发病的报道。常见的临床表现为腹部包块、腹痛、腹部不适、恶心或呕吐,以及上腹痛或腹胀、食欲减退等症状,很少因胆道梗阻而发生黄疸,也没有胰腺内、外分泌功能障碍的表现。部分病人由于肿瘤破裂可致腹腔内出血。

三、CT 和 MRI 表现

肿瘤以胰尾部更多见,表现为境界清、圆形或分叶状肿块。肿块常有完整的包膜,与周围正常胰腺分界清楚。肿块内密度不均,既有实性结构又有囊性结构,囊性部分与实性部分所占比例根据肿瘤内部出血坏死程度不同而不同。囊性部分的 CT 值一般高于水的 CT 值,故其囊性部分有时不易发现,易被误认为实性肿块,仅在增强扫描时发现。由于肿瘤内部坏死出血灶相互融合,所以 CT 显示肿块内部并没有明确的分隔。肿块属于少血性,增强扫描肿块边缘可有强化,与周围正常强化的胰腺相比,肿块呈现相对低密度,肿块与包膜呈渐进性强化。肿瘤内可出现钙化,形态多样,可表现为周围环形甚至是蛋壳样、多发点状或无定形的钙化。乳头状囊性肿瘤很少发生转移或局部侵犯。MRI 显示肿瘤边界显示清晰,肿瘤内可出现出血、坏死,囊变,在 T_1WI 肿瘤呈高信号,可位于肿瘤的中央、边缘或弥漫分布,T_2WI 表现为高信号或高低混杂信号,低信号的出现与含铁血黄素沉着有关;实性部分在 T_1WI 表现为等信号或稍低信号,在 T_2WI 表现为稍高信号。增强扫描后肿瘤边缘实质部分可见强化。部分病例可见肝脏转移,在 T_2WI 显示为高信号,而 T_1WI 则不易显示。值得注意的是在 T_1WI 和 T_2WI 上常常可见肿瘤周围连续或不连续的环形低信号带,病理基础可能与肿瘤周围的纤维包膜有关。肿瘤内部的出血、坏死、囊变在 T_2WI 上可见液体 - 碎屑平面(图 6-4-1~图 6-4-6)。

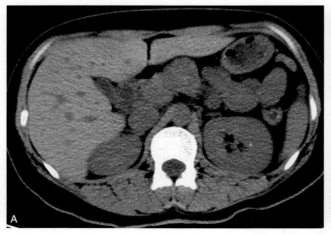

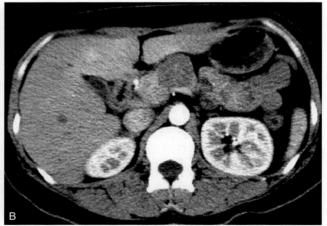

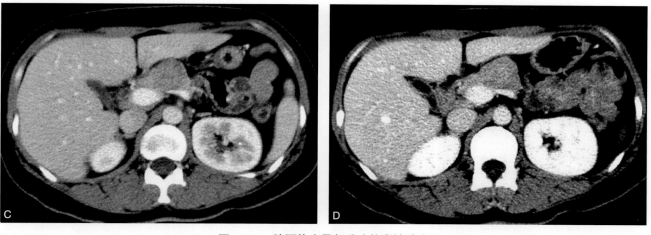

图 6-4-1　胰颈体交界部乳头状囊性肿瘤

A. CT 平扫示胰颈体交界部类圆形稍低密度结节，边缘光整，内密度均匀；B. 增强扫描动脉期结节强化不明显；C、D. 门脉期和平衡期结节轻度均匀强化。

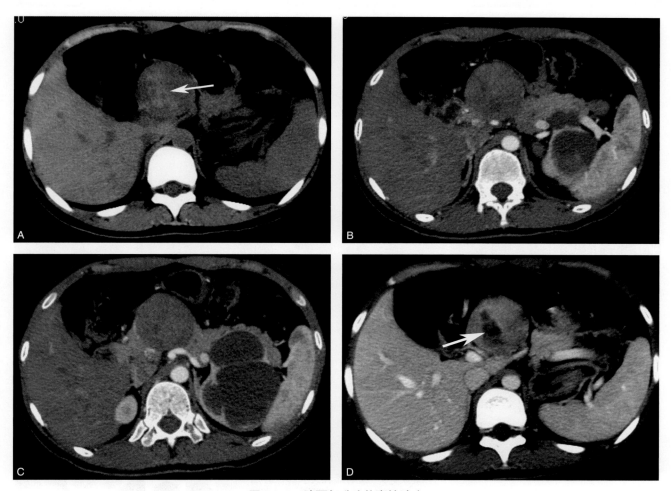

图 6-4-2　胰颈部乳头状囊性肿瘤

A. CT 平扫示胰颈部类圆形稍低密度占位结节，边缘光整，内密度欠均匀，可见斑片状稍高密度影（考虑为出血灶）（图中↑所示）；B、C. 增强扫描动脉期、门静脉期肿块轻度强化；D. 平衡期肿块中度强化，内出血区未见强化呈相对低密度（图中粗↑所示）。

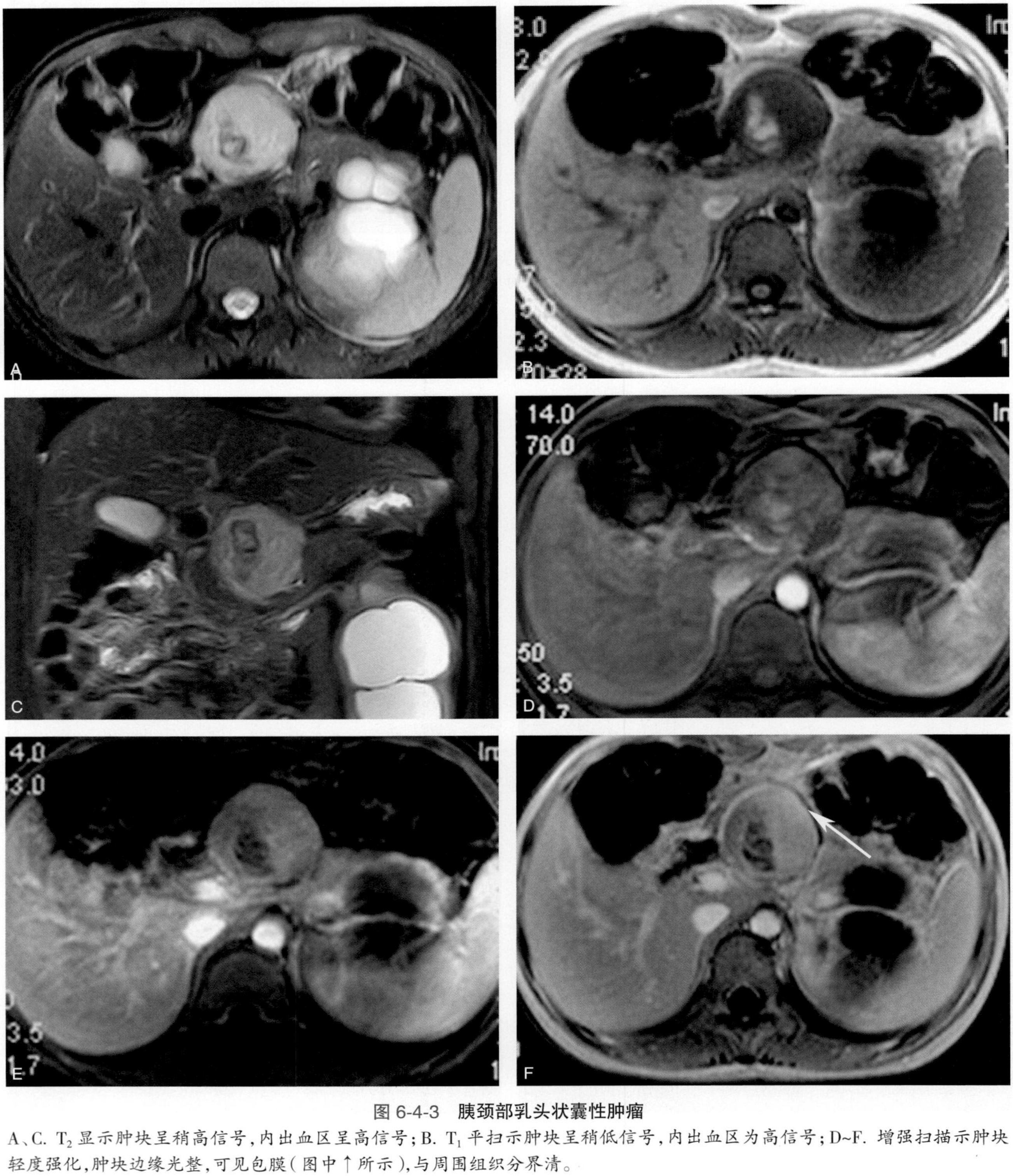

6

图 6-4-3　胰颈部乳头状囊性肿瘤

A、C. T$_2$ 显示肿块呈稍高信号，内出血区呈高信号；B. T$_1$ 平扫示肿块呈稍低信号，内出血区为高信号；D~F. 增强扫描示肿块轻度强化，肿块边缘光整，可见包膜（图中↑所示），与周围组织分界清。

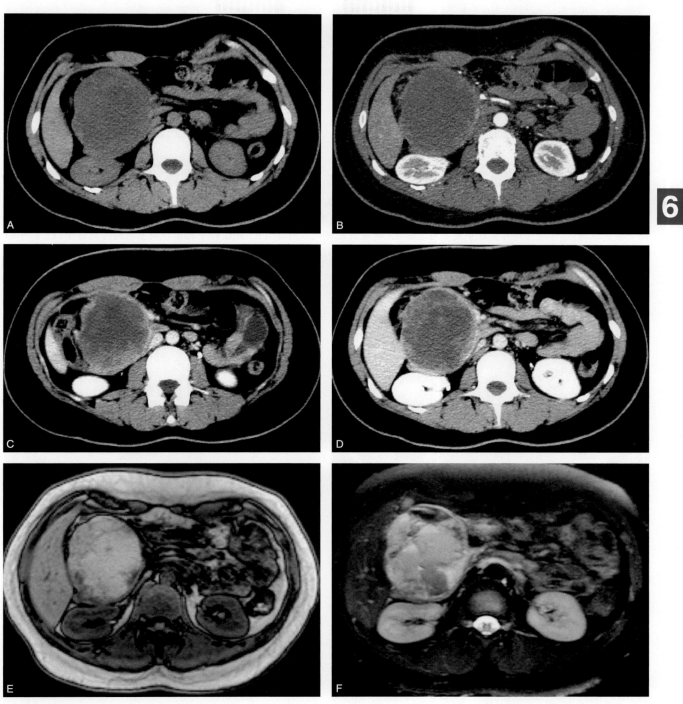

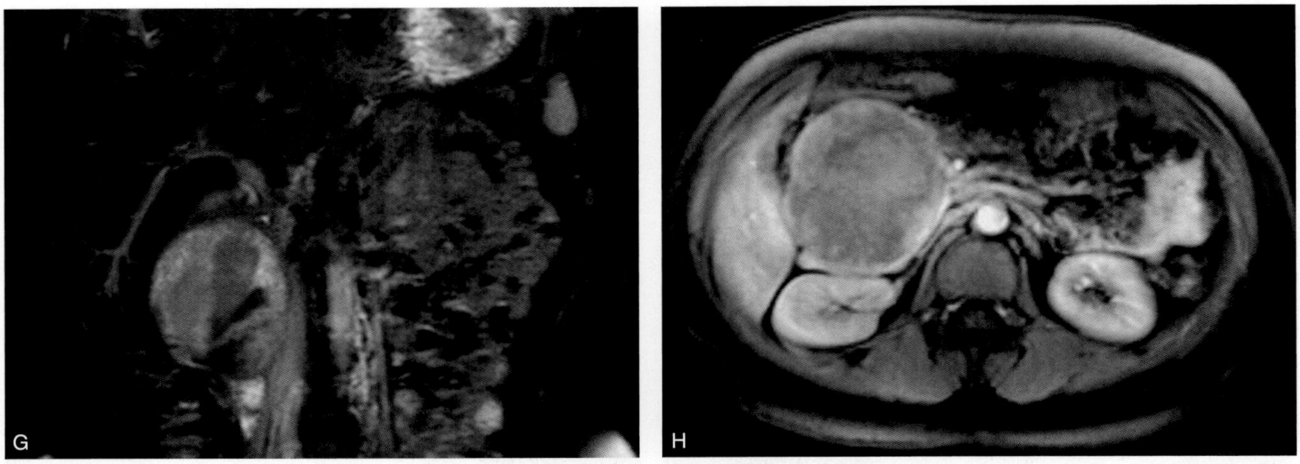

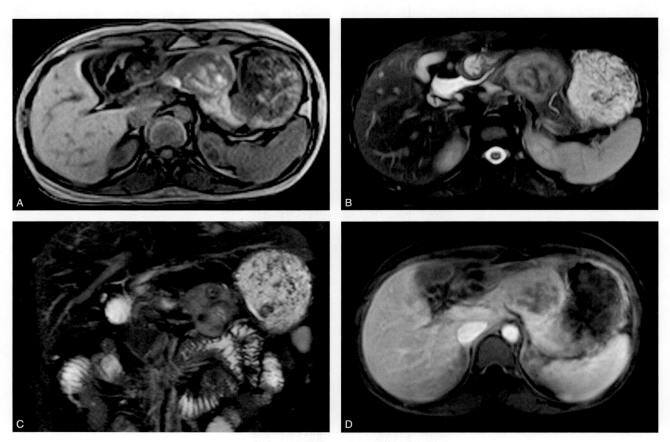

6

图 6-4-4　胰颈头乳头状囊性肿瘤

A. CT 平扫示胰头部巨大低密度肿块,边缘光整,内见更低密度区;B~D. CT 增强扫描示肿块内以低密度为主(出血液化坏死),密度不均匀,肿块外周可见轻中度不均匀强化(肿块液化坏死不均匀);E. MRI T₁ 平扫示肿块呈不均匀高信号;F. T₂ 平扫亦呈不均匀高信号(出血坏死或蛋白含量较高),为同一病例;G. T₂ 显示肿块呈稍高信号,内出血区呈高信号;H. 增强扫描肿块周围可见强化。

图 6-4-5　胰体头乳头状囊性肿瘤

A. T₁ 平扫示胰体部类圆形低信号肿块,边缘光整,内信号不均匀,可见斑片状高信号(出血);B、C. T₂ 平扫肿块实质部分呈高信号,出血区亦呈高信号;D. 增强扫描肿块实质部分轻中度强化,强化程度低于正常胰腺实质。

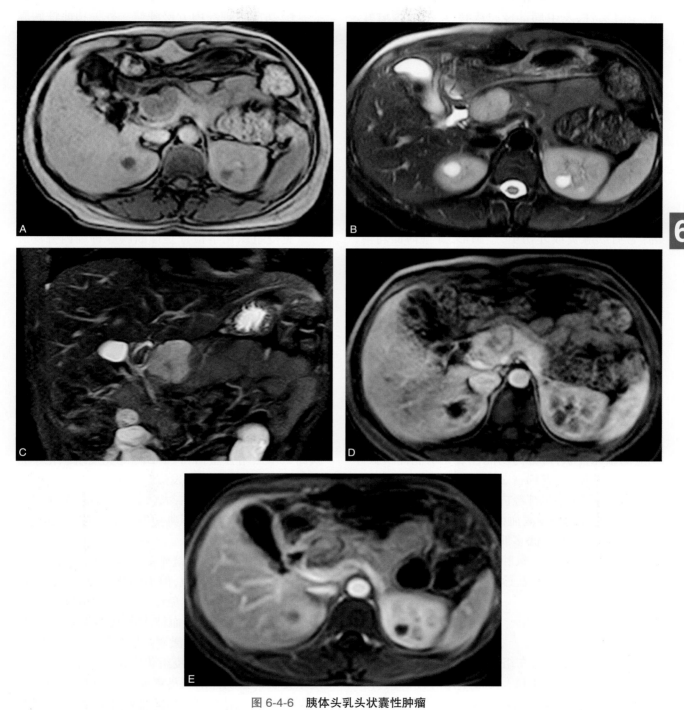

图 6-4-6　胰体头乳头状囊性肿瘤

A. 平扫胰头部可见稍短 T_1 类圆形肿块；B、C. 胰头部可见稍长 T_2 类圆形肿块；D、E. 增强扫描肿块轻度强化，强化程度低于正常胰腺实质。

四、鉴别诊断

乳头状囊性肿瘤好发于年轻女性，肿块常有包膜，呈囊实性，发生局部侵犯或转移少见，预后好，手术切除可治愈。本病需与下列疾病相鉴别：①无功能性胰岛细胞瘤：常无包膜，增强后呈"持续性强化"特点，且高于周围正常胰腺组织。②胰腺囊腺瘤或癌：平均发病年龄较大，黏液性直径在 10cm 左右，病灶内有分隔，可有壳状或不规则钙化；浆液性直径多 <2cm，中央出现放射状钙化是其特征性表现。③胰母细胞瘤：10 岁以下儿童多见，增强后肿瘤周边明显强化，高于周围正常胰腺组织，出血少见。④胰腺癌：老年男性多见，增强后肿瘤强化不明显，边缘模糊，常侵犯周围结构。⑤胰腺假性囊肿：常有胰腺炎或外伤史，呈圆形，囊壁薄而均匀，壁结节及分隔罕见。

（方驰华　齐硕）

第五节　胰腺内分泌肿瘤

胰腺内分泌肿瘤又称为胰腺神经内分泌肿瘤（pancreatic neuroendocrine tumor，pNET），是起源于胰腺内分泌细胞的罕见肿瘤，仅占胰腺肿瘤的 3%。可发病于各个年龄，高峰发病年龄在 30~59 岁。在临床上，根据血清内分泌激素的分泌状态以及病人相应的临床症状，可分为功能性及无功能性胰腺神经内分泌肿瘤，前者约占 22%。依据具体分泌激素的不同，功能性胰腺神经内分泌肿瘤又可划分为胰岛素瘤、胃泌素瘤、胰高血糖素瘤、生长抑素瘤、舒血管肠肽瘤（VIP 瘤）、胰多肽瘤等。胰腺神经内分泌肿瘤种类繁多，这也导致肿瘤之间既具共性，又各具特性，在病理、临床表现、诊断、治疗等方面已成为研究与讨论的热点。

一、病理

胰腺内分泌肿瘤在组织学上可分为高分化的神经内分泌肿瘤（NETs）及低分化的神经内分泌癌（NECs）。依据核分裂数及 Ki-67 增殖指数，2010年 WHO 制定了神经内分泌瘤及神经内分泌癌的诊断标准，即神经内分泌瘤核分裂数 <20/10HPF 或 Ki-67 指数 <20%（1 级核分裂数 <0 或 1/10HPF，2 级核分裂数 2~20/10HPF），神经内分泌癌核分裂数 >20/10HPF 或 Ki-67 指数 >20%。然而，2017 年 WHO 对于神经内分泌肿瘤的分类进一步做了修改与补充，对于一部分形态为高分化，但核分裂和 Ki-67 均高于 G2，生物学行为比神经内分泌癌要好的神经内分泌肿瘤，称为神经内分泌瘤 3 级（NET，G3）。

1. **功能性神经内分泌肿瘤**　各类功能性胰腺神经内分泌肿瘤形态极其相似，仅凭大体及镜下形态而忽略临床表现往往难以区分。大体上胰腺神经内分泌肿瘤体积较小，直径较小（1~5cm），与周围组织界限清楚，包膜完整或不完整。切面呈粉白至暗红色，质软均质，如有间质纤维化、钙化、砂砾体、淀粉样变等形成，质地可变硬。光镜下，肿瘤细胞与正常胰岛细胞类似，细胞核常有不同程度的异型性，但核分裂少见。瘤细胞常排列成 3 种形态：①花带、小梁或脑回状，中间有薄壁血窦分隔；②腺泡样、假菊形样；③实性团块或弥漫片状。

免疫组织化学检查是诊断胰腺神经内分泌瘤的重要手段，功能性神经内分泌肿瘤常常可表达突触素（SYN）、神经元特异性烯醇化酶（NSE）、嗜铬粒蛋白（CgA）、CD56（神经细胞黏附分子）等，其中突触素和嗜铬粒蛋白在高分化神经内分泌肿瘤中广泛表达，而在低分化肿瘤中，突触素和神经元特异性烯醇化酶可表达阳性，而嗜铬粒蛋白常不表达。在多数胰腺神经内分泌瘤还可表达 CK8，CK18，CK19，CEA 和 CA19-9，少数肿瘤还可表达 CD99，神经内分泌癌还可表达 P53。在高分化神经内分泌瘤中，常可根据甲状腺转录因子 -1（TTF1）、CDX2、胰岛素基因增强蛋白 -1（ISL1）等免疫组织化学检查标记分辨转移癌的原发灶。

电镜检查有局限性，大多数功能性胰腺神经内分泌肿瘤往往只含有不典型的分泌颗粒，鉴别起来存在困难。

（1）胰岛素瘤：电镜显示部分肿瘤细胞中含有典型的 B 细胞分泌颗粒，但不同肿瘤细胞中存在的量及分布有很大差异。免疫组化：瘤细胞胰岛素抗体免疫反应阳性，病人血清中前胰岛素阳性，50%左右的胰岛素瘤为多种激素阳性。除此之外，A、D、PP、G 细胞等也可在免疫组化中显示出来。对于免疫组化胰岛素阴性的胰岛素瘤，CgA mRNA 也可协助明确诊断。遗传学：胰岛素瘤中可见到 MEN1、DAXX、ATRX、PTEN、TSC2 和 YY1 的突变。

（2）胃泌素瘤：电镜显示部分胃泌素瘤细胞含有直径为 300nm，呈絮状的胃窦 G 细胞颗粒（G17），而部分肿瘤细胞含有直径 175nm，表现为核心电子密度高而空晕较窄的小肠 G 细胞颗粒（G34），而多数分泌颗粒则不典型而难以鉴别。遗传学：胃泌素瘤以 MEN1 突变为主。

（3）胰高血糖素瘤：免疫组化提示，由前高血糖素衍生而来的多肽常为阳性，而高血糖素呈不同程度阳性。电镜下分泌颗粒形态变异较大，诊断较困难。

（4）生长抑素瘤：生长抑素瘤多发于 30~60 岁的女性，多数呈恶性，具有 D 细胞分化的特征。胰内好发于胰头，其中十二指肠生长抑素瘤含不等量的砂粒体。临床上主要表现为生长抑素瘤综合征，即血清或肿瘤中生长抑素含量升高、糖尿病、低胃酸、胆石症、脂肪泻、腹泻等症状。免疫组化：瘤细胞生长抑素阳性，其他肽类激素也可呈阳性。电镜：分泌颗粒形态与 D 细胞颗粒相似。

（5）舒血管肠肽（VIP 瘤）：又称为致腹泻性肿瘤，临床上表现为弗纳-莫里森（Verner-Morrison）综合征（VMS），即顽固性水样泻、低钾、低胃酸或无胃酸，也称为 WDHA 综合征。较为少见，多发于胰腺，其中胰尾较多，除此以外，神经节瘤、神经节神经母细胞瘤以及分泌 VIP 的嗜铬细胞瘤亦可引起。在临床上，此瘤恶性程度较高，超过 50% 的病人就诊时已出现转移。免疫组化：VIP 和 PP 阳性。电镜：分泌颗粒呈圆形或不规则形，核心电子密度高，空晕窄。而多数肿瘤含不典型分泌颗粒，难以鉴别。

（6）胰多肽瘤（PPoma）：病人症状不特异，血及瘤细胞中可测得高浓度 PP，电镜下及免疫组化证实瘤细胞为 PP 可以诊断。

2. 无功能性神经内分泌肿瘤 指无明显临床症状的神经内分泌肿瘤，占胰腺神经内分泌肿瘤的 15%~20%，青年女性好发。肿瘤包膜完整，体积较大者切面可见出血、坏死及囊性变。光镜下与功能性神经内分泌肿瘤难以区分。免疫组化：无功能性神经内分泌肿瘤也可表达内分泌标记，如突触素、嗜铬素、CD56、CD57。也可分泌多种激素，如生长抑素、高血糖素、胰腺多肽等，只是不发生相关临床症状。遗传学：部分存在 MEN1 和 VHL 基因改变。

3. 胰岛细胞增生 有一部分高胰岛素血症的病人，手术无法找到明确胰岛细胞瘤，胰岛内显示 B 细胞增生肥大、功能活跃，称为胰腺内分泌细胞增殖症。临床表现为低血糖症状，与胰岛素瘤症状类似。

二、临床表现

胰腺神经内分泌肿瘤的病人可表现多种多样的症状，有些病人可表现为典型的分泌激素失调的症状，肿瘤的定性与定位也成为诊断的难点。而对于无功能性神经内分泌肿瘤来说，往往有一些病人没有特异性的激素分泌失调的症状，仅仅表现为腹部症状，如腹痛、黄疸、食欲不振或体重下降等，常通过影像学方法鉴别。由于临床症状不明显，无功能性神经内分泌肿瘤在发现时常常已处于进展期，且肿瘤体积较大，对后续治疗也带来了困难。

1. 胰岛素瘤 胰岛素瘤是最常见的功能性神经内分泌肿瘤，人群年发病率约为 0.5/10 万，主要发病人群女性略多于男性，发病年龄多位于 40~59 岁，任何年龄均可发生。胰岛素瘤通常小于 2cm，孤立存在，富血供，且往往表现为低度恶性潜能。1935 年，Whipple 与 Frantz 第一次揭示了胰岛素瘤相关的临床症状，即惠普尔（Whipple）三联征：①空腹时低血糖症状发作；②空腹血糖一般低于 2.8mmol/L；③病人出现症状时，进食或注射葡萄糖可缓解。

对于胰岛素瘤的病人来说，症状也各有不同，一些病人由于低血糖症状发作，常可表现为交感神经兴奋的症状，包括疲劳体弱、心慌、震颤、易饥、大汗、心动过速等。还有一些病人可以表现为中枢神经系统的症状，如冷漠、易怒、焦虑、困惑、行为异常、神志不清、昏睡甚至昏迷，或一过性惊厥、癫痫发作等。许多病人症状存在数年或几十年，由于病人常需要频繁地进食来防止低血糖的发作，往往还伴有严重的体重增加。肿瘤常常多发于胰腺体尾部，而在十二指肠、脾门和胃结肠韧带处较罕见。

2. 胃泌素瘤 在功能性神经内分泌肿瘤中发生率占第二位，仅次于胰岛素瘤，约为 20%。在 1955 年，Zollinger 与 Ellison 首次发现胃泌素瘤。发病年龄平均为 50 岁，男性高发，3/4 的病人为散发性，1/4 的病人伴发 MEN-1。胃泌素瘤能够释放大量的胃泌素，导致高胃酸及顽固性消化溃疡，即佐林格-埃利森综合征（ZES）。胃泌素瘤多发于胰头、十二指肠降部及相关淋巴结，称为胃泌素瘤三角。其他部位如胃、空肠、胆道、肝、肾、肠系膜、甲状旁腺等部位也可发生。十二指肠溃疡是最常见的表现，有些病人也可发生小肠溃疡。除此以外，约有 3/4 的病人伴有腹痛，其中大约 2/3 的病人同时伴有腹泻，在 10%~20% 的病人中，有时腹泻为唯一症状。与其他分泌性腹泻不同的是，此类高胃酸诱导下的腹泻，可通过以鼻胃肠管引出胃液的方式得到缓解。有超过 1/3 的病人可表现为胃食管反流。胃泌素瘤通常体积较小，肿瘤直径一般小于 2cm，常为多发，且无包膜。呈侵袭性生长且转移率高，手术往往难以清除干净。

3. 舒血管肠肽瘤（VIP 瘤）　1958 年，Verner 和 Morrison 第一次发现 VIP 瘤来源于胰岛 D2 细胞，能够释放高水平的血管活性肠肽。临床上表现为弗纳-莫里森（Verner-Morrison）综合征（VMS），即顽固性水样泻、低钾血症、低胃酸或无胃酸，也称为 WDHA 综合征。此病较为罕见，发病率约为（1~10）/1 000 万。

VIP 瘤中超过 2/3 为恶性，并且 70% 的病人发现的时候已经出现转移。90% 的 VIP 瘤发生在胰腺，其余也可发生在结肠、支气管、肝脏、肾上腺和交感神经节等部位。肿瘤常为单发，直径大于 3cm，在 CT 上可以显示出来。约 3/4 的 VIP 瘤发生于胰腺体尾部，95% 为散发性，也有 5% 的病人合并 MEN-1。

4. 胰高血糖素瘤　1942 年，Becker 描述了一个患有严重的皮肤坏死、贫血和糖尿病症状的病人，同时伴有胰岛细胞肿瘤，随后 McGarvan 进一步证实了胰高血糖素瘤的存在。胰高血糖素瘤非常罕见，发病性别上多倾向于女性高发。相比于其他胰腺神经内分泌肿瘤，它的直径较大，约为 5~10cm。65%~75% 的胰高血糖素瘤好发于胰腺体尾部，这与胰岛 α 细胞的分布有相关性。50%~80% 的胰高血糖素瘤是恶性的，而 80% 的恶性胰高血糖素瘤可伴有肝转移。有 5%~17% 的胰高血糖素瘤合并有 MEN-1。临床上通常表现为皮肤坏死游走性红斑、轻度糖尿病、口炎、舌炎、深静脉血栓、贫血等症状。也可表现为相关代谢症状，如体重减轻、脂肪与氨基酸的消耗，维生素的缺乏等。

5. 生长抑素瘤　生长抑素瘤非常少见，文献中报道不足 100 例。临床上主要表现为生长抑素瘤综合征，即血清或肿瘤中生长抑素含量升高、糖尿病、低胃酸、胆石症、吸收不良、脂肪泻、腹泻等症状。生长抑素瘤常为单发，大多数肿瘤直径大于 2cm，好发于胰头部，也可发于十二指肠和壶腹部等处。90% 的生长抑素瘤为恶性，并常伴有淋巴结转移及肝转移。常不合并 MEN-1。

三、辅助检查

胰腺神经内分泌肿瘤种类丰富，在影像学上的表现各有不同，传统的 CT、MRI 以及 SPECT-CT 和 PET-CT 等在神经内分泌肿瘤的影像学诊断中显示出了极其重要的作用。

1. CT　CT 是胰腺神经内分泌肿瘤最基本、最常用的诊断方法。敏感度和特异度分别为 73% 与 96%。多层螺旋平扫和增强 CT 能够良好地显示肿瘤的位置及相关毗邻关系。目前三维重建 CT 的应用比较普遍，对于血管的解剖位置有着良好的提示作用。对于功能性胰腺神经内分泌肿瘤，CT 平扫检查多数瘤体较小，很少改变胰腺的形态及轮廓，密度与正常胰腺实质类似并可伴有钙化。由于功能性胰腺神经内分泌肿瘤往往表现为富血供，在增强 CT 可表现为瘤体的一过性强化，也有少数肿瘤呈现乏血供，在增强 CT 上不显示强化。恶性胰岛素瘤还可有肝转移表现，通常表现为肝内高强化转移灶或胰周淋巴结肿大影。无功能性神经内分泌肿瘤一般肿块较大，平均直径约 10cm，多发生于胰尾处。由于没有明显症状，部分病人发现时常伴有肝脏及区域淋巴结转移。肿瘤密度可均匀，等于或低于胰腺实质，有时内部可伴有更低密度坏死灶以及高密度钙化灶。由于肿瘤常为多血管性，增强 CT 可见均一或不均一强化高密度影（图 6-5-1~ 图 6-5-4）。

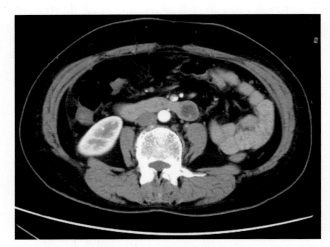

图 6-5-1　胰岛素瘤 CT 表现

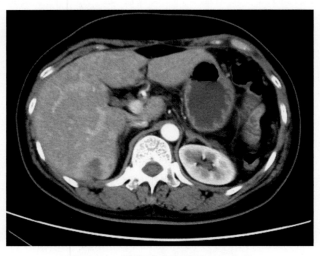

图 6-5-2　胰岛素瘤肝转移 CT 表现

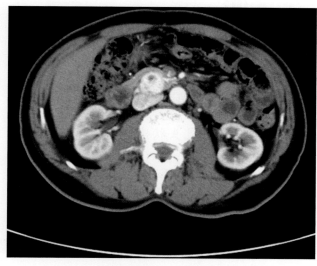

图 6-5-3　无功能性神经内分泌肿瘤 CT 表现

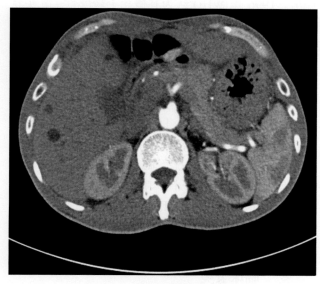

图 6-5-4　胃泌素瘤 CT 表现

2. MRI　MRI 对于胰腺神经内分泌肿瘤的诊断作用可能优于 CT，敏感度和特异度分别为 93% 和 88%，常为圆形或卵圆形病灶，T_1WI 为低信号，T_2WI 为高信号，出现肝转移时在 T_2WI 可见高信号。采用 Gd-DTPA 作为对比剂的多期增强扫描有助于病变的定性诊断。短时反转回复序列（STIR）等新技术的出现，也使 MRI 对 NET 的敏感性大大提高。MRCP 是一种无创的检查方法，能较好地显示肿瘤与胰管和胆管之间的关系。磁共振弥散加权成像作为唯一可以非侵入式检测水分子运动的技术，对于胰腺神经内分泌肿瘤的显像也有补充作用，然而相关研究仍在进行中。

3. PET-CT 与 SPECT-CT 显像　PET-CT 与 SPECT-CT 的应用，在影像诊断领域具有革命性的意义。对于胰

腺肿瘤来说，氟 -18 脱氧葡萄糖（F-18 fluorodeoxyglucose，FDG）PET/CT（FDG-PET）能够较好反映肿瘤葡萄糖代谢的异常，在肿瘤术前分期、疗效和复发监测以及预后评估方面具有明显的优势，在肿瘤良恶性诊断方面具有明显优势。然而，FDG-PET 对于小于 1cm 的病灶诊断效果较差，对于有功能的 pNET，常由于体积较小，分化较好而呈现假阴性。近年来，生长抑素受体显像的应用，对于小 pNET 原发灶及转移灶的显像效果要明显优于 FDG-PET。其中用于 SPECT 显像的 99m 锝 - 奥曲肽（99mTc-Octreotide，99mTc-OCT）和用于 PET 显像的 68 镓 - 奥曲肽（68Ga-DOTATATE）作为代表，PET 显像的灵敏度和特异性略高于 SPECT 显像，但在 68Ga-DOTATATE 显像时，垂体、甲状腺和正常胰头内因为有 SSTR 表达，因此也可以出现摄取增高。SSTR 显像对于 pNETs 原发灶及转移灶的检出率为 89%，敏感性为 84%，整体效果优于 FDG-PET。一般来说对于 G1、G2 期肿瘤的显像效果较好，而对于 G3 期及 NEC 诊断能力明显不足，生长抑素受体显像浓聚明显增多倾向于分化程度较好的 pNET，反之肿瘤分化程度较差。除此之外，随着新的分子探针的引入，使得 pNET 的诊断更进一步，GLP-1 受体显像剂 68Ga-Exendin-4 在小胰岛素瘤的诊断效果显著，对 G1 期胰岛素瘤诊断灵敏度可达 90% 以上，但对 G2、G3 期的肿瘤灵敏度不足，仅在大型三甲医院中应用较广泛。

四、鉴别诊断

1. 胰岛素瘤　胰岛素瘤需与其他导致高胰岛素血症，临床上症状类似的其他疾病相鉴别。

（1）婴儿持续性高胰岛素血症性低血糖症（persistent hyperinsulinemic hypoglycemia of infancy，PHHI）：又称为先天性高胰岛素血症，是导致新生儿和婴儿持续性低血糖的常见原因。可表现为家族性和散发性。是一种遗传异质性疾病，多为常染色体隐性遗传，然而常染色体显性突变也有报道。

（2）非胰岛素瘤胰源性低血糖综合征（noninsulinoma pancreatogenous hypoglycemia syndrome，NIPHS）：多见于成人，可有胰岛细胞增生症伴胰岛细胞肥大。特征是低血糖症状主要发生于餐后 2~4 小时。而胰岛素瘤通常表现为空腹低血糖，基于这一点可资鉴别。

（3）胰岛素自身免疫性低血糖症：常发生于存

在抗内源性胰岛素或抗胰岛素受体的抗体病人。低血糖症状在餐后、空腹两种状态下均可发生。对于存在胰岛素自身抗体的病人，进餐后分泌的胰岛素可与抗体结合，随后解离时会导致高胰岛素血症和低血糖。对于存在胰岛素受体抗体的病人，受体的抗体激活可导致低血糖的发生。

（4）神经系统疾病：胰岛素瘤低血糖发作时，病人既可表现为交感神经兴奋的症状，如冷汗、颤抖、心慌、饥饿等，又可表现为中枢神经系统抑制的症状，如癫痫、精神异常、意识不清等症状。常与癫痫、脑瘤、脑血管病等混淆。

2. 胃泌素瘤

（1）胃窦 G 细胞增生：发生率较低，与 G 细胞数量增加有关，常表现为显著的高胃泌素血症并可伴有消化性溃疡，但影像学检查常为阴性，对胰泌素刺激试验反应较弱。

（2）残窦综合征：常发生于胃切除术后且表现为反复发作的消化性溃疡的病人，应警惕残窦综合征的发生。残窦综合征病人胃泌素浓度升高程度较弱，且切除残留胃窦后症状可缓解。

3. 胰高血糖素瘤　坏死松解性游走性红斑（necrolytic migratory erythema，NME）是胰高血糖素瘤最特征的表现，而许多其他疾病均可表现 NME，包括锌缺乏、氨基酸与必需脂肪酸缺乏，烟酸缺乏，恶性营养不良，银屑病、湿疹、脂溢性皮炎、念珠菌病、天疱疮等。而这些病变无胰岛 α 细胞肿瘤，胰高血糖素水平通常表现正常，可作为鉴别要点。

4. 舒血管肠肽瘤（VIP 瘤）

（1）霍乱和副霍乱：可有严重腹泻的表现，粪便中可培养出霍乱弧菌及副霍乱弧菌可作为鉴别要点。

（2）促胃液素瘤：促胃液素瘤也可表现为腹泻，但与 VIP 瘤相比，常为分泌性腹泻且为脂肪泻，低钾血症及酸中毒症状较少见。

（3）类癌综合征：常表现为尿内 5- 羟吲哚乙酸（5-HIAA）增加。

5. 生长抑素瘤　生长抑素瘤应与其他能引起生长抑素升高的肿瘤相鉴别，如肺小细胞癌、嗜铬细胞瘤、其他肾上腺外副神经节瘤等。

6. 无功能性胰腺神经内分泌肿瘤　由于无明显特异性症状，需与胰腺癌、胰腺囊性肿瘤，胰腺实性假乳头状瘤，胰腺导管内乳头黏液瘤，胰腺囊肿等相鉴别。多根据病人主诉、既往史、

结合影像学特异性表现与典型的临床症状共同鉴别。

（张太平）

第六节　胰腺实性假乳头状瘤

胰腺实性 - 假乳头状瘤（solid-psuedopapillary tumors of pancreas，SPT）是一种交界性或低度恶性的胰腺肿瘤，发病率占所有胰腺肿瘤的 1%~3% 和胰腺囊性肿瘤的 10%~15%，近年来随着对 SPT 认识的深入，新发现的病例数逐渐提高。

一、病理

胰腺实性 - 假乳头状瘤最早在 1959 年由 Frantz 提出。1996 年 WHO 认为其概念上较实性 - 乳头状上皮肿瘤、实性和囊性肿瘤或乳头状囊性肿瘤更为贴切，正式将之命名为实性 - 假乳头状瘤。目前其发病机制和细胞来源尚不清楚，有假说提出其可能起源于静止的胰腺干细胞或生殖嵴细胞。SPT 组织病理学表现与其他胰腺肿瘤不同，体积较小肿瘤为实性，体积较大肿瘤常具特异性的假乳头状结构。SPT 病理诊断主要依靠典型的光镜下表现，一般诊断并不困难。通常情况下胰腺腺泡分化标记和导管上皮分化标记常为阴性，嗜铬粒蛋白免疫染色多为阴性，Vimentin 和 α-AT 免疫组化染色常为阳性。根据这些特点可以与胰腺内分泌肿瘤和腺泡细胞癌鉴别。

二、临床表现

SPT 好发于年轻女性，偶发于老年妇女和男性。临床上约 70% 的病人无明显的临床表现，其余可能表现为腹部或背部疼痛、不明原因的体重减轻、黄疸、肥胖或腹部可触及的肿块。因为这些症状和体征常缺乏特异性，所以需要进行彻底的检查以排除非胰腺病因如消化道和胆道疾病。

三、CT 和 MRI 表现

1. CT 表现　肿瘤可发生于胰腺任何部位，偶有报道位于腹膜后而与胰腺无关，甚至位于肝脏。肿瘤呈圆形、椭圆形，可有分叶，多有完整包膜，厚约 2~4mm，均匀，包膜内壁光滑，增强后强化明显，与胰腺分界清晰，边缘光整。肿瘤内有实性和囊性结构，囊性部分与实性部分所占比例根据肿瘤内部出血坏死程度不同而不同。CT 平扫期囊性部分的 CT 值

一般高于水平,易被误认为实性肿块,实性结构呈低或等密度。造影后动脉期肿块边缘可呈轻度强化,但与周围正常强化的胰腺相比,肿块呈现相对低密度。门静脉期实性部分呈明显强化,囊性部分在增强前后扫描均呈低密度。肿瘤内可出现钙化,形态多样,可表现为周围环形甚至是蛋壳样、多发点状或无定形的钙化(图6-6-1)。

2. MRI表现 囊性SPT在T_1WI像呈低信号,T_2WI像呈高信号,信号较均匀,DWI像呈低信号为主的内散在分布点片状高信号影;囊实性SPT在T_1WI像呈等低混杂或相间的团块信号影,DWI像不均匀高信号;实性SPT在T_1WI像呈等或低信号,T_2WI压脂像呈等或稍高信号,DWI像呈高信号。钆塞酸二钠增强MRI呈渐进性中等程度强化,延时扫描病灶强化程度与胰腺实质相近,囊性成分为主的病灶强化会呈弱强化。肿瘤大部分边界清楚,可以看见完整包膜,但当肿瘤恶变时,肿瘤包膜不完整,与邻近胰腺实质边界模糊(图6-6-2)。

四、鉴别诊断

SPT影像学表现与胰腺其他肿瘤特别是其他良性或低度恶性肿瘤重叠较多,必须注意与相关肿瘤进行鉴别诊断。

1. 无功能性胰岛细胞瘤 SPT在病理和影像上最易误诊为无功能性胰岛细胞瘤。组织学上,两者的实性区相似,但无功能胰岛细胞瘤常缺乏SPT中所见的假乳头排列,增强后动脉期强化程度明显高于SPT,也常见囊性变、出血和钙化,其囊实性分布,不同于SPT的混合分布,无壁结节,发生肝转移及淋巴结肿大较SPT多见。

2. 浆液性囊腺瘤 多见于老年人,肿瘤呈圆形或分叶状,可呈囊性、实性及囊实性改变,增强后有不规则的强化,瘤体内有不规则或放射状的钙化是其特征表现。

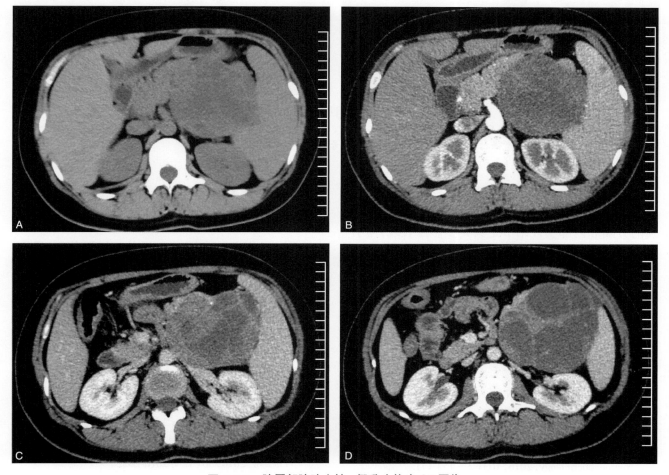

图6-6-1 胰尾部胰腺实性-假乳头状瘤CT图像
A. CT平扫,胰尾部巨大囊性低密度灶;B~D. CT增强扫描,显示胰尾部低密度病灶内可见小分隔强化。

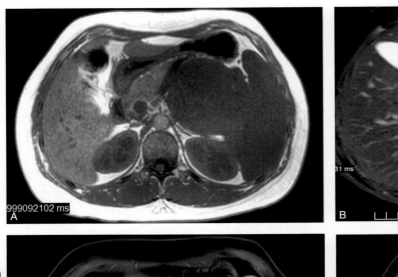
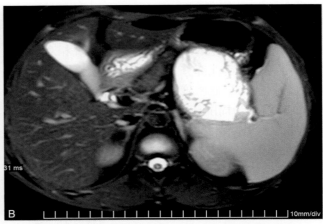
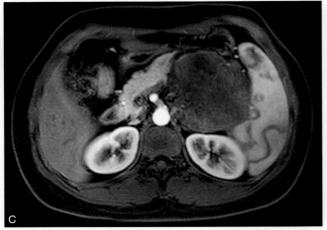
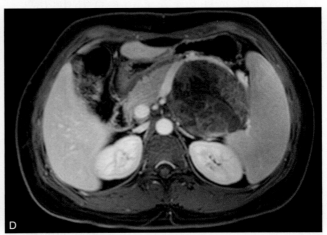

图 6-6-2　胰尾部胰腺实性 - 假乳头状瘤 MRI 图像

A. T₁平扫，示胰尾部巨大囊性不均匀低信号肿块；B. T₂平扫，示胰尾部巨大囊性不规则高信号影（出血坏死或蛋白含量较高）；C、D. 钆塞酸二钠 MRI 增强扫描，显示胰尾部病灶呈低信号，延迟期病灶周围可见强化。

3. 黏液性囊腺瘤或癌　多见中老年女性，肿块呈圆形，无分叶，内部多呈水样密度，增强后多个增强的分隔和内部实性结节是其典型影像表现，易引起胰管扩张。

4. 胰腺癌　发病年龄较大，肿块较小，钙化及囊变少见。早期即可引起胰胆管扩张，侵犯邻近的组织和血管，增强后肿瘤强化不明显。

（杨剑　罗旺）

参考文献

［1］FALCONI M, ERIKSSON B, KALTSAS G, et al. ENETS Consensus guidelines update for the management of patients with pancreatic neuroendocrine tumors and non-functional pancreatic neuroendocrine tumors［J］. Neuroendocrinology, 2016, 103（2）: 153-171.

［2］中华医学会外科学分会胰腺外科学组. 胰腺神经内分泌肿瘤治疗指南（2014）［J］. 中国实用外科杂志, 2014, 34（12）: 1117-1119.

［3］楼文晖, 吴文铭, 赵玉沛. 胰腺神经内分泌肿瘤治疗指南（2014）解读［J］. 中华外科杂志, 2014, 52（12）: 894-896.

［4］GARCIA-CARBONERO R, SORBYE H, BAUDIN, E, et al. ENETS consensus guidelines for high-grade gastroenteropancreatic neuroendocrine tumors and neuroendocrine carcinomas［J］. Neuroendocrinology, 2016, 103（2）: 186-194.

［5］中国胃肠胰神经内分泌肿瘤病理专家组. 中国胃肠胰神经内分泌肿瘤病理学诊断共识［J］. 中华病理学杂志, 2011, 40（4）: 257-262.

［6］CHENG S P, DOHERTY G M. Rare neuroendocrine tumors of the pancreas［J］. Cancer Treat Res, 2010, 153: 253-270.

［7］JOHN A M, SCHWARTZ R A. Glucagonoma syndrome: a review and update on treatment［J］. J Eur Acad Dermatol Venereol, 2016, 30（12）: 2016-2022.

［8］孙备, 袁晨曦, 姜洪池. 胰腺少见内分泌肿瘤的诊治现状与进展［J］. 中华外科杂志, 2009, 47（5）: 342-344.

［9］赵玉沛. 曾宪九胰腺病学［M］. 2版. 北京: 人民卫生出

版社, 2018.

[10] 苏宇征, 孙斌, 薛蕴菁, 等. 胰腺实性假乳头状瘤的 CT 和 MRI 诊断[J]. 中国 CT 和 MRI 杂志, 2010, 8(2): 37-40.

[11] YU P, CHENG X, DU Y, et al. Solid Pseudopapillary Neoplasms of the Pancreas: a 19-Year Multicenter Experience in China[J]. Journal of Gastrointestinal Surgery Official Journal of the Society for Surgery of the Alimentary Tract, 2015, 19(8): 1433-1440.

[12] FRANTZ V K. Tumors of the pancreas: Atlas of tumor pathology[J]. Washington DC, US Armed Force Institute of Pathology, 1959: 32-33.

[13] GALMICHE L, SARNACKI S, VERKARRE V, et al. Transcription factors involved in pancreas development are expressed in paediatric solid pseudopapillary tumours[J]. Histopathology, 2010, 53(3): 318-324.

[14] KOSMAHL M, SEADA LS, JÄNIG U, et al. Solid-pseudopapillary tumor of the pancreas: its origin revisited [J]. Virchows Archiv, 2000, 436(5): 473-480.

[15] KLIMSTRA D S, WENIG B M, HEFFESS C S. Solid-pseudopapillary tumor of the pancreas: a typically cystic carcinoma of low malignant potential[J]. Seminars in Diagnostic Pathology, 2000, 17(1): 66.

[16] WALSH R M, HENDERSON J M, VOGT D P, et al. Prospective preoperative determination of mucinous pancreatic cystic neoplasms[J]. Surgery, 2002, 132(4): 628-634.

6

胰腺及壶腹部周围肿瘤解剖数字化

胰腺是消化系统的重要器官，位居腹膜后，位置隐蔽；其供血动脉分支多而细小且变异复杂。胰腺毗邻重要脏器多，胰周血管与肝脏动脉系统、肠系膜动脉系统的关系非常紧密，误伤可能造成严重后果。在腹部手术前充分了解胰腺周围血管解剖情况对于提高手术安全性、降低手术风险非常重要。因此胰腺血管的解剖变异研究倍受外科临床工作者的关注。本书通过使用自主研发的腹部医学图像三维可视化系统（以下简称 MI-3DVS）（软著字 105977）对活人体64 排螺旋 CT 图像数据进行三维重建。采用快速造影剂注射加动态三期扫描法，获得胰腺肿瘤扫描数据，层厚为 5mm，在 CT 工作站中将层厚剪薄至 1mm，通过 DVD 刻录或专线网络，将三期数据导出并保存。

目前胰腺癌评估可切除性的主要标准是胰周血管受侵犯的程度。对于胰腺癌血管侵犯的 CT 诊断分级标准还不统一，主要从肿瘤凸向血管的程度、肿瘤包绕血管的程度、血管狭窄程度等几个方面来判断是否存在血管侵犯，评估肿瘤的可切除性。Loyer 等人基于肿瘤与血管关系的 CT 影像学表现，将其分为 6 型，A 型：肿瘤和 / 或正常胰腺与邻近血管之间有脂肪间隔；B 型：低密度肿瘤与血管之间有正常的胰腺组织；C 型：低密度肿瘤与血管凸面呈点状接触；D 型：低密度肿瘤与血管呈凹面接触或部分包绕血管；E 型：低密度肿瘤包绕邻近血管，二者之间无脂肪存在；F 型：肿瘤阻塞血管。并对各型与肿瘤可切除性关系进行分析，认为 A 型及 B 型是可以切除的，而 E 型及 F 型则不能切除，C 型血管受侵应该试着切除肿瘤；D 型血管受侵可以切除肿瘤同时行血管切除及修补。Lu 等根据肿瘤与血管接触面积建立了血管受侵的 5 级评分标准，其判断胰腺癌不可切除性的敏感性和特异性分别为 84% 和 98%。0 级：肿瘤未包绕血管；1 级：肿瘤包绕血管小于 1/4 周径；2 级：肿瘤包绕血管在 1/4~1/2 周径；3 级：肿瘤包绕血管在 1/2~3/4 周径；4 级：肿瘤包绕血管大于 3/4 周径；认为血管被包绕超过一半即不可切除，但以术中发现作为标准。Phoa SS 等根据管腔的狭窄程度，可将血管的受累程度分为 4 级；0 级：管腔无狭窄；1 级：管腔变扁；2 级：管腔狭窄；3 级：管腔阻塞；认为向心性狭窄提示血管受累而不可切除，而血管变扁并不能认为肿瘤不可切除。

第一节　活人体胰腺及壶腹肿瘤胰周血管数据收集

一、所用设备和材料

本章所有 CT 数据的采集皆采用以下设备和参数获取（表 7-1-1）。

表 7-1-1　采集采用的设备

CT 扫描仪	PHILIPS BRILLIANCE 64 排螺旋 CT 扫描仪，探测器组合为 0.625mm × 64mm
造影剂注射器	双筒高压注射器
图像后处理工作站	图像后处理工作站
造影剂	优维显（300mg I/ml）
	碘比乐（370mg I/ml）
个人电脑参数	CPU：2 × Xeon_2.8GHz
	主板：X6DAL-XG
	内存：2 × DDR2 400 1.0G
	显卡：Quadro FX 2000
	硬盘：金钻九代 /6Y120P0 160G
	显示器：FP71G 17 寸显示器
	操作系统：Windows XP
存储设备	HP 刀片式服务器
CT 图像阅读软件	PHILIPS 阅片器
CT 图像转换软件	DICOM 查看器
	ACDSee 10
三维可视化系统	腹部医学图像处理系统（MI-3DVS，软著登字第 105977 号）
仿真手术系统	虚拟手术器械仿真系统（软著登字第 105978 号）
仿真手术系统运行环境	（1）FreeForm Modeling System （2）硬件：PHANTOM （3）软件：GHOST SDK

二、扫描条件

常规平扫时病人取仰卧位,头足方向,由膈顶至双肾下缘。扫描参数为:管电压 120kV、管电流 300mAs、每旋转 1 周时间为 0.5 秒、螺距(pitch)0.984、层厚 5mm。

三、扫描前准备

病人检查前禁食至少 6~8 小时,病人检查前 20~30 分钟口服清水 500~1 000ml,扫描开始前再口服清水 500ml,以充盈胃肠道,以作为阴性对比剂,并训练病人呼吸,最大限度地控制呼吸运动产生的伪影。先行平扫后再进行增强扫描,平扫最大范围从气管分叉部至耻骨联合上缘水平。

四、平扫

亚毫米状态下高分辨率容积扫描,平扫时病人仰卧位,头足方向,扫描范围由膈顶至双肾下缘,扫描条件 120kV、300mAs;采用 0.625mm×64 层探测器组合,以层厚 5mm、间隔 5mm,螺距(Pitch)0.984,球管旋转一周时间 0.5 秒,扫描视野 60~70cm,CT 图像矩阵 512×512,开始常规上腹部平扫。

小剂量预注射试验:将对比剂加热至 37℃,20 号套管针从双筒高压注射器 A 管经肘静脉以 5ml/s 速率注入对比剂 20ml,在第一肝门区行同层动态扫描,层厚 5mm,电压 120kV、电流 50mAs,旋转时间 0.5 秒,间隔 0.5 秒,自注入对比剂后开始扫描,共扫描 30 秒,得到同层面腹主动脉的时间密度曲线,以测得腹主动脉 CT 值峰值时间作为 CTA 扫描启动时间。CTA 扫描时以相同速率从 A 管注入 70~120ml 对比剂(剂量为 1.5ml/kg),对比剂注射完后从 B 管注入 20ml 生理盐水,以前测得值峰值时间启动 CTA 扫描。

五、胰腺三期增强扫描

造影剂用量 80~100ml,注射速率 5ml/s 造影剂注射完成后用 40~50ml 生理盐水以相同速率进行冲管。扫描层厚 1mm。

动脉期:采用造影剂示踪技术 bolus trackig 技术,阈值为 100HU,延迟 6 秒启动扫描,扫描方向为膈顶至双肾下极。胰腺期:胰腺期扫描延迟时间为 30 秒,扫描方向由双肾下极至膈顶。门静脉期:扫描延迟时间为 40 秒,扫描方向为膈顶至双肾下极。每期扫描时间约 6~8 秒。详细扫描方法参见文献(图 7-1-1)。

扫描完成后,在 Mxview 图像后处理工作站对原始数据进行 0.67mm 的薄层重建,并将数据上传至课题组专用存储服务器。存储格式为 DICOM(digital imaging and communications in medicine)3.0(图 7-1-2、图 7-1-3)。

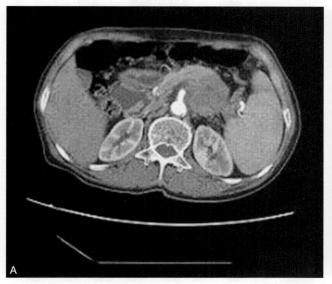
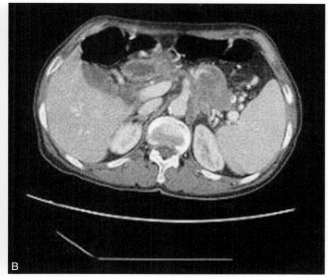

图 7-1-1　胰腺增强扫描
A. 动脉期;B. 静脉期。

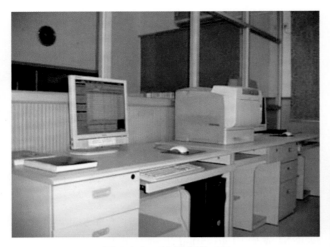

图 7-1-2　64 排螺旋 CT

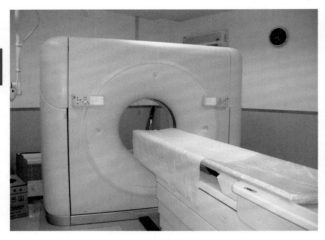

图 7-1-3　Mxview 工作站

六、数据转换

1. 图像导入　将存储的原始数据导入个人计算机中,利用 CT 阅片软件分析原始数据,调整窗宽、窗位至最佳阅片效果。

2. DICOM 转换　由于 CT 原始格式数据无法直接导入腹部医学图像三维可视化系统(MI-3DVS),我们利用 DICOM 查看器将原始数据的各期分别转化为 BMP 格式(图 7-1-4、图 7-1-5)。

3. 图像配准　在对图像序列进行分析之前,首先要解决这些图像的严格对齐问题,即图像的配准(image registration),否则重建的结果将会出现错位的情况。采用不同时期的 CT 扫描图像,在各个时期内的所有的图像是连续不间断的扫描,时间极短,并且扫描时嘱咐检查者屏住呼吸,所以可以认为在各个时期内的图像是不需要配准的。但是由于不同时期间,由于扫描的顺序、甚至扫描的起始点、

终结点都不同,例如,我们扫描动脉期是从膈顶至盆腔,而扫描门静脉期则可能从盆腔至膈顶。利用 ACDSee 软件改变图像序列编号,将各期图像顺序调整一致;并依据软件运算容量将自膈顶起的图像纳入重建处理(图 7-1-6、图 7-1-7)。

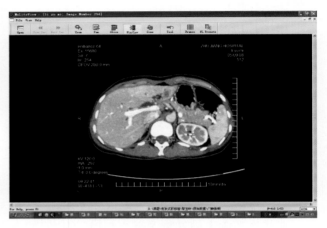

图 7-1-4　CT 阅片软件

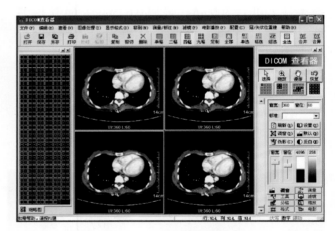

图 7-1-5　DICOM 查看器

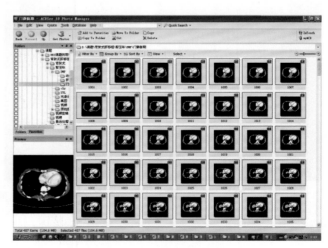

图 7-1-6　ACDSee 软件

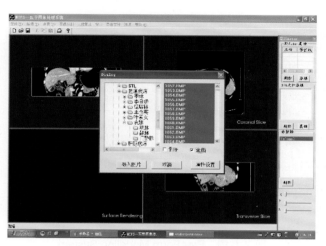

图 7-1-7 MI-3DVS 主界面

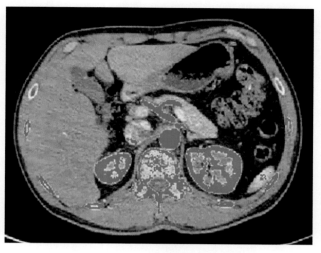

图 7-1-8 MI-3DVS 程序分割腹腔动脉

4. 图像大小转换 因程序处理容量限制,在 ACDSee 软件中将原始图像的分辨率像素由 512px× 512px 调整为 304px × 304px。

5. CT 扫描数据的程序分割和三维重建 使用 MI-3DVS 进行 CT 图像数据的程序分割和三维重建。软件采取动态自适应区域生长算法。将上述已经采集好的胰腺等重要结构的 CT 扫描图像数据序列导入 MI-3DVS 中,在感兴趣区域(ROI)选择一种子点作为初始点,然后计算该种子点 3×3 邻域的灰度均值作为该种子区域的初始值。将要进行重建的结构,在人工交互的面板中设定不同的灰度阈值,每两灰度阈值(即上限阈值和下限阈值)之间分割出目标区域,顺次观察任务中所有图像采用两阈值后分割的结果,同时调整阈值大小,将所有目标区域大致分割出来,再对图像中的目标区域进行修饰,依次将胰腺、胰周血管等重要结构用图像程序分割的方法从 CT 图像中提取出来。采用表面绘制的算法,自动生成三维模型资料。

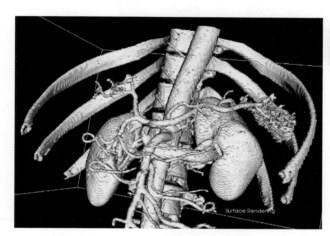

图 7-1-9 MI-3DVS 重建腹腔动脉

将重建后的资料模型输出为标准模板库(standard template library,STL)格式,然后将 STL 模型导入课题组获得二次开发权的 FreeForm Modeling System 进行降噪、自动配准、配色等处理后将模型在空间上组合显示。将动脉设定为红色,胰腺设定为黄色。

6. 胰腺及腹腔动脉重建模型显示效果 三维重建模型在 MI-3DVS 或 FreeForm Modeling System 中立体感强,形态逼真,对比明显,观察者可以对三维模型进行放大、缩小、旋转、透视,还可以选择控制目标的透明度和颜色,设定单独或组合显示,可以清晰了解腹部脏器及血管解剖情况(图 7-1-8~图 7-1-13)。

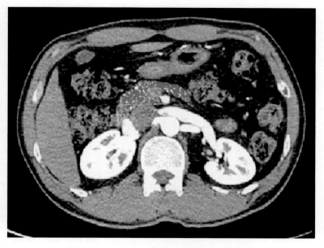

图 7-1-10 MI-3DVS 程序分割胰腺

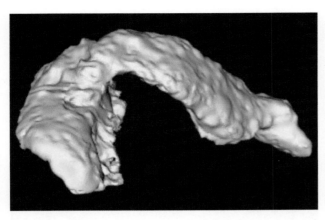

图 7-1-11　MI-3DVS 重建胰腺

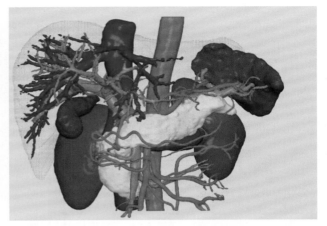

图 7-1-13　FreeForm Modeling System
显示腹腔脏器和血管系统
肝脏透明化。

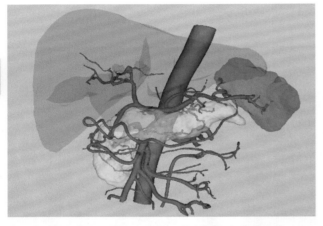

图 7-1-12　MI-3DVS 显示胰腺及腹腔动脉系统

胰腺透明度 30,肝脏透明度 70,脾脏透明度 50,动脉透明度 0。

7. 胰腺供血动脉三维重建解剖及变异情况（图 7-1-14~ 图 7-1-18）

（1）胰十二指肠上前动脉为胃十二指肠动脉发出胃网膜右动脉后沿胰头前下方走行的小动脉。胰十二指肠上后动脉为从胃十二指肠动脉发出的沿胰头后下方走行的小动脉。

（2）胰十二指肠下前、下后动脉一般为分别与胰十二指肠上前、上后动脉吻合并沿胰头下缘向钩突内侧延续的小动脉。胰十二指肠下前、下后动脉有自肠系膜上动脉或其分支分干发出,也可共干为胰十二指肠下动脉并自肠系膜上动脉或其分支第一空肠动脉等发出。

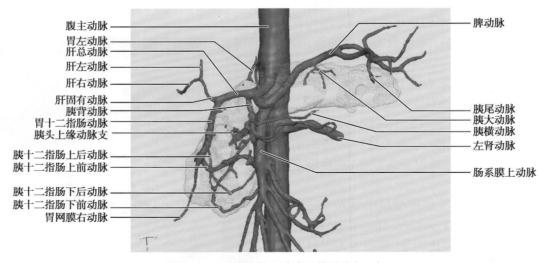

图 7-1-14　胰腺供血动脉三维重建（一）
肝动脉正常型;胰背动脉粗大,发自肝总动脉。

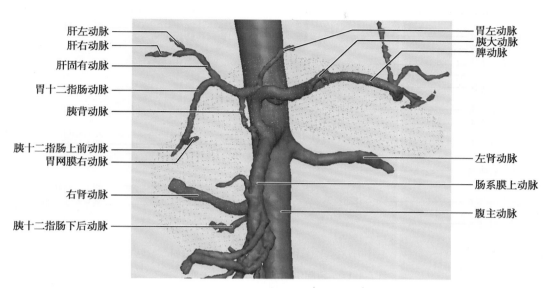

图 7-1-15　胰腺供血动脉三维重建（二）

脾动脉发自肠系膜上动脉；肝动脉正常型；胰背动脉发自肝总动脉。

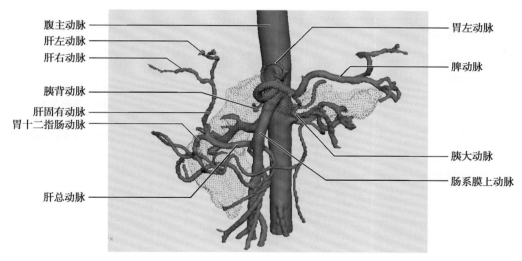

图 7-1-16　胰腺供血动脉三维重建（三）

肝总动脉发自肠系膜上动脉，穿过胰腺实质后发出胃十二指肠动脉。

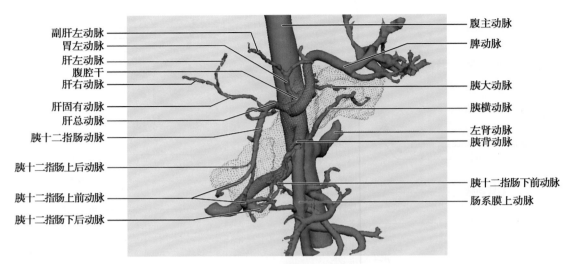

图 7-1-17　胰腺供血动脉三维重建（四）

副肝左动脉发自胃左动脉；胰背发自肠系膜上动脉。

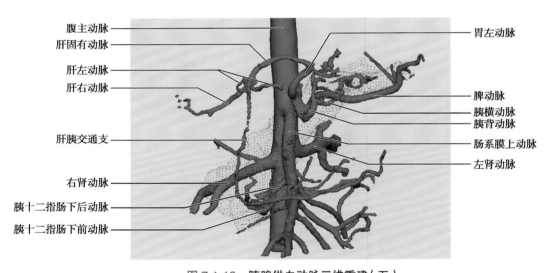

图 7-1-18　胰腺供血动脉三维重建（五）

肝固有动脉发自胃左动脉；肝内动脉与胰十二指肠动脉存在穿过肝实质的肝 - 胰交通支。

（3）胰背动脉与胰横动脉：胰背动脉为胰头或胰颈部近中线处紧贴胰腺后方或在胰腺实质内垂直走行的供血动脉，胰背动脉可发自脾动脉、肠系膜上动脉、肝总动脉及腹腔干。胰横动脉为胰背动脉向左发出的沿胰腺下沿或穿胰腺实质内走行的分支，胰背动脉有时向左分出分支，与胰十二指肠上前动脉或胃十二指肠动脉吻合，称为胰头上缘支。

（4）胰大动脉为脾动脉中部发出的一支或多支胰体供血小动脉，一般与来自胰背动脉的胰横动脉吻合。

（5）胰尾动脉为在脾门附近由脾动脉发出的短小纤细的胰腺供血动脉。

第二节　活人体胰腺及壶腹肿瘤 CT 图像数据收集

一、胰腺癌的螺旋 CT 表现及切除标准

1. 胰腺癌的螺旋 CT 表现

（1）肿块影：表现为胰体的局部增粗或肿块，密度异常不均，注射对比剂后腺体实质增强而肿瘤则表现为不均匀的低密度，其病理基础在于胰腺癌多为少血管肿瘤。

（2）胰腺外形、轮廓及大小的改变：观察时应注意以下几点：①整个胰腺外形、大小情况，特别是胰头、钩突、体、尾各部的比例是否协调，而不应单纯依赖胰腺大小的改变。②胰头部肿瘤常难以造成像胰体、尾部肿瘤那样的显著性局部扩大和分叶状肿块表现，而常仅使胰头出现圆隆或球形扩大。③钩突正常时多呈楔形，钩突肿瘤可使钩突圆隆或呈分叶状增大，突出于肠系膜上血管与右肾静脉之间，甚至包绕肠系膜上血管。④全胰浸润性胰腺癌，胰腺各部表现为弥漫性、不规则肿大，有时伴有不规则低密度或混合密度影。

（3）胰管扩张：由于胰腺癌大多数发生在头颈部，使得胰胆管的扩张比例相当高，典型时出现"双管征"。梗阻部位胆管的形态改变常表现为扩张胆管的突然中断、环状强化及不规则狭窄，也可表现为管腔内出现软组织结节并与管外胰内病灶相连，管腔截然消失等。如果发现胰管某段的局限性扩张，应警惕早期小胰腺癌的可能性。

（4）血管受侵：胰腺癌时周围血管的受侵及包裹是非常重要的征象，胰体癌时更多见，依次以 SMA、CA、PV 和腹主动脉。

（5）周围组织器官的侵及和远处的血行转移：最多见于侵及胃后壁及窦部和十二指肠，甚至沿肾筋膜面在腹膜后间隙内扩展。胰腺癌的远处脏器转移最多见于肝和肺，其次为脑、骨和肾上腺。

（6）继发潴留性囊肿：胰腺癌破坏胰管导致胰液外溢，可形成潴留性囊肿，常位于肿瘤远侧胰腺组织内。表现为液性低密度灶，一般呈圆形或球形。

（7）胰周淋巴结转移：胰腺癌发生胰周淋巴结转移的概率高达 40%~65%。以腹腔动脉干和肠系膜上血管周围淋巴结肿大最为常见，其次为腹主动脉及下腔静脉旁、膈肌脚后方。

（8）腹膜种植：腹膜种植灶一般较小，呈粟粒结节样，CT 难以显示，仅偶尔发现腹膜有不均匀增厚现象。有时 CT 可发现脏腹膜面上出现单个或多个结节影，相应腹膜有增厚。若有大网膜、肠系膜转移时，CT 可发现大网膜、肠系膜密度增高，密布大小不等软组织密度结节影，并呈"饼状"改变。腹膜种植往往伴有腹腔积液。

（9）CT 分期：临床上一般采用的是根据 Hemrick 标准而制定的 CT 分期法。第一期：胰腺肿块局限于胰腺实质内，胰周结构正常；第二期：肿瘤侵犯胰周脂肪层和邻近组织器官，如肠系膜血管、腹腔动脉干、门静脉、腹主动脉、十二指肠、胃等；第三期：有胰周区域性淋巴结转移；第四期：肝或其他脏器转移，腹膜种植。

2. 胰腺癌手术不可切除性的影像学判断

通常认为，凡出现下列征象应判为手术不可切除。

（1）肿瘤较大向前侵及胃窦或向后侵及下腔静脉。

（2）胰腺后方腹腔干或肠系膜上动脉包裹。

（3）门静脉受侵或癌栓形成。

（4）出现血行转移。在临床上，胰腺周围小静脉的增粗、模糊常提示肿瘤向胰周浸润，即使未出现以上明显的指征，亦应考虑列入不可切除。

导致胰周小静脉扩张有两种机制：

1）肿瘤侵犯胰十二指肠静脉弓回流的肠系膜上静脉门静脉段，使胰周小静脉发生滞流或反流而扩张。

2）胰腺肿瘤向外侵及表面静脉，未受侵者要负担回流胰腺大部分血液而代偿性扩张。不能准确评价不可切除肿瘤的最常见原因是没有发现肝的转移灶。

二、胰腺肿瘤典型病例 CT 图像

1. 病人，男性，37 岁。因下肢水肿 2 个月，体检发现胰头部占位 7.0cm×6.0cm 入院；行 64-MSCT 检查及 MIP（最大密度投影法）三维重建（图 7-2-1~图 7-2-3）。

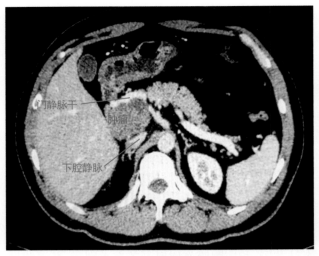

图 7-2-1　CT 静脉期显示肿瘤位于
门静脉和下腔静脉之间

2. 病人,男性,54 岁。因反复左上腹疼痛 5 年,再发 10 余天入院。64-MSCT 检查及 MIP 三维重建(图 7-2-4~ 图 7-2-6)提示肠系膜上动静脉可疑侵犯。

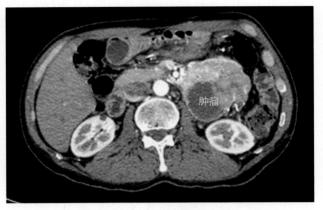

图 7-2-4　CT 动脉期显示肿瘤

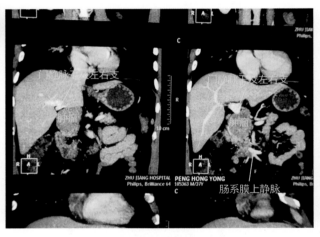

图 7-2-2　MIP 显示门静脉、
肠系膜上静脉似受侵犯中断

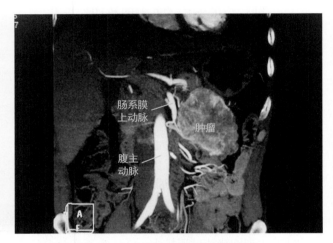

图 7-2-5　MIP 重建肿瘤与肠系膜
上动脉及脾动脉关系不清

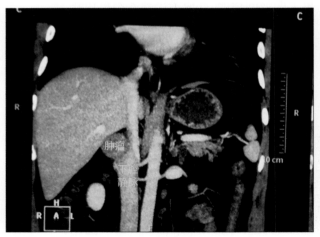

图 7-2-3　MIP 显示肿瘤
对下腔静脉似侵犯狭窄

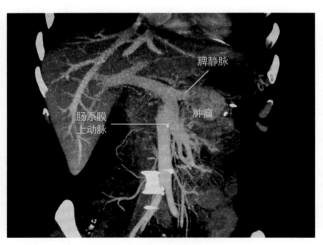

图 7-2-6　MIP 重建肿瘤与肠系膜
上静脉及脾静脉关系不清

3. 病人，男性，58 岁。因反复波动性加重黄疸 2 个月入院。64-MSCT（图 7-2-7）及自带 MIP、VR（图 7-2-8）提示肿瘤较大且难以判断与门静脉及下腔静脉关系，提示"不可切除"。

4. 病人，男性，44 岁。因壶腹周围癌剖腹探查及胆囊空肠吻合术后 3 个月，恶心呕吐 1 周入院。入院后 B 超及 CT 提示胰头占位（图 7-2-9）。

5. 病人，男性，49 岁。因反复腹胀、呕吐入院，腹部增强 CT 提示：胰头十二指肠降侧内段区实性占位，约 2.9cm×3.4cm 大小；肝内外胆道扩张，胆总管钩突端中断（图 7-2-10）。

6. 病人，女性，64 岁。因右上腹隐痛不适伴皮肤巩膜进行性黄染 1 月余入院，行 MSCT 检查提示：肝内外胆管扩张呈"软藤"状，胆总管胰腺端截断。胰头部可见稍低密度肿块影，肠系膜上静脉可疑侵犯（图 7-2-11），MSCT 最大密度法重建显示肠系膜上静脉中段（图 7-2-12）。术前诊断为胰头癌。

7. 病人，女性，21 岁。因体检发现胰头部占位入院，入院行腹部 64 排增强 CT 提示：胰头部可见类圆形稍低密度影，大小约 8.5cm×8cm，门静脉主干变形（图 7-2-13）。

8. 病人，男性，63 岁。因反复右上腹疼痛伴皮肤巩膜黄染 1 年入院。入院查 CA19-9：505U/L，64 排增强 CT 提示：壶腹部肿物导致胆总管下端梗阻，肝内外胆管扩张（图 7-2-14、图 7-2-15）。

9. 病人，男性，64 岁。因右上腹隐痛不适伴皮肤巩膜进行性黄染半月余入院，入院前行 B 超提示：胰头区实性占位。入院后行 64 排增强 CT 检查，胰头区可见大小约 2cm×3cm 低密度影，动脉期未见强化，与周围血管关系密切（图 7-2-16）。

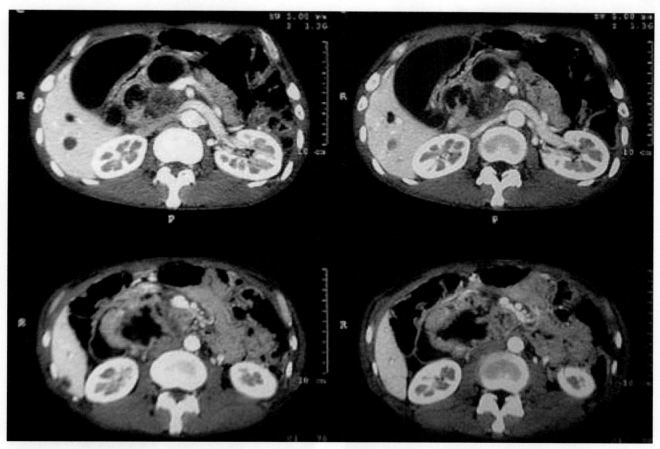

图 7-2-7　CT 图像

胰胆管扩张，胰头不均匀密度暗区。

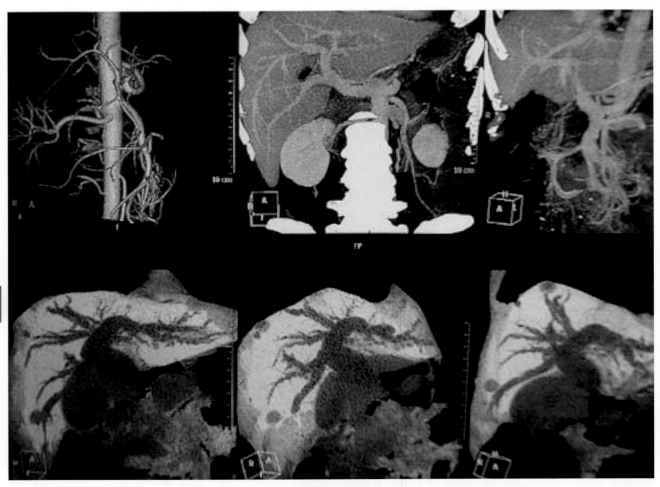

图 7-2-8　VR 重建（上）：仅显示腹腔动脉系统；MIP 重建（下）：仅二维显示胆道、胰管及门脉不同截面，无法观察全貌

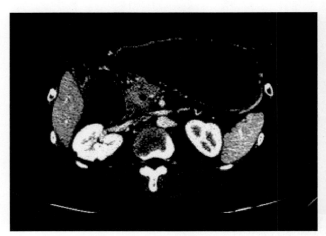

图 7-2-9　胰头占位 CT 图像

胰胆管扩张,胰头不均匀密度暗区（钩突平面）

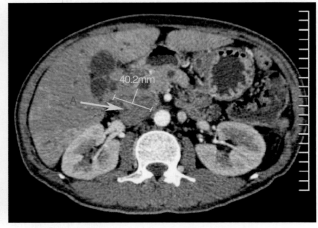

图 7-2-10　二维 CT 图像显示肿瘤

巨大与周围组织关系密切

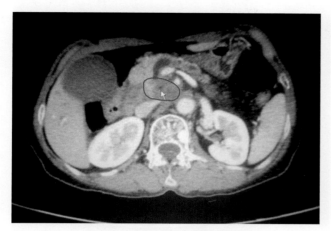

图 7-2-11　CT 图像数据显示肿瘤

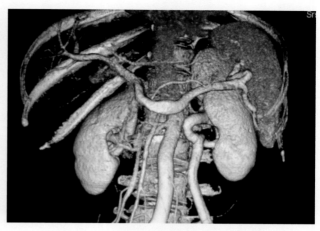

图 7-2-12　MSCT 最大密度法三维重建
显示腹腔血管,肠系膜上静脉中断

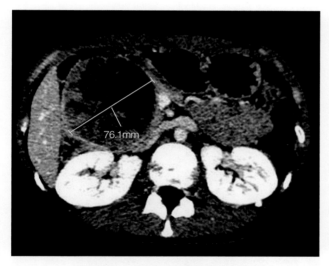

图 7-2-13　CT 可见肿瘤位于胰头,
与门静脉关系密切

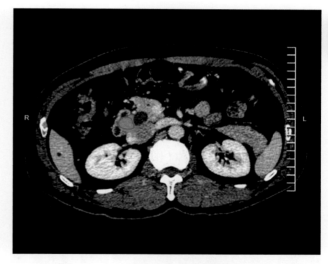

图 7-2-14　CT 图像可见肿瘤位于壶腹部

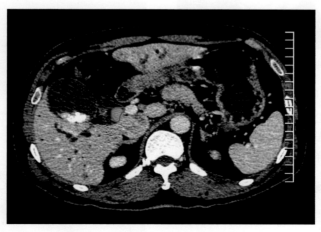

图 7-2-15　CT 图像见门静脉后方淋巴结

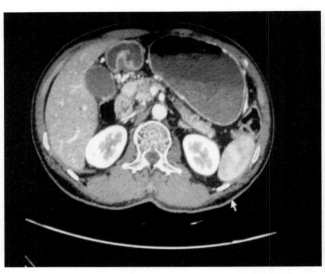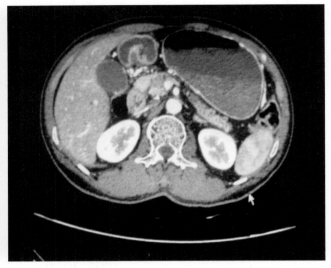

图 7-2-16　CT 图像

A. 动脉期可见肿瘤位于胰腺颈；B. 静脉期见肿瘤与门静脉关系。

10. 病人，女性，41 岁。因间歇性右上腹疼痛半年，加重 1 月余入院。入院查体剑突下可触及质硬肿块，活动度可。增强 CT 提示：胰腺体尾部可见约 9cm×8cm 大小不均与低密度肿物，与周围组织关系不清。对周围血管（左肾、脾动脉及脾静脉）及脏器关系密切，未见间隙（图 7-2-17）。

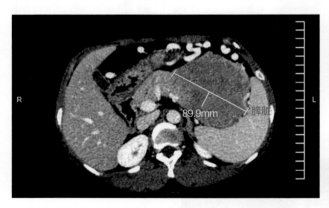

图 7-2-17　CT 图像显示肿瘤与脾脏及胰腺关系

11. 病人，男性，46 岁。因体格检查发现胰腺占位入院，行 64 排增强螺旋 CT 检查提示（图 7-2-18、图 7-2-19）：胰头部可见大小约 4.0cm×4.3cm 大小类圆形占位。占位性质待查，与门静脉关系密切。

12. 病人，女性，80 岁。因发现腹部包块 1 周入院，查体右侧腹部可触及可移动性包块。增强 CT 提示（图 7-2-20）：胰头大小 4mm×4mm 肿块，与周围血管关系密切，未见间隙。

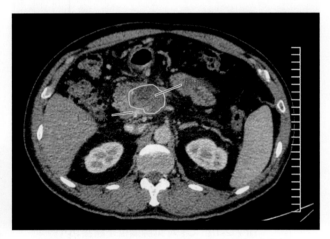

图 7-2-18　CT 检查提示肿瘤与门静脉关系密切

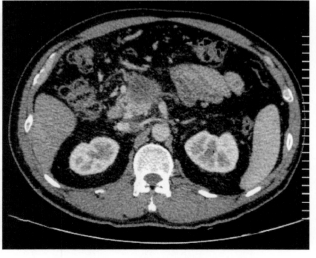

图 7-2-19　CT 图像所示肿瘤侵犯门静脉

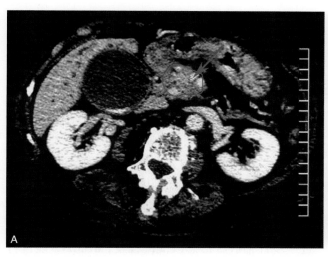 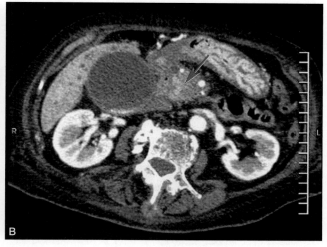

图 7-2-20　CT 图像

A. 胰腺肿瘤与门静脉关系；B. 胰腺肿瘤与动脉关系。

（方驰华）

7

参考文献

［1］FANG C, ZHANG P, QI X. Digital and intelligent liver surgery in the new era: Prospects and dilemmas［J］. EBioMedicine, 2019, 41: 693-701.

［2］方驰华, 张鹏. 数字智能化诊疗技术在胰腺癌中的应用［J］. 临床肝胆病杂志, 2019, 35（5）: 941-945.

［3］赵玉沛, 方驰华, 张太平, 等. 胰头癌三维可视化精准诊治专家共识［J］. 浙江医学, 2018, 40（2）: 107-111.

［4］方驰华, 祝文. 3D 影像技术在胰十二指肠切除术前切除范围评估中的应用［J］. 中国普外基础与临床杂志, 2014, 21（7）: 794-797.

［5］ZHOU Z M, FANG C H, HUANG L W, et al. Three dimensional reconstruction of the pancreas based on the virtual Chinese human--female number 1［J］. Postgraduate medical journal, 2006, 82（968）: 392-396.

［6］FANG C H, XIE A W, CHEN M L, et al. Application of a visible simulation surgery technique in preoperation planning for intrahepatic calculi［J］. World journal of surgery, 2010, 34（2）: 327-335.

［7］方驰华, 祝文. 数字医学技术对腹腔血管三维重建和胰腺肿瘤可切除性评估价值［J］. 中国实用外科杂志, 2013, 33（1）: 51-54.

［8］方驰华, 项楠. 数字化微创技术在肝胆胰外科的应用［J］. 中国微创外科杂志, 2011, 11（1）: 15-19.

［9］方驰华, 陈小伍, 巨邦律. 磁共振血管造影和胰胆管造影在胰头癌外科中的价值［J］. 中华外科杂志, 2005（21）: 1379-1382.

［10］周泽民, 方驰华, 黄立伟, 等. 基于数字化虚拟中国人女性一号胰腺图像的三维重建及可视化研究［J］. 中华外科杂志, 2005（21）: 1401-1404.

［11］周泽民, 方驰华, 钟世镇, 等. 数字化虚拟胰腺三维重建图像与传统解剖学图像的比较［J］. 第四军医大学学报, 2005（18）: 1653-1656.

胰腺及壶腹部周围肿瘤诊断程序化

第一节 概 述

本书采用的三维重建软件 MI-3DVS,由主编所在课题组自主研发,于 2013 年 3 月获得二类医疗器械市场准入。对该系统软件的不断升级,对既往所应用"区域分割"等多种算法进行优化、整合,目前分割与重建速度、血管精细程度较前提高,并添加多种功能强大的面数据处理工具,对重建获得的三维模型进行光滑去噪,摆脱了既往系统对 FreeForm Modeling System 的依赖。

MI-3DVS 能通过对相关脏器的共同显示、透明化显示、随意旋转、缩放,避免了血管间的空间遮挡,有助于对侧支血管的整体把握,这是 MIP 及 VR 所不能比拟的。例如,结合胃的透明化显示,可以显示食管旁静脉与食管、食管胃底静脉曲张间的三维位置关系,胃左静脉前支、后支的引流范围,食管胃底静脉曲张的部位、范围、曲张程度,定位胃静脉并判断其是否穿行进入胃壁形成曲张静脉等;结合脾脏的透明化显示,可以区分胃短静脉与脾静脉,可以明确脾/胃-肾分流曲张血管在脾周的绕行方式等;结合肝脏、胰腺、胆囊等的透明化显示,可以准确定位胆囊周围静脉、脐静脉、肝内分流道等的起始、分布、汇合方式等;结合腹壁、脊柱、胸廓等可以充分了解腹壁曲张静脉的分布、穿行腹腔的方式,肋间静脉、奇/半奇静脉等的准确判断。

在各种器官的三维重建中,对食管、胃的全面显示一直是难点,而 MI-3DVS 通过优化分割算法、加强"人机交互"的功能模块,在自动分割的基础上,对分割数据进行人工修整,特别是胃食管与周围组织间的界限,自动分割通常难以界定,这就需要人工辨认进行适当删除和添加直至满意结果,处理后的分割数据进行三维重建即可获取准确、完整的食管胃的三维模型。

MI-3DVS 能对胆道进行三维重建,能结合门静脉胆支、肝脏等直观、准确地显示门静脉高压性胆病的三维特征,能显示胆管狭窄的部位、长度、程度,还能显示曲张血管对胆管狭窄部位的压迫;在 MI-3DVS 中能进行肝脏个体化分段,对肝脏萎缩-肥大改变一目了然,同时还能结合肝段、肝叶体积计算进一步评估肝脏形态改变的程度;MI-3DVS 能进行脾脏体积的测算,以量化脾肿大的程度。在实际临床工作中,影像科医生与临床医生之间难以取得良好的磨合,临床医生在影像技术方面是非常欠缺的,特别是目前各种影像后处理技术的发展,各种软件的使用都趋于专业化,临床医生要熟练掌握是不大可能的,所以他不可能按照自己的疾病诊治的需要去获取更精确的影像学信息;而影像科医生对专科疾病的认识水平也是有限的,特别是对外科手术的认识需要长期的临床实践点滴积累的,这是影像科医生不可能做到的,因此二者之间出现了难以克服的磨合障碍,影像医生所提供的影像信息不一定就是临床医生所需要的,或不一定就能满足对疾病诊治的需求。因此,开发一种操作简便的"傻瓜式"影像后处理软件是非常有必要的,而在 MI-3DVS,界面友好并设置有操作向导,操作非常简便,单独血管或脏器的重建耗时约 1 分钟,不仅适用安装于 CT 工作站,也可以安装于医生工作站甚至个人电脑中,这极大地促进了临床医生对有限影像资料的无限挖掘,克服影像医生与临床医生之间的鸿沟,极大提高了疾病的影像诊断水平。

MI-3DVS 能达到很好的重建效果,一方面是其优化了算法,另一方面增强了面数据处理工具功能。在算法方面,血管重建采取"阈值分析提取"法,该法以目标血管多点为选取种子点,并根据预览效果不断调整并设定某一 CT 值范围(通常为 120~200HU),与该种子点相连续并在该阈值范围内的结构均被选取,这相对于单纯的阈值提取显影更具有目的性,以同样阈值所提取血管杂质大大减少;器官分割采用"区域生长"法,该法分割后数据还可进行再次生长填充,并自行分辨器官边界(即 CT 值突然出现明显差异的部位)并停止生长,重建所得器官效果较好;细小血管则采用"体绘制",体绘制相对于面绘制,无信息量的丢失避免了面绘制细小血管难以经常遗漏分割的弊端,并且较小血管提取通常受分割者阅片经验分割效果不一,在体绘制中提取面数据则很好地避免了上述问题,增强了细小血管的显示效果。在重建的过程中为获取较完整的血管信息,难免会选取敏感度高的阈值,造成杂质量多,所以高效的、功能多样的面数据后处理工具就显得非常重要,目前常用圈选工具、生长选取工具、合并工具、切割工具等均达到良好效果。此外,分割数据修补工具也非常重要,例如胃、肠道、肿瘤组织等由于本身形态不规则、内部密度不均匀,通常与周围脏器分界不清楚,自动分割时通常有偏差,这就需要人机交互,人工进行修补。

（一）三维重建所需设备

1. 64 排螺旋 CT（PHILIPS BRILLIANCE 64 排螺旋 CT 扫描仪,探测器组合为 0.625mm×64）及其自带 Mxview 后处理工作站。

2. 双筒高压注射器及造影剂。

3. 高配置计算机处理器 英特尔 Core i5-2320 @ 3.00GHz 四核;主板:华硕 P8Z68-V GEN3（英特尔 Z68 芯片组）;内存:8GB（金士顿 DDR3 1 333MHz）主硬盘:西数 WDC WD10EARX-00N0YB0（1TB/7 200 转/分）;显卡:Nvidia GeForce GTX 560（1GB/华硕）;显示器:飞利浦 PHLC060 Philips 243E（24 英寸）。

4. 腹部医学图像三维可视化系统（MI-3DVS）。

（二）影像学扫描参数

管电压为:120kV,管电流为:300mAs,排探测器组合为:0.625mm×64,层厚为:1mm,间隔为:1mm,螺距为:0.984mm,球管旋转一周时间为:0.5秒,扫描视野为:40~50cm,矩阵为:512×512。

（三）数据采集

详见第七章第一节:活人体胰腺及壶腹肿瘤胰周血管数据收集。

（四）三维重建方法

1. 软件简介 由 MI-3DVS 系统界面工具栏、数据管理器、功能面板、视图窗口以及状态栏等组成（图 8-1-1）。

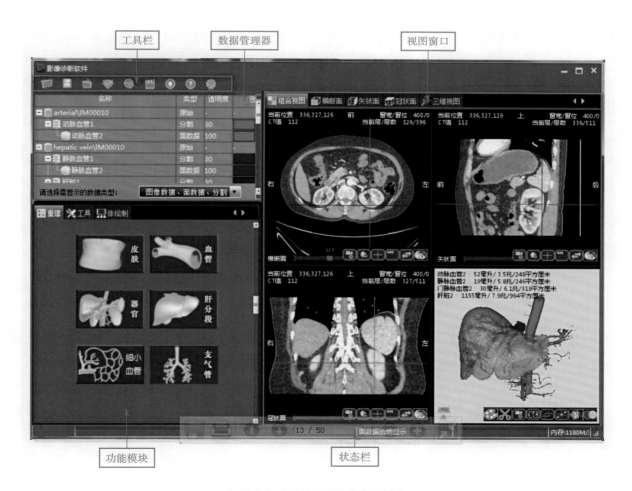

图 8-1-1 MI-3DVS 工作界面简介

2. 自动化分期 CT 原始 DICOM 数据文件夹包括平扫期、动脉期、门静脉期数据,通过"工具栏"——"数据分期"可对数据进行自动化分期(图 8-1-2)。

3. 血管重建

(1)在数据管理器中选中图像数据节点,单击"血管重建"按钮,进入血管重建算法第一步页面,在该页面中设置数据节点名称、颜色参数,然后单击"新建"按钮,数据管理器中增加一个分割数据节点和面数据节点。再后单击"下一步"按钮。进入血管重建算法第二步页面。

(2)单击"种子点"按钮,在二维图像中目标区域上单击一个(或多个)种子点,然后单击"阈值分析"按钮,过目标区域画一条线段,系统弹出一个阈值分析对话框。在对话框中上下拖动高低阈值线来调节合适的阈值范围,在调节的过程中,可在二维视图中观察目标区域的范围,最后单击"确定"按钮,调节的高低阈值显示在算法第二步页面中的高低阈值文本框中(图 8-1-3)。当设定了种子点、高低阈值后,单击"计算"按钮,系统执行血管分割操作。观察状态栏中的算法执行进度条,当进度条为 100% 时,表示计算完成,一级提示信息会提示计算成功或失败。如果计算成功,则分割结果会在二维视图窗口中显示;如果计算失败,二级提示信息会指出失败的原因,修改参数后重新计算。计算成功后,单击"下一步"按钮,进入算法的第三步页面。

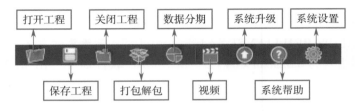

图 8-1-2　MI-3DV 工具栏界面功能简介

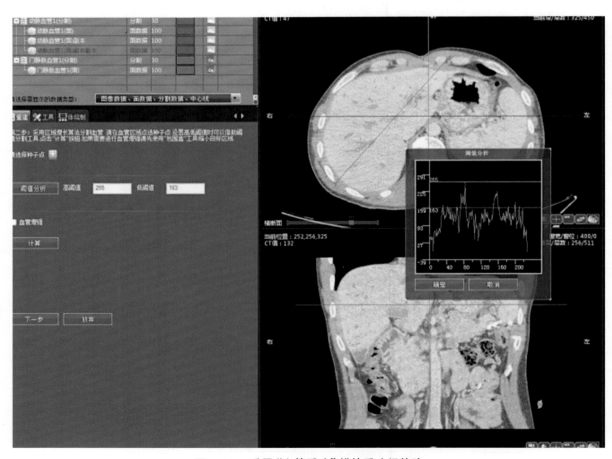

图 8-1-3　采用"血管重建"模块重建门静脉
调整合适的阈值范围(163~255HU)进行门静脉分割。

（3）单击"重建"按钮,观察状态栏中的进度条,当进度条为100%时,表示计算成功,同时重建的面数据显示在三维视图窗口中。

（4）单击"完成"按钮,回到重建模块的初始界面。

（5）重建模型可通过"面数据工具"进行光滑、去噪(图8-1-4)。

4. 器官重建

（1）在数据管理器中选中图像数据节点,单击"器官重建"按钮,进入器官重建算法第一步页面。在该页面中选择数据节点名称、颜色,然后单击"新建"按钮,数据管理器中增加一个分割数据节点和面数据节点。再后单击"下一步"按钮,进入器官重建算法第二步页面。

（2）如果图像数据较大,为提高计算速度,可以选中感兴趣区域工具复选框,在三维视图窗口中调节"包围盒"边界缩小目标区域。单击"种子点"按钮,在二维图像中目标区域上单击多个种子点,然后设置合适的阈值范围(比如设置为3),单击"计算"按钮,计算后的结果显示在二维视图窗口中。由于每次计算结果仅仅包含某个器官的一部分区域,所以需要多计算几次,使计算结果可以覆盖整个器官区域。如果计算结果超出器官区域,可以选择"后退"按钮。当计算结果覆盖整个器官区域

时,单击"下一步"按钮,进入器官重建算法第三步页面。

（3）单击"计算"按钮,观察二维视图窗口中的分割区域,如果分割区域生长到目标区域的边界时,单击"停止"按钮,然后单击"下一步"按钮,进入器官重建算法第四步(图8-1-5)。

（4）单击"重建"按钮,观察状态栏中的进度条,当进度条为100%时,表示计算成功,同时重建的面模型显示在三维视图窗口中(图8-1-6)。

（5）单击"完成"按钮,回到重建模块的初始界面。

5. 皮肤重建

（1）在数据管理器中选中图像数据节点,单击"皮肤重建"按钮,进入皮肤重建算法页面(图8-1-7)。

（2）在该页面中设置数据节点名称、颜色和面模型三角面片简化因子参数,然后单击"重建"按钮,系统执行皮肤重建操作。观察状态栏中的算法执行进度条,当进度条为100%时,表示计算完成,数据管理器中增加了一个皮肤面数据节点,新建的皮肤面模型显示在三维视图窗口中(图8-1-8)。

（3）单击"完成"按钮,回到重建模块的初始界面。

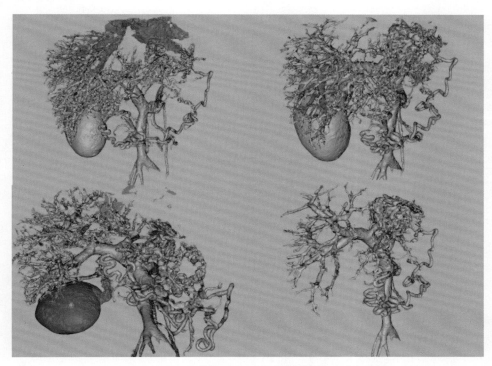

图8-1-4　采用面数据工具对重建后的门静脉进行去噪

反复多次操作可提取所需血管,红色部分为去除部分。

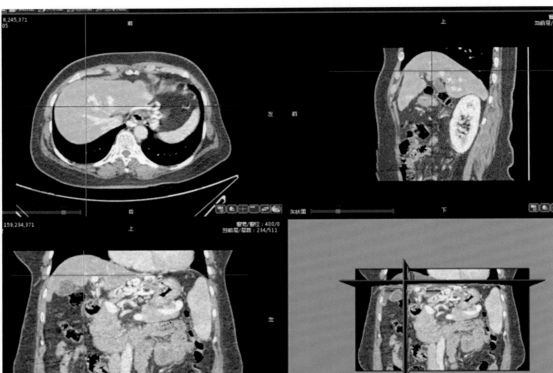

图 8-1-5 器官分割视图窗口

采用"器官重建"模块重建肝脏。

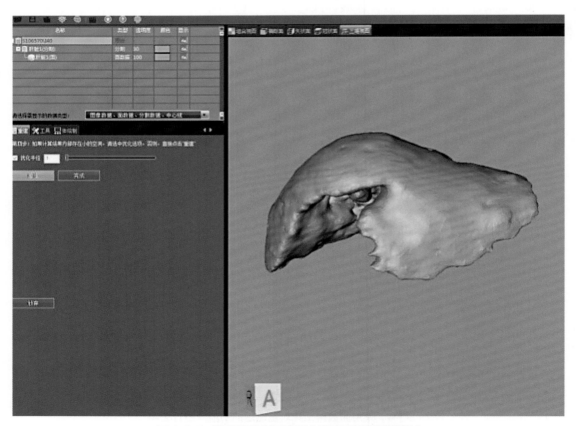

图 8-1-6 器官重建视图窗口（重建后的肝脏模型）

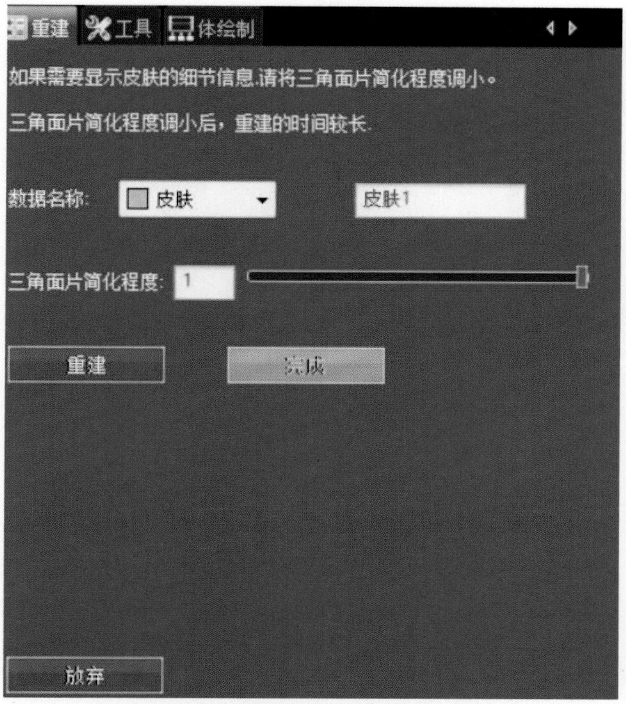

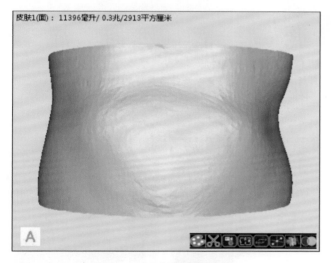

图 8-1-7　皮肤重建算法窗口

图 8-1-8　皮肤重建模型

6. 细小血管重建

（1）在数据管理器中选中图像数据节点，单击"细小血管重建"按钮，进入细小血管重建算法第一步页面。在该页面中设置数据节点名称、颜色参数，然后单击"新建"按钮，数据管理器中增加一个分割数据节点和面数据节点，同时三维视图窗口中显示

体绘制的结果。再单击"新建血管"按钮，进入细小血管重建算法第二步页面（图 8-1-9A）。

（2）单击"提取骨骼"按钮，在三维视图窗口中可看到骨骼被高亮蓝色显示（图 8-1-9B）。然后，单击"剔除"按钮执行去骨操作。如果不需要去除骨骼，单击"取消"按钮后，单击"确认不去骨"按钮。单击"下一步"按钮，进入细小血管重建算法的第三步页面。

（3）在该页面中，拖动双向滑动条的左端（低阈值），观察三维视图窗口中目标血管的变化，当显示的血管模型满意时，单击"确认"按钮，系统执行分割运算。观察状态栏中的算法执行进度条，当进度条为 100% 时，表示计算成功，目标血管分割区域在二维视图窗口中显示。单击"下一步"按钮，进入细小血管重建算法的第四步页面。

（4）在该页面中，单击"修补分割数据"按钮，在弹出框中单击"点选范围"按钮，然后在非目标血管区域画一封闭曲线。单击"减少"按钮，则封闭曲线内的高亮部分消失。单击"保存修补结果"按钮对修补的结果进行保存。再后，单击"重建"按钮对分割的细小血管进行重建。观察状态栏中的进度条，当进度条为 100% 时，表示计算成功，同时重建的细小血管显示在三维视图窗口中（图 8-1-9C）。

（5）单击"完成"按钮，回到重建模块的初始界面。

7. 三维模型的光滑、去噪　图像三维重建后的载处理主要通过"面数据图形处理工具"实现。包括鼠标裁切工具、长方体裁切工具、血管裁切工具、球体裁切工具、连通复制删除工具、表面优化工具、多边形拟合工具、面拉伸工具、多边形裁切工具、连通区域裁切工具、距离测量工具、面模型移动工具等。

8. 胃、食管模型的人机交互分割与重建　胃与食管是空腔脏器，其密度极度不均，与周围脏器分界也时常不明显，而且腔内多有空气、食物残渣等，单纯自动化分割通常不理想。对自动化分割结果进行人为的修补、涂擦（图 8-1-10），然后对处理后的分割数据再次重建，可获取准确的三维重建模型（图 8-1-11）。

8

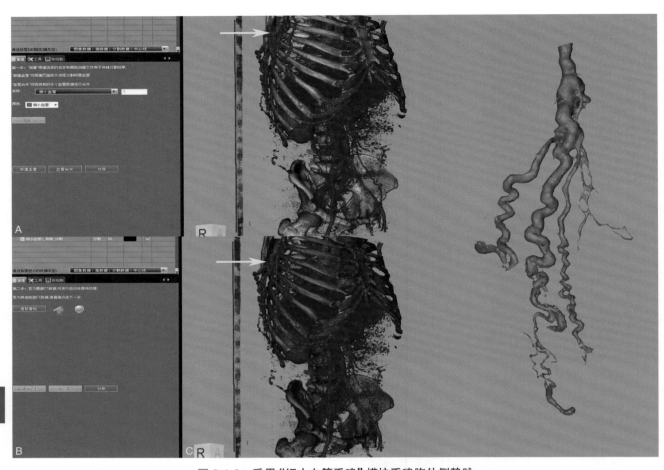

图 8-1-9 采用"细小血管重建"模块重建胸外侧静脉

A. "体绘制"显示所有血管信息；B. 提取骨骼并去除；C. 对目标血管区域进行提取、修补后获得胸外侧静脉模型。

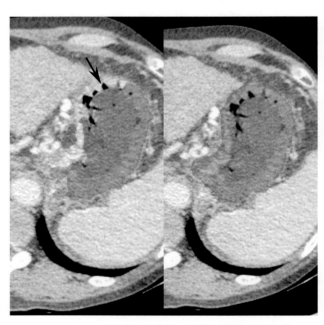

图 8-1-10 采用"分割数据工具"对胃的分割图像
进行修补（箭头），修补前后图像效果对比

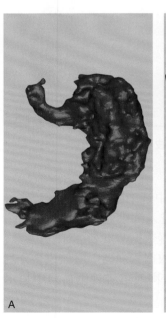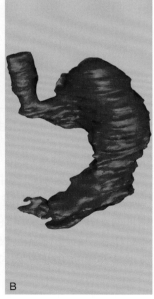

图 8-1-11 对分割数据进行修补前后，重建模型效果对比

9. 软件还有"肝分段""肝脏体积计算"等功能模块(图 8-1-12)。

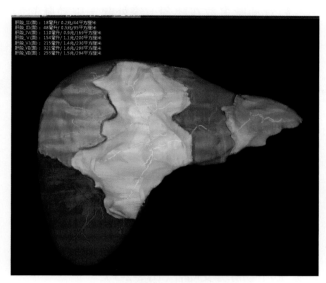

图 8-1-12 肝脏自动化分段,并自动
显示各肝段体积(左上角)

第二节 正常人胰腺周围血管三维成像

一、解剖及命名概述

胰腺的供血血管来源于腹腔干和肠系膜上动脉,一些动脉比较恒定,但变异也是常见的。Bertelli(1995)认为200多年来胰血供的大体解剖学研究虽多,但由于引用文献不完全和不正确,对用于同一血管的"名称"有不同的解释,造成胰血管名称的混乱,以致有同一血管用不同名称(例如胰最大动脉 supreme pancreatica artery,胰背动脉 dorsal pancreatic artery,胰大动脉 pancreatica magna artery);也有不同血管命以同一名称(例如十二指肠后动脉 retroduodenal artery)。本章节按目前大多数说法记述。

胰腺周围血管解剖分布的复杂性较大,存在较多的侧支循环通路。从临床外科角度出发,还有本来不是胰腺的血管,但起点或行程范围与胰腺及其周围脉管产生密切关系,胰手术时易损伤或误扎。因此在较大的或有选择性的胰腺手术前,应进行胰腺血管造影以了解胰腺血供情况,CT 图像的三维重建对血管分布走行的显示有较大帮助。

二、CT 图像的三维重建

将腹部逐层扫描64排 CT 数据导入 dicom 软件,转化为24位深的 JPEG 格式文件,再转化为

BMP 格式文件,调整图片像素大小,将数据批量导入到自主研发的自动分割图像处理软件进行三维重建。重建时动脉阈值设定约为 20~40,静脉阈值设定为 8~20,胰腺组织阈值设定为 5~15。重建方法为区域生长法。重建后导出为 stl 模型文件,后经FreeForm Modeling System 软件配准平滑处理后即为重建后图像(图 8-2-1~图 8-2-4)。

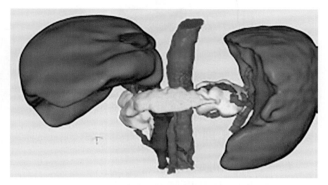

图 8-2-1 三维重建后的胰腺及胰尾部的肿瘤
(淡黄色部分)与周围器官、血管的关系(正面观)

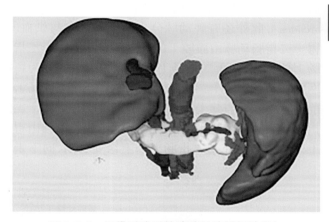

图 8-2-2 三维重建后的胰腺及胰尾部肿瘤与
周围器官、血管解剖位置关系(上面观)

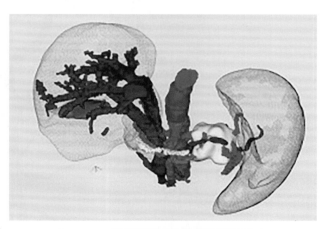

图 8-2-3 胰尾部肿瘤与周围重要器官和
管道的解剖位置关系(肝脾胰透视图)

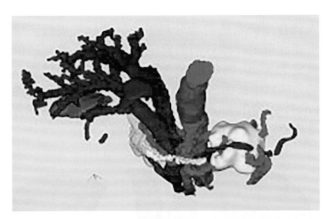

图 8-2-4　胰尾部肿瘤与动脉系统、门脉系统及
主胰管（白色管道部分）的结构关系

三、解剖生理

（一）胰头和胰颈动脉

主要由胃十二指肠动脉和肠系膜上动脉分出的胰十二指上下动脉构成恒定的两个（前、后）胰（十二指肠）动脉弓[pancreatic（duodenal）arcades]，此外还有脾动脉分支胰背动脉参与供血。胃十二指肠动脉由腹腔干的大支肝总动脉在十二指肠上部分出，在十二指肠上部下缘胰头前面分为胃网膜右动脉和胰十二指肠上前动脉。胰十二指肠上前动脉终末支与胰十二指肠下前动脉吻合成胰十二指肠前动脉弓。胰十二指肠上后动脉一般单独由胃十二指肠动脉在十二指肠上部上缘处分出，向下走

行后终支与胰十二指肠下后动脉吻合形成胰十二指肠后动脉弓。

胰背动脉多数在胰颈上缘处起于脾动脉起始段，也有起于腹腔动脉、肝总动脉等。胰背动脉发起后在门静脉左侧下行分为左右支。左支在胰下缘偏后向左穿胰体直至胰尾，称胰横动脉或胰下动脉，与胰大动脉吻合。胰背动脉右支向右横行，与胰十二指肠上前动脉支吻合，形成一动脉弓，有人称之为胰前动脉弓（图 8-2-5）。

胰背动脉和胰横动脉已述于前。

胰大动脉，大多从脾动脉中段分出，发出后伸入胰实质内，并分出分支向左行向胰尾与胰尾动脉吻合、分支向右行向胰头与胰头动脉吻合。

胰尾动脉，发自脾动脉，也可来源脾门处某个脾支，或胃网膜左动脉。在胰内有细小分支与胰大动脉、胰下动脉分支吻合（图 8-2-5）。

（二）胰的静脉

胰的静脉血回流于门静脉系统。胰的静脉一般均与动脉伴行。

胰头的静脉主要是胰十二指肠上前、后静脉和胰十二指肠下前、后静脉，四支静脉在胰头和十二指肠之间的沟处或邻近形成前、后二静脉弓。

胰颈、胰体和胰尾的静脉包括脾静脉的胰支，为脾静脉在胰体胰尾后面走行中收集的若干支。胰横静脉在胰实质内与同名动脉伴行。胰颈静脉不常见（图 8-2-6）。

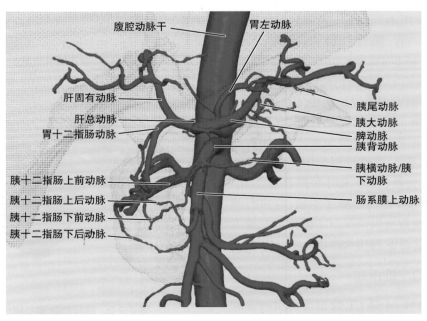

图 8-2-5　胰腺周围动脉

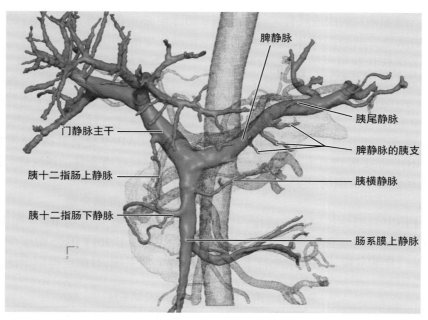

脾静脉

胰尾静脉

脾静脉的胰支

胰横静脉

肠系膜上静脉

门静脉主干

胰十二指肠上静脉

胰十二指肠下静脉

图 8-2-6　胰腺相关静脉

第三节　MI-3DVS 胰腺肿瘤三维重建

　　胰腺癌因早期不易发现、切除率低、易复发、侵袭性强,被称为"癌中之王",在全球范围内居恶性肿瘤死亡率的第 4 位;在我国,也是死亡率最高的十大恶性肿瘤之一。胰腺癌具有早期转移的生物学特征,80% 的胰腺癌病人就诊时已属晚期,手术切除率仅为 20%,中位生存时间 6 个月,5 年总体生存率仅为 0.4%~0.5%。胰腺癌术前的可切除性判断十分重要,准确的判断既可避免不必要的手术创伤及合理利用有限的医疗资源,又能让病人得到恰当的治疗、减少经济负担。我们对胰腺和壶腹周围恶性肿瘤采用 MI-3DVS 三维重建进行诊断,并在此基础上初步探讨一种新的基于血管特征的可切除性评估标准。

一、胰腺癌的诊断与鉴别诊断

（一）高危人群

　　1. 年龄大于 40 岁,有上腹部非特异性不适。

　　2. 有胰腺癌家族史。

　　3. 突发糖尿病病人,特别是不典型糖尿病,年龄在 60 岁以上,缺乏家族史,无肥胖,很快形成胰岛素抵抗者。40% 的胰腺癌病人在确诊时伴有糖尿病。

　　4. 慢性胰腺炎病人,目前认为慢性胰腺炎在小部分病人中是一个重要的癌前病变,特别是慢性家族性胰腺炎和慢性钙化性胰腺炎。

　　5. 导管内乳头状黏液瘤亦属癌前病变。

　　6. 患有家族性腺瘤息肉病者。

　　7. 良性病变行远端胃大部切除者,特别是术后 20 年以上的人群。

　　8. 胰腺癌的高危因素有长期吸烟、大量饮酒,以及长期接触有害化学物质等。

（二）诊断方法

　　胰腺癌的主要症状包括消化不良、恶心、体重减轻、黄疸、脂肪泻、疼痛和抑郁。对临床上怀疑胰腺癌的病人和胰腺癌的高危人群,应首选无创性检查手段进行筛查,如 B 超、动态螺旋 CT 和血清学肿瘤标志物等。肿瘤标志物的联合检测并与影像学检查结果相结合,可提高阳性率,有助于胰腺癌的诊断和鉴别诊断。

（三）肿瘤相关抗原与其他实验室检查

　　1. CA19-9 是目前最常用的胰腺癌诊断标志物 CA19-9>100U/ml 诊断胰腺癌的准确性高于 90%。CA19-9 同样可用来判断预后及治疗过程监测。CA19-9 通常表达于胰腺和肝胆疾病及其他许多恶性肿瘤,虽然它不是肿瘤特异性的,但是 CA19-9 水平的上升对于胰腺癌与胰腺炎性疾病的鉴别很有帮助,而且 CA19-9 水平的持续下降与手术或化疗后的胰腺癌病人的生存期有关。约 10% 的胰腺癌病人 Lewis 抗原阴性,CA19-9 不升高,此时需结合其他肿瘤标志物如 CA125 和 / 或癌胚抗原（CEA）等协助诊断。对于 CA19-9 升高者,在排除胆道梗阻或胆道系统感染等因素后应高度怀疑胰腺癌。

2. 血糖变化也与胰腺癌发病或进展有关　①老年、BMI 低、无糖尿病家族史的新发糖尿病者，应警惕胰腺癌的发生。②既往长期罹患糖尿病，短期出现血糖波动且难以控制者，亦应警惕胰腺癌的发生。③前瞻性研究结果显示，空腹血糖每升高 0.56mmol/L，胰腺癌发病风险增加 14%。

3. 其他生物学靶点　如外周血内 micro RNA、ct DNA、外泌体内 Glypican-1 等也具有潜在临床应用前景，尚待高级别循证医学证据的证实。

（四）病理诊断

术前可以进行 ERCP 胰管细胞刷片或活检；超声内镜（首选）或 CT 引导下经皮细针穿刺活检；术中切割针（core biopsy）穿刺活检。不强求施行手术切除前必须获得恶性（阳性）的活检证据。但是新辅助化疗前应有组织学诊断。

（五）腹腔镜检查

在胰腺癌诊断和分期中，腹腔镜检查是一种有效的手段。它可以发现 CT 遗漏的腹膜种植转移与肝脏转移情况。对于勉强可切除的病变或预后因素较差者（CA19-9 显著升高、原发病灶大及胰体尾部癌等），建议在有条件的医院进行腹腔镜检查并附加分期。

（六）胰腺癌分期

国际抗癌联盟（UICC）和美国肿瘤联合委员会（AJCC）于 2017 年公布了第 8 版 AJCC 胰腺癌 TNM 分期系统，目前已得到广泛的认可（表 8-3-1）。

表 8-3-1　第 8 版胰腺癌 AJCC 分期系统

TNM 分期	内容	TNM 分期	T 分期	N 分期	M 分期
原发肿瘤（T）	Tx：原发肿瘤无法评估	0	Tis	N0	M0
	T0：无原发肿瘤证据	IA	T1	N0	M0
	Tis：原位癌	IB	T2	N0	M0
	T1：肿瘤最大径≤2.0cm	IIA	T3	N0	M0
	T1a：肿瘤最大径≤0.5cm	IIB	T1~3	N1	M0
	T1b：肿瘤最大径 >0.5cm 且 <1.0cm	III	T4	Any N	M0
	T1c：肿瘤最大径≥1.0cm 且≤2.0cm	IV	Any T	N2	M0
	T2：肿瘤最大径 >2.0cm 且≤4.0cm		Any T	Any N	M1
	T3：肿瘤最大径 >4.0cm				
	T4：肿瘤不论大小，累及腹腔干、肠系膜上动脉，和（或）肝总动脉				
区域淋巴结（N）	Nx：区域淋巴结无法评估				
	N0：无区域淋巴结转移				
	N1：1~3 枚区域淋巴结转移				
	N2：4 枚及以上区域淋巴结转移				
远处转移（M）	M0：无远处转移				
	M1：有远处转移				

1. T（原发肿瘤）　Tx：原发肿瘤无法评估；T0：无原发肿瘤证据；Tis：原位癌；T1：肿瘤最大径≤2.0cm；T1a：肿瘤最大径≤0.5cm；T1b：肿瘤最大径 >0.5cm 且 <1.0cm；T1c：肿瘤最大径≥1.0cm 且≤2.0cm；T2：肿瘤最大径 >2.0cm 且≤4.0cm；T3：肿瘤最大径 >4.0cm；T4：肿瘤不论大小，累及腹腔干、肠系膜上动脉，和 / 或肝总动脉。其中 T1、T2 期肿瘤最大直径是指经 CT 测量（最大径）或切除标本经病理学分析。

2. M（远处转移）　M0：无远处转移；M1：有远处转移。

3. N（区域淋巴结）　Nx：区域淋巴结无法评估；N0：无区域淋巴结转移；N1：1~3 枚区域淋巴结转移；N2：4 枚及以上区域淋巴结转移。

二、胰腺癌的治疗

（一）术前胆汁引流

围手术期减黄手术的效果尚存在争议。因此，不强调常规进行术前胆汁引流。但对由于营养不良，脓毒血症，并发症以及新辅助化疗必须延期外科手术的病人可行内、外引流。

（二）术前可切除性的评估

1. 可以切除　不论胰头、胰体还是胰尾癌，符合以下条件者可评估为可以切除：①肿瘤未侵犯腹腔干、肠系膜上动脉和肝总动脉；②肿瘤未侵犯肠系膜上静脉和门静脉，或侵犯但没有超过180°，且静脉轮廓规则。

2. 可能切除 对于胰头、胰体癌，符合以下条件者可评估为可能切除：①肿瘤侵犯肝总动脉，但未累及腹腔干或左右肝动脉起始部，可以被完全切除并重建；肿瘤侵犯肠系膜上动脉，但没有超过180°；若存在变异动脉（如副肝右动脉、替代肝右动脉、替代肝总动脉、替代或副动脉的起源动脉），应注意明确是否肿瘤侵犯及侵犯程度，可能影响手术决策。②肿瘤侵犯肠系膜上静脉或门静脉超过180°，或虽未超过180°但静脉轮廓不规则；或存在静脉血栓，切除后可进行安全的静脉重建；肿瘤紧邻下腔静脉。

对于胰尾癌，符合以下条件者可评估为可能切除：①肿瘤侵犯腹腔干未超过180°；肿瘤侵犯腹腔干超过180°，但未侵犯腹主动脉，且胃十二指肠动脉完整未被侵犯。②肿瘤侵犯脾静脉门静脉汇入处，或侵犯门静脉左侧未超过180°但静脉轮廓不规则；且有合适的近端或远端血管可用来进行安全、完整的切除和静脉重建；肿瘤紧邻下腔静脉。

3. 不可切除 存在以下情况者为不可切除的胰腺癌。

（1）胰头和胰颈部肿瘤：肿瘤侵犯肠系膜上动脉超过180°；肿瘤侵犯腹腔干超过180°；肿瘤侵犯肠系膜上动脉第一空肠支。肿瘤侵犯或栓塞（瘤栓或血栓）导致肠系膜上静脉或门静脉不可切除重建；肿瘤侵犯大部分肠系膜上静脉的近侧端空肠引流支。

（2）胰体尾部肿瘤：肿瘤侵犯肠系膜上动脉或腹腔干超过180°；肿瘤侵犯腹腔干和腹主动脉。肿瘤侵犯或栓塞（可能是瘤栓或血栓）导致肠系膜上静脉或门静脉不可切除重建。

（3）肿瘤发生远处转移（包括非区域淋巴结转移）

1）胰头癌：①远处转移（包括腹腔干和/或主动脉旁）；②肠系膜上动脉、腹腔干的包绕；③肠系膜上静脉/门静脉闭塞；④主动脉、下腔静脉的侵犯或包绕；⑤横结肠系膜以下的肠系膜上静脉侵犯。

2）胰体癌：①远处转移，包括腹腔干和/或主动脉旁；②肠系膜上动脉、腹腔干、肝动脉的包绕；③肠系膜上静脉/门静脉闭塞；④腹主动脉侵犯。

3）胰尾癌：①远处转移（包括腹腔干和/或主

动脉旁）；②肿瘤包绕肠系膜上动脉、腹腔干；③肿瘤侵犯肋骨、椎骨。

（三）血管受侵分级标准（Loyer分级标准）

A型：低密度肿瘤和/或正常胰腺与邻近血管之间有脂肪分隔。

B型：低密度肿瘤与血管之间有正常胰腺组织。

C型：低密度肿瘤与血管之间有凸面点状接触。

D型：低密度肿瘤与血管有凹面接触，或者部分包绕。

E型：低密度肿瘤完全包绕邻近血管，但尚未造成管腔变化。

F型：低密度肿瘤阻塞血管或浸润血管致使管腔狭窄。

在上述分级中，A、B型为可切除型；C、D型为可能切除型，但需视术中情况而定；E、F型为不可切除型。

（四）根治性手术中合理的切除范围

完全切除肿瘤的切除范围包括胰腺头部（含胰腺钩突），颈部，相关脏器（肝门以下胆管、十二指肠及部分空肠、部分胃）及区域内结缔组织和淋巴结。应避免任何肉眼可见的肿瘤残留，包括胆管，胃肠，胰腺切缘，腹膜后结缔组织和淋巴结。在能够达到切缘阴性切除目的时，可以联合切除受侵的肠系膜上。门静脉和累及的邻近脏器（胰腺癌标准根治与扩大切除术的手术范围见表8-3-2）。如有任何肉眼可见的肿瘤组织残留，应视为姑息性切除。伴有腹膜后淋巴结广泛转移是全身疾病的标志，此时合并广泛淋巴结清扫并不能改变预后，也应该视为姑息性切除。

1. 胰头癌切除术 ①清除下腔静脉和腹主动脉之间的淋巴、结缔组织；②清除肝门部软组织；③在门静脉左侧断胰颈；④切除胰钩；⑤将肠系膜上动脉右侧的软组织连同十二指肠系膜一并切除；⑥若肿瘤局部侵犯门静脉时，在保证切缘阴性的情况下，则将门静脉切除一段，进行血管重建。

2. 胰体尾癌切除术 需切除胰体尾（约占80%的胰腺）、脾脏、腹腔动脉周围和肠系膜根部的淋巴结及腹主动脉前的淋巴、结缔组织。

3. 广泛的腹膜后淋巴结清扫 淋巴结清扫作为胰十二指肠切除术的一部分仍然存在争议。目前没有循证医学证据显示，在标准的胰十二指肠切除基础上附加广泛的腹膜后淋巴结清扫能够改善生存期，因此，区域性淋巴结清扫不作为胰十二指肠切除术的常规部分。

表 8-3-2　胰腺癌标准根治术及扩大手术范围的比较

手术方式	切除范围
胰十二指肠切除术	
标准切除范围	钩突系膜,肠系膜上动脉右侧、后方和前方的淋巴、神经、脂肪组织;根治性手术应达到胆管、胃或十二指肠、胰颈和后腹膜切缘阴性
扩大切除范围	上述标准切除 + 以下任一器官的切除:胃切除范围超出胃窦或远侧 1/2,部分结肠系膜及结肠切除,第一段以上范围的空肠切除,部分门静脉、肠系膜上静脉及(或)肠系膜下静脉切除,部分肝动脉、腹腔干及(或)肠系膜上动脉切除,部分下腔静脉切除,右肾上腺切除,右肾及其血管切除,肝部分切除,部分膈肌切除
远端胰腺切除术	
标准切除范围	包括胰腺体尾部,脾及脾动静脉,淋巴结清扫;可包括左侧 Gerota 筋膜,部分结肠系膜,但不包括结肠切除
扩大切除范围	上述标准切除 + 以下任一器官的切除:任何范围的胃切除,部分结肠系膜及结肠切除,任何范围的小肠切除,部分门静脉、肠系膜上静脉及(或)肠系膜下静脉切除,部分肝动脉、腹腔动脉干及(或)肠系膜上动脉切除,部分下腔静脉切除,左肾上腺切除,左肾及其血管切除,肝部分切除,部分膈肌切除
全胰腺切除术	
标准切除范围	包括胰头部、颈部及体尾部,十二指肠及第一段空肠,胆囊及胆总管,脾及脾动静脉,淋巴结清扫;可包括胃窦及幽门,包括 Gerota 筋膜,部分结肠系膜,但不包括结肠切除
扩大切除范围	上述标准切除 + 以下任一器官的切除:胃切除范围超出胃窦或远侧 1/2,部分结肠系膜及结肠切除,第一段以上范围的空肠切除,部分门静脉、肠系膜上静脉及(或)肠系膜下静脉切除,部分肝动脉、腹腔动脉干及(或)肠系膜上动脉切除,部分下腔静脉切除,右及(或)左肾上腺切除,肾及其血管切除,肝部分切除,部分膈肌切除

注:能够达到肉眼切缘阴性(R0 或 R1)的患者,在评估一般情况后可考虑行扩大切除术。

4. 肠系膜上 - 门静脉切除和重建　有文献报道,在选择病例接受联合静脉切除的胰十二指肠切除术较姑息治疗生存期延长,因此在能够获得阴性的切缘效果的病例,可有选择地进行联合静脉切除。血管重建包括使用自身和外源性血管。

（五）姑息性治疗方法的选择

1. 姑息性胰十二指肠切除术（即肉眼下肿瘤切除干净,镜下切缘阳性）　有资料表明,施行该术式的病人术后 1 年存活率高于姑息性双旁路手术者,围手术期并发症和死亡率并未增加,仅住院时间有所增加。然而,虽然该术式相对安全,但目前尚无足够证据表明应常规使用。

2. 采用胆管空肠 Roux-Y 吻合解除胆道梗阻可附加胃空肠吻合,以解除或预防十二指肠梗阻。过去经常忽视胰管梗阻造成的腹痛和胰腺内外分泌功能障碍,在行胆肠、胃肠吻合的同时,附加胰管空肠吻合,可解决胰管高压造成的疼痛,胰腺外分泌功能不足的状况亦有所改善。

3. 随着消化内镜和介入技术的发展,通过内镜放置胆道内支架,胰管内支架和肠道内支架,以及腹腔镜胆肠吻合、胃肠吻合等手段解决胰头癌病人的黄疸、十二指肠梗阻等症状,已经得到越来越多的应用。

（六）综合治疗

1. 化疗和放疗　根治术后的胰腺癌病人如无禁忌证,均应行辅助化疗。辅助化疗方案推荐以吉西他滨或氟尿嘧啶类药物［包括卡培他滨、替吉奥、氟尿嘧啶（5-FU）联合亚叶酸钙（LV）］为主的单药治疗;体能状态较好的病人,建议联合化疗。术后体能状态恢复较好的病人,辅助化疗起始时间尽可能控制在术后 8 周内,疗程达到 6 个疗程及以上。分子靶向药物的疗效正在评估中。

新辅助化疗:2016 年中国抗癌协会胰腺癌专业委员会多学科临床研究协作学组专家共识推荐具有术前血清学特征"CEA 异常升高、CA125 异常升高、CA19-9≥1 000U/ml"的可切除胰腺癌病人接受 2~4 个疗程的新辅助化疗。方案包括:FOLFIRINOX、吉西他滨 + 清蛋白结合型紫杉醇、吉西他滨 + 替吉奥、吉西他滨。

放疗包括术前放疗、术中放疗、适形调强放疗、放射性核素内照射治疗和放化疗。

2.其他辅助治疗　免疫治疗:PD-1单克隆抗体pembrolizumab对高度微卫星不稳定性(MSI-H)或缺失错配修复(dMMR)的肿瘤病人具有较好的疗效。目前推荐用于具有MSI/MMR分子特征的合并远处转移的胰腺癌病人,但需要高级别循证医学证据的支持。其他治疗包括射频组织灭活,冷冻,高能聚焦超声,γ刀及生物治疗等,目前尚没有明确证据显示其能够延长病人生存期。

三、腹部医学图像三维可视化系统对于胰腺肿瘤诊断的价值

自从有了胰腺外科以来,外科工作者一直梦想在手术前对胰腺、胰腺周围的血管分布,肿瘤的大小、部位、形态及其与周围脏器的关系有直观和立体的了解。但胰腺属于腹膜后器官,位置隐蔽,其解剖位置与周围器官和血管关系复杂,胰腺肿瘤的术前诊断和可切除性评估成为了目前腹部外科的研究热点及难点之一。以往一般通过B超、CT、MRI、PET/CT等联合血清学标志物对胰腺肿瘤进行诊断;超声内镜(EUS)、ERCP、EST活检也有一定的使用价值。B超仅作为一般筛查手段,且对直径较小的肿瘤敏感度低。MRI空间分辨率较低,难以准确判断肿瘤边缘范围及血管受累的情况。超声内镜(EUS)较普通腹部B超可更好地检出小直径的肿瘤,但对较大肿瘤的诊断及可切除性评价并无优势。EST活检仅能对十二指肠乳头及胆总管下段进行病理检查,但属有创检查且易诱发胰腺炎。ERCP适用于检查胰胆管疾病,而对肿瘤无明确诊断意义。多层螺旋CT目前已成为胰腺肿瘤常用首选检查手段,但其二维显示的特性制约了其诊断水平。MI-3DVS可通过简单的三维图形缩放、旋转、透明化、任意组合等功能对胰腺、肿瘤、血管及周围结构进行详尽观察,可对肿瘤的外形、部位、大小、与周围脏器及血管的关系进行逼真还原;其数据来源是普通的16层以上MSCT增强扫描数据,具有无创、安全、快速、经济的特点。例如书中的典型病例病人不明原因的反复尿黄伴皮肤瘙痒2月余,在多家医院及我院行MSCT(图8-3-1)、MRI、超声内镜(EUS)及ERCP(图8-3-2)检查,仅提示胰胆管扩张,未明确病因及病灶;EST活检病理报告"炎性改变"。使用MI-3DVS行3D重建提示肝内外胆管及胰管均匀扩张,未见明显狭窄(图8-3-3);透明化肝内外胆道和胰管内未见结石等异物梗阻(图8-3-4)。提示梗阻点位于肝胰壶

腹(法特壶腹),结合病史多考虑壶腹部肿瘤。术中可于法特壶腹部扪及约3mm大小的肿物。手术结果(图8-3-5)和病理报告(壶腹部高分化腺癌)支持了术前诊断。

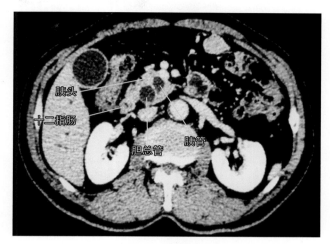

图8-3-1　64-MSCT图像

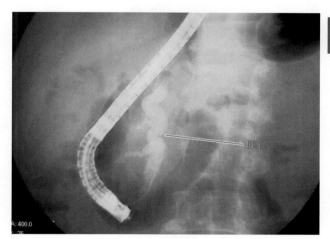

图8-3-2　ERCP

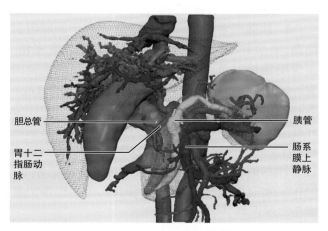

图8-3-3　肝内外胆道及胰管均匀扩张,未见明显狭窄

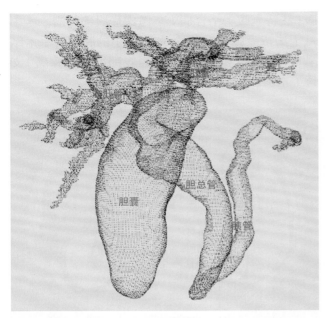

图 8-3-4　透明化肝内外胆道和胰管内未见异物梗阻

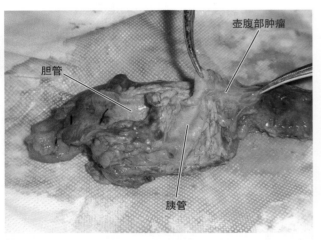

图 8-3-5　手术切除标本

程度。典型的血管受侵犯如被肿瘤包绕走行僵直（图 8-3-6）或是管壁呈"锯齿样"改变以及管腔"沙漏样"狭窄（图 8-3-7）。

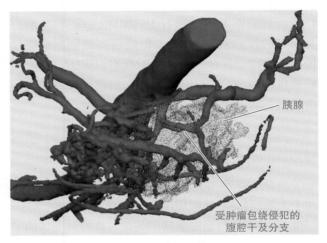

图 8-3-6　动脉受侵犯

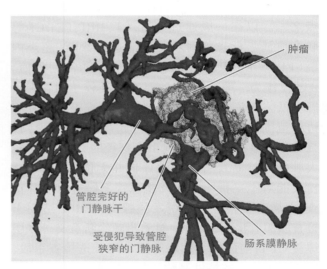

图 8-3-7　门静脉受侵犯；
脾静脉受侵犯中断缺失

（一）腹部医学图像三维可视化系统三维重建对于胰腺肿瘤可切除性评估的价值

1. 胰腺癌常累及大血管，原因不在于肿瘤侵袭性高，而是肿瘤与这些血管的位置关系非常密切。血管受累情况是评估胰腺肿瘤可切除性的主要因素。国内外研究中，较有价值的评估标准是 Loyer 等 CT 影像分型、Lu 等基于 MSCT 三维重建的评分标准。中华医学会胰腺外科学组根据 CT 血管表现制定了《胰腺癌诊治指南》（2007 年）。尽管制定了较为详尽的基于 CT 影像学的可切除性评估标准，但在实际应用中发现，临床医师及影像学医师仍常容易出现误判。

2. 另外，MI-3DVS 三维重建可通过直观再现胰周大血管的管腔形态帮助分析血管受肿瘤侵蚀的

（二）腹部医学图像三维可视化系统三维重建应用于胰腺良性肿瘤疾病的重要意义

良性肿瘤术后的远期生存与恶性肿瘤相比是非常可观的。文献报道胰腺实性 - 假乳头状瘤的发现率约占胰腺肿瘤的 0.17%~2.70%。相当一部分胰腺实性 - 假乳头状瘤由于在 CT 或 MRI 表现为瘤体巨大、与大血管关系密切、瘤体内密度不均，导致外科医生误认为巨大胰腺"恶性肿瘤"无法切除而放弃手术。笔者发现了 4 例可顺利切除且经病理证实的胰腺实性 - 假乳头状瘤，检出水平为似较文献报道为高。

四、MI-3DVS 胰头、颈癌三维重建

1. 对一例不可切除的胰头癌病人行 MI-3DVS 重建结果如下。

3D 模型可见胰头部肿瘤侵犯门静脉始段和肠系膜上静脉末段导致主干完全中断；胰头静脉广泛侧支形成（胰周小静脉团状扩张）。血管评估为 V 型，肿瘤评估不可切除（图 8-3-8、图 8-3-9）。病人后于另一省级三甲医院行剖腹探查术证实为不可切除，且术中所见胰周静脉侧支扩张情况与三维重建一致。

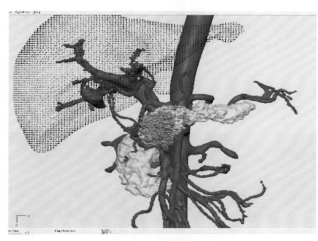

图 8-3-8　胰头部肿瘤（浅蓝色）
门静脉（蓝色）；胰腺（黄色）；动脉（红色）。

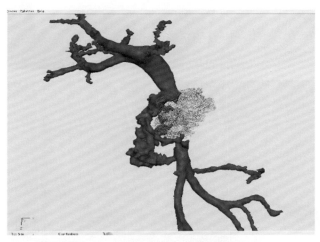

图 8-3-9　肿瘤侵犯门静脉和肠系膜上
静脉致主干中断，广泛侧支循环形成
胰头部肿瘤（浅蓝色，透明显示）；门静脉（蓝色）。

2. 病人，男性，37 岁。因下肢水肿 2 个月，体检发现胰头部占位 7.0cm×6.0cm 入院；入院前在某市 3 家大型三级甲等医院行 MSCT 检查，均诊断"胰头癌晚期"侵犯门静脉主干和下腔静脉，放弃手

术。我院 64-MSCT 三维重建后影像中心诊断同上。

使用 MI-3DVS 对腹腔脏器、肿瘤及脉管进行三维重建后发现：①肿瘤来自胰头钩突部并向后上方生长于门静脉主干及下腔静脉间（图 8-3-10）；②瘤体向前推挤压迫门静脉主干并形成光滑凹形压迹，未导致管腔狭窄及中断（图 8-3-11）；③对下腔静脉向后推挤压迫，未导致管腔狭窄或中断（图 8-3-12、图 8-3-13）。结合其他检查并未发现远端转移征象，评估肿瘤为可能切除。

手术探查见肿瘤形态、相关脏器及脉管解剖关系、门静脉及下腔静脉等血管形态及与肿瘤的毗邻关系与术前 MI-3DVS 三维重建相符：门静脉主干受压严重，后壁与肿瘤存在粘连，但管腔未受侵犯；下腔静脉受压迫但未侵犯管壁。成功行胰十二指肠切除术。病理报告实性-假乳头状瘤，大小 12.0cm×7.0cm（图 8-3-14）。

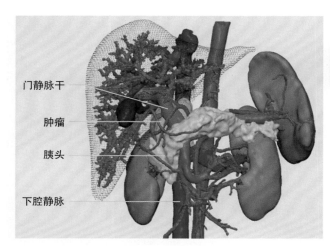

门静脉干
肿瘤
胰头
下腔静脉

图 8-3-10　肿瘤来自胰头并向后上
生长于门静脉主干及下腔静脉间

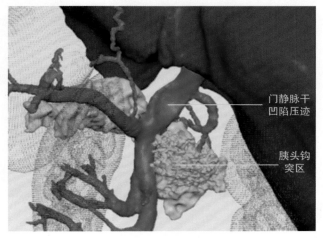

门静脉干凹陷压迹
胰头钩突区

图 8-3-11　后面观——显示肿瘤对门静脉主干
向前压迫的光滑凹形压迹、未致管腔狭窄

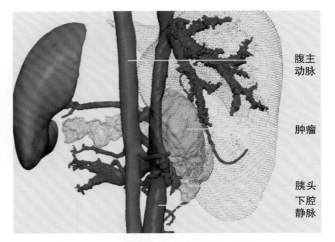

图 8-3-12 显示肿瘤对门静脉主干向前压迫、未致管腔狭窄

门静脉干

肿瘤

腹主动脉

肿瘤

胰头下腔静脉

图 8-3-13 显示肿瘤对下腔静脉局部压迫

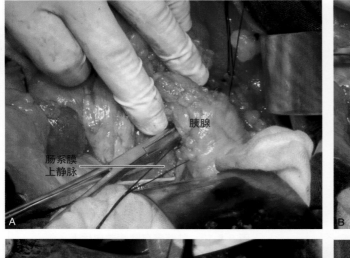

胰腺

肠系膜上静脉

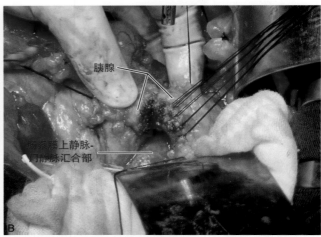

胰腺

肠系膜上静脉-门静脉汇合部

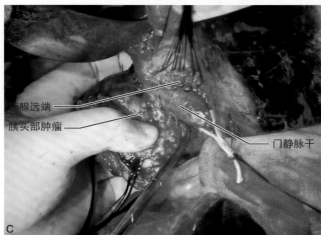

胰腺远端

胰头部肿瘤

门静脉干

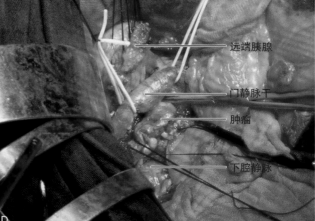

远端胰腺

门静脉干

肿瘤

下腔静脉

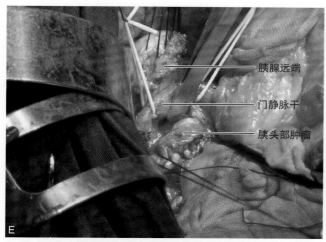
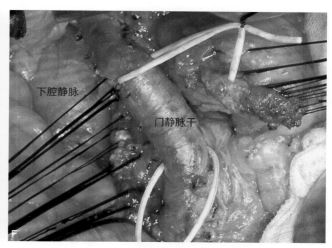
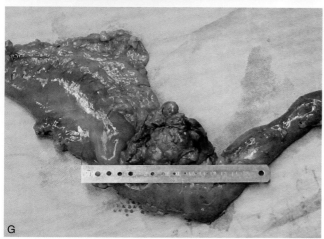

8

图 8-3-14 胰头占位行开腹胰十二指肠切除术

A. 止血钳顺利探过胰颈和门静脉 - 肠系膜上静脉前的间隙；B. 边切边缝切断胰颈；C. 分离门静脉干右侧与胰头肿瘤的间隙，结扎离断 5~6 支胰十二指肠小静脉；D. 部分切除肿瘤后，探查门静脉干后方与肿瘤的间隙，存在粘连；E. 钝性分离门静脉干后方与肿瘤的间隙，门静脉壁完好；F. 肿瘤成功切除后可见门静脉受推移变形，门静脉壁完好；下腔静脉完好；G. 胰十二指肠切除标本。

3. 对一例不可切除的胰头癌病人行 MI-3DVS 重建结果如下。病人，男性，46 岁。因体格检查发现胰腺占位入院，行 64 排增强螺旋 CT 检查提示：胰头部可见大小约 4.0cm × 4.3cm 大小类圆形占位。占位性质待查，与门静脉关系密切。MI-3DVS 三维重建提示：门静脉始段、肠系膜上静脉末段和脾静脉汇合处被胰头部肿瘤侵犯，肿瘤完全包绕血管，血管明显狭窄。因其家属积极要求行剖腹探查，最终行姑息性手术病人剖腹探查术。术中证实肿瘤不可切除，且术中所见肿瘤与周围血管的关系与术前三维重建一致（图 8-3-15~图 8-3-17）。

4. 病人，女性，80 岁。因发现腹部包块 1 周入院，查体右侧腹部可触及可移动性包块。增强 CT 提示：胰头大小 4cm × 4cm 肿块，与周围血管关系密切，未见间隙。遂行 MI-3DVS 三维重建提示：肿瘤位于胰头，包绕肠系膜下动脉及门静脉主干，门静脉成锯齿样改变，可见大量淋巴结，MI-3DVS 评估为

Ⅳ级，肿瘤不可切除，术中证实肿瘤不可切除，术中见肿瘤完全包绕肠系膜上静脉，肿瘤使周围组织、血管严重挛缩（图 8-3-18）。

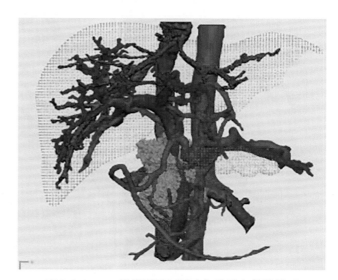

图 8-3-15 三维模型显示肿瘤与腹腔血管的关系

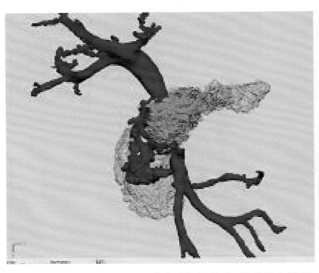

图 8-3-16　MI-3DVS 显示肿瘤破坏门静脉,形成侧支循环

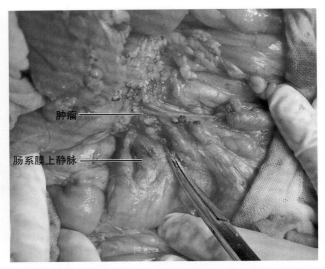

图 8-3-17　术中所见与 MI-3DVS 评估一致,肿瘤包绕并侵犯肠系膜上静脉末端,肿瘤使周围组织、血管严重挛缩

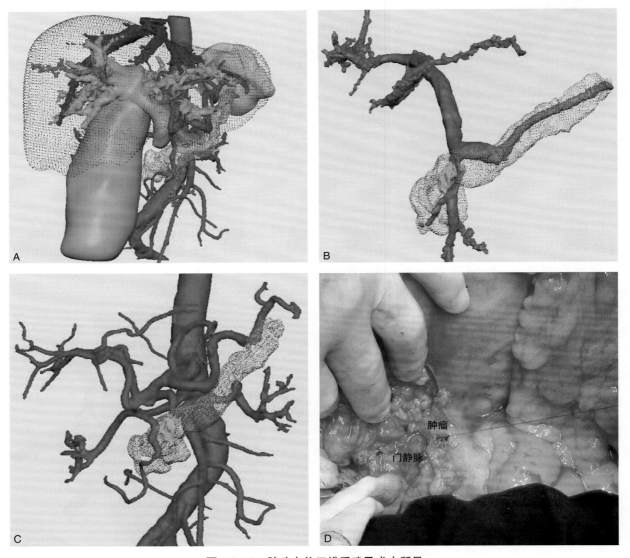

图 8-3-18　胰头占位三维重建及术中所见

A. 整体观察腹腔;B. 显示肿瘤包绕门静脉;C. 观察肿瘤与动脉的关系;D. 术中所见与 3D 一致。

5. 病人，女性，64 岁。因右上腹隐痛不适伴皮肤巩膜进行性黄染 1 月余入院，行 MSCT 检查提示：肝内外胆管扩张呈"软藤"状，胆总管胰腺端截断。胰头部可见稍低密度肿块影，肠系膜上静脉可疑侵犯，MSCT 最大密度法重建显示肠系膜上静脉中段。术前诊断为胰头癌。MI-3DVS 三维模型提示：①肝内外胆管广泛扩张，胰腺段截断；②胰头后部可见肿块，门静脉形态正常，肝门区未见肿大淋巴结。结合其他检查并未发现远端转移征象，依据 MI-3DVS 评估分级 Ⅲ 级，评估为可能切除，术前行仿真手术制定合理手术方案；行手术探查，术中所见与术前三维重建相一致。术后病理提示为：胰腺导管内腺癌

（中分化），切缘未见瘤组织。术后 6 个月返院复查三维重建提示门静脉血管走行正常（图 8-3-19）。

6. 病人，男性，64 岁。因右上腹隐痛不适伴皮肤巩膜进行性黄染半月余入院，入院前行 B 超提示：胰头区实性占位。入院后行 64 排增强 CT 检查，胰头区可见大小约 2cm×3cm 低密度影，动脉期未见强化，与周围血管关系密切。行 MI-3DVS 重建提示：胰头可见大小 4cm×3cm 肿块，对门静脉主干形成凹形压迫，肝内外胆管扩张。MI-3DVS 评估分级为 Ⅱ 级，肿瘤可切除，术前行仿真手术反复演练手术方式。手术探查，术中见肿瘤形态、位置及肠系膜动静脉等血管形态及与肿瘤的毗邻关系与术前三维

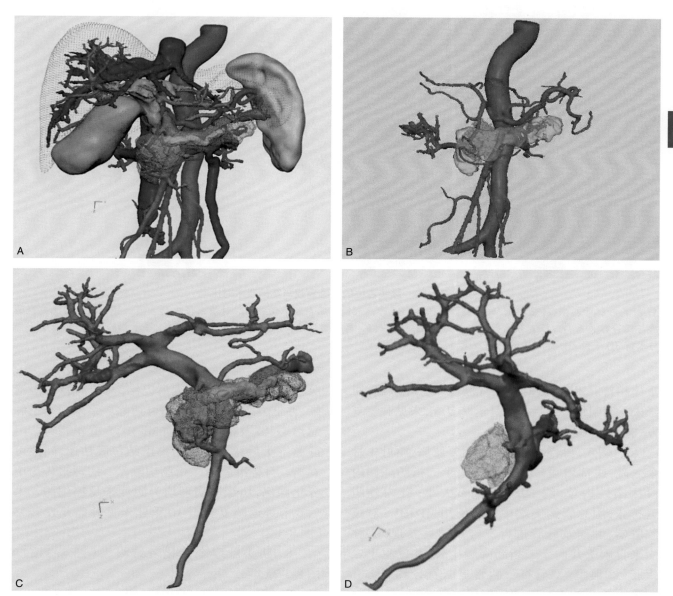

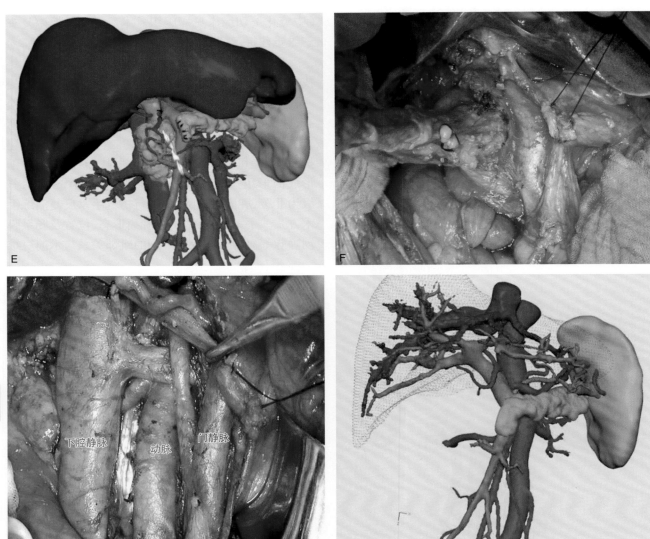

图 8-3-19　胰头占位的三维重建与实际手术对比

A. 肝内外胆管扩张、胰管扩张，肿瘤位于胰头部；B. 肿瘤未侵犯肠系膜上动脉；C. 肿瘤未侵犯肠系膜上静脉；D. 后面观察肿瘤与门静脉关系；E. 探查分离门静脉后方淋巴结间隙；F. 离断胰腺后，可见门静脉走行正常；G. 手术切除肿瘤后，血管走行与术前 3D 一致；H. 术后 6 个月返院复查三维重建结果。

重建相符。术后病理提示为：胰腺中分化腺癌，切缘未见瘤组织。术后 6 个月返院复查，未见肿瘤复发（图 8-3-20）。

7. 病人，男性，49 岁。因反复腹胀、呕吐 1 月余入院，腹部增强 CT 提示：胰头十二指肠降侧内段区实性占位，约 2.9cm×3.4cm 大小；肝内外胆道扩张，胆总管钩突端中断。使用 MI-3DVS 对腹腔脏器、肿瘤及脉管进行三维重建后发现：①肿瘤来自胰头并向十二指肠降端生长，并侵犯十二指肠；②典型"双管征"，胰管扩张直径约 0.8cm，胆总管扩张约 1.2cm，胰钩突段突然中断；③门静

脉主干后方可见一肿大淋巴结，与门静脉界限清晰，评估分级为Ⅲ级，肿瘤可切除。手术探查见肿瘤形态、波及范围与术前 MI-3DVS 重建相符。门静脉主干后壁受压并与淋巴结包膜粘连，间隙可剥离。行标准胰十二指肠切除术。病理报告为中分化腺癌，切缘送病理均为阴性未见癌细胞。术后 6 个月返院复查行 3D 重建未见肿瘤复发转移（图 8-3-21）。

8. 胰头肿瘤个体化三维模型（图 8-3-22~图 8-3-25）。

9. 胰腺颈部肿瘤 3D 模型（图 8-3-26~图 8-3-29）。

8

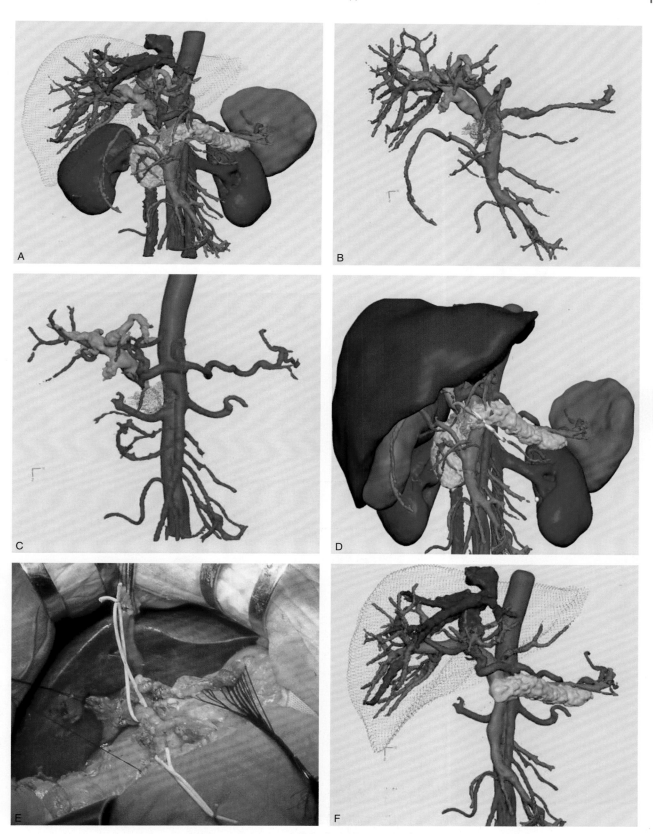

图 8-3-20　三维可视化技术指导精准胰头肿瘤切除

A. MI-3DVS 整体观察腹腔脏器、血管；B. MI-3DVS 观察肿瘤与胆道、门静脉的关系；C. MI-3DVS 观察肿瘤与胆道、动脉的关系；D. 探查第一肝门，分离出胃十二指肠动脉；E. 术中见移除肿块及附带组织后；F. 术后 6 个月返院复查三维重建结果。

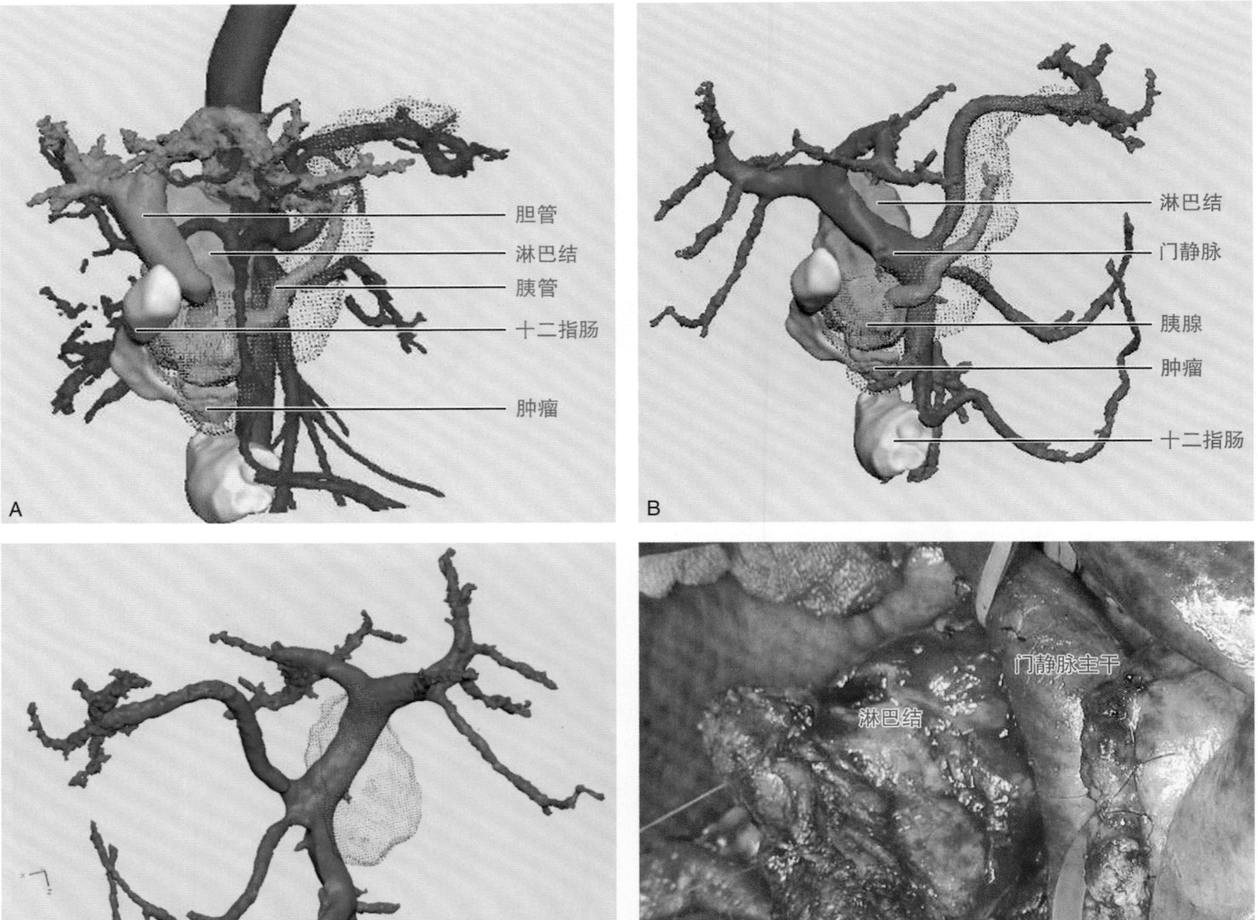

8

图 8-3-21 十二指肠占位三维重建及实际手术对比

A. 三维模型显示肿瘤与动脉关系，未侵犯；B. 三维模型显示肿瘤与门静脉关系，门静脉后方可见淋巴结；C. 透明化淋巴结，门静脉呈光滑压痕；D. 术中可见门静脉后方淋巴结，与门静脉界限清晰；E. 完整切除淋巴结，门静脉壁完好；F. 术后6个月返院复查三维重建结果。

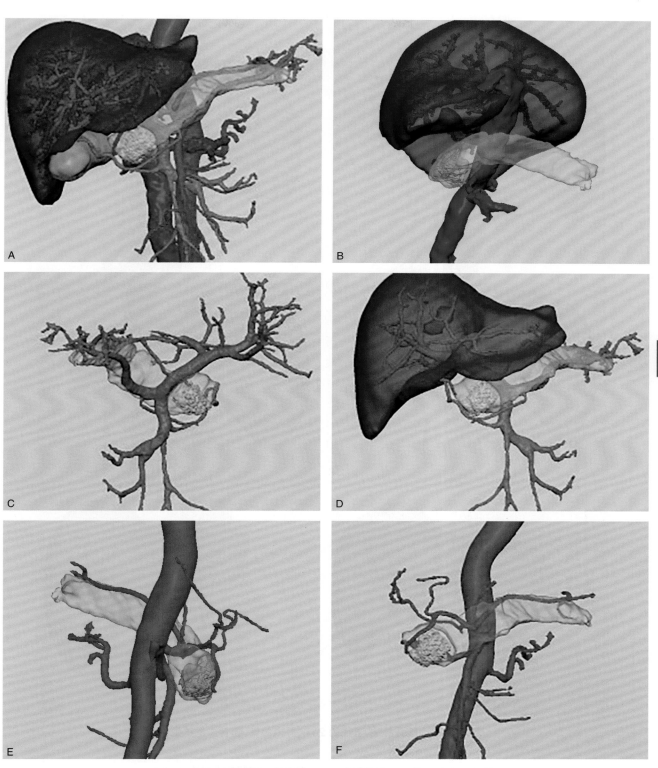

图 8-3-22　胰头肿瘤,直径约 3cm,肿瘤与周围血管可见明显间隙

8

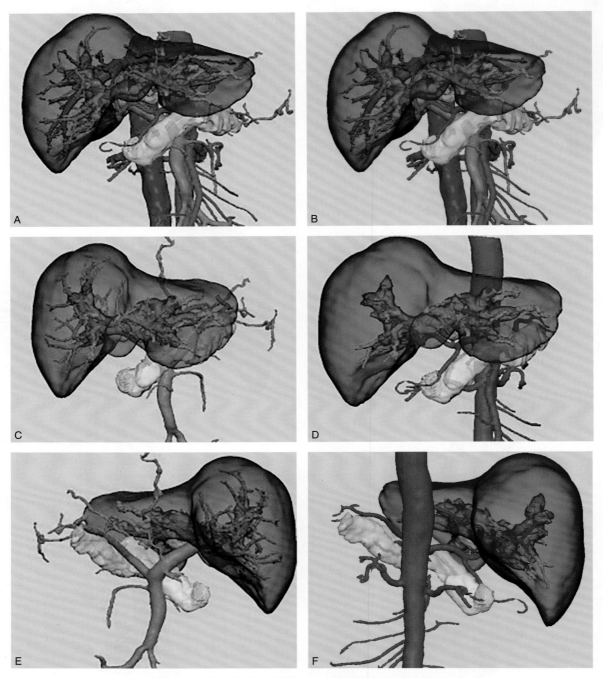

图 8-3-23　胰头肿瘤,直径约 2cm,肝内胆管、胰管广泛扩张

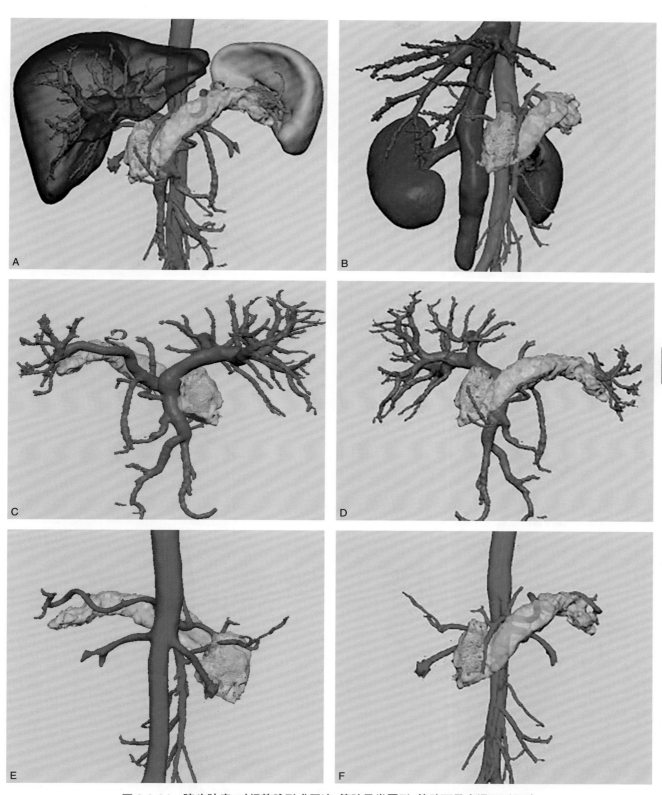

图 8-3-24　胰头肿瘤,对门静脉形成压迫,管腔呈类圆形,管壁可见光滑凹形压迹

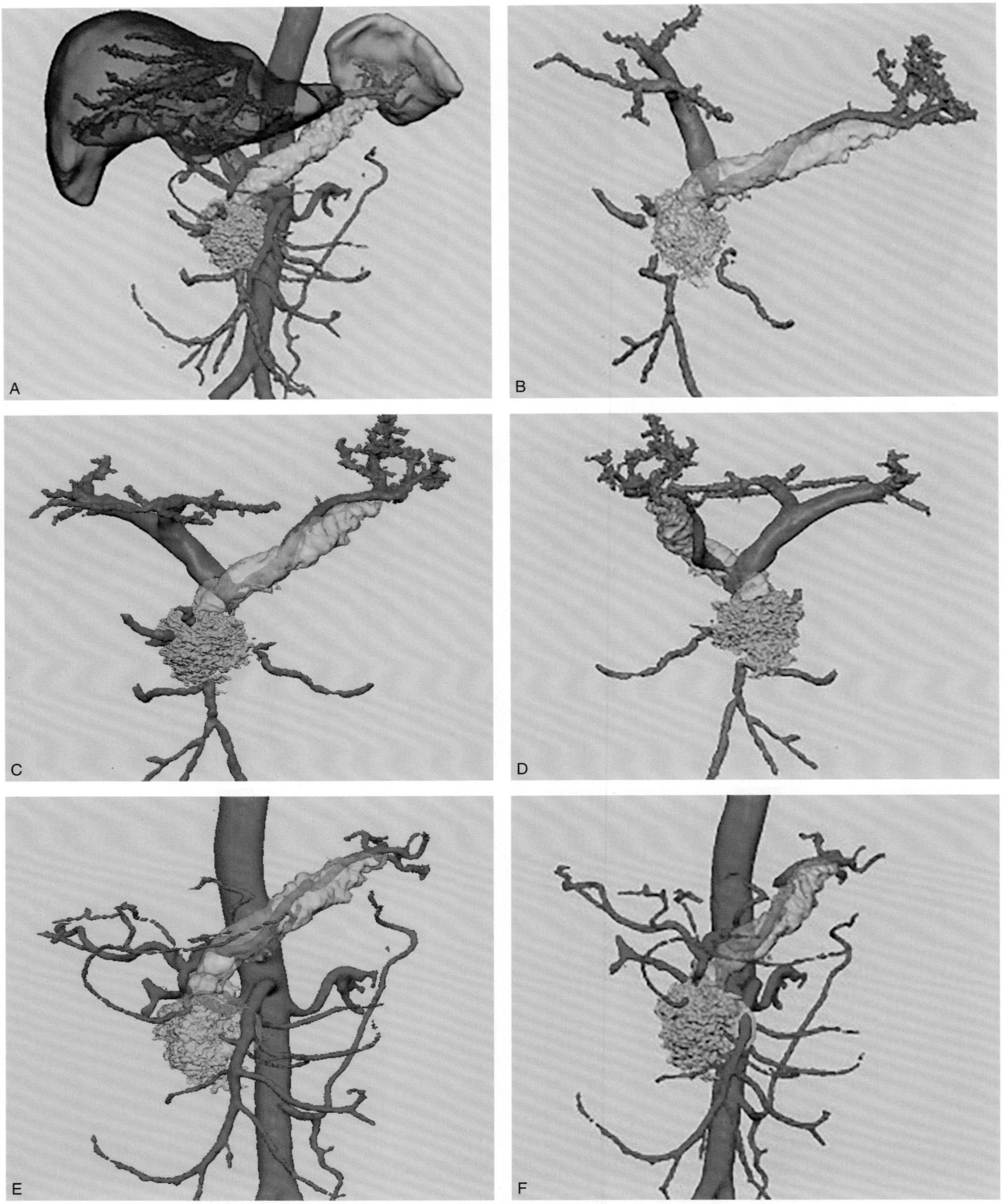

图 8-3-25 胰头肿瘤侵犯门静脉、肠系膜上静脉,导致门静脉中断,周围侧支循环形成

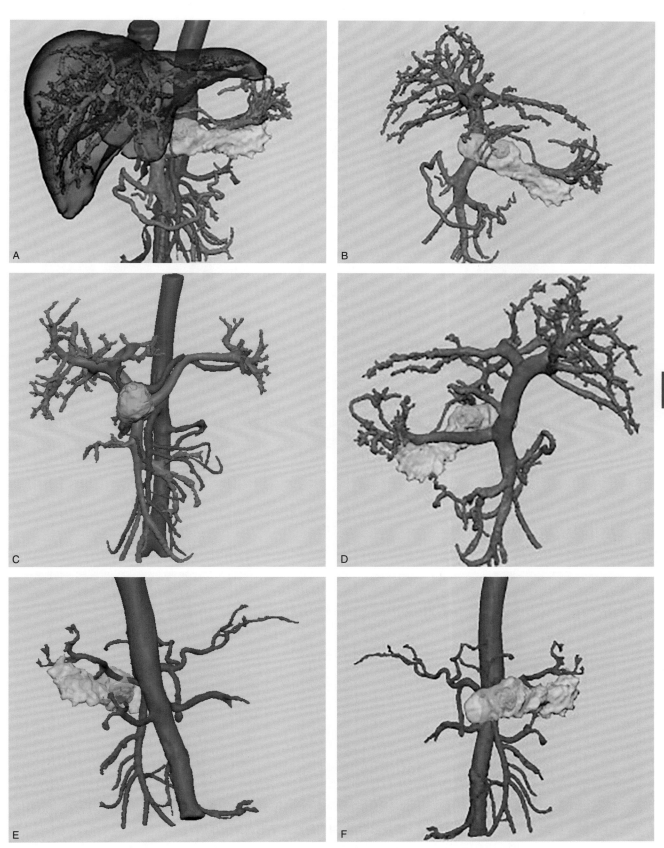

图 8-3-26 胰颈部肿瘤,位于门静脉主干左侧,与周围血管可见明显间隙

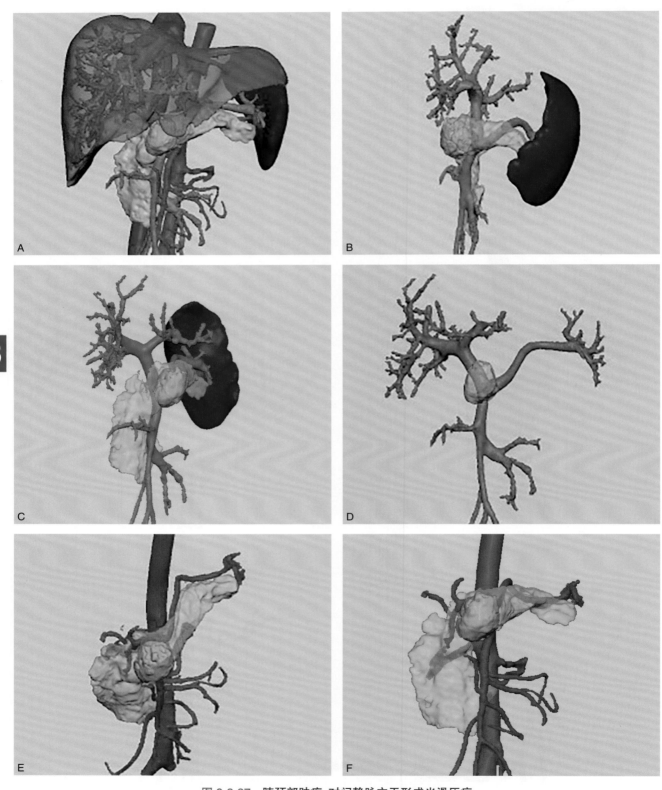

图 8-3-27　胰颈部肿瘤，对门静脉主干形成光滑压痕

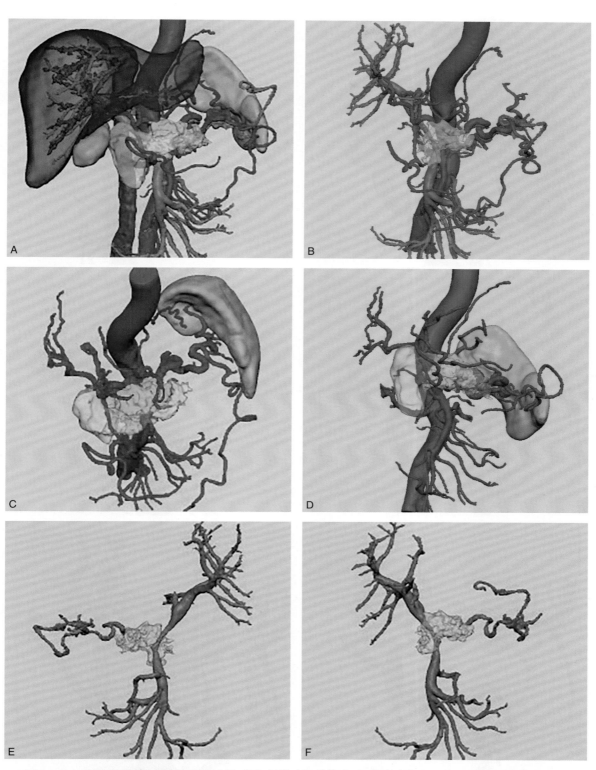

图 8-3-28　胰颈部肿瘤,肿瘤包绕腹腔干,侵犯门静脉及脾静脉,门静脉脾静脉汇合呈虫蚀样,脾静脉中断

8

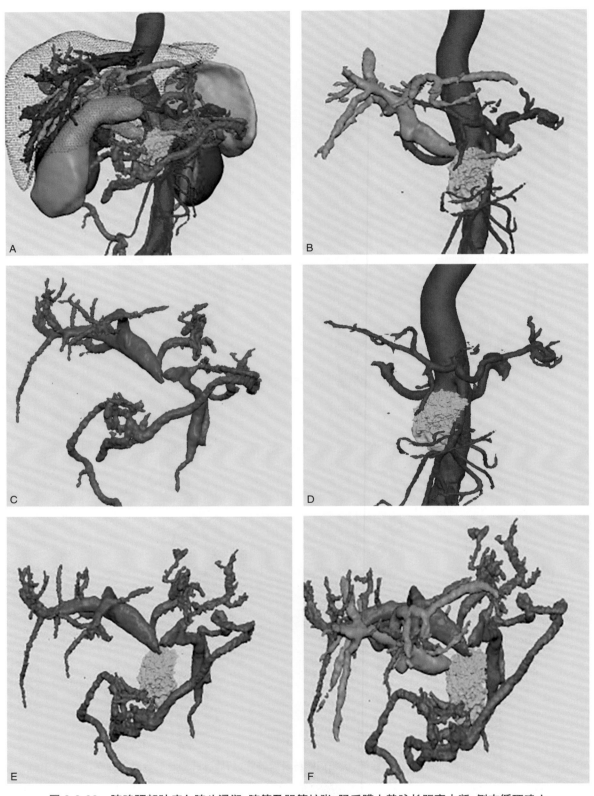

图 8-3-29　胰腺颈部肿瘤向胰头浸润，胰管及胆管扩张，肠系膜上静脉长距离中断，侧支循环建立

五、MI-3DVS 胰体尾癌三维重建

对一例不可切除的胰体部癌病人行 MI-3DVS 重建结果

1. 3D 模型可见胰体部肿瘤完全包绕腹腔干及肝总动脉、胃左动脉、脾动脉起始部；脾静脉受侵犯中断；肿瘤包绕肠系膜上静脉与门静脉干交汇部约 3/4 管径，并侵犯管壁导致管腔狭窄；胰周小静脉呈团状扩张。血管评估为Ⅳ型，选择性腹腔动脉造影证实腹腔干及各级分支被包绕，肿瘤无法切除（图 8-3-30）。

2. 病人，女性，58 岁。反复左中上腹部隐痛不适伴消瘦两个月，查体：皮肤巩膜无黄染，左上腹轻压痛，隐约可扪及一鸡蛋大固定的包块，边界不清，脾大，肋下 4 指可及，移动性浊音（－）。CT 检查：胰尾部有一 4.5cm×5.6cm 的实性肿块，脾血管受累，脾增大，其他脏器未见转移，诊断为胰体尾部恶性肿瘤。TBIL：20.2μmol/L，血清淀粉酶：185U/L，脂肪酶：502.4U/L，CA19-9：89.53kU/L。三维重建的结果：重建的模型能真实反映脏器和肿瘤的实际体积和解剖标志，腹主动脉、腹腔干及其分支、肝动脉、门静脉主干及分支、脾静脉、肠系膜上静脉等结构均清楚显示，形态逼真，立体感强（图 8-3-31）。

3. 病人，男性，54 岁。因"反复左上腹疼痛 5 年，再发 10 余天"入院。就诊于某省级三级甲等医院，剖腹探查术中认为"胰尾部巨块癌"侵犯肾动、静脉无法切除，遂放弃手术，术后带瘤生存 2 年。来我院行 64-MSCT 检查，MIP 重建认为肿瘤侵犯肾动、静脉及脾静脉。MI-3DVS 三维重建显示：①肿瘤毗邻胰体尾部下缘及脾动、静脉；②与肠系膜上下静脉分支关系密切，但并未侵犯肠系膜静脉，且有肿瘤回流支汇入脾静脉；③由脾动脉及肠系膜上动脉发出分支供血，并未侵犯肠系膜上动脉；④肿瘤与肾动、静脉关系密切，但未侵犯。且未发现远端转移征象，MI-3DVS 评估分级为Ⅱ级，肿瘤评估为可切除，术前仿真手术行胰体尾肿瘤切除，反复演练规划手术方式。术中可见肿瘤包膜与肠系膜、部分空

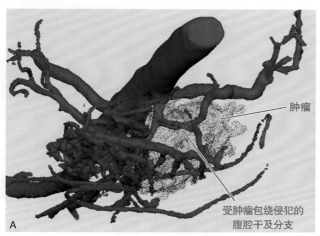

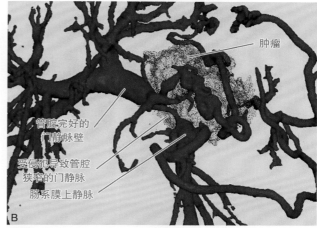

图 8-3-30 胰体癌三维重建
A. 腹腔干各级主要分支被包绕；B. 门静脉受侵犯；脾静脉受侵犯中断缺失。

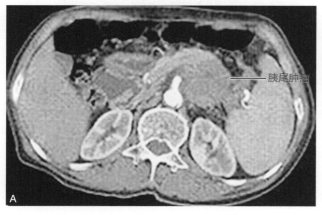

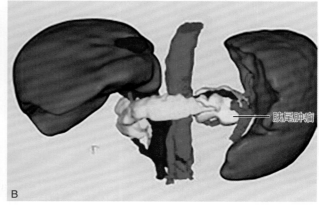

图 8-3-31 胰尾占位 CT 及三维重建
A. 胰体尾癌病人 CT 图像；B. 三维重建结果图。

肠及胰体尾下缘粘连致密,行肿瘤切除术。病理为"(胰体尾部)恶性间质瘤,切缘阴性"。术后 18 个

月返院复查,影像学检查未示复发,3D 重建见肠系膜动、静脉正常走行和形态(图 8-3-32)。

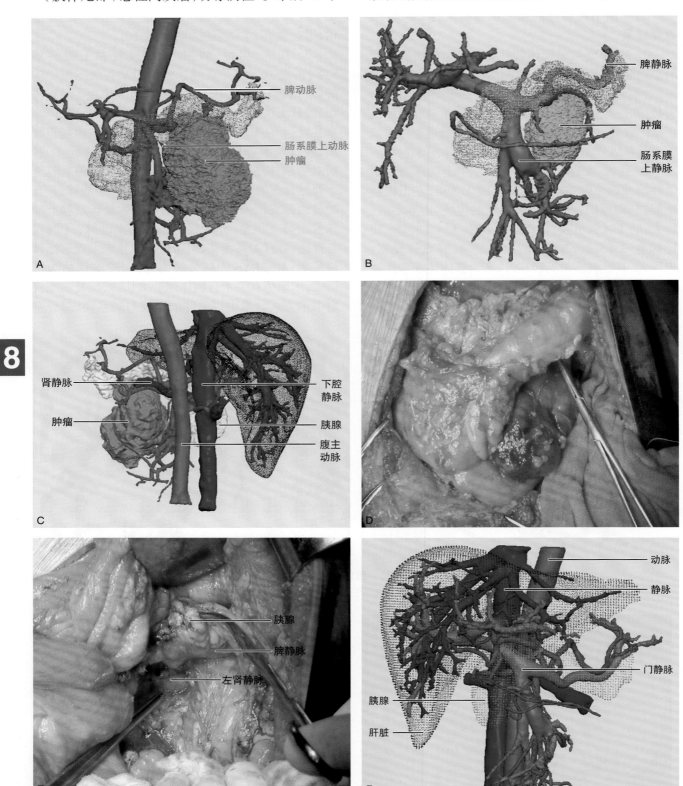

图 8-3-32　胰尾巨大占位三维重建及手术切除对比

A. 肿瘤未侵犯肠系膜上动脉;B. 肿瘤未侵犯肠系膜上静脉;C. 三维重建后面观可见肿瘤与肾动、静脉间明显间隙;D. 真实手术:探查分离肿瘤与周围脏器的关系;E. 肿物切除后,左肾静脉及脾静脉未受损伤,空肠及结肠血运正常;F. 术后复查未见肿瘤复发。

4. 病人,女性,41 岁。因间歇性右上腹疼痛半年,加重 1 月余入院。入院查体剑突下可触及质硬肿块,活动度可。增强 CT 提示:胰腺体尾部可见约 9cm×8cm 大小不均与低密度肿物,与周围组织关系不清。对周围血管(左肾、脾动脉及脾静脉)及脏器关系密切,未见间隙。行 MI-3DVS 重建提示:肿瘤位于胰体尾部,由肠系膜上动脉供血,脾

静脉严重曲张,与周围脏器及血管有明显间隙,评估分级为 Ⅱ 级,肿瘤可切除,术前三维提示肿瘤与脾静脉关系密切,遂仿真行胰腺体尾部肿瘤切除联合脾切除术。行手术探查,术中见肿瘤形态、位置及肿瘤与周围脏器血管的毗邻关系与术前 3D 相符(图 8-3-33)。

5. 胰腺体尾部肿瘤 3D 模型(图 8-3-34~ 图 8-3-37)。

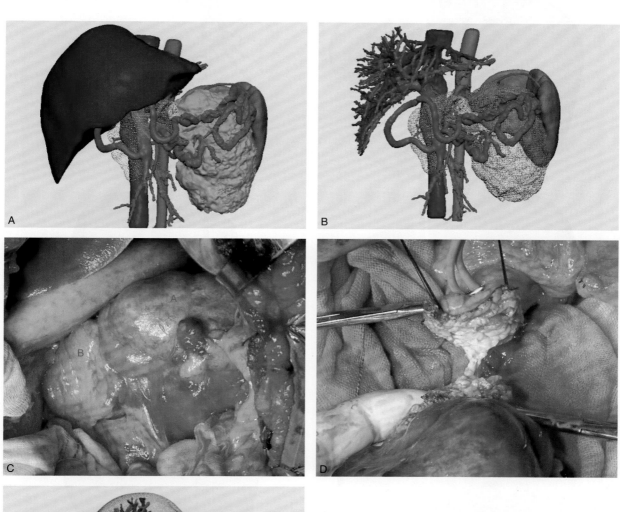

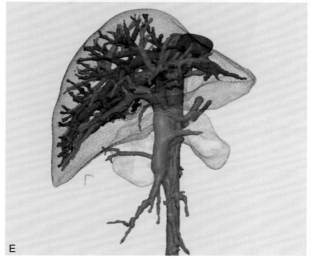

图 8-3-33 仿真行胰腺体尾部肿瘤切除联合脾切除术
A. 三维重建显示肿瘤大小形态,及与周围组织关系;
B. 三维模型显示胰腺组织受侵范围;C. 术中所见:肿瘤大体观;D. 切除肿瘤及脾脏;E. 术后 1 年 3D 重建。

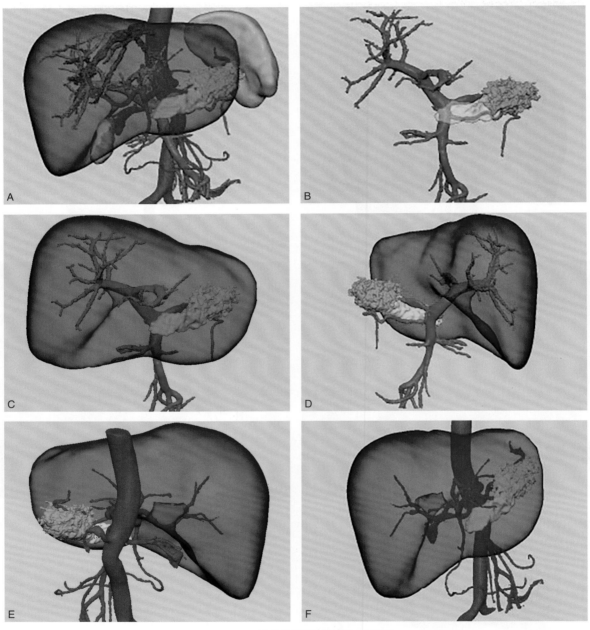

图 8-3-34　胰体尾部肿瘤，侵犯脾静脉

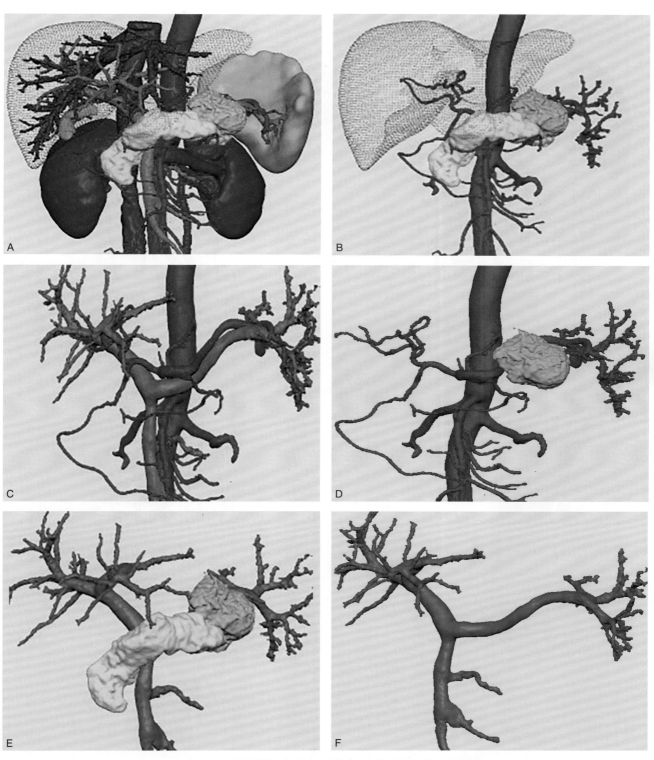

图 8-3-35 胰体尾部肿瘤，与脾静脉、脾动脉间可见明显间隙

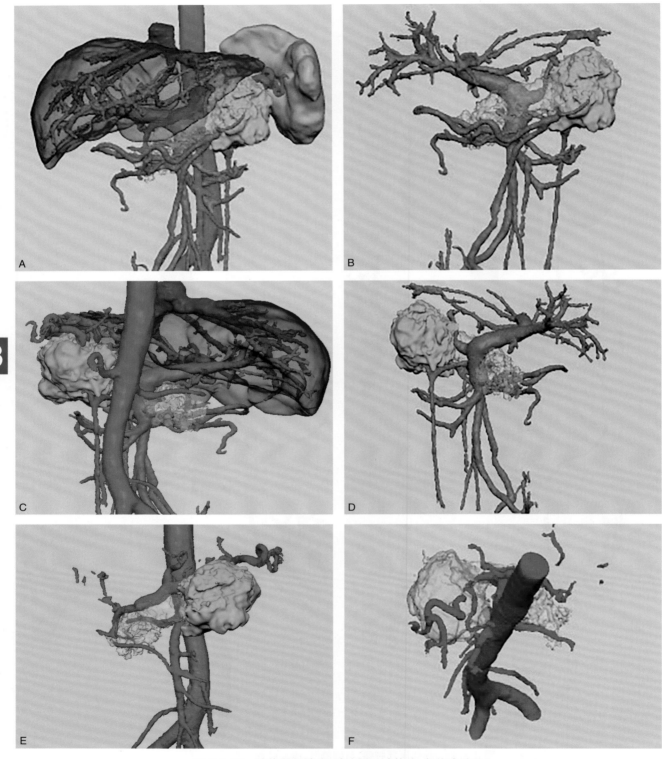

图 8-3-36 胰体尾部肿瘤，肿瘤侵犯脾静脉，包绕腹腔干

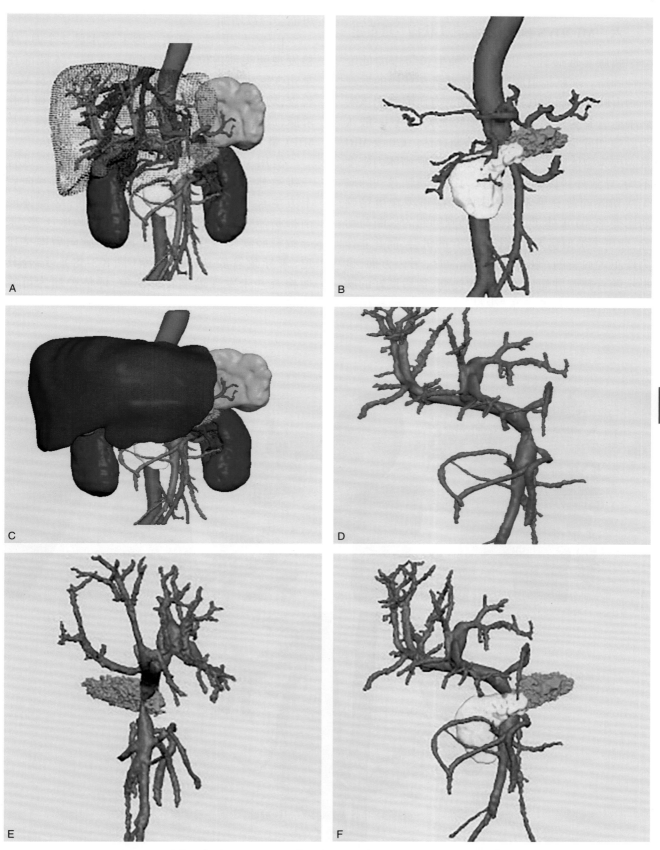

图 8-3-37 胰体尾部肿瘤，侵犯肠系膜上静脉及脾静脉，导致肠系膜上静脉连续性中断

六、MI-3DVS 胰腺实性假乳头状瘤三维重建

胰腺实性假乳头状瘤是一种生长缓慢的低度恶性肿瘤。文献报道胰腺实性-假乳头状瘤的发现率约占胰腺肿瘤的 0.17%~2.70%。有研究表明该疾病中血管是否受侵与病人的预后无关，并且一般认为肿瘤切除后大部分病人可长期存活。CT 或 MRI 常表现为瘤体巨大、与大血管关系密切、瘤体内密度不均，导致外科医师术前误认为巨大胰腺恶性肿瘤无法切除而放弃手术。临床医师应重视在更精确的影像学 3D 重建手段下指导胰腺肿瘤的诊断与切除，使更多类似病人获得长期生存的机会，而并非作为侵犯大血管的"胰腺癌"放弃治疗；另一方面，也提示随着胰腺肿瘤诊治水平的提高，预后良好的胰腺实性-假乳头状瘤等"少见"病理类型的检出率可能会继续增加。

1. 病人，男性，37 岁。因下肢水肿 2 个月，体检发现胰头部占位 7.0cm×6.0cm 入院。入院前在某市 3 家大型省级三级甲等医院行 MSCT 及 MRI 检查，均诊断"胰头癌晚期"侵犯门静脉主干和下腔静脉，放弃手术。我院影像中心行 64-MSCT 检查及 MIP（最大密度投影法）三维重建后诊断同上。

使用 MI-3DVS 对腹腔脏器、肿瘤及脉管进行三维重建后发现：①肿瘤来自胰头钩突部并向后上方生长于门静脉主干及下腔静脉间；②瘤体向前推挤压迫门静脉主干并形成光滑凹形压迹，未导致管腔狭窄及中断；③对下腔静脉向后推挤压迫，未导致管腔狭窄或中断（图 8-3-38）。结合其他检查并未发现远端转移征象，评估肿瘤为可能切除。

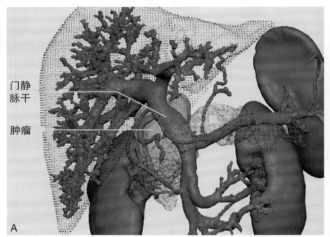

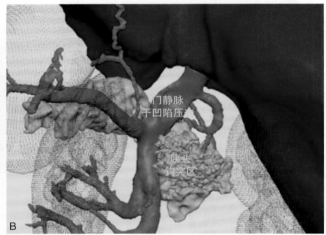

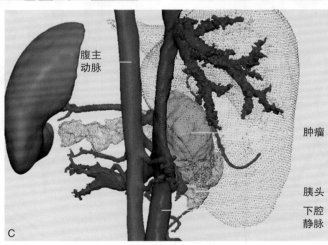

图 8-3-38　胰头占位的三维重建结果观察

A. 显示肿瘤对门静脉主干向前压迫、未致管腔狭窄；B. 后面观——显示肿瘤对门静脉主干向前压迫的光滑凹形压迹、未致管腔狭窄；C. 显示肿瘤对下腔静脉局部压迫。

手术探查见肿瘤形态、血管走行与术前 MI-3DVS 重建相符。门静脉主干后壁受压并与肿瘤包膜粘连，间隙可剥离；下腔静脉受压迫但管壁未受侵犯。行标准胰十二指肠切除术。病理报告为实性 - 假乳头状瘤，大小 12.0cm×7.0cm。术后 6 个月影像学检查未示复发，3D 重建见门静脉及下腔静脉恢复正常走行和形态（图 8-3-39、图 8-3-40）。

2. 病人，男性，54 岁。反复左上腹疼痛 5 年，再发 10 余天入院。入院前 1 年就诊于某省某大型三级甲等肿瘤中心，剖腹探查术中认为"胰尾部巨块癌"侵犯大血管无法切除，遂放弃手术，术后带瘤生存 1 年。来我院行 64-MSCT 检查及 MIP 三维重建认为肠系膜上动静脉可疑侵犯。MI-3DVS 重建结果：①肿瘤毗邻胰体尾部下缘及脾动静脉；

②与左肾静脉存在明显间隙；③与肠系膜上下静脉分支关系密切，但并未侵犯肠系膜静脉，且有肿瘤回流支汇入脾静脉；④由脾动脉及肠系膜上动脉发出分支供血，并未侵犯肠系膜上动脉。结合其他检查并未发现远端转移征象，肿瘤评估为可能切除（图 8-3-41）。

肿瘤血供丰富，包膜与肠系膜、部分空肠及胰体尾下缘粘连致密。行肿瘤局部切除术，术中仔细分离粘连且未伤及左肾静脉、肠系膜动静脉、脾动静脉（图 8-3-42）。病理为"（胰体尾部）实性 - 假乳头状瘤，11cm×7cm×5cm；切缘阴性"。该病人术后至今已无瘤生存 18 个月，影像学及实验室检查未提示复发。3D 重建见门静脉及下腔静脉恢复正常走行和形态（图 8-3-43）。

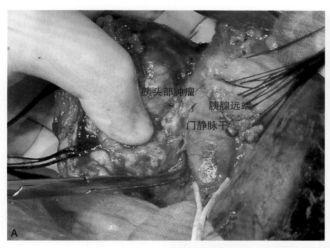
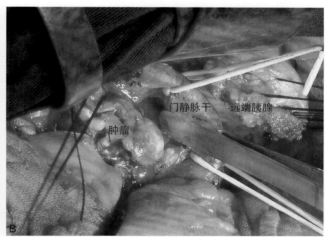
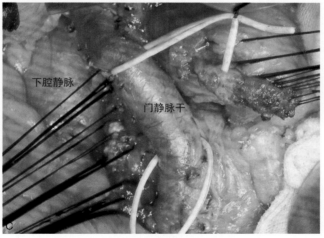

图 8-3-39　胰腺实性假乳头状瘤术中所见

A. 分离门静脉干右后与胰头肿瘤的间隙；B. 部分切除肿瘤后，示门静脉干后方剥离肿瘤后间隙；C. 肿瘤切除后可见门静脉受推移变形，门静脉壁完好；下腔静脉壁完好。

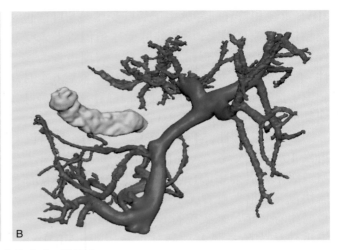

图 8-3-40　胰头占位术后三维重建

A. 术后 6 个月 3D 重建；B. 术后 6 个月 3D 重建:（后面观）门静脉系统和胰腺。

8

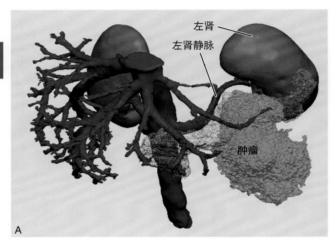

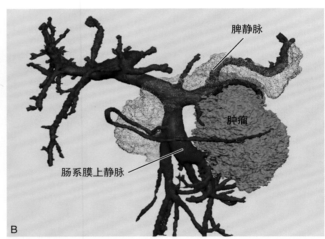

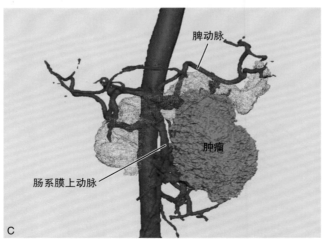

图 8-3-41　胰尾巨大占位三维重建结果

A. 肿瘤与左肾静脉存在明显间隙；B. 肿瘤未侵犯肠系膜上静脉；C. 肿瘤未侵犯肠系膜上动脉。

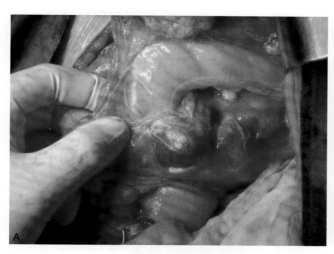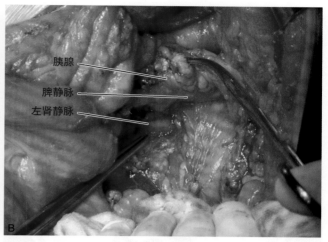

图 8-3-42　胰体尾部实性假乳头状瘤术中所见

A. 术中所见肿瘤位于胰尾部粘连部分空肠壁及肠系膜；B. 肿物切除后，左肾静脉及脾静脉未受损伤，空肠及结肠血运正常。

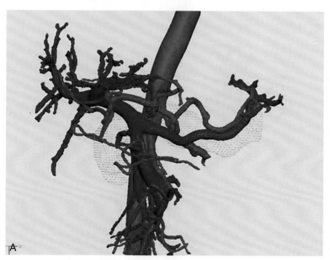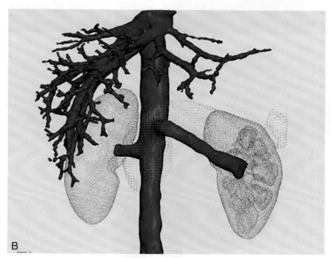

图 8-3-43　胰体尾部实性假乳头状瘤术后 18 个月三维重建

A. 术后 18 个月动脉 3D 重建；B. 术后 18 个月静脉 3D 重建。

3. 病人，女性，21 岁。因体检发现胰头部占位入院，入院行腹部 64 排增强 CT 提示：胰头部可见类圆形稍低密度影，大小约 8.5cm×8cm，门静脉主干变形。行 MI-3DVS 三维重建提示：肿瘤来源于胰头，位于门静脉右侧及下腔静脉前方，与门静脉主干、下腔静脉关系密切。将门静脉主干向左侧挤压，将下腔静脉向后方挤压，门静脉主干可见凹压迹，呈类圆形改变，表面光滑。结合其他检查并未发现远端转移征象，肿瘤依据 MI-3DVS 评估分级为Ⅲ级，评估为可能切除；遂行手术探查，术中见肿瘤形态、相关脏器及脉管解剖关系、肠系膜动静脉等血管形态及与肿瘤的毗邻关系和术前三维重建相符。术后病理提示为：实行假乳头状瘤，切缘未见瘤组织。术后 6 个月返院复查未见肿瘤复发（图 8-3-44）。

4. 病人，男性，37 岁。因下肢水肿 2 个月，体检发现胰头部 7.0cm×6.0cm 占位，入院前在 3 家大型省级三级甲等医院行 MSCT 及 MRI 检查，均诊断"胰头癌晚期"侵犯门静脉主干和下腔静脉，放弃手术。我院影像中心行 64-MSCT 检查及 MIP（最大密度投影法）三维重建后诊断同上。MI-3DVS 三维重建提示：①肿瘤来自胰头钩突部并向后上方生长于门静脉主干和下腔静脉间；②瘤体向前推挤压迫门静脉主干，形成光滑、宽大的凹形压迹，管腔未中断；③肿瘤将下腔静脉向后推挤压迫，形成弧形压迹，管腔未中断。结合其他检查并未发现远端转移征象，评估肿瘤为可能切除，术前行仿真手术规划手术方案。手术探查见肿瘤形态、血管走行与术前 MI-3DVS 重建相符。门静脉主干后壁受压并与肿瘤包膜粘连，可分离；下腔静脉受压迫但管壁未受侵犯。行标准胰十二指肠切除术，术后病理为实性假乳头状瘤。术后 12 个月影像学检查未示复发，3D 重建见门静脉及下腔静脉恢复正常走行和形态（图 8-3-45）。

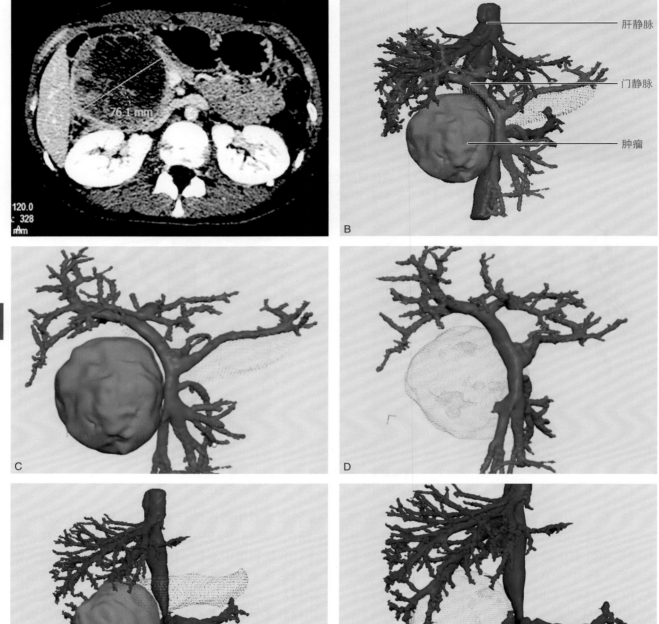

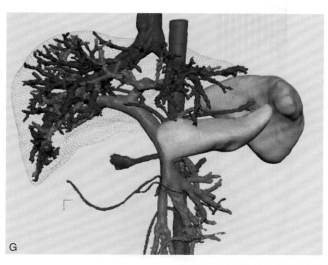

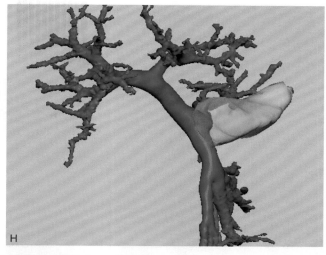

图 8-3-44　胰头实性假乳头状瘤术前及术后 CT 三维重建

A. CT 可见肿瘤位于胰头，与门静脉关系密切；B. 三维模型显示门静脉、下腔静脉与肿瘤；C. 三维模型显示门静脉与肿瘤的关系；D. 透明化肿瘤，观察门静脉呈光滑弧形压痕；E. 三维模型显示肿瘤与下腔静脉关系；F. 透明化肿瘤，观察门静脉呈光滑弧形压痕；G. 术后 6 个月返院复查未见肿瘤复发；H. 术后 6 个月返院复查未见肿瘤复发。

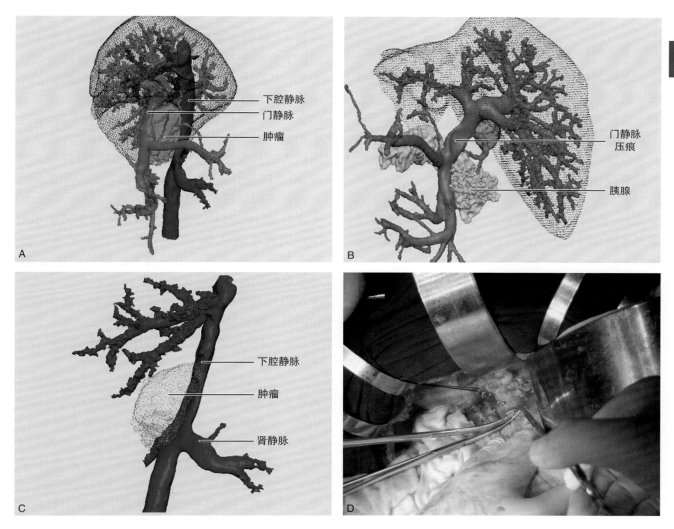

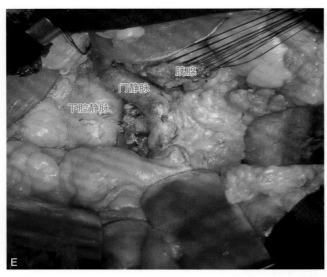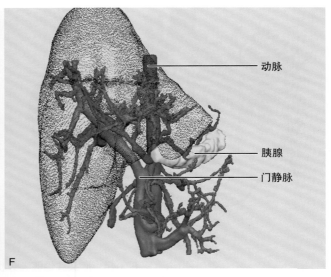

图 8-3-45　胰腺钩突部实性假乳头状瘤术前及术后 CT 三维重建

A. 肿瘤向后上方生长于门静脉主干和下腔静脉间；B. 肿瘤对门静脉主干向前压迫的光滑、宽大凹形压迹，未致管腔狭窄；C. 肿瘤将下腔静脉向后推挤压迫，形成弧形压迹，管腔未中断；D. 真实手术：解剖第一肝门，离断结扎胃十二指肠动脉；E. 切除肿瘤后门静脉、下腔静脉完整，未受侵犯；F. 术后复查三维重建，未见肿瘤复发。

8

七、MI-3DVS 壶腹周围癌三维重建

壶腹周围恶性肿瘤发生在胆胰汇合部，其恶性程度较高，其侵袭范围及手术方式类似于胰头癌。对于诊断壶腹部肿瘤较为重要的胆管、胰管，本研究采用与造影强化的实质脏器及血管不同的方法进行重建成功。即在 MI-3DVS 中对胆汁、胰液充盈的胆胰管设置独立的生长点，无须强化可通过调整阈值对胆胰管进行程序分割。重建模型可反映胆胰管走行、扩张程度、梗阻部位、管壁形态等，有助于鉴别壶腹部肿瘤的良恶性，并决策手术方式及切除范围。

法特（Vater）壶腹部在解剖上是指胆总管和主胰管的末端在进入十二指肠前的汇合，一般伴有扩张，结构上包括胆胰管的末段、胆胰管的汇合、包绕汇合部的奥迪（Oddi）括约肌系统、十二指肠上的开口以及被覆肠黏膜的十二指肠大乳头。该区域的病变往往具有一系列较显著的临床症候，以胆道梗阻及胆管炎、胰腺炎为主，有时合并壶腹周围结构出血、穿孔、梗阻、感染等。

壶腹部病变目前主要应用体表超声（US）、多层 CT 平扫及增强扫描（MSCT）、内镜逆行胆胰管造影（ERCP）与十二指肠镜活检、磁共振胰胆管造影（MRCP）进行诊断。US 为常用筛查手段；MRCP 和 CT 可显示扩张的胆管、胰管及梗阻中断部位，但 MRCP 检查时间长，不适用于呼吸短促

的病人，对胆囊切除术后留有钛夹的病人亦不适用；CT 有助于显示肿瘤的鉴别诊断。目前一般认为 ERCP 及十二指肠镜活检被认为有较高的诊治价值。但 ERCP 及内镜活检为侵入性手段，常导致出血、穿孔、急性胰腺炎、胆道感染等并发症，发生率约为 5.0%~10.0%，病死率为 1.0%~1.5%；疾病晚期病人的并发症在 37%，主要为感染、肝肾功能衰竭、出血以及心脏问题。其中壶腹周围穿孔的治疗方式目前仍缺乏统一，一旦发生十二指肠穿孔，病死率高达 16%~18%；非手术治疗失败中转手术治疗的病死率高达 50%。因壶腹部肿瘤病理特点，临床实际应用中常出现活检无法确诊的情况；因壶腹部梗阻造成造影失败也常有发生，仍需手术探查。因此近年来临床上重视 ERCP、EST 及内镜活检的并发症风险，在严格规范 ERCP、EST 适应证及禁忌证的同时，新的合理无创检查方式也正努力寻求中。

随着 64 层以上 MSCT 的推广，CT 分辨率提高到亚毫米水平，给三维重建技术在该区域病变诊治中的应用提供良好基础。我们基于高分辨率 MSCT 增强扫描数据采用自主研发的腹部医学图像三维可视化系统（MI-3DVS）进行快速三维重建，可获得无论解剖位置还是形态都与真实结构相吻合的较为满意的三维模型；系统界面上的多个目标结构可以同时导入，进行图像的旋转、放大、缩小、透视等，实现实时交互显示，操作便捷，具有良好的实

用性。与其他影像学方法如目前常用的 MSCT 自带 MIP（最大密度投影法）或 VR（容积再现法）相比，MI-3DVS 图像可对大血管、扩张胆管及胰管的弯曲形态进行全三维显示，克服了 MIP 只能显示管道截面的缺点；MI-3DVS 采用感兴趣区域生长的算法，对细小血管分支的重建效果优于 VR；对重建强化效果较差的胰腺及密度不均的肿瘤也有明显优势。本书对于增粗的胰管或胆管全部成功重建，对于管道形态的再现效果基本可替代 ERCP，而且特别具有无创的特点，避免诸多严重并发症的发生。

对于未侵及黏膜的黏膜下壶腹部病变，内镜活检常常无法对病变性质做出准确判断，内镜病理报良性病变而术后病理报恶性病变者不在少数，即出现病理假阴性，一般认为壶腹部癌特别是肿瘤边缘部分具有分化相对较好的生物学特性，是导致内镜病理假阴性的重要原因。60%~80% 病例早期乳头黏膜正常，从而增加早期诊断的困难，或造成手术决策失误。反复行有创操作更增加病人痛苦及住院费用。另外部分病人由于十二指肠乳头区发生黏膜糜烂或被肿瘤侵蚀结构破坏，强行进行 ERCP、内镜活检及 EST 发生出血穿孔的风险大为增加。这种情况更加强调无创检查的重要性。行 64-MSCT 扫描及 MI-3DVS 三维重建后获得直观图像：胰头部巨大肿瘤侵犯胆总管胰腺段及主胰管胰头段，被侵犯区域呈"鸟喙样"狭窄导致末端突然中断，管壁欠光整似被肿瘤侵及管腔内膜的典型征象；乳头部肿瘤息肉状生长向十二指肠腔突出，基底较宽；肿瘤内大片坏死灶形成，胆总管下段侧壁、胰管钩突段与十二指肠腔通过坏死腔发生再通。精细逼真的三维图像协助医师对病人黄疸间断消退及加重的原因做出合理的诊断。

现对壶腹周围癌影像学及三维重建具有典型特征、并具临床指导意义的病例进行详细介绍。

1. 病人，男性，58 岁。因反复波动性加重黄疸 2 个月入院。入院前于某省级三级甲等医院行 ERCP 失败，内镜病理活检报"绒毛状管状腺瘤"；在外院行内镜超声（EUS）及在本院行 1 次 ERCP、两次 EST 及内镜下活检均未明确病变病理类型；我院 64-MSCT 及自带 MIP、VR 提示肿瘤较大且难以判断与门静脉及下腔静脉关系，认为"不可切除"。

MI-3DVS 重建结果：肝内外胆管及胰管全程扩张，胰体尾萎缩，壶腹部巨大肿瘤侵犯胆总管胰腺段及主胰管胰头段，被侵犯区域呈"鸟喙样"狭窄导致末端中断，管腔形态欠光整；肿瘤呈息肉状生长向十二指肠腔突出，基底较宽；肿瘤内大片坏死灶，胆总管下段侧壁、胰管钩突段与十二指肠腔通过坏死腔发生再通。肿瘤于肠系膜上动静脉、腹腔干存在明显间隙；与门静脉、下腔静脉无明显间隙，但管壁形态完整流畅，术前评估肿瘤与血管关系为 Ⅱ 型、可能切除（图 8-3-46）。

术中所见证实术前评估（图 8-3-47），肿瘤部位形态、大血管走行及受累情况符合 MI-3DVS 术前三维重建模型。在未行联合血管切除或局部管壁切除的情况下行胰十二指肠切除术，肿瘤完整切除（图 8-3-47），病理回报为壶腹部黏液腺癌。

2. 病人，男性，44 岁。因壶腹周围癌剖腹探查及胆囊空肠吻合术后 3 个月，恶心呕吐 1 周入院。采用 MI-3DVS 重建提示：壶腹部肿瘤（绿色）向胰腺钩突后方生长；肿瘤侵犯门静脉始部、肠系膜上静脉末端、脾静脉末端，导致管壁粗糙、管腔严重狭窄；侵犯肾静脉平面下腔静脉及左肾静脉末段，管腔呈虫蚀样改变；侵犯胆总管下段及胰管末段导致管腔阻塞扩张（图 8-3-48）。根据三维重建及病史考虑肿瘤已向后侵犯后腹膜及下腔静脉、向前侵犯门静脉 - 脾静脉 - 肠系膜上静脉且范围过长，血管评估为 Ⅲ 型，无切除可能。遂未行手术治疗。

3. 病人，男性，63 岁。因反复右上腹疼痛伴皮肤巩膜黄染 1 年入院。入院查 CA19-9：505U/L，64 排增强 CT 提示：壶腹部肿物导致胆总管下端梗阻，肝内外胆管扩张。行 MI-3DVS 三维重建提示：肿瘤来源于壶腹部，肝内外胆管广泛扩张，门静脉后方可见大小约 3cm×4cm 淋巴结，肿瘤与周围血管距离较远。结合其他检查并未发现远端转移征象，依据 MI-3DVS 评估标准评估为 Ⅰ 级，肿瘤可切除，术前行仿真胰十二指肠切除术，演练手术方案。遂行手术探查，术中见肿瘤形态、相关脏器及脉管解剖关系、肠系膜动静脉等血管形态及与肿瘤的毗邻关系与术前三维重建相符。术后病理提示为：十二指肠乳头中分化腺癌，切缘未见瘤组织。术后 12 个月返院复查，未见肿瘤复发（图 8-3-49）。

4. 壶腹部肿瘤 3D 模型（图 8-3-50、图 8-3-51）。

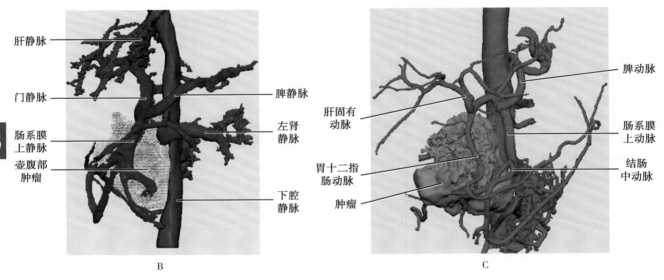

图 8-3-46　胰腺壶腹部肿瘤三维重建结果

A. MI-3DVS 三维重建显示胰胆管扩张程度、肿瘤波及范围及坏死腔形态；B. MI-3DVS 三维重建显示肿瘤对肠系膜静脉及下腔静脉的推挤压迫；C. MI-3DVS 三维重建显示肿瘤未侵犯肠系膜上动脉。

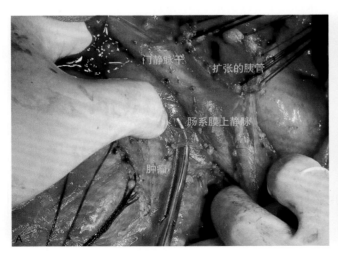

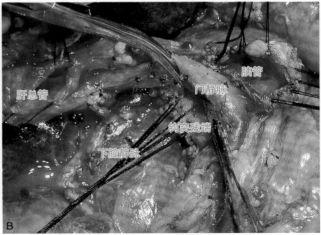

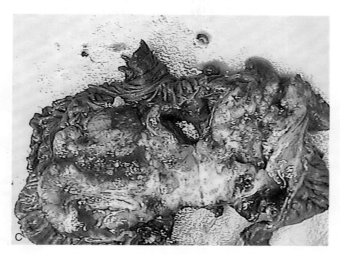

图 8-3-47　胰腺壶腹部肿瘤术中所见

A. 术中探查分离肿瘤与门静脉及肠系膜上静脉的间隙；B. 术中所见肿瘤切除后大血管壁均完整；C. 手术切除标本肿瘤凸向十二指肠腔生长，大片坏死腔造成胆胰管再通，腔内为黄色半透明胶冻状黏液。

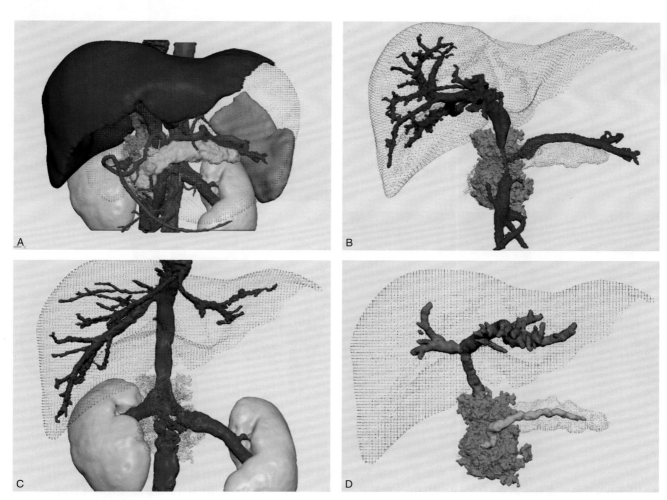

图 8-3-48　壶腹周围癌复发三维重建结果

A. 壶腹部肿瘤（绿色）向胰腺钩突（黄色）后方生长；B. 肿瘤（绿色）侵犯门静脉始部、肠系膜上静脉末端、脾静脉末端（紫色），管腔严重狭窄，管壁失光整；C. 肿瘤（绿色）侵犯肾静脉平面下腔静脉及左肾静脉末段（蓝色），管腔呈虫蚀样改变；D. 壶腹部肿瘤侵犯胆总管（深绿色）下段及胰管末段（浅蓝色）导致管腔阻塞扩张。

8

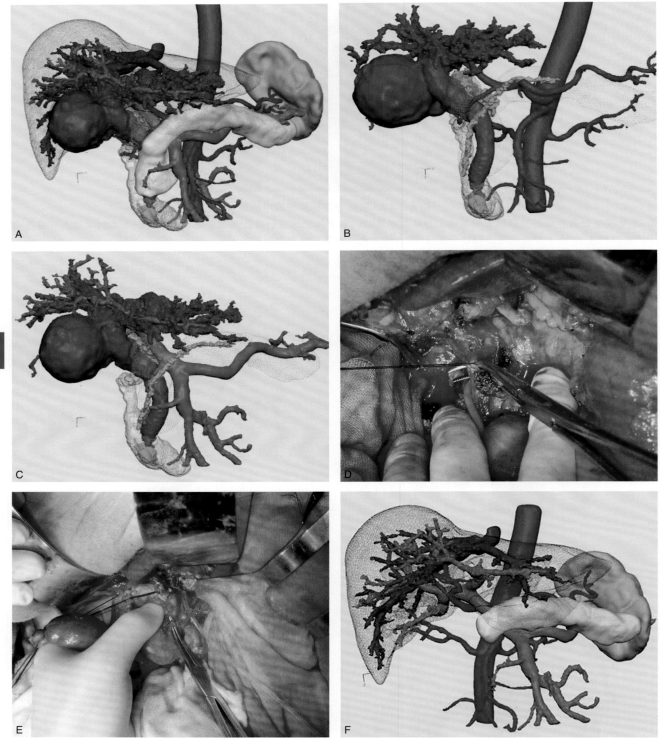

图 8-3-49　十二指肠乳头腺癌术前三维重建、术中所见及术后三维重建结果

A. MI-3DVS 整体观察腹腔脏器、血管；B. MI-3DVS 观察肿瘤与胆道、动脉的关系；C. MI-3DVS 观察肿瘤与胆道、门静脉的关系；D. 手术中离断胃十二指肠动脉；E. 离断门静脉与胰头间小静脉；F. 术后 6 个月返院复查三维重建结果。

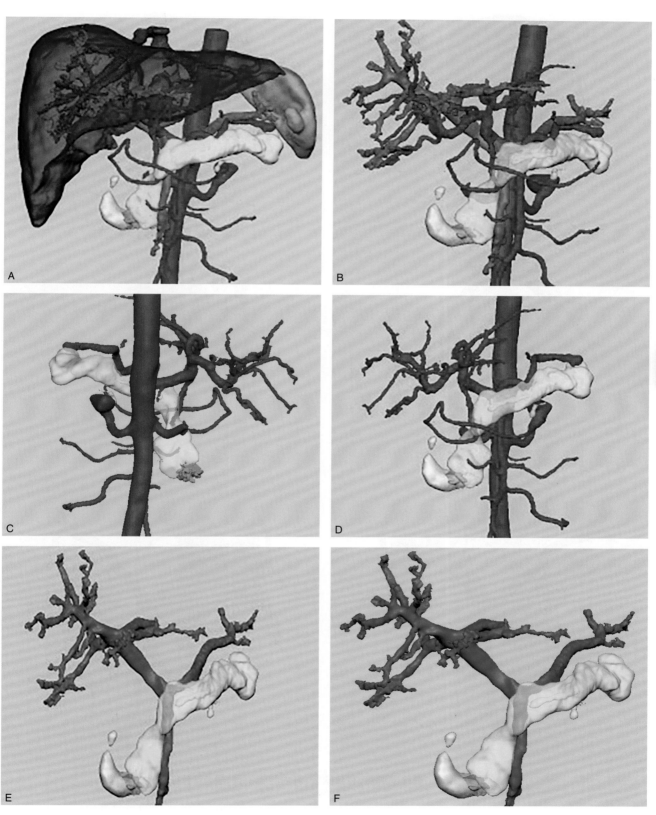

图 8-3-50 壶腹部肿瘤

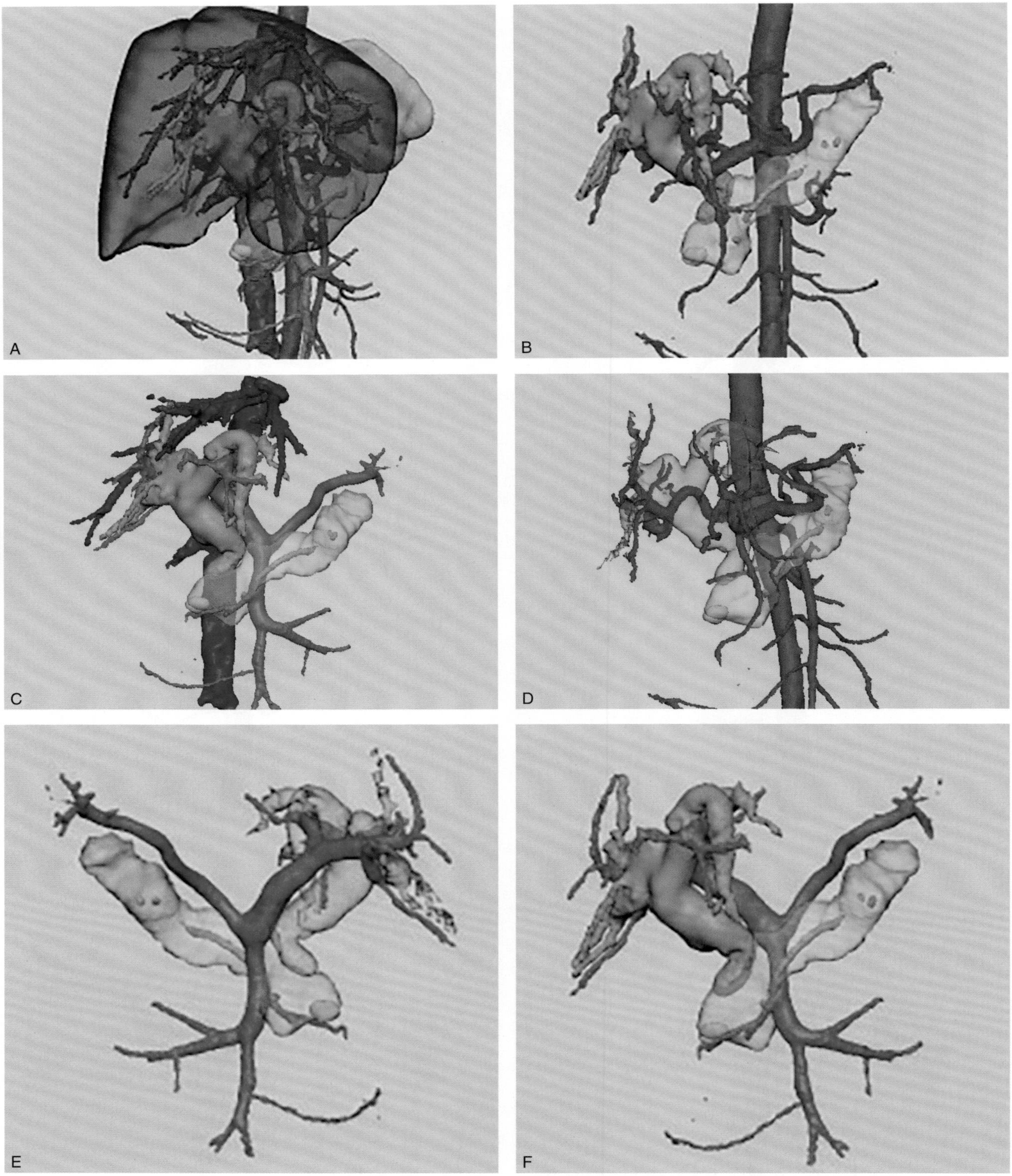

图 8-3-51　壶腹部肿瘤，导致胰管、肝内胆管扩张，呈"双管征"

八、基于三维重建的肿瘤切除标准

评估可切除性时根据三维重建结果参考以下标准（以下所指大血管为门静脉、肠系膜上动脉、下腔静脉、肠系膜上静脉、左肾静脉、右肾静脉、肝动脉、腹腔干、腹主动脉）对病例分类（图8-3-52~图8-3-56）：

Ⅰ型：肿瘤与大血管间存在间隙，管腔未受推移变形；

Ⅱ型：原发肿瘤与大血管无间隙，血管腔形态光滑；

Ⅲ型：原发肿瘤与大血管无间隙，血管腔形态粗糙呈虫蚀状；

Ⅳ型：原发肿瘤完全包绕大血管或血管呈线状缩窄；

Ⅴ型：大血管中断或胰周小静脉明显扩张。

Ⅰ型评估为肿瘤可切除；Ⅱ型评估为肿瘤可能切除，或在联合血管切除或重建的情况下可能切除（依手术准备条件决定，如血管重建材料是否可用、病人家属是否同意等），Ⅲ、Ⅳ、Ⅴ型评估为不可切除。手术及病理结果与术前内镜活检、术前诊断、可切除性评估结果进行对照。

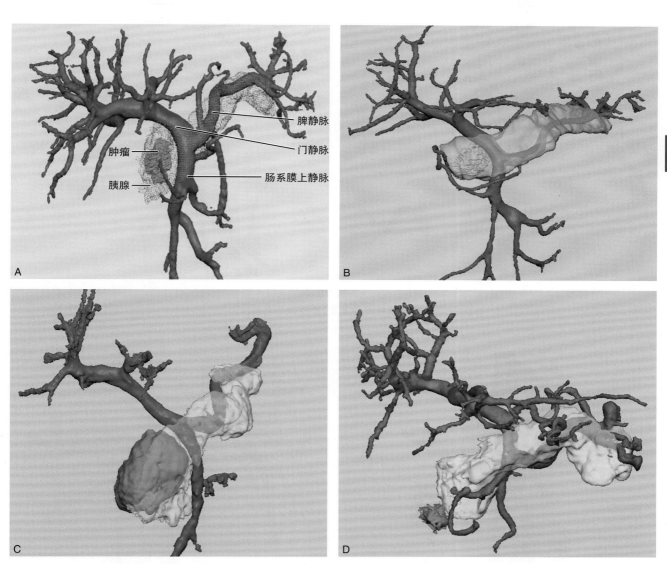

图 8-3-52　MI-3DVS 评估分级 Ⅰ型
肿瘤与周围大血管有明显间隙。

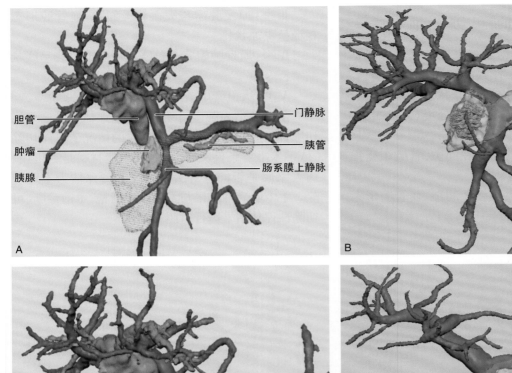

胆管
肿瘤
胰腺
门静脉
胰管
肠系膜上静脉

图 8-3-53　MI-3DVS 评估分级 II 型
肿瘤紧贴周围大血管，管腔面积无减少。

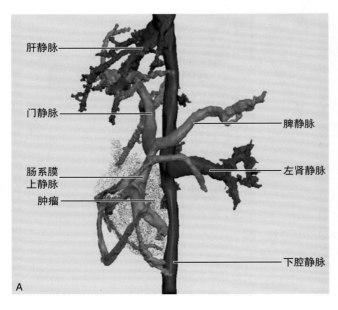

肝静脉
门静脉
肠系膜
上静脉
肿瘤
脾静脉
左肾静脉
下腔静脉

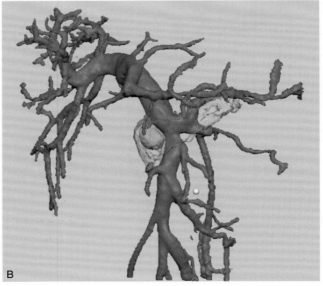

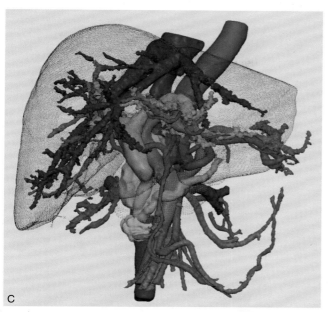

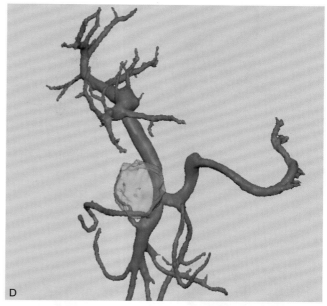

图 8-3-54 MI-3DVS 评估分级Ⅲ型

肿瘤紧贴大血管,管腔呈类圆形,截面积减少,门静脉后方淋巴结与血管呈光滑面接触。

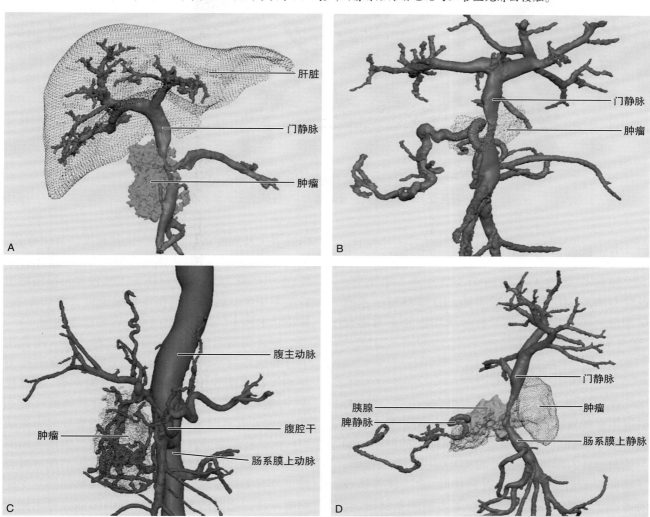

图 8-3-55 MI-3DVS 评估分级Ⅳ型

肿瘤贴附并压迫大血管,动脉表现为血管僵硬,管腔狭窄,静脉表现为血管失光滑呈虫蚀状。

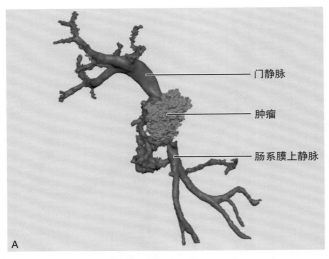

门静脉
肿瘤
肠系膜上静脉

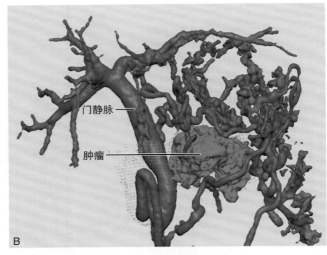

门静脉
肿瘤

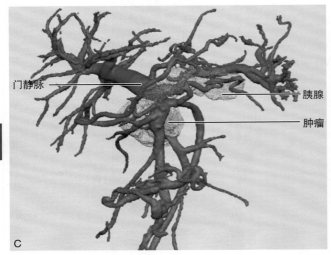

门静脉
胰腺
肿瘤

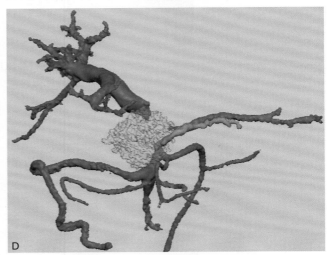

图 8-3-56　MI-3DVS 评估分级Ⅴ型
肿瘤包绕大血管,造成血管连续性中断,胰周小血管扩张。

九、胰腺肿瘤术后随访三维重建

肿瘤切除病人术后随访 3 个月至 2 年不等,返院复查行 MI-3DVS 三维重建,3D 模型显示术前呈凹形压迹的门静脉或下腔静脉均恢复正常走行(图 8-3-57、图 8-3-58)。

十、胰腺损伤的三维重建

胰腺位于上腹部腹膜后深处,受伤机会较少,但近年来其发生率有逐渐增多趋势。瞬间暴力将胰腺挤压于坚硬的脊柱上,造成不同程度的损伤。暴力偏向脊柱右侧时,多伤及胰头及邻近的十二指肠、肝外胆管和肝脏;暴力正对脊柱时,多造成胰体或胰体和十二指肠裂伤或断裂;暴力偏向左侧时,可引起胰尾和脾脏破裂。无论是钝性伤还是火器伤,多数都合并有其他脏器伤。死亡率主要取决于合并

伤的多少及程度,但也与受伤机制和损伤部位有关。胰头部损伤的死亡率比体尾部高一倍,因其多合并肝、十二指肠、大血管等损伤。主胰管有无损伤对预后关系极大。医源性损伤主要见于胃大部切除术、脾切除术和十二指肠憩室手术,容易造成胰漏。

穿透伤有明确的探查指征,诊断不难。闭合伤中合并周围脏器破裂者,胰腺损伤的症状常被掩盖而难以在术前作出诊断,但只要及时剖腹、细致检查,一般不易遗漏。单纯胰腺损伤症状体征可能不重,诊断常有延误,甚至直到形成假性囊肿时方被认识。血清淀粉酶升高和腹腔液中测得高数值淀粉酶有参考价值,但并非胰腺创伤所特有,上消化道破裂时也可有类似表现,而且约 30% 的胰腺创伤并无淀粉酶升高。重要的是:凡上腹部创伤都应考虑到胰腺损伤的可能。B 超可发现胰腺回声不均和周围的积血、积液。诊断不明而病情稳定者可做 CT 检查,

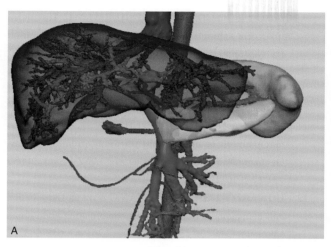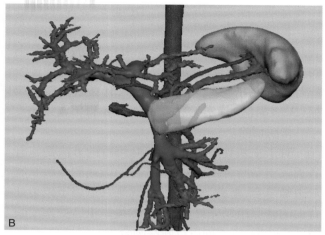

图 8-3-57　胰头巨大实性假乳头状瘤行胰十二指肠切除术后 1 年 3D

术前门静脉呈凹形压痕,术后门静脉形态恢复正常。

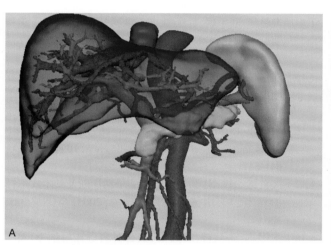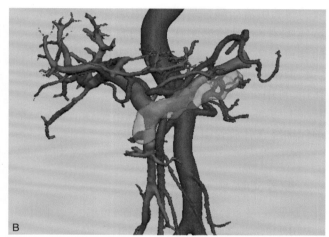

图 8-3-58　胰头腺癌行胰十二指肠切除联合腹腔淋巴结清扫术后 5 个月返院复查

术前肿瘤挤压门静脉呈类圆形,术后门静脉恢复正常形态。

能显示胰腺轮廓是否整齐及周围有无积血积液,但一般无需做此项检查。

怀疑胰腺损伤时必须对其进行全面的探查,包括切断胃结肠韧带探查胰腺的腹侧面,按 Kocher 方法探查胰头的背面及十二指肠。胰腺表面和胰腺周围的血肿必须切开检查。除了探明损伤的部位和程度外,需重点弄清主胰管有无破损或断裂,以便选择合理的处理方案。胰腺损伤分级标准如下:

Ⅰ级:血肿,轻度挫伤,不伴胰管损伤
破裂,表浅裂伤,不伴胰管损伤

Ⅱ级:血肿,重度挫伤,不伴胰管损伤及组织缺损
破裂,大裂伤,不伴胰管损伤及组织缺损

Ⅲ级:破裂,远段断裂或实质损伤,伴胰管损伤

Ⅳ级:破裂,近段断裂或实质损伤

Ⅴ级:破裂,胰头广泛碎裂

手术的目的是止血、清创、控制胰腺外分泌及处理合并伤。包膜完整的胰腺挫伤(Ⅰ级损伤),仅局部引流便可。不伴有主胰管损伤的一般裂伤(Ⅱ级损伤),可做褥式缝合修补。胰颈、体、尾部的严重挫裂伤或横断伤(Ⅲ级损伤),宜做胰腺近端缝合、远端切除术。胰腺有足够的功能储备,不会发生内、外分泌功能不足。也有人主张缝闭近端,远端与空肠做 Roux-en-Y 吻合,或近、远端同时与空肠吻合,或做主胰管吻合术。但胰腺损伤常是严重多发伤,这些保留胰腺的手术大多复杂费时,并发症多,弊多利少,似不值得提倡。若胰头严重挫裂或断裂(Ⅳ级损伤),情况则有所不同。由于胰岛的分布是体、尾多,头部少,若将损伤远端的大部胰腺切除,便有内分泌功能不足之虞,此时选做主胰管吻合或胰头断面缝闭和远段胰腺空肠 Roux-en-Y 吻合

比较合理。胰头损伤合并十二指肠破裂者,伤情最重。若胰头部胆总管断裂而胰管完好,可缝闭胆总管两断端,修补十二指肠及胰腺裂口,另做胆总管空肠 Roux-en-Y 吻合,并加做幽门旷置术以代替过去施行的十二指肠憩室化手术。只有在胰头严重毁损(V级损伤)确实无法修复时,才不得不施行胰头十二指肠切除。

对于主胰管破裂,较为实际可行的方法是施行盖板式空肠吻合术,即将空肠袢的端或侧与胰腺裂口边缘缝合,将破口罩住。但此法只适用于破裂处背面的胰腺组织完好者,若后方组织也已受累或胰腺已经断裂,应清创后行断端吻合术。

胰腺损伤的主要并发症是假性囊肿、胰腺脓肿和胰瘘,故无论实施上述何种手术,均需建立充分有效的腹腔引流。最好是同时使用烟卷引流和双套管负压吸引,一般胰瘘多在 4~6 周自愈,少数流量大的瘘可能需引流数月之久,但很少需要再次手术。生长抑素对胰腺和整个消化道外分泌有很强的抑制作用,可用于预防和治疗外伤性胰瘘。

上腹部手术中误伤了胰腺或做胰腺活检后,必须仔细缝合并放置引流,以防胰瘘。

(刘宇斌)

参考文献

[1] 赵玉沛.重视胰腺良性肿瘤的诊断和治疗[J].中国实用外科杂志,2008,28(5):333-335.

[2] 中华医学会外科学分会胰腺外科学组.胰腺癌诊治指南[J].中华外科杂志,2007,45(19):1297-1299.

[3] 洪德飞,彭淑牖.胰腺癌根治术联合血管切除术中血管切除的指征探讨[J].外科理论与实践,2007,12(3):268-270.

[4] 胡志浩,胡先贵,刘瑞,等.联合血管切除术在胰头癌治疗中的临床意义(附34例报告)[J].中华肝胆外科杂志,2002,8(9):543-545.

[5] 孙丛,周存升,柳澄,等.胰周小静脉的观察在胰腺癌分期中的价值[J].中国医学影像技术,2002,18(10):1008-1010.

[6] WONG K, PAULSON EK, NELSON RC.Breath-hold three dimensional CT of the liverwith multi-detector row helical CT[J].Radiology, 2001, 219(1):75-79.

[7] 毛志海,吴卫泽,王建承,等.ERCP相关十二指肠穿孔诊治的经验和教训[J].外科理论和实践,2007,12(6):562-565.

[8] FUNAKI B, ZALESKI G X, STRAUS C A, et al. Percutaneous biliary drainage in patients with nondilated intrahepatic bile ducts[J].AJR, 1999, 173(6):1541.

[9] BARON T H, GOSTOUT C J, HERMAN L. Hemoclip repair of a sphincterotomy-induced duodenal perforation [J].Gastrointest Endosc, 2000, 52(4):566-568.

[10] ENNS R, ELOUBEIDI M A, MERGENER K, et al. ERCP-related perforations:risk factors and management[J].Endoscopy, 2002, 34(4):293-298.

[11] PREETHA M, CHUNG Y F, CHAN W H, et al. Surgical management of endoscopic retrograde cholangiopancreatography-related perforations[J].ANZ J Surg, 2003, 73(12):1011-1014.

[12] HOWARD T J, TAN T, LEHMAN G A, et al. Classifiction and management of perforations complicating endoscopic sphincterotomy[J].Surgery, 1999, 126(4):658-665.

[13] 薛平,卢海武,胡以则.内镜下逆行胰胆管造影术后并发十二指肠穿孔14例分析[J].中国实用外科杂志,2004,24(5):302-303.

[14] 方驰华,刘宇斌,黄燕鹏,等.64排螺旋CT三维重建和胰腺可视化仿真手术的应用研究[J].中国实用外科杂志,2008,28(9):757-760.

[15] 陆仁枝,宋志坚,唐厚君.CT序列图像分割的实现及分割结果的重建[J].计算机工程,2003,13(29):152-154.

[16] ADAMS R, BISCHOF L.Seeded region growing[J].IEEE Trans Pattern Anal Machine Intelligence, 1994, 16(6):641-647.

[17] 郑英键.十二指肠壶腹部肿瘤早期诊断及其术式选择的思考[J].中国普通外科杂志,2005,14(5):325-326.

[18] 王健本,张祜曾,裘法祖.腹部外科临床解剖学[M].济南:山东科学技术出版社,2001.

[19] TOMLINSON J S, JAIN S, BENTREM D J, et al. Accuracy of staging node-negative pancreas cancer:a potential quality measure[J].Arch Surg, 2007, 142(8):723-767, 773-774.

[20] ZHOU Z M, FANG C H, HUANG L W, et al. Three dimensional reconstruction of the pancreas based on the virtual Chinese human--female number 1[J].Postgrad Med J, 2006, 82(968):392-396.

[21] 方驰华,苏仲和,范应方,等.腹部医学图像三维可视化系统在胰腺肿瘤诊断和可切除性评估中的作用[J].中华外科杂志,2010,48(9):681-685.

[22] 方驰华,刘宇斌,黄燕鹏,等.64排螺旋CT三维重建和胰腺可视化仿真手术的应用研究[J].中国实用外科杂志,2008,28(9):756-760.

[23] MERTZ H R, SECHOPOULOS P, DELBEKE D, et al. EUS, PET, and CT scanning for evaluation of pancreatic adenocarcinoma[J].Gastrointest Endosc, 2000, 52(3):367-371.

[24] COOPERMAN A M, KINI S, SNADY H, et al. Current surgical therapy for carcinoma of the pancreas[J].J Clin Gastroenterol, 2000, 31(2):107-113.

［25］WRAY C J, AHMAD S A, MATTHEWS J B, et al. Surgery for pancreatic cancer: recent controversies and current practice［J］. Gastroenterology, 2005, 128（6）: 1626-1641.

［26］STATHIS A, MOORE M J.Advanced pancreatic carcinoma: current treatment and future challenges［J］. Nat Rev Clin Oncol, 2010, 7（3）: 163-172.

［27］CAMERON J L, RIALL T S, COLEMAN J, et al. One thousand consecutive pancreaticoduodenectomies［J］. Ann Surg, 2006, 244（1）: 10-15.

［28］WINTER J M, CAMERON J L, CAMPBELL K A, et al. 1423 pancreaticoduodenectomies for pancreatic cancer: A single-institution experience［J］. J Gastrointest Surg, 2006, 10（9）: 1199-1210, 1210-1211.

［29］CHEN J W, BHANDARI M, ASTILL D S, et al. Predicting patient survival after pancreaticoduodenectomy for malignancy: histopathological criteria based on perineural infiltration and lymphovascular invasion［J］. HPB（Oxford）, 2010, 12（2）: 101-108.

［30］BIRKMEYER J D, SIEWERS A E, FINLAYSON E V, et al. Hospital volume and surgical mortality in the United States［J］. N Engl J Med, 2002, 346（15）: 1128-1137.

［31］WAGNER M, REDAELLI C, LIETZ M, et al. Curative resection is the single most important factor determining outcome in patients with pancreatic adenocarcinoma［J］. Br J Surg, 2004, 91（5）: 586-594.

［32］贾洪顺, 全显跃, 方驰华. 64 层 CT 评价胰周小血管的价值［J］.南方医科大学学报, 2008, 28（3）: 411-412.

［33］FANG C H, XIE A W, CHEN M L, et al. Application of a visible simulation surgery technique in preoperation planning for intrahepatic calculi［J］. World J Surg, 2010, 34（2）: 327-335.

［34］FANG C H, HUANG Y P, CHEN M L, et al. Digital medical technology based on 64-slice computed tomography in hepatic surgery［J］. Chin Med J（Engl）, 2010, 123（9）: 1149-1153.

［35］中国抗癌协会胰腺癌专业委员会.胰腺癌综合诊治指南（2018 版）［J］.临床肝胆病杂志, 2018, 34（10）: 2109-2120.

8

第九章

壶腹周围癌可视化仿真手术

第一节 概 论

随着计算机技术、图像处理技术、医学物理学科与医学的交叉融合和迅速发展，外科诊断与治疗的手段及方法正在发生着很大的变化。现代胰腺外科学的发展与科学技术的发展密不可分。胰腺手术之所以较腹部其他脏器手术困难，并成为普通外科学的难点与重点主要是由于胰腺内部及其周围结构具有较大的复杂性和变异性决定的。胰腺及其周围血管等组织病灶三维空间关系的精确把握有利于降低手术的风险性，提高手术的成功率。近年来以影像学二维（two dimensions，2D）图像数据为基础的计算机三维（three dimensions，3D）重建可视化技术，弥补了2D图像的不足，提供全方位的立体信息。虚拟手术系统则是在准确重建胰腺及其周围组织和病灶3D解剖结构的基础上，建立可交互操作的平台，仿真模拟手术过程。降低手术的并发症及风险性、提高手术的成功率，促进医学水平的提高有着非常重大的意义。

数字医学技术是数字化技术在医学领域的应用，是医学与数字化技术结合的一门新兴学科，其中数字化虚拟人体的研究备受人们关注。仿真外科手术系统等使外科医生可以利用虚拟手术器械对虚拟人体器官进行手术仿真模拟。通过这些先进的技术手段，在术前、术中、术后对手术进行辅助支持，使外科手术越来越安全、可靠、精确。为了将胰腺外科的手术风险降至最低，单纯依靠传统的技术和培训手段，恐怕难有根本性的改变，而数字化技术及数字医学的出现则有可能为这种突破指明方向。它可以使医务工作者沉浸于虚拟的场景内，体验并学习如何应付各种临床手术的实际情况，可以通过视、触觉感知甚至听觉来学习各种手术实际操作，并通过预演手术的整个过程以便事先发现手术中的问题。这将大大节约了培训医务人员的费用和时间，使非熟练人员实习手术的风险性大大降低，从而改进医学教育与训练的模式、提高效率和质量，降低手术的并发症及风险性、提高手术的成功率。

仿真手术的主要用途有：

1. 手术方案能够利用图像数据，帮助医生合理、定量地制定手术方案，对于选择最佳手术路径、减小手术损伤、减少对邻近组织损害、提高肿瘤定位精度、执行复杂外科手术和提高手术成功率等具有十分重要的意义。仿真手术系统可以预演手术的整个过程以便事先发现手术中问题。仿真手术系统能够使得医生能够依靠术前获得的医学影像信息，建立三维模型，在计算机建立的虚拟的环境中设计手术过程，进刀的部位，角度，提高手术的成功率。本病例通过建立三维模型及仿真手术过程的设计，使术者在术前对胰头肿瘤的可切除性及手术具体实施方案有了清晰的了解，使手术安全性增加，而手术的风险性降低、并发症减少。

2. 手术教学训练 80%的手术失误是人为因素引起的，所以手术训练极其重要。胆、胰、胃、十二指肠联合切除术是腹部外科中最大的手术之一，难度高、风险大，只有有条件的大型医院里的高年资医生才能进行。正常情况下，年轻医生不可能有训练的机会，培养周期长。有了仿真手术系统，医生可在仿真手术系统上观察专家手术过程，也可重复实习。仿真手术使得手术培训的时间大为缩短，同时减少了对昂贵的实验对象的需求。由于仿真手术系统可为操作者提供一个极具真实感和沉浸感的训练环境，为反馈绘制算法能够制造很好的临场感，所以训练过程与真实情况几乎一致，尤其是能够获得在实际手术中的手感。在虚拟环境中进行手术，不会发生严重的意外，能够提高医生的协作能力。

3. 增进医患交流，减少医疗纠纷 医生可以用重建的三维模型及仿真手术视频对病人及家属讲解病情及手术情况，使病人及家属对病情及风险有直观的了解。

4. 降低手术费用　现代外科医疗检测系统造价昂贵,医疗成本也很高。仿真手术能够缩短病人的恢复周期、降低病人和医院的开支。仿真手术不受手术设备的制约。

5. 改善病人的预后　仿真手术减少手术的并发症,使病人恢复更迅速。

第二节　实施与方法

1. 数据采集、扫描数据的后处理、数据格式转换、图像的程序分割和三维重建过程同第七章。

2. 在 FreeForm Modeling System 中,在建立的手术虚拟环境中,使用力反馈设备 PHANTOM,通过对仿真"手术刀""手术剪""手术钳""缝针线"等手术器械的操纵,对重建模型进行各种类型的仿真手术(图 9-2-1、图 9-2-2)。可视化仿真手术观察肿瘤与门静脉主干、脾静脉、肠系膜上静脉的解剖关系,避免真实手术中损伤;了解腹腔动脉变异病人胃十二指肠动脉走行,避免术中损伤动脉;还可以对肿大的淋巴结三维重建评估指导规范化淋巴结清扫,通过多个手术方案的优化筛选确定最佳手术方案。具体操作过程如下:

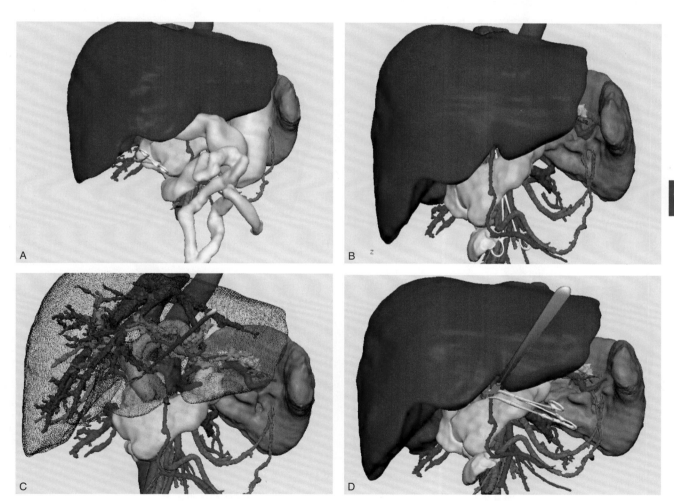

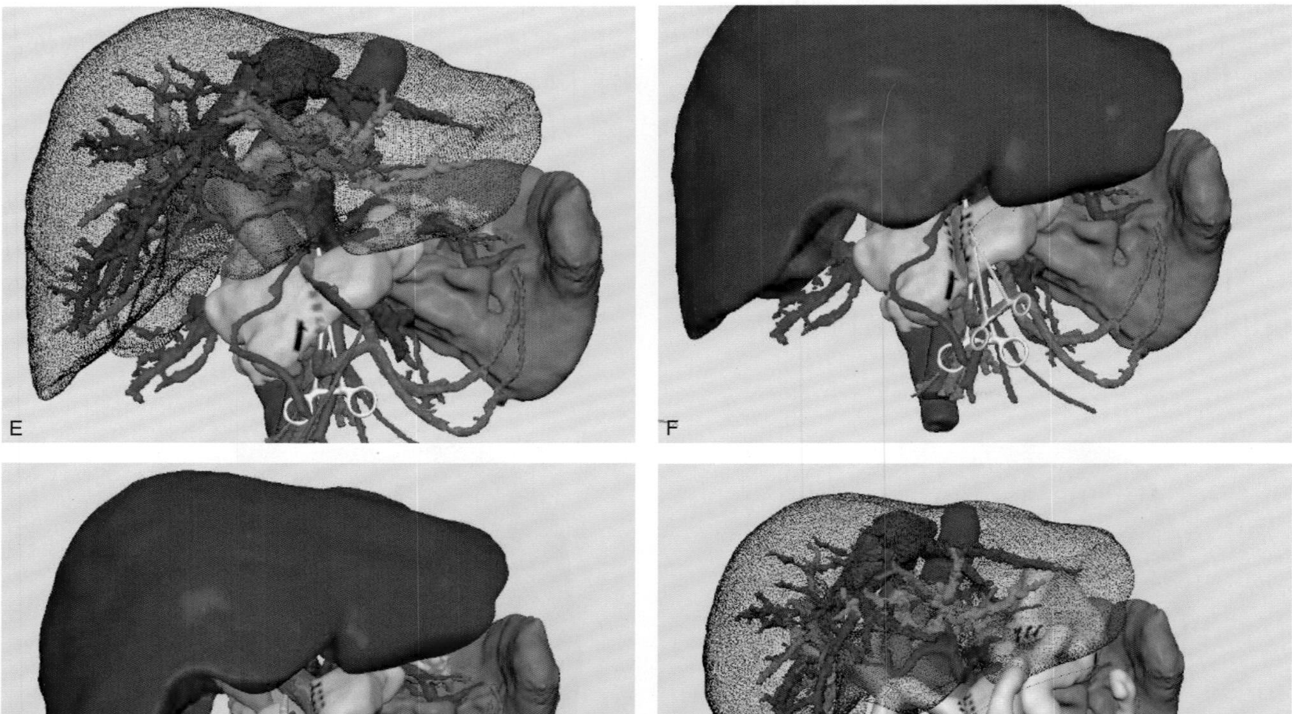

9

图 9-2-1　壶腹周围癌胰十二指肠切除联合腹腔淋巴结清扫仿真手术

A. 一般性探查：探查分离十二指肠降段后腹膜；B. 可切除性探查：探查胰颈下、肠系膜上静脉及门静脉表面；C. 切断胆总管；
D. 结扎切断胃十二指肠动脉；E. 电刀切断胰颈；F. 缝合胰腺残端；G. 探查分离门静脉后方淋巴结间隙；H. 胰腺空肠端端吻
合；I. 胃残端与空肠端侧吻合；J. 消化道重建完毕。

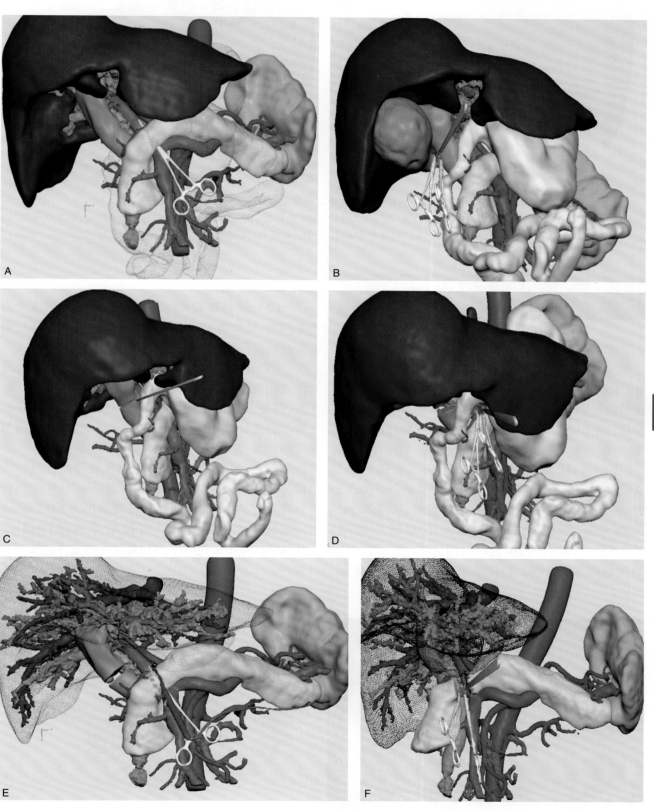

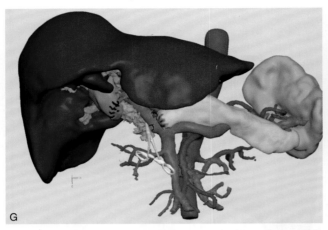
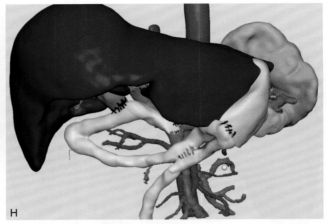

图 9-2-2　十二指肠乳头癌行胰十二指肠切除术联合腹腔淋巴结清扫

A. 探查胰颈下、肠系膜上静脉及门静脉表面；B. 胆囊切除；C. 切断胆总管；D. 结扎切断胃十二指肠动脉；E. 电刀切断胰颈；
F. 结扎切断胰十二指肠上静脉；G. 探查分离门静脉后方淋巴结；H. 采用 Child 法消化道重建。

第三节　仿真手术在胰腺壶腹部周围肿瘤诊治中的应用

1. 病人，男性，39 岁。以"无明显诱因反复腹胀、反酸、嗳气，餐后加重，伴恶心、呕吐，呕吐物为胃内容物；无发热、呕血、黑便、眼黄、尿黄"等症状入院。纤维胃镜检查显示：十二指肠球部占位；病理提示：中分化腺癌；CT 检查：十二指肠球部有一密度增高影，管壁僵硬，诊断为十二指肠球部占位（图 9-3-1、图 9-3-2）。

（1）扫描参数：常规平扫时病人取仰卧位，头足方向，由膈顶至肝脏下缘，扫描条件 120kV、250mAs；采用 0.625×64 排探测器组合，层厚 5mm、间隔 5mm，螺距（Pitch）0.984，球管旋转一周时间 0.5 秒。动脉期扫描延时时间为 20~25 秒，门脉期为延时 50~55 秒。扫描结束后将图像数据传至

Mxview 工作站。

（2）64 排螺旋 CT 扫描数据的收集：图像分为平扫期、动脉期和门脉期。在 Mxview 工作站进行数据的刻盘存贮。

（3）图像的分割和重建：三个不同时期的图像之间配准后，对与周围密度差异大的器官如：肝脏、脾脏及造影后的动脉、门静脉等用自主研发的医学图像处理软件进行分割和直接三维重建；对与周围密度差异不大的器官如：胰腺、胆囊、胃、十二指肠等，先采用 Photoshop7.0 图像处理软件进行图像分割。将分割好的图像导入 Mimics 软件中进行三维重建，并将重建的器官模型输出为 STL（stereo lithography）格式。然后将模型导入到 FreeForm Modeling System 进行平滑和去除一些过多的细节和噪声。

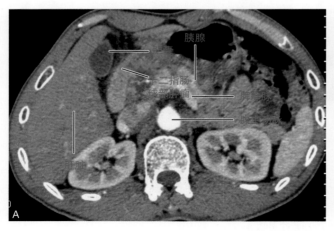
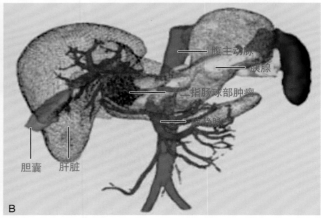

图 9-3-1　十二指肠球部肿瘤 CT 图像（A）及三维重建结果图（B）

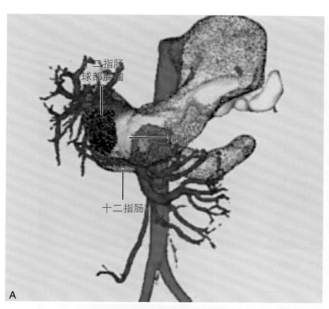

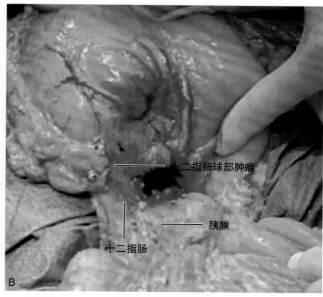

图 9-3-2　FreeForm 系统进行十二指肠球部肿瘤仿真手术（A）及真实手术（B）对照

（4）仿真胃、十二指肠切除手术与真实手术的对比：在建立的手术虚拟环境中，使用力反馈设备 PHANToM，通过对"仿真手术刀"的操纵，进行仿真胃、十二指肠切除手术。仿真的手术过程有：胆囊切除术（图 9-3-3）、切断胃网膜右静脉（图 9-3-4）、中上 1/3 处切断胃（图 9-3-5）、切断十二指肠（图 9-3-6）；半透明后可见肿瘤在切除的胃十二指肠部分内（图 9-3-7）。缝合十二指肠残端（图 9-3-8）；缝合胃残端（图 9-3-9）；胃肠吻合完成手术（图 9-3-10）。仿真手术操作与实际手术过程几乎完全吻合，对手术有明显指导作用。

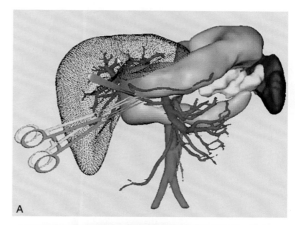

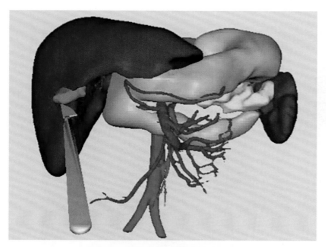

图 9-3-3　游离并切除胆囊

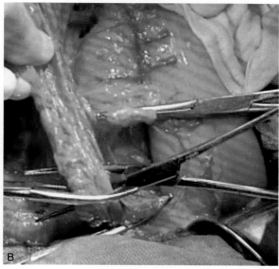

图 9-3-4　切断胃网膜右静脉

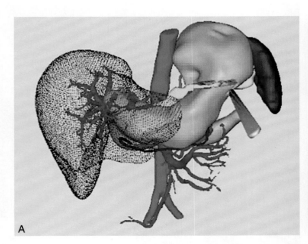
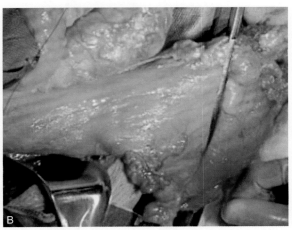

图 9-3-5　中上 1/3 处切断胃

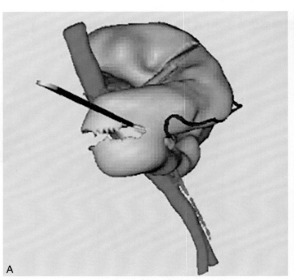
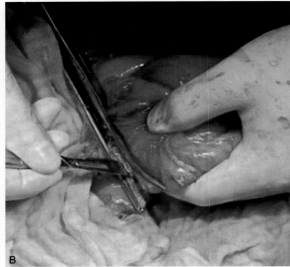

图 9-3-6　切断十二指肠

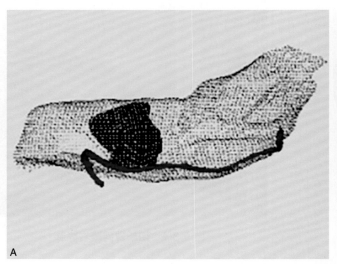
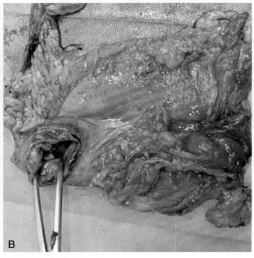

图 9-3-7　半透明后可见肿瘤在切除的胃十二指肠部分内

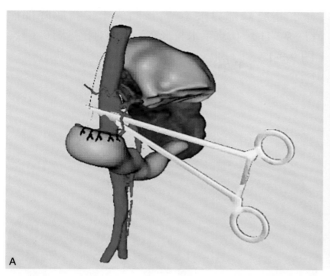
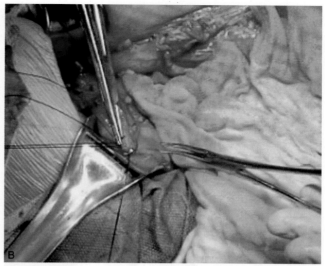

图 9-3-8　缝合十二指肠残端

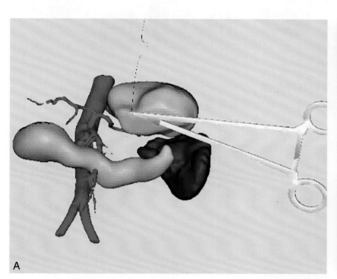
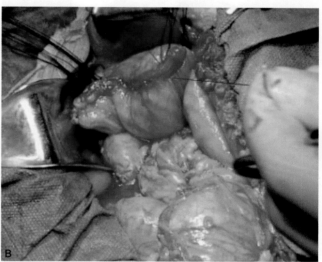

图 9-3-9　缝合胃残端

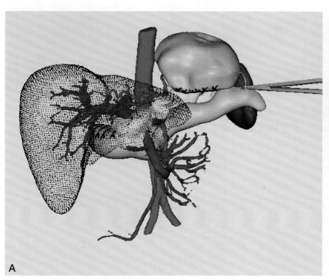
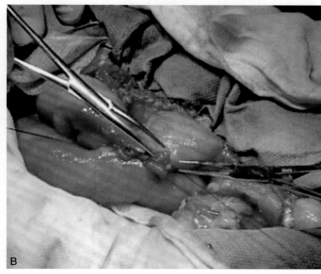

图 9-3-10　胃肠吻合

2. 病人，男性，56 岁。以"反复右上腹痛 1 个月"为主诉就诊，行 CT 检查：十二指肠降部增粗，胰头侧壁增厚，胰头增大，密度不均，与 十二指肠降部界限不清，诊断为十二指肠降部癌（图 9-3-11）。仿真手术与真实手术的对比见图 9-3-12~图 9-3-17。

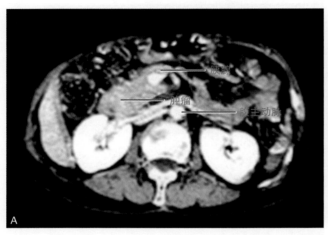
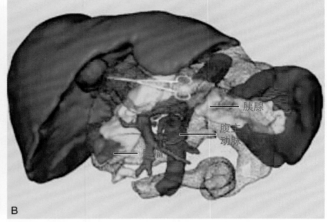

图 9-3-11　十二指肠降部癌
A. 十二指肠降部肿瘤 CT 图像；B. 三维重建结果图。

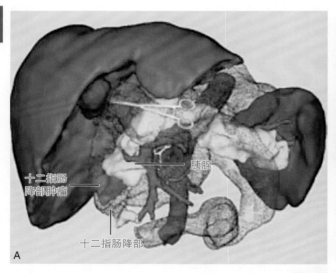
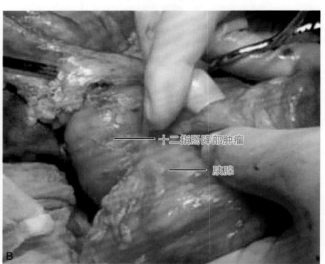

图 9-3-12　十二指肠降部癌仿真手术及实际手术对比
A. FreeForm 系统进行仿真手术；B. 真实手术。肿瘤部位对照（三维重建显示肿瘤在十二指肠降部与胰头有一定的界限）。

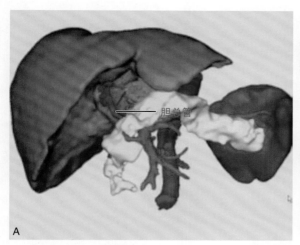
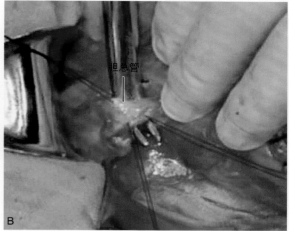

图 9-3-13　切断胆总管的手术
A. FreeForm 系统进行仿真手术切断胆总管；B. 真实手术切断胆总管。

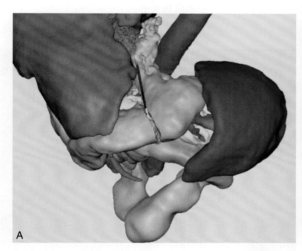
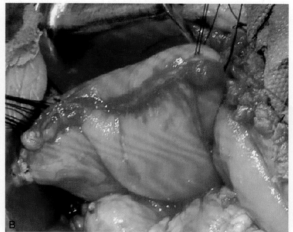

图 9-3-14　横断胃的手术
A. FreeForm 系统进行仿真手术横断胃；B. 真实手术横断胃。

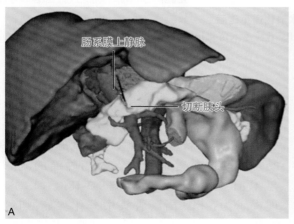
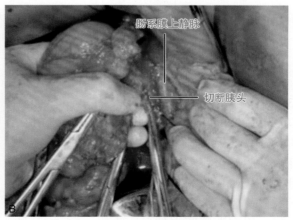

图 9-3-15　切断胰头部的手术
A. FreeForm 系统进行仿真手术切断胰头部；B. 真实手术切断胰头部。

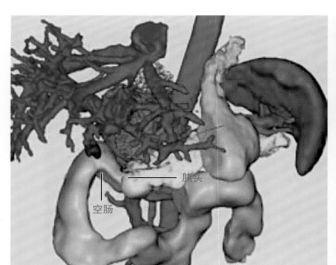
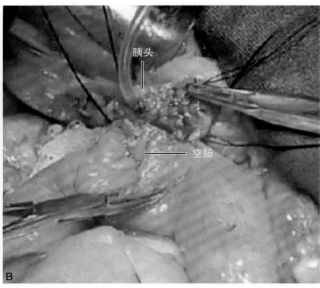

图 9-3-16　胰肠吻合的手术

A. FreeForm 系统进行仿真手术胰肠吻合；B. 真实手术胰肠吻合

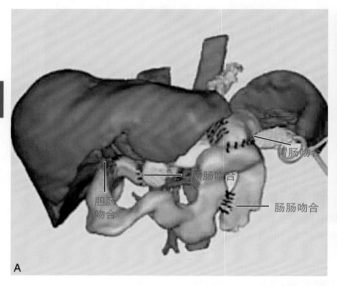
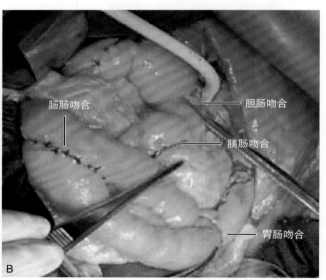

图 9-3-17　手术消化道重建后

A. 仿真手术消化道重建后；B. 真实手术消化道重建后。

3. 病人，男性，63 岁。因反复右上腹疼痛伴皮肤巩膜黄染 1 年入院。入院查 CA19-9：505U/L，64 排增强 CT 提示：壶腹部肿物导致胆总管下端梗阻，肝内外胆管扩张（图 9-3-18A、B）。行 MI-3DVS 三维重建提示：肿瘤来源于壶腹部，肝内外胆管广泛扩张，门静脉后方可见大小约 3cm×4cm 淋巴结，肿瘤与周围血管距离较远（图 9-3-18C~E）。结合其他检查并未发现远端转移征象，依据 MI-3DVS

评估标准评估为 I 级，肿瘤可切除，术前行仿真胰十二指肠切除术，演练手术方案。遂行手术探查，术中见肿瘤形态、相关脏器及脉管解剖关系、肠系膜动静脉等血管形态及与肿瘤的毗邻关系与术前三维重建相符（图 9-3-18F、G）。术后病理提示为：十二指肠乳头中分化腺癌，切缘未见瘤组织。术后 12 个月返院复查，未见肿瘤复发（图 9-3-18H）。

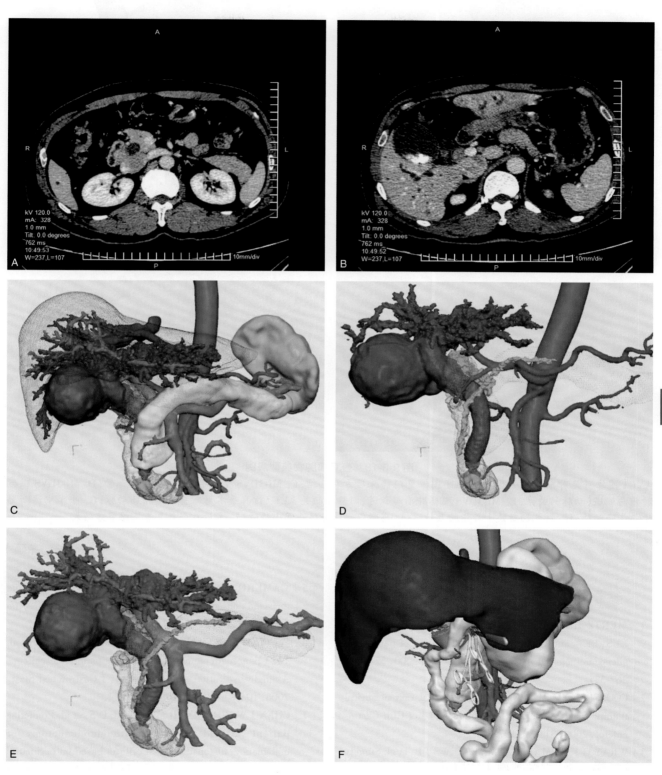

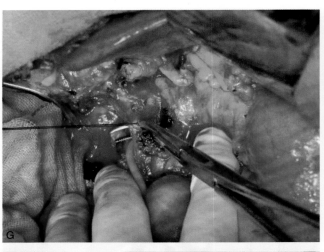
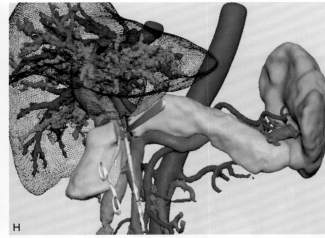
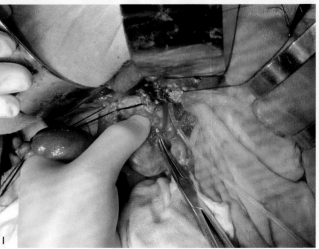
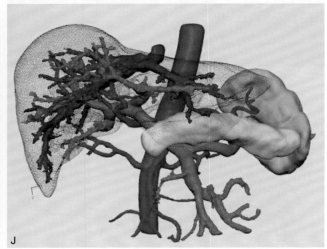

图 9-3-18 壶腹部肿物典型病例

A. CT 图像可见肿瘤位于壶腹部；B. CT 图像见门静脉后方淋巴结；C. MI-3DVS 整体观察腹腔脏器、血管；D. MI-3DVS 观察肿瘤与胆道、动脉的关系；E. MI-3DVS 观察肿瘤与胆道、门静脉的关系；F. 仿真手术离断胃十二指肠动脉；G. 手术中离断胃十二指肠动脉；H. 结扎切断胰十二指肠上静脉；I. 离断门静脉与胰头间小静脉；J. 术后 6 个月复查三维重建结果。

（方驰华 齐硕）

参考文献

[1] MERTZ H R, SECHOPOULOS P, DELBEKE D, et al. EUS, PET, and CT scanning for evaluation of pancreatic adenocarcinoma[J]. Gastrointest Endosc, 2000, 52(3): 367-371.

[2] COOPERMAN A M, KINI S, SNADY H, et al. Current surgical therapy for carcinoma of the pancreas[J]. J Clin Gastroenterol, 2000, 31(2): 107-113.

[3] WRAY C J, AHMAD S A, MATTHEWS J B, et al. Surgery for pancreatic cancer: recent controversies and current practice[J]. Gastroenterology, 2005, 128(6): 1626-1641.

[4] STATHIS A, MOORE M J.Advanced pancreatic carcinoma: current treatment and future challenges[J]. Nat Rev Clin Oncol, 2010, 7(3): 163-172.

[5] CAMERON J L, RIALL T S, COLEMAN J, et al. One thousand consecutive pancreaticoduodenectomies[J]. Ann Surg, 2006, 244(1): 10-15.

[6] WINTER J M, CAMERON J L, CAMPBELL K A, et al. 1423 pancreaticoduodenectomies for pancreatic cancer: A single-institution experience[J]. J Gastrointest Surg, 2006, 10(9): 1199-1210, 1199-1211.

[7] CHEN J W, BHANDARI M, ASTILL D S, et al. Predicting patient survival after pancreaticoduodenectomy for malignancy: histopathological criteria based on perineural infiltration and lymphovascular invasion[J]. HPB (Oxford), 2010, 12(2): 101-108.

[8] BIRKMEYER J D, SIEWERS A E, FINLAYSON E V, et al. Hospital volume and surgical mortality in the United States[J]. N Engl J Med, 2002, 346(15): 1128-1137.

［9］WAGNER M，REDAELLI C，LIETZ M，et al. Curative resection is the single most important factor determining outcome in patients with pancreatic adenocarcinoma［J］. Br J Surg，2004，91（5）：586-594.

［10］贾洪顺，全显跃，方驰华. 64 层 CT 评价胰周小血管的价值［J］. 南方医科大学学报，2008，28（3）：411-412.

［11］FANG C H，XIE A W，CHEN M L，et al. Application of a visible simulation surgery technique in preoperation planning for intrahepatic calculi［J］. World J Surg，2010，34（2）：327-335.

［12］FANG C H，HUANG Y P，CHEN M L，et al. Digital medical technology based on 64-slice computed tomography in hepatic surgery［J］. Chin Med J（Engl），2010，123（9）：1149-1153.

［13］FANG C H，LI X F，LI Z，et al. Application of a medical image processing system in liver transplantation［J］. Hepatobiliary Pancreat Dis Int，2010，9（4）：370-375.

［14］陆仁枝，宋志坚，唐厚君. CT 序列图像分割的实现及分割结果的重建［J］. 计算机工程，2003，13（29）：152-154.

［15］KIM H C，PARK S H，PARK S I，et al. Three-dimensional reconstructed images using multidetector computed tomography in evaluation of the biliary tract：an illustrative review［J］. Abdom Imaging，2004，29（10）：472-478.

［16］方驰华，杨剑，范应方. 肝脏仿真手术的研究［J］. 中华外科杂志，2007，45（11）：753.

［17］中华医学会外科学分会胰腺外科学组. 胰腺癌诊治指南［J］. 中华外科杂志，2007，45（19）：1297-1299.

［18］TOMLINSON J S，JAIN S，BENTREM D J，et al. Accuracy of staging node-negative pancreas cancer：a potential quality measure［J］. Arch Surg，2007，142（8）：723-767，773-774.

［19］BIPAT S，PHOA S S，VAN DELDEN O M，et al. Ultrasonography，computed tomography and magnetic resonance imaging for diagnosis and determining resectability of pancreatic adenocarcinoma：a meta-analysis［J］. J Comput Assist Tomogr，2005，29（4）：438-445.

［20］LI H，ZENG M S，ZHOU K R，et al. Pancreatic adenocarcinoma：the different CT criteria for peripancreatic major arterial and venous invasion［J］. J Comput Assist Tomogr，2005，29（2）：170-175.

［21］PARSONS C M，SUTCLIFFE J L，BOLD R J. Preoperative evaluation of pancreatic adenocarcinoma［J］. J Hepatobiliary Pancreat Surg，2008，15（4）：429-435.

［22］王春友，陶京. 现代影像学技术对胰腺癌的诊断价值及选择［J］. 中国实用外科杂志，2004，24（11）：654-655.

［23］张立阳，赵玉沛. 增强 CT、选择性血管造影对胰腺癌手术不可切除性的评估［J］. 癌症，2002，21（7）：761.

9

第十章

胰腺肿瘤可视化仿真手术

仿真手术（simulation surgery）作为正在发展中的技术，是集医学、生物力学、机械学、材料学、计算机图形学、计算机视觉、数学分析、机械力学、材料学、机器人等诸多学科为一体的新型交叉研究领域。其目的是：使用计算机技术（主要是计算机图形学与虚拟现实）来模拟、指导医学手术所涉及的各种过程，在时间段上包括了术前、术中、术后。在实现的目的上有手术计划制定、手术排练演习、手术教学、手术技能训练、术中引导手术、术后康复等。本研究结合临床，使术者在术前对肿瘤及胰腺的情况有充分的认识，做好手术预案，术中轻松应对。使手术安全性增加，而手术的风险性降低，并发症减少。

近十年来，随着各种检查技术的不断发展，胰腺肿瘤得到及早诊断和治疗成为可能。外科手术"个体化""微创化"概念也相继提出，依据不同病人胰周血管走行选择恰当的术式，降低手术创伤已成为胰腺外科医师的共同目标。本章在通过术前获取高质量个体胰腺及胰周血管数据（具体 CT 扫描设备及扫描参数选择可参见文献），在此基础上应用国内自主研发的腹部医学图像可视化系统（MI-3DVS）对胰腺肿瘤病人进行术前三维重建及仿真手术，运用最大密度投影法（MIP）重建胰腺及肿瘤直接供血动脉和引流静脉，通过该技术进行术前相关脏器的三维重建及仿真手术，对于术中选择最佳手术路径、减小手术损伤、减少对邻近组织损害、提高定位精度、执行复杂外科手术和提高手术成功率等具有十分重要的意义。随着计算机和医学技术手段的不断进步，医用三维图像可视化重建软件及虚拟手术系统的进一步研究和开发，这一多学科交叉领域的先进技术必将在临床应用中发挥更大的作用，并成为胰腺外科医师不可缺少的辅助工具。

第一节 仿真手术的实施与方法

将利用自行设计软件重建后的三维图像输出为 STL 格式，导入 FreeForm Modeling System 中，再利用 GHOST SDK 系统开发出虚拟切割的软件，然后运用 PHANTOM 力反馈设备系统，操纵虚拟手术刀在三维模型上作虚拟切割，可模拟切断脾动、静脉，切断胰体尾、脾脏，直至完成切除胰体尾肿瘤的整个手术过程。动态仿真手术的视频截图结果见图 10-1-1~ 图 10-1-8）。

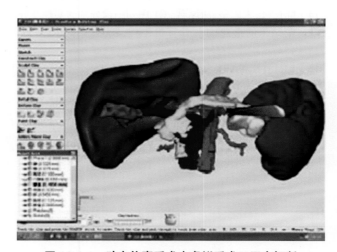

图 10-1-1　动态仿真手术中虚拟手术刀正在切断脾动静脉时情形（视频截图）

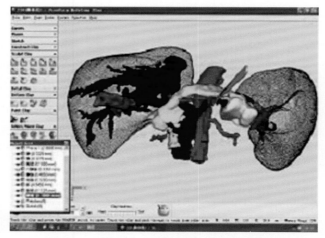

图 10-1-2　动态仿真手术中虚拟手术刀正在切断胰腺时情形（肝、脾透视图）

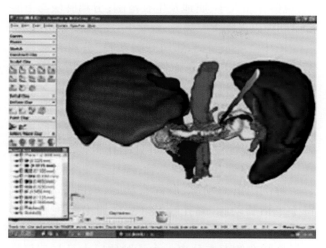

图 10-1-3　虚拟手术刀正在切断主胰管时情形
（胰腺透视图）

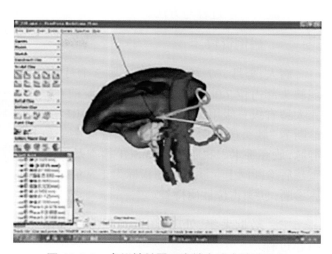

图 10-1-6　虚拟缝针器正在缝合残余胰腺组织
（手术视频截图）

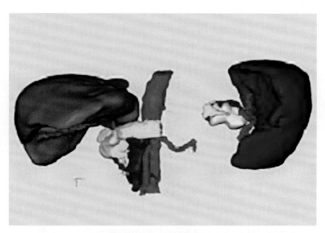

图 10-1-4　仿真手术中切断胰体尾和脾脏时情形
（手术视频截图）

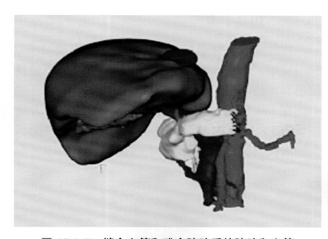

图 10-1-7　缝合血管和残余胰腺后的胰腺和血管
以及周围组织的解剖情况

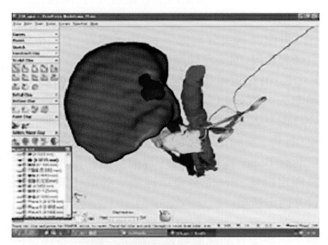

图 10-1-5　虚拟缝针器正在缝扎脾动脉断端
（手术视频截图）

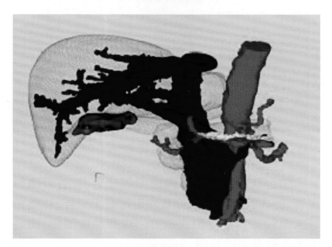

图 10-1-8　仿真胰体尾肿瘤切除手术后的各种管道情况
（肝、胰透视图）

10

下面以一例典型巨块型胰头肿瘤来说明仿真手术实施的一般过程与方法。

一、病例资料

病人，男性，37 岁。因下肢水肿 2 个月，体检发现胰头部占位 7.0cm×6.0cm 入院；入院前在某市 3 家大型省级三级甲等医院行 MSCT 及 MRI 检查，均诊断为"胰头癌晚期"，肿瘤侵犯门静脉主干和下腔静脉，放弃手术。我院行 64-MSCT 检查及 MIP 三维重建后诊断同上。胰腺肿瘤指标为正常值。术前临床诊断：胰头占位性质待查。

二、数据采集、处理、图像的程序分割和三维重建过程

详见《数字化胆道外科学》第六章。

三、仿真手术

将肿瘤和各管道模型导入到 FreeForm Modeling System 中。为便于观察，分别给予互相差别明显且接近真实的颜色渲染。

在 FreeForm Modeling System 及其自带的力反馈设备 PHANTOM 中（图 10-1-9），虚拟出巨块型胰头肿瘤仿真胰十二指肠手术的手术环境。

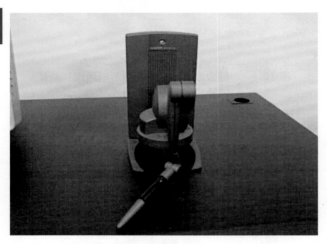

图 10-1-9　力反馈系统 PHANTOM

结合胰腺及肝脏表面模型部分透明，查看胰周血管、肝内管道结构的分布和走行有无变异，肿瘤相邻大血管是否被侵犯或压迫。观察肿瘤部位，确定手术入路及切除范围。

四、仿真手术步骤

1. 常规可切除性探查　开腹，打开胃十二指肠韧带，取 Kocher 切口，钝性探查分离十二指肠降段后腹膜，观察肿瘤大小、质地及生长范围；分离肿块与下腔静脉间隙以显露下腔静脉，观察下腔静脉受累情况。

于十二指肠水平部切开肠系膜、分离并显露肠系膜上静脉主干，以止血钳于胰颈下缘、肠系膜上静脉表面向头侧钝性探查分离，直至钳头于第一肝门胰颈上缘探出。

2. 继续探查及脏器切除　解剖胆囊管及胆囊动脉，距离胆囊管根部 0.5~1cm 处结扎胆囊管后切除胆囊；分离胆总管并横断胆总管，缝扎远端胆总管。

解剖出肝总动脉、肝固有动脉，离断胃右动脉、胃十二指肠动脉，缝扎断端。止血钳沿胰颈后方肠系膜上静脉表面钝性分离直至门静脉主干前壁，并向门静脉右侧探查分离。由于肿块巨大且与门静脉右后方关系密切可能不便于继续解剖，遂先进行胃与空肠的切断步骤。

离断远端 2/3 胃，备胃肠吻合。游离十二指肠空肠曲和近端空肠，距 Treitz 韧带 10cm 处切断空肠，近端空肠断端以丝线结扎，远端空肠备胰肠吻合。

自胰颈下缘肠系膜上静脉左侧向上边切边缝，以电刀切断胰腺。注意胰腺及肿瘤包膜与门静脉右侧的粘连及汇入门静脉的血管分支并结扎处理。

为防止解剖钩突部肿瘤时将肿瘤向右牵拉引起门静脉及肠系膜静脉破裂出血无法控制，于门静脉 - 肠系膜上静脉钩突段远端及近端（靠肿瘤上极及下极处）仔细分离出血管周间隙后，置橡胶带提拉备阻断用。

以止血钳分离钩突肿瘤与门静脉后方的粘连，特别注意门静脉 - 肠系膜上静脉后方与肿瘤的致密压迫粘连。

肿瘤及钩突分离完毕后，将远端胃、十二指肠、空肠起始段、胰头及肿瘤一并移出术野。

3. 消化道重建　行 Child 法吻合；行胰腺 - 空肠套入式双排吻合；行胆总管 - 空肠吻合，并于吻合口内置入 T 型管，于空肠戳孔引出 T 管作胆汁引流；行胃 - 空肠端侧吻合，并将此吻合口远端及近端空肠行 Braun 式侧侧吻合；胃前壁戳孔置入引流管并固定造瘘，Braun 吻合口远端空肠戳孔置入引流管并固定造瘘。

对仿真手术全程进行屏幕录像。真实手术过程由经验丰富的胰腺外科医师进行操作，全程录像并与仿真手术过程进行对比。

4. 仿真手术与实际手术对比　在建立的仿真手术虚拟环境系统中，沉浸感强，交互性好。可以

使用力反馈设备PHANTOM对立体模型进行随意的控制,包括放大、缩小、全方位旋转等;可以通过PHANTOM操纵"模拟手术刀"模拟胰十二指肠切除、胰体尾切除等的过程,对模型进行单一平面切割或随意地切割,并且在切割时实现了"力"的感觉,并且还可以通过调节切割对象的强度,感受切割时力反馈的大小。

仿真手术过程中,可切除性探查、切除胆囊、切断胆总管、切断远端胃、切断近端空肠、切断胰腺钩突部、结扎切断胰头小静脉、分离肿物与血管间隙、整体去除切除物、胰肠吻合、胆肠吻合、胃肠吻合、完成消化道重建等过程接近实际操作,结果显示肿瘤无残留,达到理想的手术效果。

仿真手术全程基本按照实际手术过程进行动作流畅、逼真、接近真实感觉。详见图10-1-10~图10-1-14。

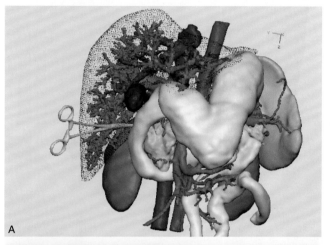

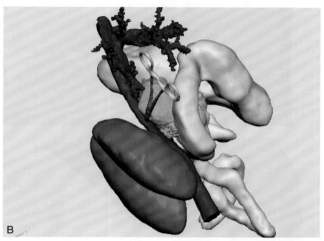

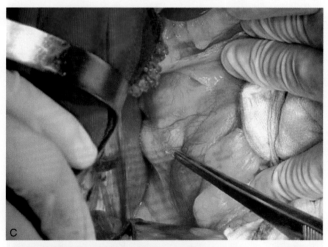

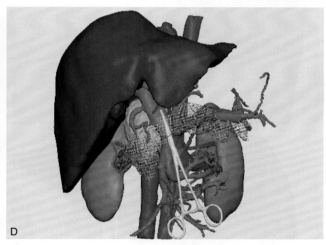

10

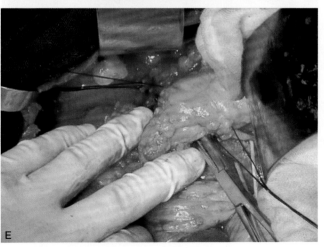

图10-1-10　胰腺肿瘤仿真手术腹腔探查对比术中所见
A. 探查分离十二指肠降段后腹膜;B. 分离肿块与下腔静脉间隙;C. 探查十二指肠降段后腹膜;D. 探查胰颈下、肠系膜上静脉及门静脉;E. 术中所见:探查胰颈下、肠系膜上静脉及门静脉表面。

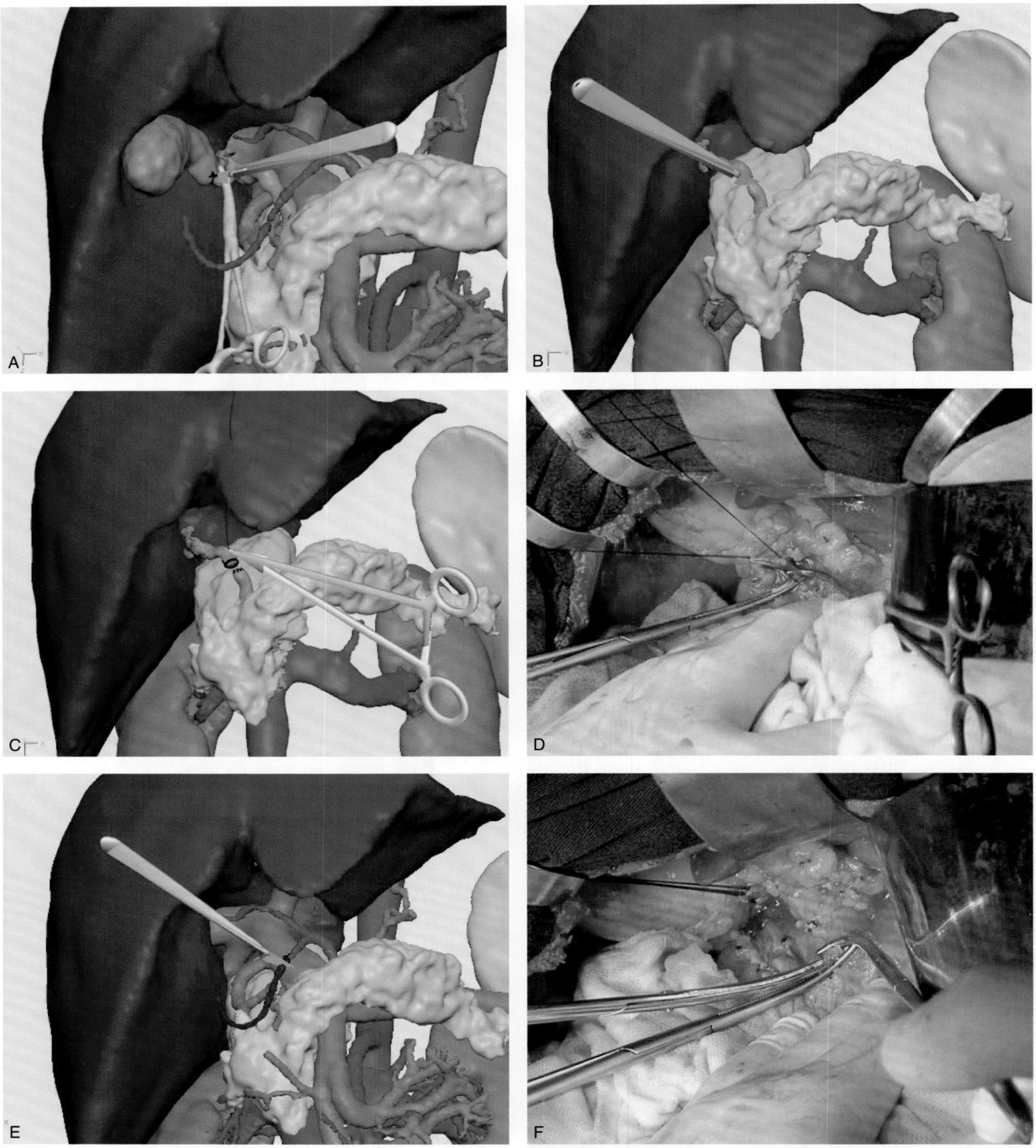

10

图 10-1-11　胰腺肿瘤仿真手术病灶切除对比术中所见（处理胆囊、胆总管及胃十二指肠动脉）

A. 胆囊切除；B. 切断胆总管；C. 缝扎胆总管；D. 术中所见：切断胆总管；E. 结扎切断胃十二指肠动脉；F. 术中所见：结扎切断胃十二指肠动脉。

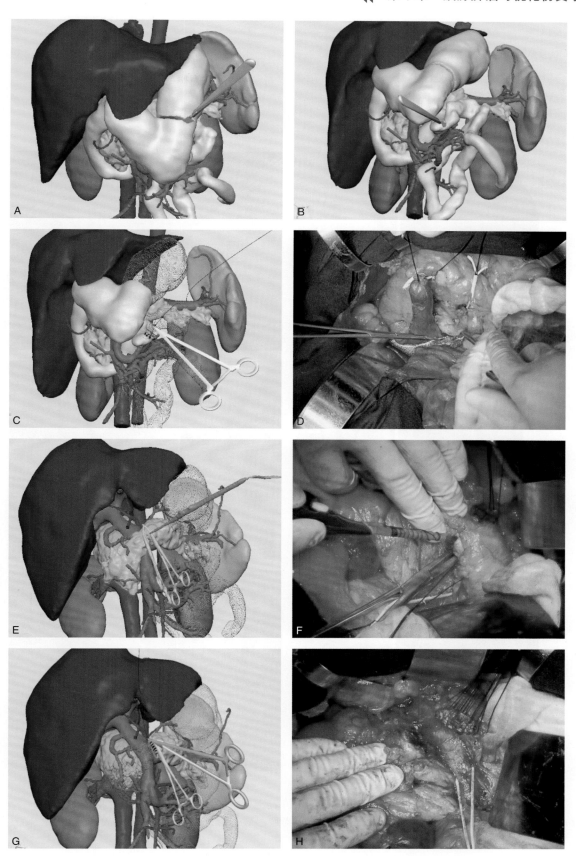

图 10-1-12　胰腺肿瘤仿真手术病灶切除对比术中所见（处理胃、空肠、胰腺）

A. 切断胃；B. 切断空肠；C. 缝扎空肠残端；D. 术中所见：处理空肠残端；E. 电刀切断胰颈；F. 术中所见：电刀切断胰颈；G. 缝合胰腺残端；H. 术中所见：缝合胰腺残端。

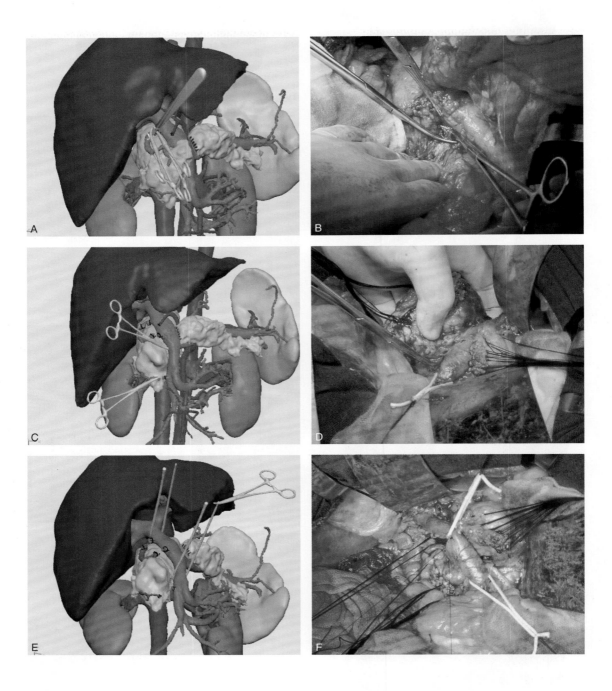

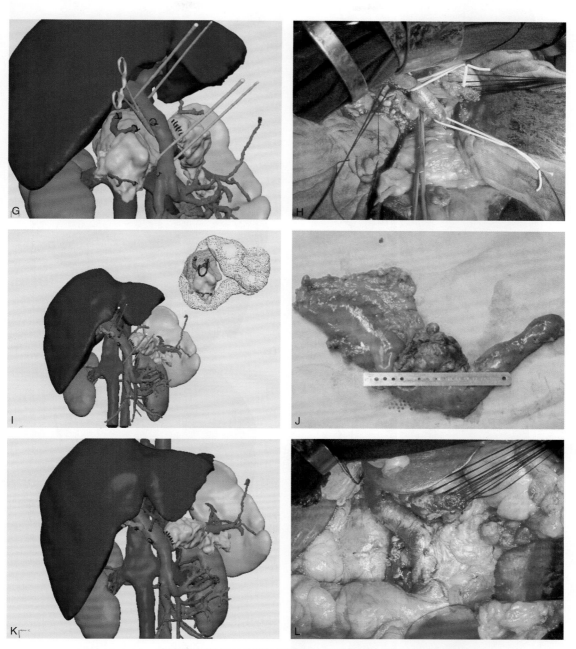

图 10-1-13　胰腺肿瘤仿真手术病灶切除对比术中所见（处理胰腺周围血管）

A. 结扎切断胰十二指肠上静脉；B. 术中所见：结扎切断胰十二指肠上静脉；C. 继续探查分离肿块与门静脉右侧间隙，结扎切断数支胰头区小静脉；D. 术中所见：继续探查分离肿块与门静脉右侧间隙，结扎切断数支胰头区小静脉；E. 游离门静脉干及肠系膜上静脉，带线备阻断；F. 术中所见：游离门静脉干及肠系膜上静脉，带线备阻断；G. 仔细探查分离门静脉后方及肿块间隙；H. 术中所见：仔细探查分离门静脉后方及肿块间隙；I. 移除肿块及附带组织；J. 移除组织；K. 移除肿块及附带组织后；L. 术中所见：移除肿块及附带组织后。

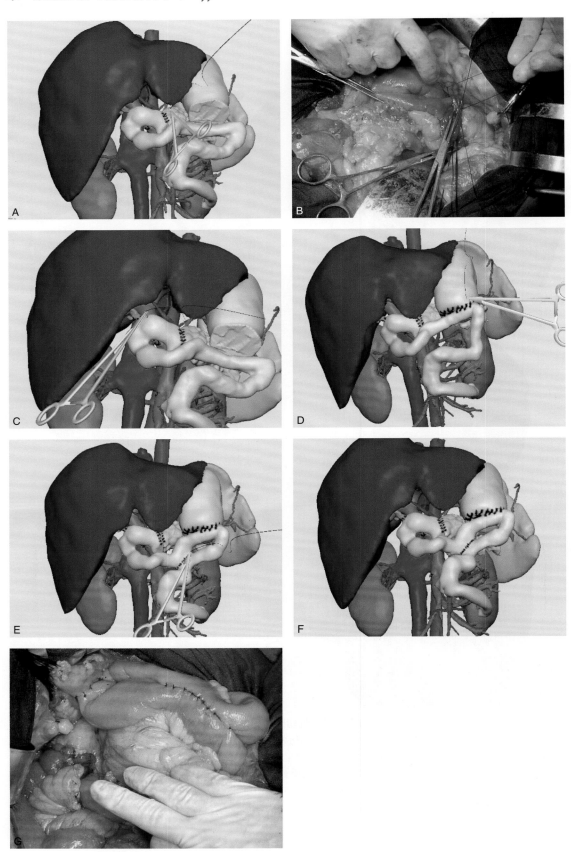

图 10-1-14　胰腺肿瘤仿真手术消化道重建对比术中所见
A. 胰腺空肠端端吻合；B. 术中所见：胰腺空肠端端吻合；C. 胆总管与空肠端侧吻合；D. 胃残端与空肠端侧吻合；E. 空肠 Braun 式侧侧吻合；F. 消化道重建完毕；G. 术中所见：消化道重建完毕。

第二节　仿真手术在胰腺肿瘤诊治中的应用

一、胰头癌可视化仿真手术

（一）胰十二指肠切除术一般过程（图 10-2-1）

（二）胰腺中段切除术一般过程（图 10-2-2）

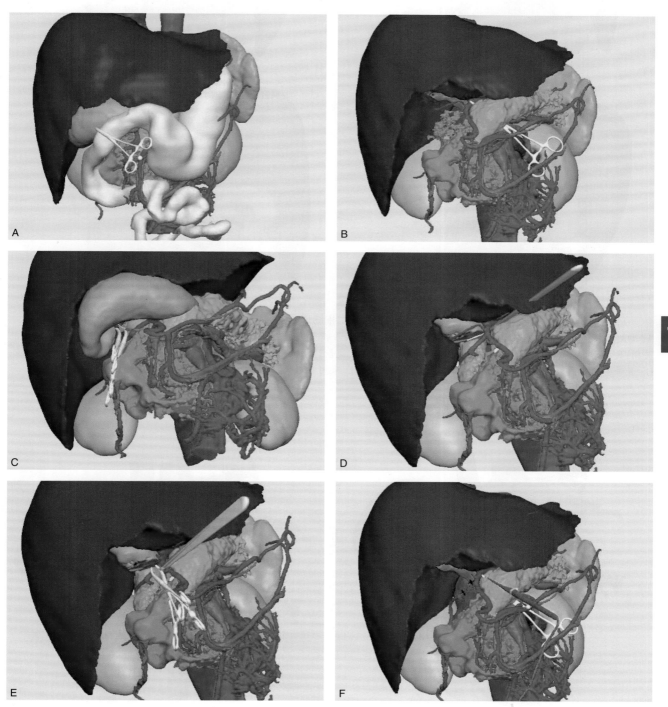

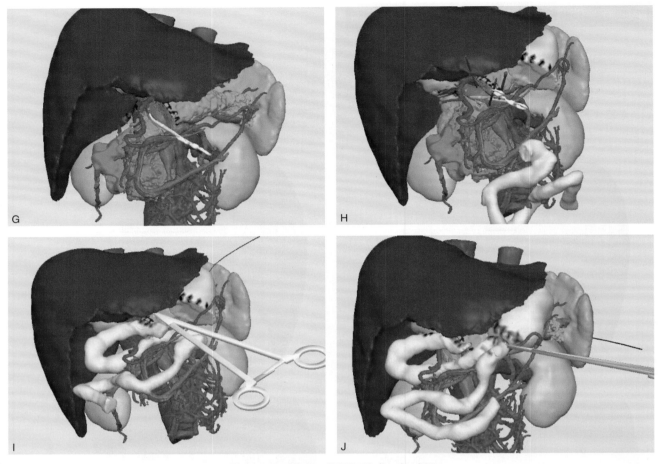

图 10-2-1　胰十二指肠切除术一般过程

A. 常规性探查,探查肿瘤与后腹膜、下腔静脉关系;B. 分离肠系膜上静脉及门静脉前壁;C. 切除胆囊;D. 横断胆总管,远端缝扎关闭;E. 分离结扎、离断胃十二指肠动脉;F. 电刀离断胰腺,边切边止血;G. 探查分离门静脉及肠系膜上静脉右侧与肿瘤间隙;H. 置带备阻断门静脉,探查分离肿瘤与门静脉后壁的间隙;I. 采用 Child 法消化道重建,胰腺空肠端侧吻合;J. 胃空肠吻合。

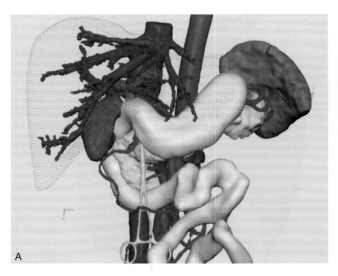

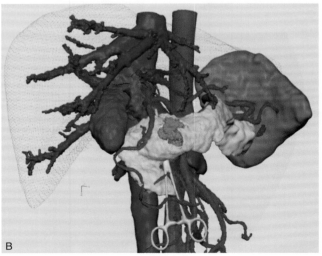

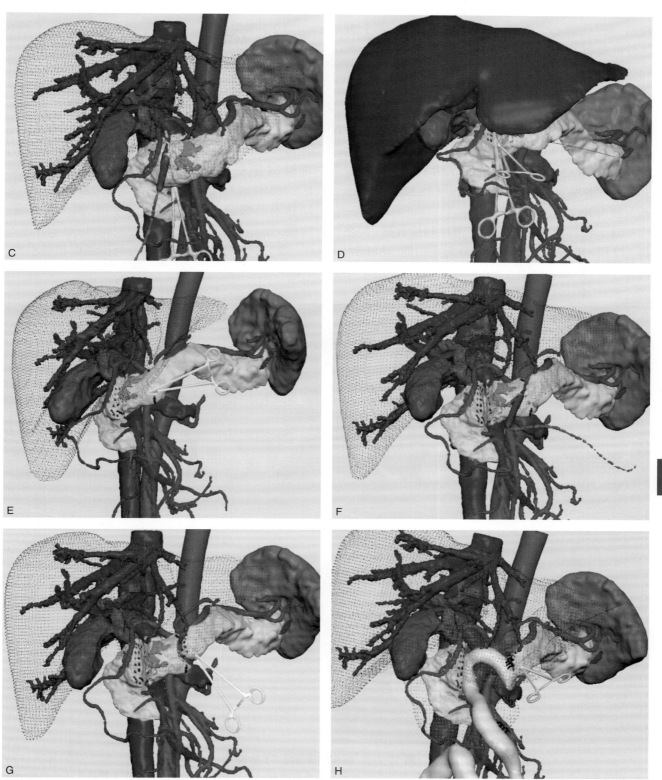

图 10-2-2　胰腺中段切除术一般过程

A. 分离胃网膜,暴露胰腺及肿瘤;B. 探查分离肿瘤周围胰腺组织与门静脉主干前壁间隙;C. 电刀切断胰颈;D. 缝合胰腺断面;E. 胰尾部上下缘缝扎止血;F. 电刀切断远端胰腺;G. 缝合胰尾部断面止血;H. 游离空肠,行胰腺空肠吻合术。

（三）典型病例

1. **典型病例1**　病人，男性，73岁，以"腹胀伴反酸、嗳气、恶心2个月，发热、呕吐20天，右上腹阵发性刺痛1天"为主诉入院。查体：全身皮肤、巩膜黄染，右上腹及剑突下轻压痛，肝区及右肾区叩击痛。腹部B超结果显示：胰头区实性占位，胰头癌待排；主胰管扩张；胆囊壁增厚，胆囊炎。入院生化检查结果：TBil 221.0μmol/L，DBil 182.9μmol/L，IBil 38.1μmol/L，AST 27U/L，ALT 41U/L；血常规：WBC 10.9G/L，GRAN 91%；ESR 65mmol/L；血清淀粉酶345U/L；脂肪酶604.4U/L。CA19-9 48.52kU/L。诊断为胰头肿瘤。

（1）腹部的64排螺旋CT薄层扫描数据：共获得512层CT扫描图像。图像分为平扫期、动脉期、静脉期，将分别用于进行图像的分割，三维重建（图10-2-3）。

（2）图像分割

1）利用自主研发的医学图像处理软件来分割：将要进行三维重建的器官在人工交互的面板中设定不同的灰度阈值，每两灰度阈值（即上限阈值和下限阈值）之间分割出目标区域，顺次观察任务中所有图像采用两阈值后分割的结果，同时调整阈值大小，将所有目标区域大致分割出来，再对图像中的目标区域进行修饰（图10-2-4A、B）。感兴趣区域分别包括：肝脏、肝静脉、腹主动脉及其腹腔干属支、门静脉系统、胰头部肿瘤、脾脏。

2）手工分割：对于密度与周围组织相差不大，

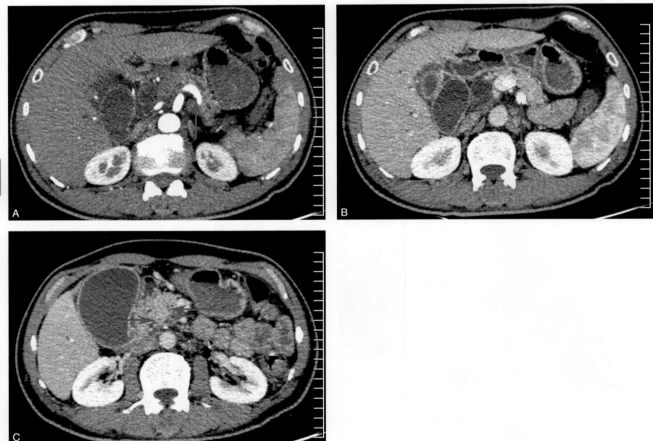

图 10-2-3　胰头肿瘤薄层 CT 数据

A. 动脉期红色箭头所指为胰腺动脉；B. 静脉期红色箭头所指为胰腺静脉；C. 红色箭头所指分别为胰头肿瘤及扩张的胰管。

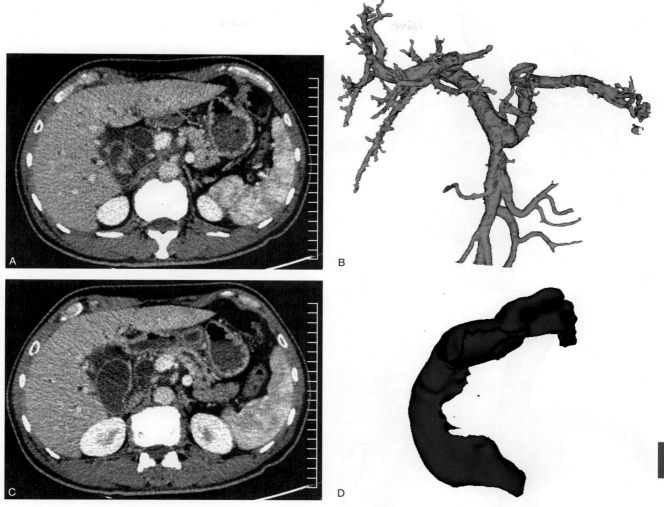

图 10-2-4　利用三维重建软件进行图像分割

A. 分割前的 CT 图片；B. 自主研发的医学图像处理软件分割出的门脉图像；C. 手工分割前的图片；D. 用 Photoshop 手工分割出十二指肠。

或者显影不清楚的组织，如胆道系统、胃、十二指肠、部分空肠、胰腺，利用医学图像处理软件很难分割。应用 Photoshop 程序，对所要提取的部分进行手工操作，勾勒出提取的图像部分进行保存，以备三维重建所用（图 10-2-4C、D）。

（3）三维重建结果：三维重建的模型能真实反映病人个体化的脏器、各种管道及肿瘤的实际体积和解剖位置关系，并且通过调节实质脏器的透明度可同时显示脏器和腹部的动脉、静脉、门静脉各分支

等结构（图 10-2-5A），形态逼真，立体感强。当肝、胃十二指肠、胰腺设置为半透明时，可以清晰显示胰头肿瘤与胰腺、十二指肠及周围血管的关系。本病人胰头肿瘤侵及十二指肠降段而与周围血管及其他脏器没有粘连（图 10-2-5B）。与原始 CT 图片相比，三维重建后肿瘤的空间位置，与周围组织的关系，对手术切除可能性的判断均给手术者提供了更加直观的依据。同时还能对模型放大、缩小和旋转等其他全方位观察的操作（图 10-2-5C）。

10

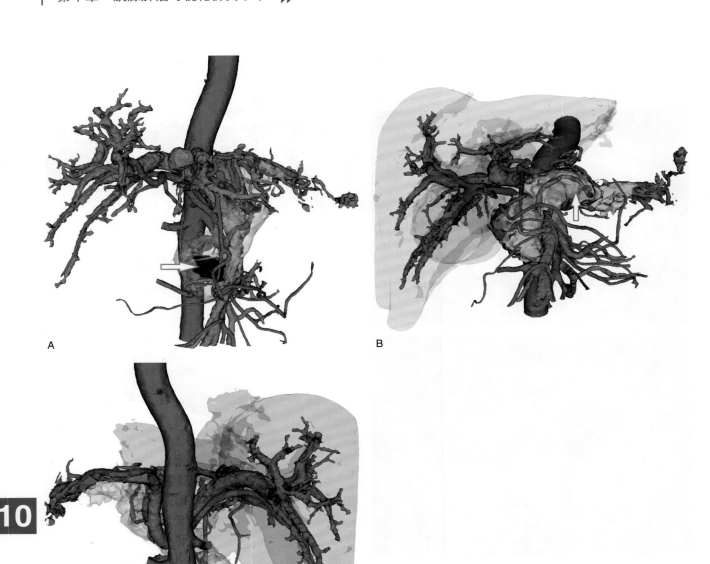

A

B

C

图 10-2-5　胰腺肿瘤三维重建结果

A. 重建的胰腺模型,箭头所指黑色部分为肿瘤;B. 箭头所指为透明后的胰腺;C. 重建后的腹部脏器后面观。

（4）胰头十二指肠切除可视化仿真手术:在
Freeform 中对上述模型按照真实的手术过程进行可
视化仿真手术。

1）胰头十二指肠切除:①横断肝总管;②近、
中 1/3 处横断胃;③近端 10cm 处切断空肠;④肠系
膜上静脉左侧钩突部横断胰腺;⑤整体移除切除的
远端 2/3 胃、胆囊、十二指肠、空肠近端、胰头及胰头
部肿瘤等。

2）消化道重建:①保留胰腺端与空肠行端—
端吻合;②肝总管与空肠行端—侧吻合;③胃与空
肠行端—侧吻合。

3）对仿真手术的每一步进行剪辑,去除重复
的动作,按照真实手术过程连接成一个仿真手术视
频材料。

仿真手术过程详见图 10-2-6。

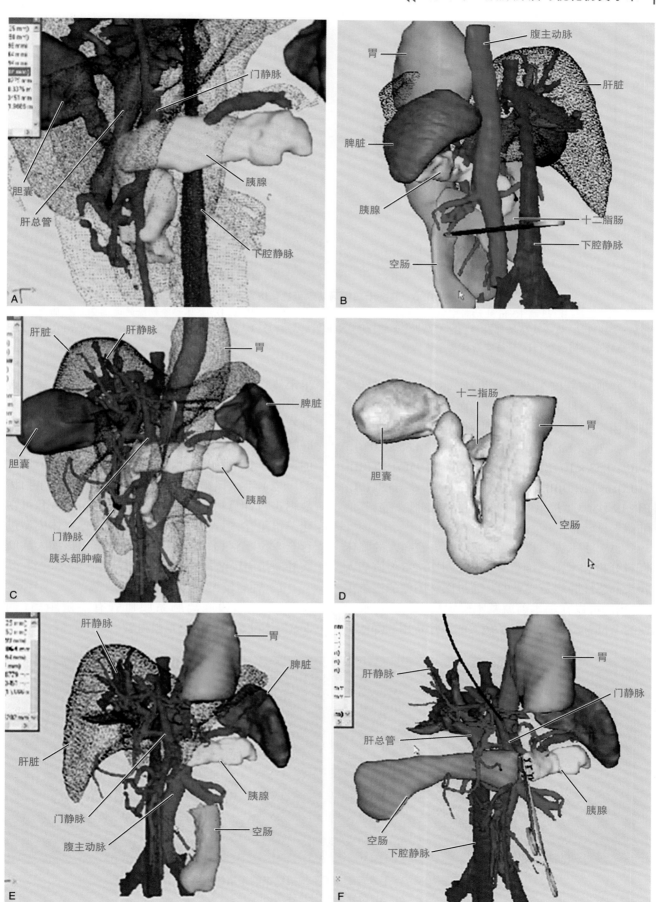

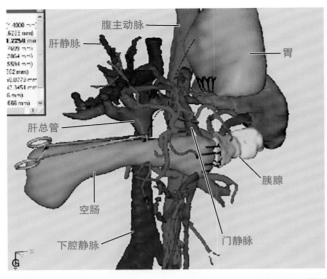

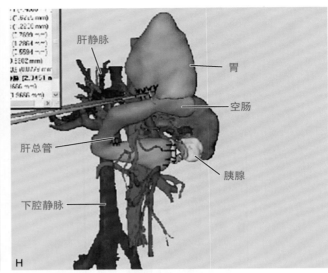

图 10-2-6 胰头十二指肠切除可视化仿真手术过程

A. 横断肝总管；B. 近端 10cm 处切断空肠；C. 肠系膜上静脉左侧钩突部横断胰腺；D. 整体移除切除的远端 2/3 胃、胆囊、十二指肠、空肠近端、胰头及胰头部肿瘤；E. 移除胆、胃肠、胰头及其内的肿瘤后；F. 保留胰腺端与空肠行端—端吻合；G. 肝总管与空肠行端—侧吻合；H. 胃与空肠行端—侧吻合。

2. 典型病例 2　病人，男性，45 岁，因进行性皮肤黄染 1 个月入院。无肝炎、血液病史。体查：皮肤黏膜重度黄染，肝稍大，腹部无其他明显阳性体征。实验室检查：HGB：93g/L；RBC：3.65 × 10^{12}/L；WBC：7.53 × 10^9/L；ALT：89U/L；GGT：95U/L；TBIL：210.1μmol/L；DBIL：115.5μmol/L；CA19-9：65.3kU/L；PT：19 秒。CT 提示：胰头部占位，考虑胰头癌，其他脏器未见转移。

（1）手术方案设计：通过对胰头癌病人的临床资料分析和术前三维重建资料（图 10-2-7），该病人胰头部恶性肿瘤是成立的。通过医学图像的三维重建，我们可以在手术前就基本确定病人能否行根治性的 Whipple 手术，节省了病人的医疗费用和降低了

手术风险，争取了时间进行其他的治疗。从该病人手术前的三维重建模型看，肿瘤基本局限于胰头部，没有浸润到肠系膜上血管、门静脉和肝门部，也没有肝脏、胆道、肠道、胰体尾等地方的转移，所以该病人的手术方案首选胰十二指肠切除术（Whipple 手术）。

（2）手术风险评估：术前对该病人的 CT 扫描数据进行计算机程序图像分割（图 10-2-8）和可视化三维重建，通过对重建后的三维重建立体模型进行全方位观察（图 10-2-9），可以分析出该病人的胰头肿瘤与周围结构关系有以下特点：

1）肿瘤较大，但只局限于胰头部。

2）肿瘤边缘离肠系膜血管有一定距离（约 2cm），还没有浸润到肠系膜血管。

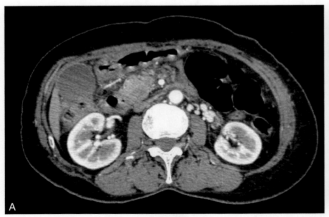

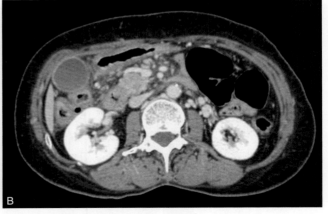

图 10-2-7 手术前螺旋 CT 扫描数据的采集结果

A. 动脉期；B. 静脉期。

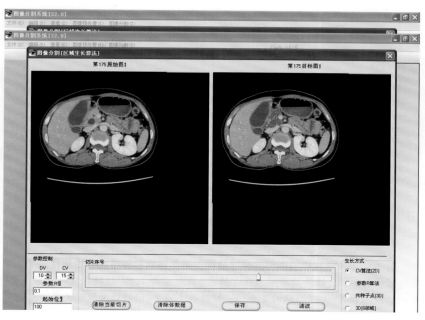

图 10-2-8　利用动态自适应区域生长法进行计算机程序
分割的胰头癌病人的癌肿分割结果

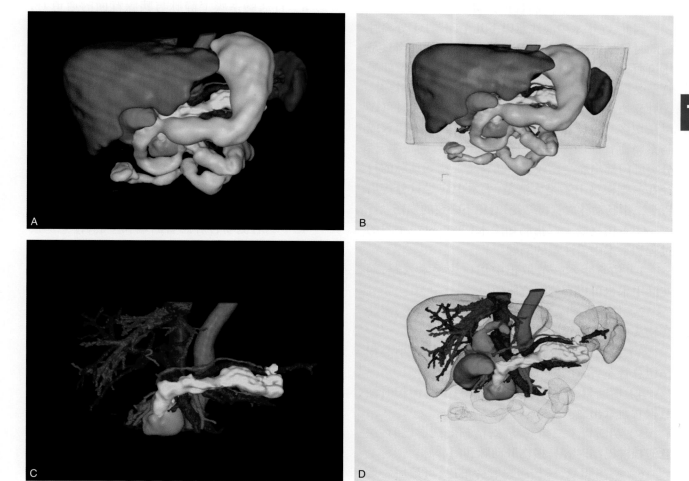

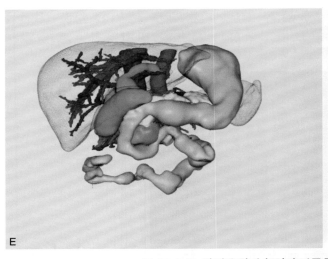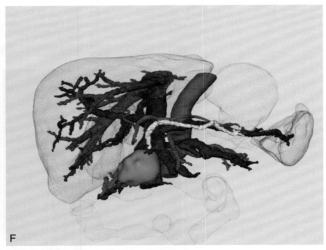

E　　　　　　　　　　　　　　　　　　　　F

图 10-2-9　胰腺和胰头部肿瘤以及周围重要器官和管道的三维重建结果

A. 胰头肿瘤和周围重要器官的关系；B. 胰头肿瘤病人腹部情况（皮肤透视）；C. 肿瘤和腹部主要血管的关系；D. 肿瘤和胆总管、肠系膜上血管的关系；E. 肿瘤和胃、十二指肠的关系；F. 肿瘤和主胰管、门静脉系统的关系。

3）肿瘤离门静脉距离很近，分离肿瘤不小心有可能损伤门静脉。

4）胆总管和肝内胆管扩张明显。

因此，在手术中应注意以下几个问题：①分离肿瘤的时候尽量靠右侧，避开门静脉管壁，如肿瘤只是压迫而不是侵蚀或浸润管壁，可以用剪刀分开，如果管壁受损，必要时也可以切掉一部分管壁再作修补。②肿瘤边缘离肠系膜血管有一定距离，切除时可以尽量切多一点胰腺，以确保肿瘤不会残留在胰腺或肠系膜血管周围。③肿瘤背侧周围血管网很丰富，分离肝门部出血会比较多。④胃十二指肠动脉的行径在三维模型上不是太清楚，手术中应尽量分辨出胃十二指肠动脉血管再结扎，避免不必要的损伤。

（3）仿真胰十二指肠切除术（Whipple）手术的过程和手术中需注意的问题

1）仿真手术一般取正中切口为手术入路，而实际手术也可以右侧腹直肌切口。

2）使用 Kocher 手法探查游离十二指肠，需注意胰头后方的血管网。

3）游离十二指肠并探查胆总管时，需小心损伤胆总管左下方的门静脉。

4）横断胃，切除网膜和胃周淋巴时，清扫时注意胃右血管出血。

5）切断胃十二指肠动脉，清扫肝门淋巴时，注意清扫淋巴结时容易损伤肝动脉和门静脉。

6）游离胆囊，清扫胆总管旁淋巴，可最后一期切除。

7）在胆囊管开口以上切断肝总管，注意预留足够的肝总管以备吻合。

8）打通肠系膜上静脉与胰腺背面的通道时，注意用钳子穿过胰腺背面通道时容易损伤肠系膜上静脉或动脉。

9）在肠系膜上静脉左侧切断胰腺，和肠系膜上静脉要保留一定距离。

10）离 Treitz 韧带 15cm 切断空肠，注意保留空肠襻的血运。

11）完整切除肿瘤和器官标本，胆囊和胆总管及肿瘤一起切除。

12）端对端吻合胰腺和空肠断端，先要找出主胰管并放置支撑管。

13）端对侧吻合肝总管断端和空肠，注意胆肠吻合口的后壁容易漏。

14）端对侧吻合胃断端和空肠，空肠襻要够长以减少吻合口张力。

15）消化道重建完毕后注意吻合口情况创面需放置引流。

二、胰体尾癌可视化仿真手术

（一）胰体尾部肿瘤切除联合脾脏切除（图 10-2-10）

（二）典型病例

病人，女性，56 岁，因反复左中上腹部隐痛不适伴消瘦两个月入院。体查：皮肤巩膜无黄染，左上腹轻压痛，隐约可扪及一鸡蛋大固定的包块，边界不清，脾大肋下可扪及。实验室检查：TBIL：20.2μmol/L，血清淀粉酶：185U/L，脂肪酶：502.4U/L，CA19-9：89.53kU/L。CT 示：胰尾部有一 4.5cm×5.6cm 的实性肿块，考虑胰尾部的恶性肿瘤，脾血管受累，脾增大，其他脏器未见转移。

（1）手术方案设计：通过对研究对象（胰尾部肿瘤病人）的临床资料和术前三维重建资料分析，该病人胰尾部肿瘤的诊断应该成立，从 CT 图像和三维重建的模型看，胰尾部肿瘤较大并压迫脾静脉，脾脏回流障碍，因此脾脏肿大也很明显，手术指征明确，病人一般情况可，而且没有发现远处转移，可以考虑行手术切除。另一方面，病人没有出现黄疸，胰

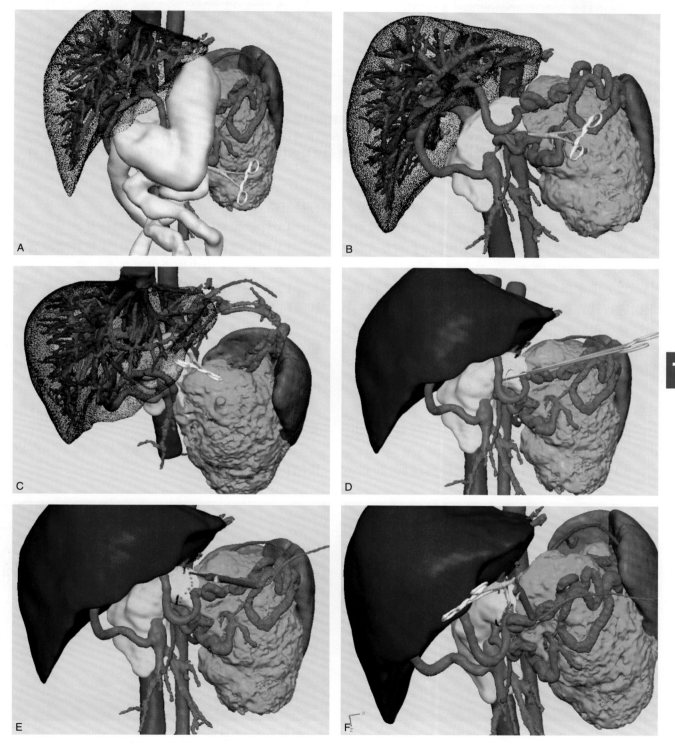

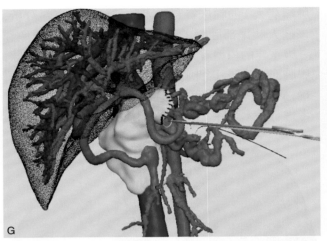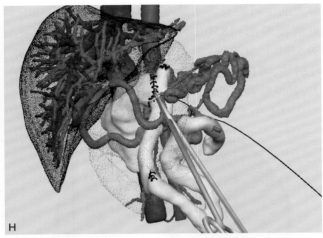

图 10-2-10　胰体尾部肿瘤切除联合脾脏切除

A. 探查分离肿瘤与周围肠管及组织的间隙；B. 探查并离断曲张的胃网膜静脉；C. 离断脾脏周围韧带后，游离脾脏及胰尾部；D. 胰腺上下缘各缝扎止血；E. 设计欲切除线；F. 按欲切线，边切边缝扎胰腺组织；G. 缝扎胰腺断面组织，彻底止血；H. 游离空肠，行胰尾空肠吻合术。

管扩张也不明显，从 CT 图像和三维重建的模型看，肿瘤主要是集中在胰尾部，胰头和胰体大部分没有受波及（图 10-2-11~图 10-2-14），因此，手术方式首选胰体尾切除加脾切除。

（2）手术风险评估：术前对该病人的 CT 扫描数据进行计算机程序图像分割和可视化三维重建，通过对重建后的三维重建立体模型进行全方位观察（图 10-2-11~图 10-2-14），我们可以分析出该病人的解剖结构关系有以下特点。

1）胰尾部肿瘤较大，基本包裹整条胰尾，且脾血管受压，脾脏肿大明显。

2）肿瘤较大，脾静脉管壁薄，分离时容易损伤出血。

3）脾门部血管网丰富，脾动静脉迂回，曲张，

行径复杂。

4）肿瘤和脾门靠得很近，不易分开。

5）胰头部和大部分胰体光滑，未见肿瘤浸润。

因此，在手术中应注意以下几个问题：

1）取左侧经腹直肌切口手术入路，注意观察胰腺周围的结构情况。

2）在胰体部附近游离切断脾动脉，不要太靠胰尾部分离脾动脉。

3）游离切断脾静脉，注意游离时不要损伤周围血管。

4）距离肿瘤右侧 2~3cm 切开胰腺，距离肿瘤要有一定的距离。

5）切断主胰管和胰腺，胰管残端留多一点以便结扎。

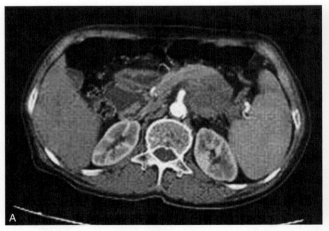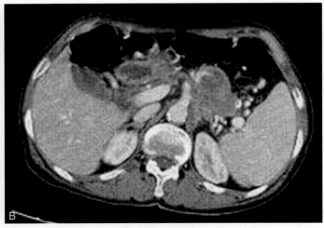

图 10-2-11　手术前螺旋 CT 扫描数据的采集结果

A. 动脉期；B. 静脉期。

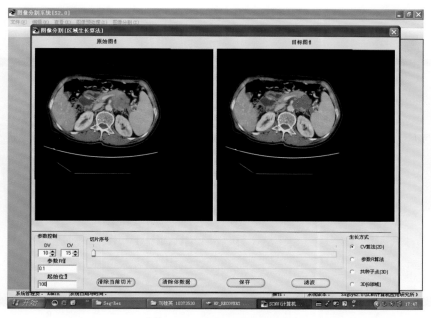

图 10-2-12　计算机程序分割后的胰体尾肿瘤分割结果

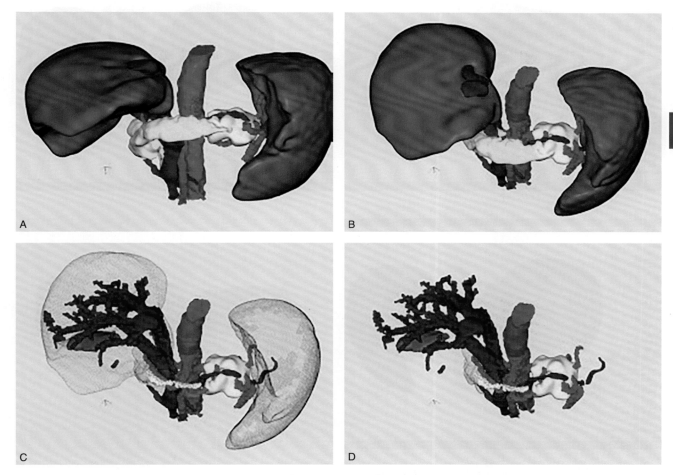

图 10-2-13　胰腺和胰体尾肿瘤以及周围器官和管道的三维重建结果

A. 胰尾部肿瘤（淡黄色部分）的位置；B. 胰尾部肿瘤和肝、脾的关系；C. 胰尾部肿瘤与周围管道的关系；D. 胰尾部肿瘤与胰管（白色管道）关系。

10

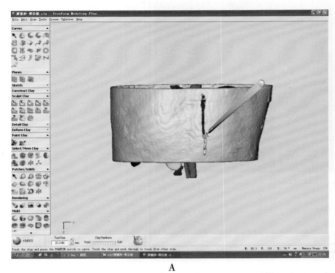

A

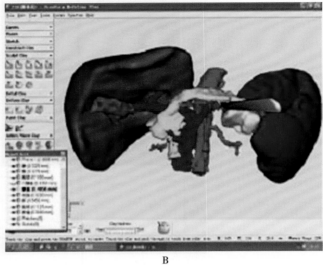

B

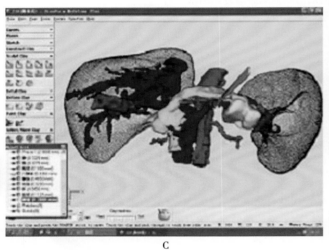

C

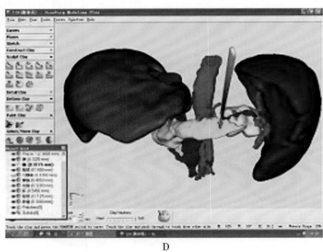

D

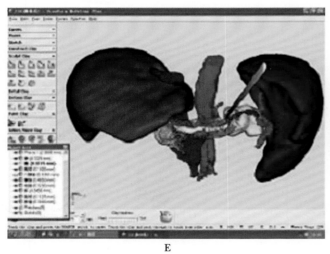

E

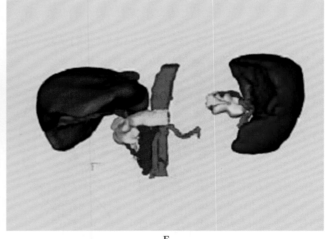

F

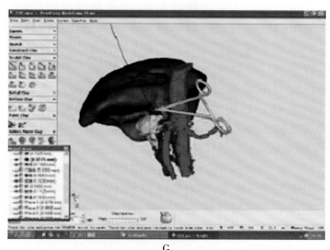

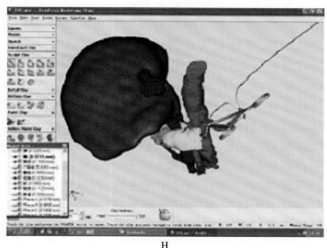

G　　　　　　　　　　　　　　　　　　H

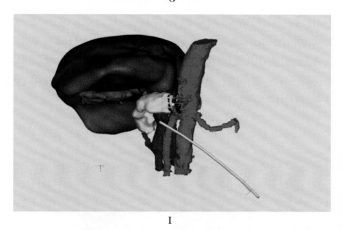

I

图 10-2-14　胰体尾肿瘤的胰体尾和脾切除仿真手术

A. 取左侧经腹直肌切口为手术入路；B. 在胰尾部附近游离切断脾动脉；C. 游离切断脾静脉；D. 距离肿瘤右侧 2~3cm 切开胰腺；E. 切断主胰管和胰腺；F. 分离脾脏周围韧带切除脾脏和胰尾；G. 缝扎脾动、静脉；H. 缝扎主胰管和胰体尾断端；I. 检查创面情况，放置引流管。

6）分离脾脏周围韧带切除脾脏和胰尾，注意分离韧带时不要损伤结肠。

7）缝扎脾动、静脉，确保缝线稳妥，以免术后出血。

8）缝扎主胰管和胰体尾断端，注意不要损伤胃壁。

9）检查切脾后创面有无出血，常规放置引流管于脾窝。

三、胰腺实性假乳头状瘤可视化仿真手术

胰腺实性假乳头状瘤是一种少见的胰腺肿瘤，多为良性或低度恶性，近年来发病率有逐渐上升的趋势，目前已占胰腺外分泌肿瘤的 2%~6%。国际世界卫生组织（WHO）将其定义为胰腺交界性或恶性潜能未能确定的肿瘤。因此，早期发现并正确诊断此病是防止其向恶性转变最终危及生命的重要手段，手术切除是目前治愈胰腺实性假乳头状瘤的主要方法。近十年来，随着外科手术"微创化"和"个体化"概念的提出，且各种高新影像学诊断技术与数字医学技术的不断发展，胰腺实性假乳头状瘤作为一种良性或低度恶性肿瘤越来越多地得到了及早诊断和治疗。如何采用合适的检查和治疗方案，在尽可能根治切除肿瘤的基础上避免扩大性区域性胰腺切除，最大限度降低手术创伤已成为外科医师面临的重要问题。笔者通过应用腹部医学图像可视化系统（MI-3DVS）对实性假乳头状瘤病人进行三维重建，术前评估，仿真手术，减少各种术中、术后并发症。

胰腺肿瘤仿真手术及切除，对已进行预评估的胰腺肿瘤病人，依术前个体化三维重建结果进

10

行仿真手术,并在仿真手术基础上做出风险性评估,若三维重建显示肿瘤与腹腔大血管之间存在脂肪间隙,肿瘤对大血管包绕程度小于1/2,或肿瘤对血管压迹明显,无明显虫蚀样改变,则认为肿瘤可切除,具体评估标准参考2007年中华医学会外科学分会胰腺外科学组《胰腺癌诊治指南》。反之,则认为肿瘤无法根治性切除。对已评估为可切除和可能切除的胰腺肿瘤,术前进行三维重建平台下的仿真手术,对病人进行手术模拟与预手术评估,制定个体化最优手术方案,以达到最大限度减少手术风险,完整切除肿瘤,同时避免不必要的扩大式胰腺切除的目的。手术标本送病理检查。将结果与术前诊断和可切除性评估结果进行对照。

1. 典型病例1 CT扫描可见胰头部占位与下腔静脉相邻,界限不清,向左压迫门静脉、肠系膜上静脉及下腔静脉,术前评估为肿瘤侵犯。将病人腹部脏器进行三维重建后隐去肝脏立体观察胰头

占位与腹腔主要动静脉关系,可见肿瘤包膜完整,光滑,紧贴门静脉,与动脉关系并不密切。将腹部余脏器系统全部隐去,运用本软件单独观察胰头肿物与门静脉关系,可见门静脉管壁光滑完整,与占位界限清楚,无明显侵犯样改变。将三维重建旋转180°后侧位观察占位与下腔静脉关系,可见病人胰头肿瘤背侧面与下腔静脉存在一明显间隙(图10-2-15)。

2. 典型病例2 CT可见肿瘤位于胰体内,邻近组织无受压改变,肿瘤与腹腔干分支、肠系膜上动脉及胃十二指肠动脉关系紧密,故术前认定该肿瘤难以切除。运用MI-3DVS进行腹部三维重建后,将病人胰腺透明化,直观观察肿瘤,可见大体位置与CT相符。将无解剖关系脏器全部隐去,仅保留肿瘤与动脉、门脉系统后进行观察。将图像旋转90°,动脉系统隐去,可见胰腺中段肿瘤与门静脉主干、脾静脉间有一狭窄间隙,未见明显侵犯征象。故考虑可行胰腺中段完整切除(图10-2-16)。

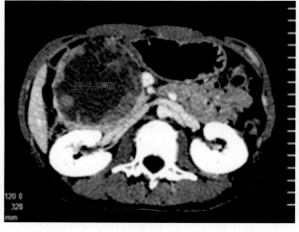

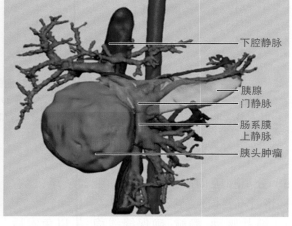

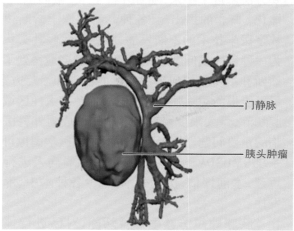

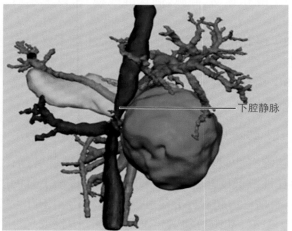

图 10-2-15 **胰腺实性假乳头状瘤典型病例1**

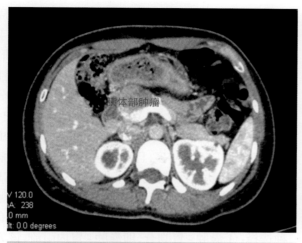

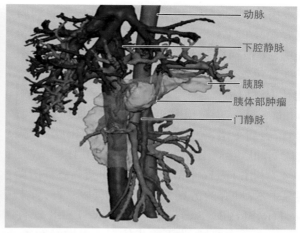

动脉

下腔静脉

胰腺

胰体部肿瘤

门静脉

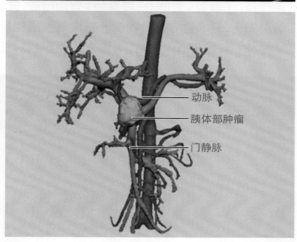

动脉

胰体部肿瘤

门静脉

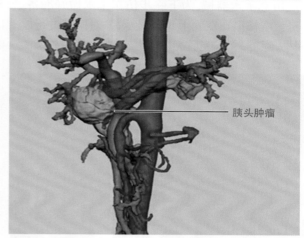

胰头肿瘤

图 10-2-16　胰腺实性假乳头状瘤典型病例 2

10

四、胰腺假性囊肿可视化仿真手术

典型病例

病人,男性,33 岁,因发现腹部包块伴间断上腹胀痛 10 个月入院。病人 1 年多前曾因胰腺炎住院,出院后 2 个月复查发现假性胰腺囊肿,且囊肿逐渐增大,并伴间断上腹胀痛,饭后为甚,无发热、皮肤黄染等症状。体查:皮肤巩膜无黄染,左上腹可扪及一巨大包块,质地韧,边界清,有轻压痛,其余无阳性体征。实验室检查:TBIL: 22.5μmol/L,血清淀粉酶:122U/L,脂肪酶: 262.5U/L, CA19-9: 19.5kU/L。CT 示:胰腺假性囊肿,范围 18cm × 22cm,压迫胃体,与胃后壁粘连,胰周未见胰腺炎水肿带,其余脏器未见异常。

(1)手术前采集胰腺螺旋 CT 扫描的原始数据:数据采集所使用的设备包括 64 排螺旋 CT,双筒高压注射器,图像后处理工作站等(CT 扫描准备和扫描参数详见本书第五章第一节"活人体亚毫米高质量 CT 图像数据的采集")。扫描完成后,应用增强原始数据进行 0.67mm 的薄层重建,并将图像

数据传至工作站行容积再现法(VR)对胰腺和周围重要器官和管道进行重建。利用光盘刻录全部的数据,其中包括胰腺、胰腺上的病灶、脾脏、肝脏、胆囊和腹主动脉系统、下腔静脉系统、门静脉系统和胆道系统等主要管道的平扫数据、动脉期、静脉期、门静脉期数据,并将 DICOM 格式转化为 BMP 格式。

(2)胰腺和周围重要结构 CT 扫描图像的计算机程序分割:采取基于动态自适应区域生长算法的计算机程序分割方法。首先在感兴趣区域(ROI)选择一种子点作为初始点,然后计算该种子点 3 × 3 邻域的灰度均值作为该种子区域的初始值(详细的计算方法见本研究的第一部分)。将要进行三维重建的器官在人工交互的面板中设定不同的灰度阈值,每两灰度阈值(即上限阈值和下限阈值)之间分割出目标区域,顺次观察任务中所有图像采用两阈值后分割的结果,同时调整阈值大小,将所有目标区域大致分割出来,再对图像中的目标区域进行修饰,依次将胰腺和周围重要结构从 CT 图像中提取出来,进行图像分割。

(3)胰腺和周围重要器官及管道的三维重建:

采用表面绘制的方法,利用已经采集好的胰腺和周围重要结构的 CT 扫描图像数据→将符合 DICOM 标准的 CT 扫描图像序列导入自行开发的医学图像三维重建软件→各种平面图像处理、数据测量→重建出的目标物体→以 STL 格式导入 FreeForm Modeling System →对模型进行光滑、微细加工→毛刺削减、表面平滑、位置填充→三维重建出胰腺、胰腺上的病灶以及周围重要器官、管道的立体模型。

（4）利用 FreeForm Modeling System 进行各种仿真的胰腺手术:胰腺的仿真手术研究和脾脏一样,首先在 FreeForm Modeling System 中利用 GHOST SDK 软件开发出仿真手术器械,为下一步仿真手术做好准备。然后将三维模型在空间上组合显示,并对模型进行放大、缩小、旋转,全方位观察各结构或细节,使用系统的

力反馈设备 PHANTOM 对三维重建后的胰腺和周围重要结构进行动态可视化切割、分离以及缝合等手术操作,进行各种胰腺疾病的术前可视化仿真手术研究。

（5）手术方案设计:通过对研究对象(假性胰腺囊肿病人)的临床资料和术前三维重建资料分析（图 10-2-17~ 图 10-2-21）,该病人有胰腺炎病史,胰腺囊肿是继发于胰腺炎的假性胰腺囊肿,病人病史发现胰腺囊肿已有 1 年多,且囊肿越来越大,已造成病人反复不适症状,有明确的手术指征。从病人的 CT 和三维重建模型看,囊肿巨大,其前壁与胃的后壁紧紧相贴,与胰腺的粘连广泛,该病人的手术方案可以有两种选择:①囊肿 - 胃吻合,即囊肿 - 胃内引流,该方法简单安全,但术后容易食物反流造成胰腺周围发炎;②囊肿 - 空肠 Roux-Y 吻合术,该方法操作相对复杂,

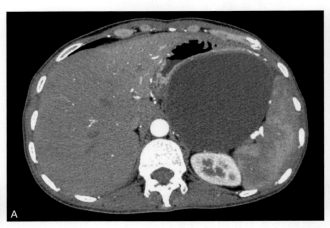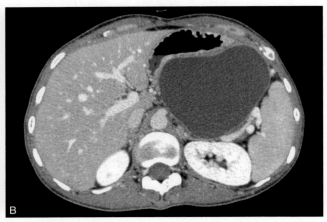

图 10-2-17　手术前螺旋 CT 扫描数据的采集结果

A. 动脉期;B. 静脉期。

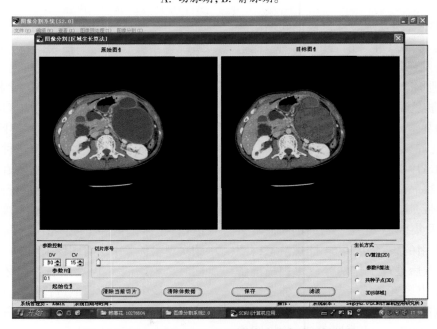

图 10-2-18　计算机程序分割后的胰腺囊肿分割结果

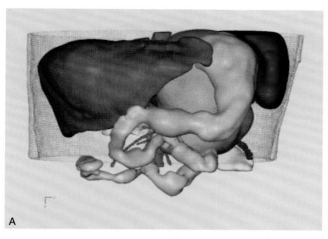
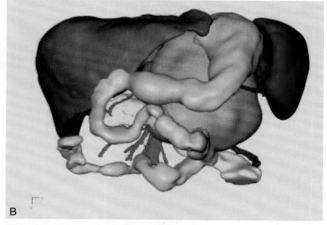

图 10-2-19　胰腺和囊肿以及周围器官和管道的三维重建结果
A. 胰腺囊肿病人腹部情况（橙色囊肿）；B. 囊肿（橙色部分）与周围器官关系。

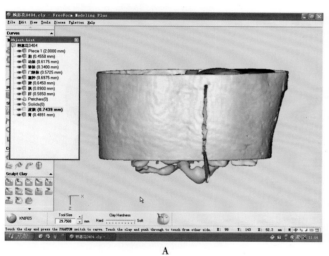
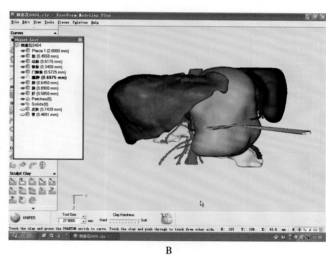

A

B

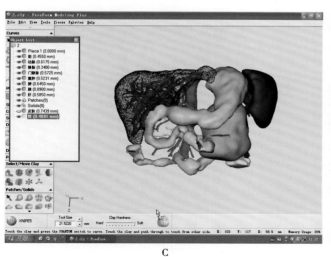
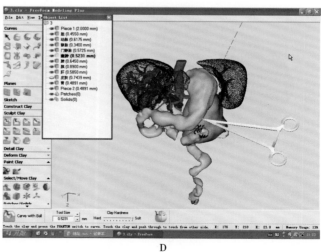

C

D

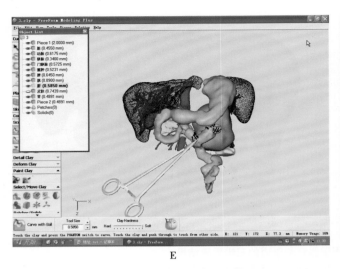

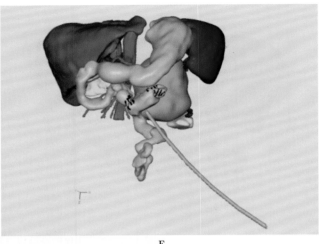

E　　　　　　　　　　　　　　　　　　　F

图 10-2-20　假性胰腺囊肿病人的手术方式（一）：囊肿空肠 Roux-Y 吻合仿真手术

A. 取左侧腹直肌切口的手术入路；B. 切开囊肿，放出部分囊液；C. 离 Treiz 韧带 15cm 切断空肠；D. 囊肿与远端空肠侧对侧吻合；E. 近端空肠与远端空肠完成 Roux-Y 吻合；F. 检查创面，囊肿附近放置引流。

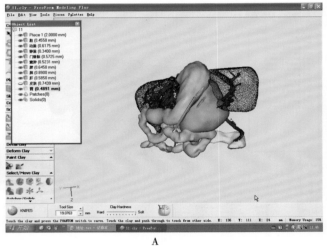

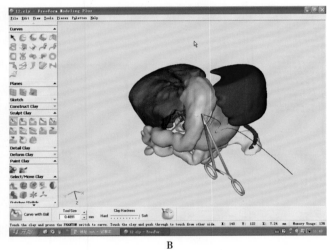

A　　　　　　　　　　　　　　　　　　　B

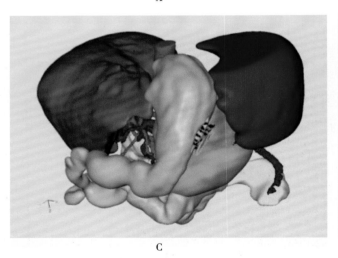

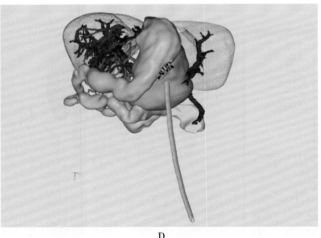

C　　　　　　　　　　　　　　　　　　　D

图 10-2-21　假性胰腺囊肿病人的手术方式（二）：囊肿 - 胃内引流仿真手术

A. 分别切开囊肿前壁和胃后壁；B. 将囊肿前壁和胃后壁对口吻合；C. 囊肿和胃吻合后形成内引流；D. 检查创面，囊肿附近放置引流。

但比较符合生理,术后反流机会很少。为此,我们对该研究对象进行了两种仿真手术方式的比较和演示。

(6)手术风险评估:术前对该病人的 CT 扫描数据进行计算机程序图像分割和可视化三维重建,通过对重建后的三维重建立体模型进行全方位观察,我们可以分析出该病人的解剖结构关系有以下特点:①囊肿巨大,其前壁与胃的后壁紧紧相贴,与胰腺的粘连广泛;②由于病史比较长,反复胰腺炎,囊肿壁于周围组织的炎症粘连严重;③囊肿周围的血管丰富,与脾门部关系密切。

因此,在手术中应注意以下几个问题:①入腹后,先打开囊肿减压,以利于手术操作视野;②尽量不去分离囊肿与周围的粘连,只作简单的吻合或内引流;③囊肿和胰腺的粘连严重,血管丰富,尽量不去动胰腺。

(7)仿真胰腺囊肿 - 空肠 Roux-Y 吻合手术过程和手术中需注意的问题。

1)采取左侧腹直肌切口手术入路,注意观察胰腺周围结构情况。

2)切开囊肿,放出部分囊液,尽量不去分离囊肿周围粘连。

3)离 Treitz 韧带 15cm 切断空肠,要确保空肠襻血运要好。

4)囊肿与远端空肠侧对侧吻合,囊肿 - 空肠吻合口要保持宽度。

5)近端空肠与远端空肠端对侧吻合,注意用"抗反流"缝法。

6)检查创面,囊肿附近放置引流,注意检查吻合口有无狭窄。

(8)仿真胰腺囊肿 - 胃吻合(内引流)手术过程和手术中需注意的问题。

1)分别切开囊肿前壁和胃后壁,找囊肿壁血管少的地方吻合。

2)将囊肿前壁和胃后壁对口吻合,注意囊肿与胃的吻合口宽度。

3)囊肿和胃吻合后形成内引流,检查吻合口有无狭窄。

4)囊肿附近放置引流,检查创面有无出血。

五、胰管结石可视化仿真手术

典型病例:病人,男性,38 岁,因反复上腹隐痛半年入院。疼痛以饱餐后为甚,无胃病、胆石症病史,无发热、寒战、黑便、呕吐等症状。体查:皮肤巩膜无黄染,左上腹轻压痛,未扪及包块,其余无阳性体征。实验室检查:WBC:10.53×10^9/L;TBIL:29.5μmol/L,血清淀粉酶:195U/L,脂肪酶:482.5U/L,CA19-9:20.5kU/L。CT 示:胰体中部近胰头部主胰管内可见多粒结石,最大 1.4cm×1.1cm,胰管有扩张。

(一)手术方案设计

通过对研究对象 C(胰管结石病人)的临床资料和术前三维重建资料分析(图 10-2-22~ 图 10-2-25),该病人胰管结石诊断明确,CT 片上明显看到胰体中段有多颗结石,由于结石位于胰腺中段,通过 ERCP 估计很难取出结石,结石目前已经引起病人的症状,因此手术指征明确。胰管结石的手术如果单纯切开取石再缝合胰管,容易造成术后胰漏或胰管狭窄,切开胰管取石后行胰管 - 空肠 Roux-Y 吻合是最合理的手术方式,既可以防止胰漏,又可以防止食物反流引起的术后反复胰腺炎。

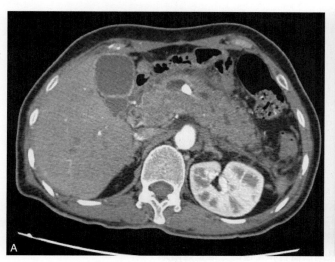
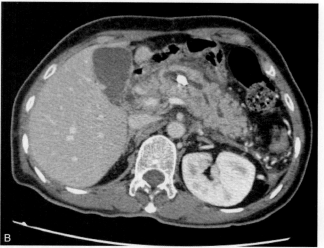

图 10-2-22　手术前螺旋 CT 扫描数据的采集结果

A. 动脉期;B. 静脉期。

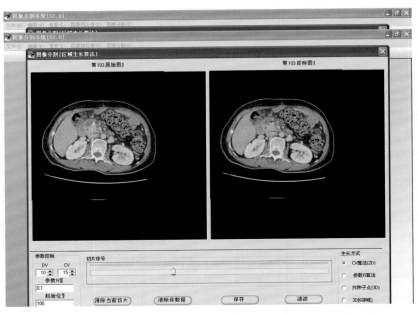

图 10-2-23　计算机程序分割后的胰管结石分割结果（红色点部分）

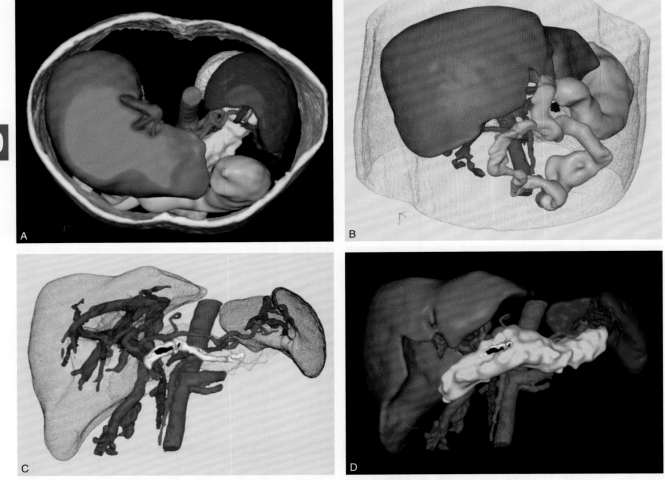

图 10-2-24　胰腺和胰管结石以及周围器官和管道的三维重建结果

A. 胰管结石病人的腹部情况；B. 透视后胰管结石的位置（黑色点）；C. 剖开白色胰管后可见管内黑色结石；D. 胰管结石在胰腺的位置（黑色点）。

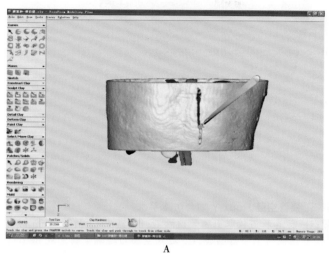

A

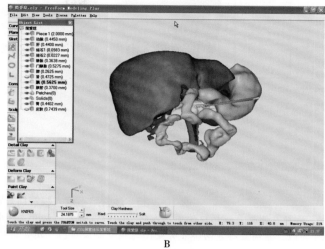

B

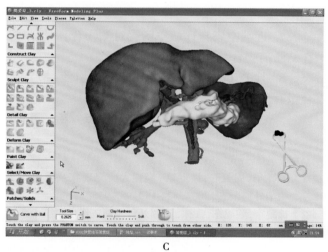

C

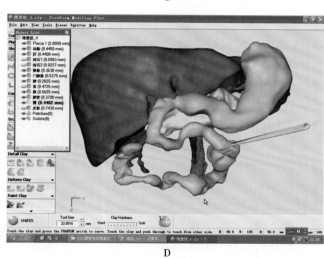

D

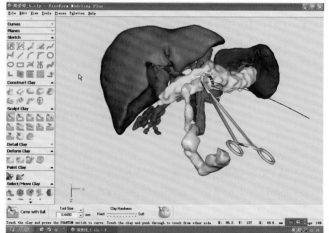

E

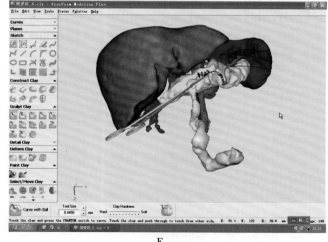

F

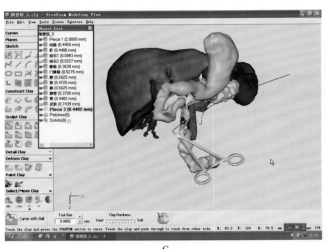
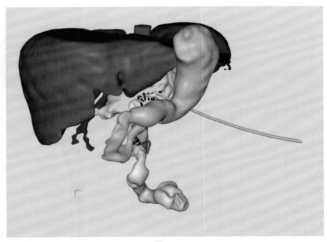

G　　　　　　　　　　　　　　　　　　　　　　H

图 10-2-25　胰管结石病人胰管切开取石、胰管空肠 Roux-Y 吻合仿真手术

A. 采取左侧腹直肌切口的手术入路；B. 沿胰管方向切开主胰管；C. 仿真取石钳取出胰管内结石；D. 离 Treiz 韧带 15cm 切断空肠；E. 远端空肠靠向胰管并关闭远端空肠断口；F. 胰管与远端空肠侧对侧平行吻合；G. 近端空肠与远端空肠完成 Roux-Y 吻合；H. 检查 Roux-Y 吻合口，放置引流。

（二）手术风险评估

术前对该病人的 CT 扫描数据进行计算机程序图像分割和可视化三维重建，通过对重建后的三维重建立体模型进行全方位观察，我们可以分析出该病人的解剖结构关系有以下特点：①胰管结石卡在主胰管中间，会比较难取出。②胰管结石由于反复胰腺炎，胰腺周围粘连会严重，分离时出血会多。③胰管结石和空肠吻合时由于反复胰腺炎，组织会比较脆，不容易吻合。

因此，在手术中应注意以下几个问题：①尽量扩大胰管的切口以利于取出结石。②直接从胰腺中间入手，不去分离胰尾部和胰头部。③胰管结石和空肠吻合最好双层间针缝合会比较牢固。

（三）仿真胰管切开取石，胰管 - 空肠 Roux-Y 吻合术过程和手术中需注意的问题

1. 采取左侧腹直肌切口手术入路，注意观察胰腺周围结构情况。

2. 沿胰管方向切开主胰管，注意要沿胰管方向切开胰管。

3. 用仿真取石钳伸进胰管内取石，取石动作轻柔以免损伤胰管。

4. 离 Treitz 韧带 15cm 切断空肠，确保空肠襻血运要好。

5. 远端空肠靠向胰管并关闭远端空肠断口，确保空肠襻长度足够。

6. 胰管与远端空肠侧对侧平行吻合，胰管 - 空肠吻合口要双层缝合。

7. 近端空肠与远端空肠端对侧吻合，一般最好在结肠前吻合。

8. 检查 Roux-en-Y 吻合口，放置引流，检查吻合口有无狭窄。

（方驰华　齐硕）

参考文献

［1］方驰华，周五一，钟世镇. 虚拟人研究现状及展望［J］. 中华外科杂志，2004，42（15）：953-955.

［2］徐鹏宇，鲍旭东，张林. 正颌外科颅面三维虚拟手术系统的建立［J］. 中国医学影像技术，2003，19（12）：1739-1741.

［3］尹毅东. 谈医学虚拟手术的运用［J］. 中国医学教育技术，2002，16（6）：355-357.

［4］LAMADÉ W，VETTER M，HASSENPFLUG P，et al. Navigation and image-guidedHBP surgery：a review and preview［J］. J Hepatobiliary Pancreat Surg，2002，9（5）：592-599.

［5］方驰华，周五一，黄立伟，等. 虚拟中国人女性一号肝脏图像三维重建和虚拟手术的切割［J］. 中华外科杂志，2005，11（43）：748-752.

［6］方驰华，唐云强，鲁朝敏，等. 左肝内胆管结石病人的 64 排 CT 数据集的三维重建和左肝切除可视化仿真手术的研究［J］. 中华实验外科杂志，2008，25（8）：984-987.

［7］方驰华，鲁朝敏，黄燕鹏，等. 可视化仿真手术在胰腺和十二指肠癌中的临床应用［J］. 中华外科杂志，2008，46（19）：1516.

［8］方驰华，鲁朝敏，黄燕鹏，等. 数字医学技术在肝癌外科诊治中的应用价值研究［J］. 中华外科杂志，2009，47（7）：1-4.

第十一章

脾脏疾病的可视化仿真手术

脾脏是人体器官中非常重要的免疫器官,是体内最大的淋巴器官,约占全身淋巴组织总量的 25%,内含大量的淋巴细胞和巨噬细胞。同时,脾脏又是人体内巨大的储存血液的地方,脾脏有极其丰富的血液循环,实际上是脾动脉和脾静脉之间的一个血窦。临床上我们经常会碰到各种各样的原发性脾脏疾病,如脾囊肿、脾肿瘤;继发性脾脏疾病,如各种原因引起的脾功能亢进;还有急诊外伤、车祸引起的脾裂伤等,由于脾脏本身和脾脏周围的血运都非常丰富,又和胰尾、胃等器官靠得很近,因此脾脏手术风险较大,可能随时危及病人生命。因此,在脾脏手术前清楚了解脾脏结构和脾脏与周围器官、管道的三维关系非常重要。同时,术前如果可以用可视化的形式模拟脾脏手术,对减少手术并发症、提高手术安全性将会很有帮助。

科学计算机可视化的概念(visualization in scientific computing)是由 B.H.McCormick 等人在 1987 年根据美国国家科学基金会召开的科学计算可视化研讨会的内容撰写的一份报告中正式提出来的。随后,美国、西欧、日本等各著名大学研究所、超级计算机中心及各大公司纷纷进行科学计算可视化理论和方法的研究,科学计算可视化迅速成为计算机科学中一个热门的研究领域。

医学图像三维可视化技术是虚拟现实技术在医学领域的一种应用。虚拟现实(virtual reality,VR),又称仿真技术,是一种可以创建和体验虚拟世界的计算机系统。虚拟环境由计算机生成,通过视、听、触觉等作用于操作者,使其产生身临其境的感觉。可视化仿真技术是运用计算机图形学和图像处理技术将科学计算过程中及计算结果的数据转换为图形及图像,在屏幕上显示出来并进行交互处理的理论方法和技术。近些年来,随着计算机硬件水平的提高和可视化理论方法的不断完善,可视化在许多领域都得到了广泛的应用,如有限元分析、CT 及 MRI 数据的可视化等,可视化技术可以将二维的断层图像转变成为具有直观立体效果的图像,展现人体器官的三维结构与形态,从而提供若干用传统手法无法获得的解剖结构信息,并为进一步模拟操作提供视觉交互手段。医学图像三维重建和仿真手术技术的出现,越来越得到广泛的深入研究和应用探讨,并逐渐成为当今医学界和计算机医学软件应用领域的一个新研究热点。

FreeForm Modeling Plus V8.1 系统是唯一具有三维触觉的计算机辅助造型系统,它允许用户快速生成高度精细的器官模型。该系统包括新的多表达几何技术(multi-representational geometry technology,MGT),它将多种几何类型结合在一个完整的环境中,同时扩展了 CAD 技术,使其能与原始的 Parasolid、IGES 及 STEP 文件格式进行交互。通过 MGT,用户可以添加表面纹理及组织细节到导入的 NURBS 模型中。该软件允许用户在工作中为特定任务选择最好的几何模型,产生更高水平的设计自由度、速度,提高现有 CAD/CAM 工具的能力。FreeForm Modeling Plus 系统能使用户接触并操作虚拟物体,可以提供非常大的工作空间和反馈力,经过改造和二次开发,可以利用器官的断面图像,建立可视化立体脾脏,利用其触觉和力反馈特性建立脾脏手术仿真系统。在 FreeForm Modeling System 中,我们可以将模型在空间上任意组合显示,并可以对三维模型进行放大、缩小、旋转、透视,全方位观察手术部位的解剖结构和需切除器官的周围结构及比邻关系等解剖结构细节,可视化效果比从 CT 或 MR 上看解剖结构要清晰、明白得多。

目前,脾脏的仿真手术研究在国内开展很少,为此,笔者在螺旋 CT 脾脏扫描数据采集、图像计算机程序分割和三维重建的基础上,利用自行开发的医学图像处理软件和 FreeForm Modeling System——自由设计模型系统进行脾脏的可视化仿真手术研究。

11

第一节　CT 数据采集和三维重建

一、螺旋 CT 原始数据的采集

数据采集所使用的设备包括 64 排螺旋 CT, 双筒高压注射器, 图像后处理工作站等。扫描完成后, 应用增强原始数据进行 0.67mm 的薄层重建, 并将图像数据传至工作站行容积再现法 (VR) 对脾脏和各种周围重要器官和管道进行重建。利用光盘刻录全部的数据, 其中包括脾脏、脾动脉、脾静脉、胰腺、肝脏、胆囊和腹主动脉系统、下腔静脉系统、门静脉系统和胆道系统等主要管道的平扫数据、动脉期、静脉期、门静脉期数据, 并将 DICOM 格式转化为 BMP 格式。

二、CT 扫描图像的计算机程序分割

采取基于动态自适应区域生长算法的计算机程序分割方法。首先在感兴趣区域 (ROI) 选择一种子点作为初始点, 然后计算该种子点 3×3 邻域的灰度均值作为该种子区域的初始值。将要进行三维重建的器官在人工交互的面板中设定不同的灰度阈值, 每两灰度阈值 (即上限阈值和下限阈值) 之间分割出目标区域, 顺次观察任务中所有图像采用两阈值后分割的结果, 同时调整阈值大小, 将所有目标区域大致分割出来, 再对图像中的目标区域进行修饰, 依次将脾脏、脾动静脉、胰腺等脾脏周围重要结构从 CT 图像中提取出来, 进行图像分割。

三、脾脏和周围重要器官及管道的三维重建

采用表面绘制的方法, 利用已经采集好的脾脏和周围重要结构的 CT 扫描图像数据→将符合 DICOM 标准的 CT 扫描图像序列导入自行开发的医学图像三维重建软件→各种平面图像处理、数据测量→重建出的目标物体→以 STL 格式导入 FreeForm Modeling System →对模型进行光滑、微细加工→毛刺削减、表面平滑、位置填充→三维重建出脾脏、脾动脉、脾静脉、脾脏上的病灶以及周围重要器官、血管的立体模型。

四、仿真手术器械的开发

要做到逼真的仿真手术 (virtual surgery), 首先必须有各种各样的仿真手术器械, 才能进行手术操作。对在三维空间中的物体, 计算机程序模拟一个手术刀, 对于手术刀与空间物体的接触部分, 计算机

可以记忆并计算出两者之间的接触面, 该接触面形成一个断面, 又称为切面。软件可以根据用户的需要或者命令显示切面的情况, 以及和切面相关的组织信息。仿真手术可以使用仿真手术刀、仿真手术钳、仿真手术剪等, 经过人机接口设备 (如力反馈设备等) 进行操作, 具有很好的沉浸性和交互性。外科医生在仿真现实的手术环境中, 操纵仿真手术器械, 根据三维图像的指引, 进行仿真外科手术, 手术过程十分真实。在 FreeForm Modeling System 中, 我们首先利用 GHOST SDK 软件开发出仿真手术器械, 包括仿真手术刀、仿真手术钳、仿真缝针器等, 为下一步仿真手术做好准备 (图 11-1-1~ 图 11-1-7)。

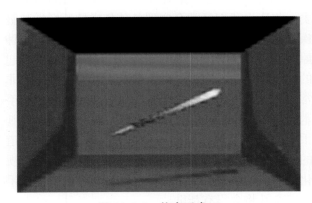

图 11-1-1　仿真手术刀

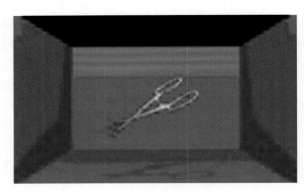

图 11-1-2　仿真止血钳

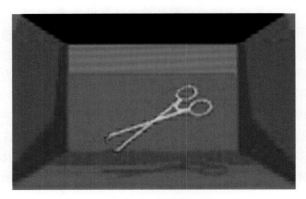

图 11-1-3　仿真取石钳

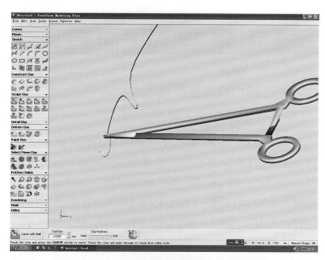

图 11-1-4　仿真持针器和缝针、缝线

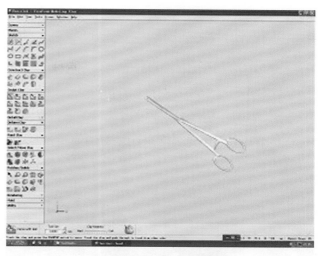

图 11-1-5　仿真手术剪

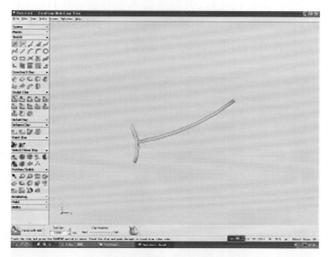

图 11-1-6　仿真 T 形支撑引流管

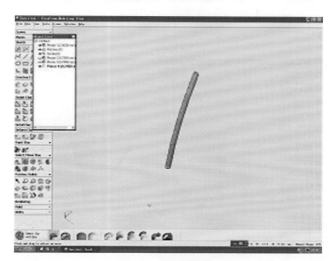

图 11-1-7　仿真引流管

11

五、利用 PHANTOM 系统进行各种仿真脾脏手术

FreeForm Modeling System 是美国 SensAble Technologies, Inc. 的产品, 包括 3D 力反馈系统（3D force-feedback systems）——PHANTOM 和基础软件开发套件——GHOST SDK。PHANTOM 作为一种高精度的触觉交互设备, 它可以提供非常大的工作空间和反馈力, 以及自由度的运动能力, 让使用者"触摸"并且可"操作"虚拟的物体。GHOST 是一个高效能的 C 语言工具套件, 可以容易开发出 3D Touch 的应用软件, 其工作原理就像是"触觉"引擎一般, 它可以做出复杂 GHOST 的 3D 的计算, 并且能够处理简单到高阶的触觉运算, 如位置、摩擦力和硬度等。开发者可以使用多边型函式库, 并利用接触的效果, 开发出令人信服的应用软件, 如 CAD 和计算机动画等。同时 GHOST 具弹性, 可扩充的架构使得它成为一个威力十足的开发平台, 可以让开发者很容易地增强更新的模型外观、物理变化和力量的效果（图 11-1-8~图 11-1-11）。

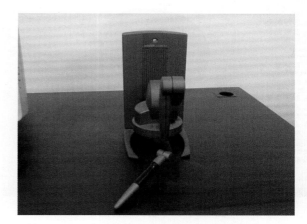

图 11-1-8　力反馈设备 PHANTOM 中的操作系统

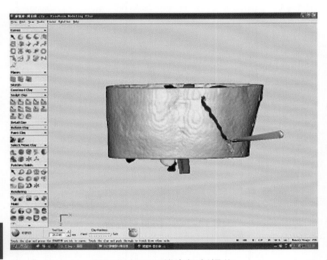

图 11-1-9 力反馈设备 PHANTOM 操作时情形

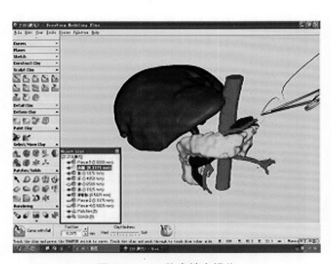

图 11-1-10 仿真切割操作

第二节 常见脾脏疾病仿真手术

一、脾功能亢进仿真手术

（一）典型病例

病人，女性，22岁，因反复贫血，皮肤黄染3个月入血液内科。体查：皮肤黏膜黄染，脾大，肋下可及。实验室检查：HGB：73g/L；RBC：2.65×10^{12}/L；WBC：4.73×10^{9}/L；PLT：45×10^{9}/L；ALT：120U/L；GGT：132U/L；TBIL：180.1μmol/L；IBIL：125.5μmol/L；PT：21秒，APTT：50秒。骨穿结果：幼红细胞增多；球形红细胞增多，渗透性脆性增高；CT提示：脾肿大，脾内多发钙化灶，其他脏器未见异常（图11-2-1）。内科诊断为球形红细胞增多症，经内科治疗效果不佳，需转外科行脾切除手术治疗。

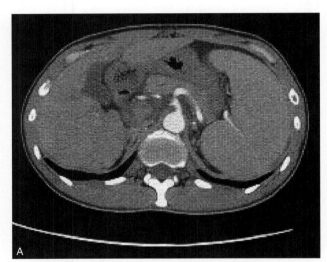

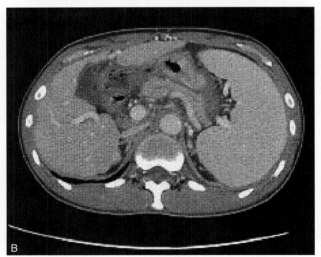

图 11-1-11 仿真缝合操作

图 11-2-1 手术前螺旋 CT 扫描数据的采集
A. 动脉期；B. 静脉期。

术前三维重建资料分析,该病人脾肿大是继发性的,其原发病应该是球形红细胞增多症(已有骨穿和外周血的检查结果可证实)。继发性的脾肿大已经导致了病人出现严重的血小板降低、凝血时间延长和反复贫血的症状,脾亢的症状已经很明显,对该病人应该采取全脾切除术解决其症状。况且,对球形红细胞增多症病人,切脾还可以彻底解决其因溶血引起的黄疸症状,全脾切除是这种血液病的首选治疗方式。

(二)手术风险评估

术前对该病人的 CT 扫描数据进行计算机程序图像分割(图 11-2-2)和可视化三维重建,通过对重建后的三维重建立体模型进行全方位观察(图 11-2-3),我们可以分析出该病人的脾脏和周围结构关系有以下特点:①脾脏巨大,和胰尾部关系密切。②脾门部血管网丰富,脾动脉和脾静脉迂回、增粗明显。③脾动脉和脾静脉在胰尾段靠得很近。

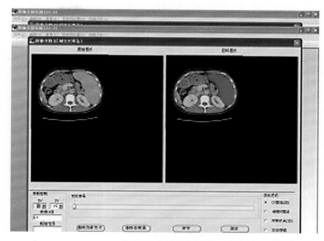

图 11-2-2　利用动态自适应区域生长法进行计算机程序分割的脾亢病人的脾脏分割结果

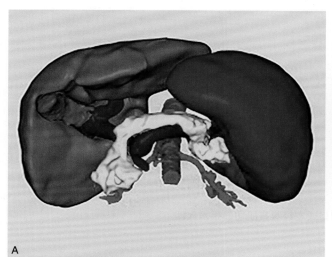

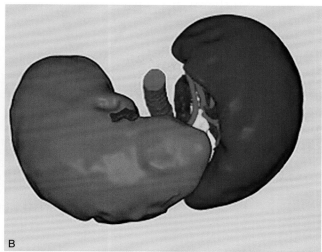

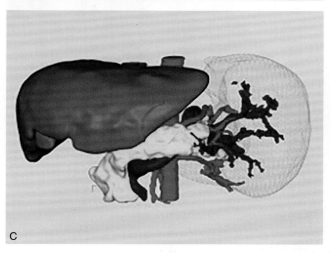

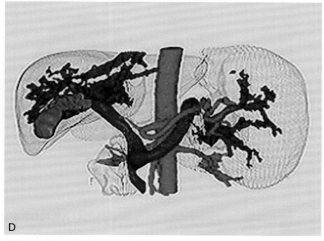

A　　　　　　　　　　　　　　　　B

C　　　　　　　　　　　　　　　　D

图 11-2-3　重建后的三维重建立体模型进行全方位观察

A. 脾脏与周围重要结构(下面观);B. 脾脏与周围重要结构(上面观);C. 脾脏内部结构和脾门部丰富的血管网;D. 脾脏与周围重要血管的关系。

因此,在手术中应注意以下几个问题:①分离结扎脾动脉时容易损伤胰尾上缘的脾静脉,应尽量在离脾门部2~3cm脾动、静脉分隔较开的地方游离脾动脉。②脾脏巨大,应按常规先结扎阻断脾动脉,以减少入脾血供,使脾脏相对缩小,有利于把脾脏从脾窝搬出和减少切脾时大出血。③胰尾部离脾门很近,结扎脾门血管时应注意避免损伤胰尾。④脾门部血管网丰富,游离和搬动脾脏时应尽量避免损伤脾门部血管网,以免引起不必要的出血。

（三）仿真全脾切除手术的过程和手术中需注意的问题（图11-2-4~图11-2-9）

1. 术前全面观察腹部三维结构,注意观察脾脏周围的结构情况。

2. 仿真手术刀切开皮肤及组织,脾若太大,最好选左肋缘下斜切口。

3. 游离结扎脾动脉减少脾血流,注意游离时不要损伤旁边脾静脉。

4. 游离松解脾周围韧带和粘连,注意不要损伤脾脏周围重要组织。

5. 靠脾门入口附近切断脾蒂,注意不要损伤脾附近血管网。

6. 缝扎脾动、静脉断端,至少双重结扎或缝扎。

7. 检查切脾后创面有无出血,常规放置引流管于脾窝。

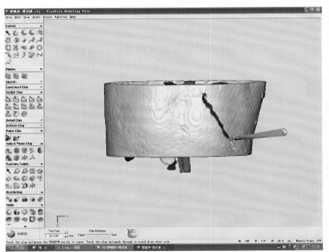

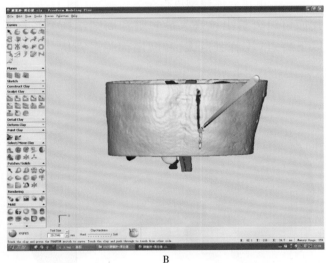

图 11-2-4　采取左侧肋缘下切口或左经腹直肌切口手术入路

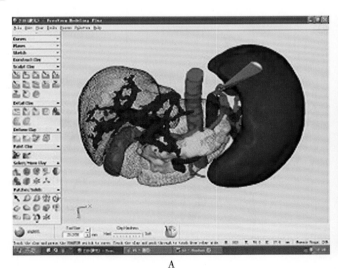

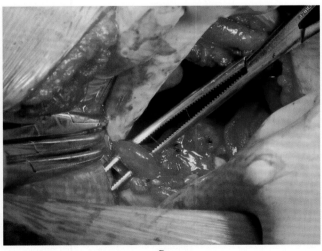

图 11-2-5　游离并结扎阻断脾动脉供血

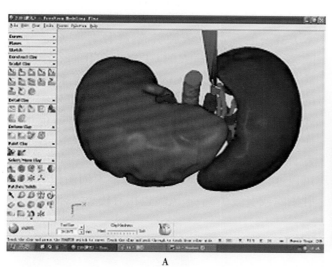
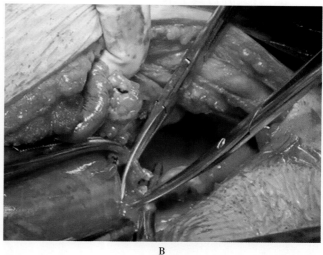

A

B

图 11-2-6 切断脾动、静脉血管

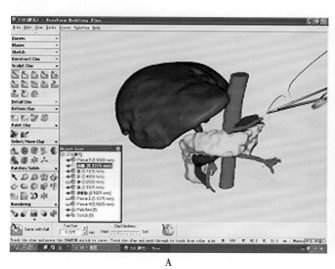
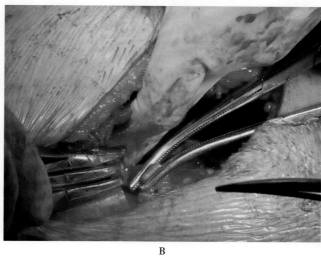

A

B

图 11-2-7 结扎处理脾动、静脉断端

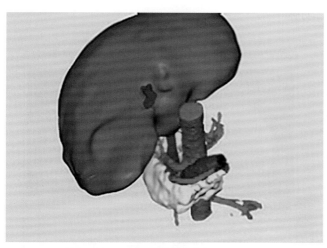
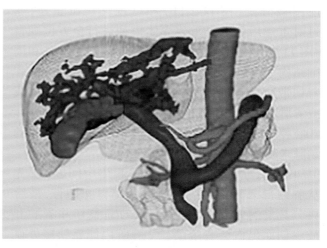

图 11-2-8 脾动静脉断端缝扎后的情况　　　　图 11-2-9 脾切除仿真手术后脏器和管道的情况

二、脾囊肿仿真手术

（一）典型病例

病人，男性，58 岁，发现左上腹包块半年。经常容易上腹饱胀，间断会出现左腹部胀痛，其余无不适，胃纳差。无肝炎和血液病病史。体查：左中上腹可扪及一巨大包块，质韧，边界清，较固定，腹部未发现其他阳性体征。RBC：3.85×10^{12}/L；PLT：105×10^9/L；WBC：10.73×10^9/L；其余实验室检查未见明显异常。CT 提示：脾脏巨大囊肿。

术前三维重建资料分析（图 11-2-10），该病人

脾囊肿的诊断成立，而且巨大的囊肿已经引起病人出现上腹部胀痛症状，手术指征明确。脾囊肿的手术方式一般有 4 种，囊肿引流、囊肿剥除、脾部分切除、全脾切除。从病人的 CT 资料和我们三维重建后的模型观察，该病人的囊肿已经占了整个脾脏的 3/4，脾部分切除不现实；囊肿占据脾脏外侧面的 90%，单纯剥除囊肿可能会导致创面太大，很难止血；囊肿太大，单纯囊肿引流可能不能根治，容易复发；因此，该病人的手术方案还是考虑全脾切除，既可以连巨大囊肿一起切除，而且手术创伤相对比囊肿剥除或引流小，手术风险也相对较小。

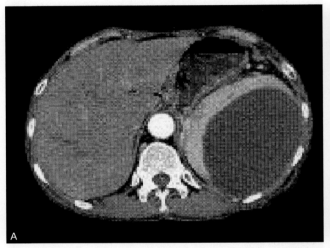
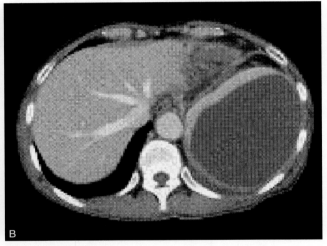

图 11-2-10　手术前螺旋 CT 扫描数据的采集结果
A. 动脉期；B. 静脉期。

（二）手术风险评估

术前对该病人的 CT 扫描数据进行计算机程序图像分割（图 11-2-11）和可视化三维重建，通过对重建后的三维重建立体模型进行全方位观察（图 11-2-12），我们可以分析出该病人的脾脏和周围结构关系有以下特点：①囊肿巨大，壁薄，分离脾肾韧带和脾膈韧带时容易穿破囊肿，引起囊液外流或囊肿出血。②脾脏内侧靠胰尾处血管相对较少。③腹腔动脉离脾门部之间的脾动脉行程较短。④脾动脉末段和胰尾关系紧密，很难分离。

因此，在手术中应注意以下几个问题：①先从脾门部入手，结扎脾动脉，分离胃脾韧带，最后再分离脾肾韧带和脾膈韧带，对完整切除囊肿和减少创面出血会有帮助。②脾脏内侧靠胰尾处血管相对较少，从这个地方离断脾动静脉会相对容易一点，出血会少一点。③脾动脉末段和胰尾关

系紧密，很难分离，因此不一定要先在胰腺上缘游离阻断脾动脉，可以直接在脾门部游离切断脾动脉。

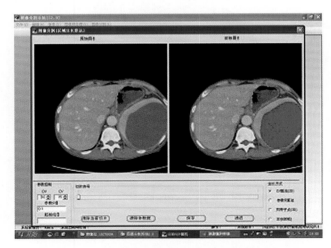

图 11-2-11　计算机程序分割后的脾囊肿分割结果

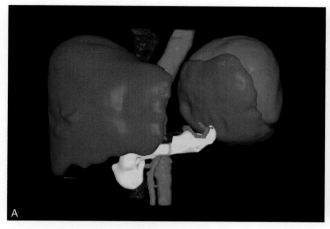
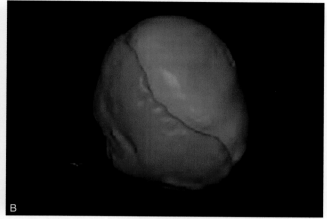
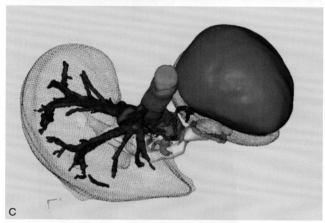
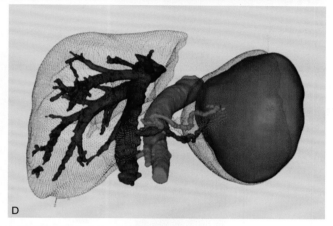

图 11-2-12　脾脏和脾囊肿以及周围重要器官和管道的三维重建结果

A. 脾脏和囊肿与周围重要结构的关系；B. 脾囊肿与脾的关系；C. 脾囊肿与周围结构关系（上面观）；D. 脾囊肿与周围血管关系（下面观）。

（三）仿真脾囊肿手术的过程和手术中需注意的问题（图 11-2-13）

1. 术前全面观察腹部三维结构，注意观察脾脏周围的结构情况。

2. 仿真手术刀切开皮肤及组织，脾太大最好选左肋缘下斜切口。

3. 在脾门部游离切断脾动脉，注意游离时不要损伤脾静脉。

4. 缝扎脾动脉断端，至少双重结扎或缝扎。

5. 分离胃脾韧带，分离时注意胃短血管出血。

6. 分离脾肾韧带和脾膈韧带，分离时注意尽量不要弄破囊肿。

7. 离脾门 2~3cm 切断脾静脉，注意不要损伤脾门血管网。

8. 缝扎脾静脉断端，注意有无损伤胰尾和胃壁。

9. 检查切脾后创面有无出血，常规放置引流管于脾窝。

三、脾脏占位性病变仿真手术

（一）典型病例

病人，男性，16 岁，反复左上腹不适 2 个月，体检发现脾占位病变 3 天。病人 2 个月前曾有左上腹外伤史，近 2 个月反复出现左上腹隐痛不适，无发热、头晕等其他不适。无肝炎和血液病病史。体查：肝、脾未见肿大，左中上腹脾脏位置隐约可扪及一包块，边界不清，固定，有轻压痛。实验室检查未见明显异常。CT 提示：脾下极靠外侧囊性占位性病变，考虑脾血管瘤或脾囊肿可能性大。

通过研究脾脏占位性病变病人的临床资料和术前三维重建资料分析（图 11-2-14），该病人的脾脏占位性病变良性可能性大，有可能是继发性的脾囊肿或脾血管瘤。占位性病变虽然只占据脾脏的一部分，但已经引起病人的反复不适，所以有手术指征。继发性假性脾囊肿手术方式一般有 3 种，囊肿摘除、脾部分切除和全脾切除。脾血管瘤手术方式

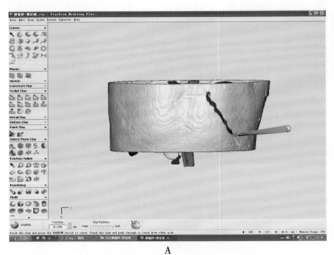

A

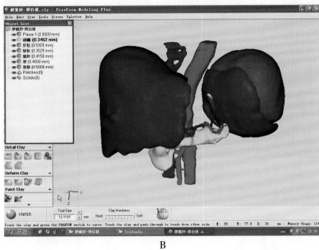

B

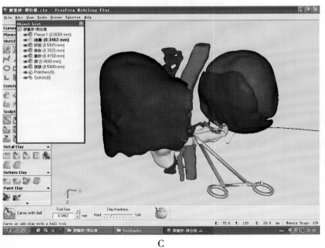

C

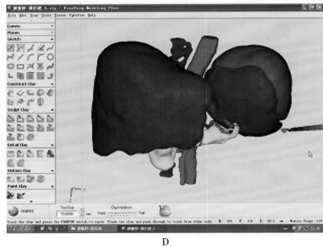

D

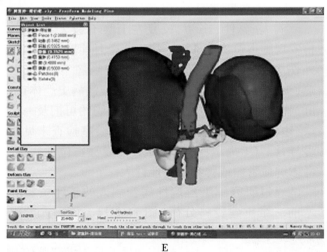

E

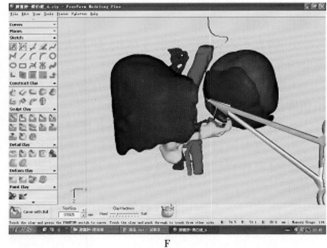

F

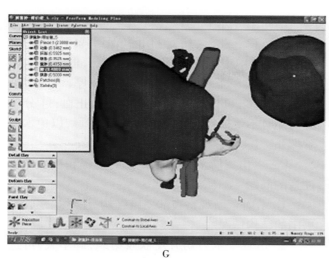
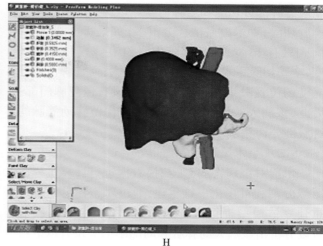

G

H

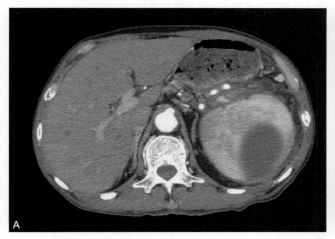
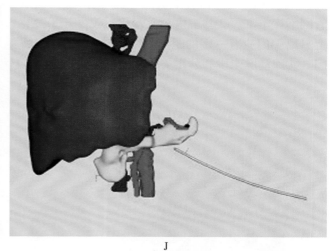

I

J

图 11-2-13 巨大脾囊肿病人的全脾切除仿真手术

A. 采取左侧肋缘下切口的手术入路；B. 在脾门附近游离并切断脾动脉；C. 用仿真缝针器缝扎脾动脉断端；D. 分离脾脏周围韧带和粘连；E. 离脾门 2~3cm 切断脾静脉；F. 缝扎脾静脉断端；G. 结扎切断脾门组织，脾脏离体；H. 脾切除后创面和胰尾部情况；I. 脾切除仿真手术后脏器和管道的情况；J. 检查创面情况，放置引流管。

11

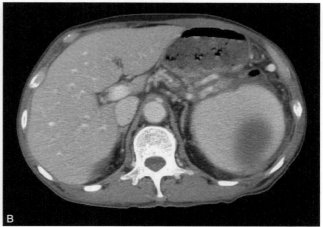

A

B

图 11-2-14 手术前螺旋 CT 扫描数据的采集结果

A. 动脉期；B. 静脉期。

一般有脾部分切除和全脾切除。该病人如果行单纯囊肿切除,手术出血估计会很多;如果行全脾切除,病人只有 16 岁,而且脾脏本身没有脾亢和血液病变,全脾切除手术对病人的创伤很大,而且脾占位性病变的位置只是在脾的下极而且没有侵犯脾门部,因此,该病人的手术方案可以考虑保留脾动静脉的脾脏部分切除手术。

（二）手术风险评估

术前对该病人的 CT 扫描数据进行计算机程序图像分割和可视化三维重建,通过对重建后的三维重建立体模型进行全方位观察（图 11-2-15）,我们可以分析出该病人的脾脏和周围结构关系有以下特点:①囊肿不大,只占脾下极的外侧部分,且周围血管网不算丰富。②脾脏内侧血管相对较少。③囊肿上界离脾门应有一定的距离（约 4~5cm）,无侵犯脾门。④脾动脉末段和胰尾关系紧密。

因此,在手术中应注意以下几个问题（图 11-2-16）:①可施行脾下极（含病变）切除,保留脾门和脾的中上极;②手术中无需先切断脾动静脉,但出血太多时可以阻断一下脾动脉;③脾下极较厚,切除后创面渗血会多,可用褥式缝合压迫创面止血;④分离脾内侧时不要损伤需要保留的脾动、静脉,以免术后脾坏死。

（三）仿真脾部分切除手术的过程和手术中需注意的问题

1. 术前全面观察腹部三维结构,注意观察脾脏周围的结构情况。

2. 仿真手术刀切开皮肤及组织,脾不大,可选用左经腹直肌切口。

3. 分离周围韧带不切断脾动脉,注意游离时不要损伤脾动、静脉。

4. 切除脾下极（含病变）,必要时可用手阻断

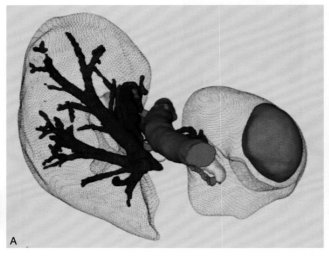
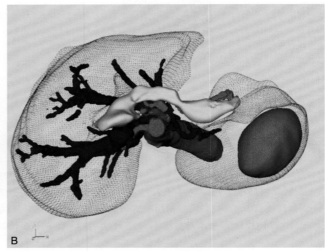

图 11-2-15　脾脏和脾占位病变以及周围重要器官和管道的三维重建结果
A. 脾占位病变和脾脏的位置关系;B. 脾占位病变和周围重要结构的关系。

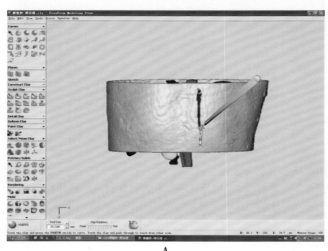
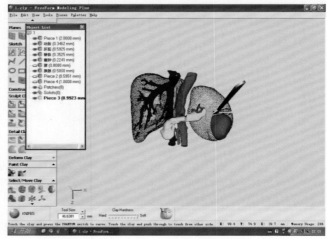

A　　　　　　　　　　　　　B

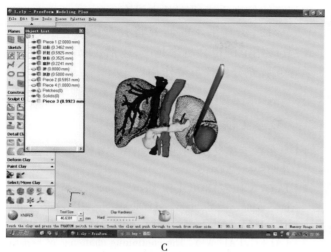

C

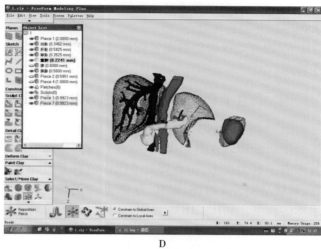

D

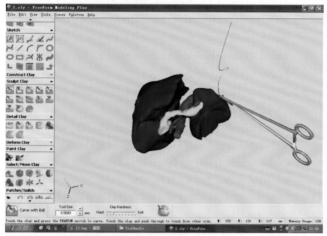

E

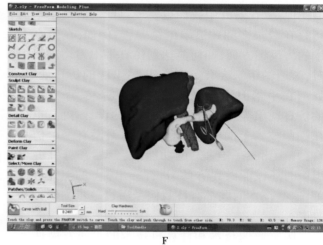

F

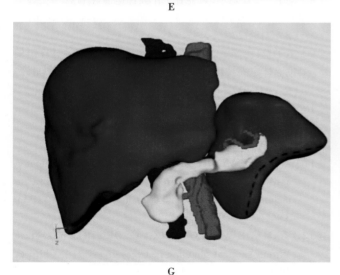

G

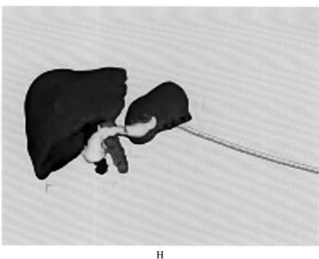

H

图 11-2-16　脾占位病变病人的脾部分切除仿真手术

A. 采取左侧腹直肌切口的手术入路；B. 保留脾血管直接切断脾下极（含肿物）；C. 切除脾下极和脾的肿物；D. 脾肿物和脾下极被切除；E. 用粗线交锁褥式缝合脾断面；F. 交锁褥式缝合脾断面；G. 保留的大部分脾脏与周围结构的关系；H. 检查创面，放引流管于脾断面附近。

脾门帮助控制出血。

5. 用粗线交锁褥式缝合脾创面止血，可把附近大网膜贴在创面包绕。

6. 检查切脾后创面有无出血，常规放置引流管于脾窝。

四、仿真手术目前存在的问题、现状和前景

通过 FreeForm Modeling System 和自行研发的医学图像处理软件的帮助，的确令目前的仿真手术技术有了很大进步，仿真程度也比以前有了质的飞跃，可以达到一个准确、逼真、直观、形象的接近真实手术的程度。利用 GHOST SDK 软件设计的仿真手术刀等仿真手术器械，其外观也和真正手术器械基本相同，并可调节刀的大小及锋利程度。

但是，在研究中我们也发现目前的仿真手术仍然存在着很多问题需要继续完善，例如，在仿真手术的力反馈方面，如何能达到仿真手术刀切割组织时，旁边的组织会有一个牵涉"下凹"的仿真现象；如何在手术刀切断血管或组织的时候，有"出血"的仿真现象等。在仿真手术器械的设计方面，也存在一些技术上的问题，例如：止血钳没有一个仿真"打开—钳夹—合拢"的功能；持针器和缝针缝合组织时还没能做到仿真"进针—出针"的缝针过程等，这些技术问题都有待我们今后进一步去研究和改进。

医学影像技术和计算机技术的迅速发展使上述问题的解决成为可能，3D 图像可视化重建技术又被称为非损伤性立体解剖，其利用计算机图像处理技术对 2D 切片图像进行分析和处理，实现对人体器官、软组织和病变体的分割提取 3D 重建和 3D 显示，简化了人大脑对 2D 图像的综合思维过程，更加直观、准确地显示肝脏及其管道系统和病灶的全方位立体信息：血管的分支类型、走向以及与病灶的空间位置关系等，可辅助医师对病变体及其他感兴趣的区域进行定性甚至定量的分析，大大提高医疗诊断的准确性和可靠性，为手术方案设计提供了准确的个体化解剖信息，因此比传统的 2D 断层图像具有更重要的临床应用价值。

目前，仿真手术的研究主要集中在神经外科、整形外科和骨科方面的研究，尤其是术中导航，将虚拟现实和增强现实相结合，甚至结合手术机器人在临床成功应用的案例不少。结合腹部脏器临床报道

的很少，仅限于肝脏手术的术前研究或评价。脾脏和胰腺的仿真手术研究基本没有。

今后，仿真手术的研究将会有更快、更大的突破，其应用范围也会越来越广，包括在临床、教研、教学等领域充分发挥重要作用。

（方驰华　齐硕）

参考文献

［1］吴在德，吴肇汉，郑树. 外科学［M］. 6 版. 北京：人民卫生出版社，2004：5.

［2］JAYA K U, GABOR T H. Medical image reconstruction, processing, visualization and analysis：the MIPG perspective［J］. IEEE Trans Med imaging, 2002, 21（4）：456-459.

［3］LAI EC, LAU W Y. The continuing challenge of hepatic cancer in Asia［J］. Surgeon, 2005, 3（3）：210-215.

［4］ZHOU Z M, FANG C H, ZHONG S Z, et al. Three dimensional reconstruction of the pancreas based on the virtual Chinese human-female number 1［J］. Postgrad med J, 2006, 82（9）：392-396.

［5］刘宾全. 基于遗传算法的肝 CT 序列图像的分割研究［A］. 长沙：中南大学出版社，2005：5.

［6］Kim H C, Park S H, Park S I, et al. 3D images using multidetector computed tomography in evaluation evaluation of the biliary tract：an illustrative review［J］. Abdominal Imaging, 2004, 29（4）：472-478.

［7］吴阶平，裘法祖. 黄家驷外科学［M］. 6 版. 北京：人民卫生出版社，2004：3.

［8］周五一，方驰华，黄立伟. 肝脏管道灌注后数字化虚拟肝脏及其手术的研究［J］. 第四军医大学学报，2006, 27（8）：718-722.

［9］王子罡，唐泽圣，王田苗，等. 基于虚拟现实的计算机辅助立体定向神经科手术系统［J］. 计算机学报，2000, 23（9）：931-937.

［10］KOCKRO R A, SERRA L, TSENG-TSAI Y, et al. Planning and simulation of neurosurgery in a virtual reality environment［J］. Neurosurgery, 2000, 46（1）：118-135.

［11］ZIMMERMANN R, GABL M, ARORA R, et al. Computer-assisted planning and corrective osteotomy in distal radius malunion［J］. Mikrochir Plast Chir, 2003, 35（5）：333-337.

［12］LAMADE W, GLOMBITZA G, DEMIRIS AM, et al. Virtual surgical planning in liver surgery［J］. Chirurg, 1999, 70（3）：239-245.

［13］周五一，方驰华，黄立伟，等. 肝脏管道灌注后数字化虚拟肝脏及其手术［J］. 第四军医大学学报，2006, 27（8）：712-716.

局部进展期胰腺癌的局部消融治疗

肿瘤的局部消融治疗具有微创、靶向性好、安全、痛苦小等优点,其在实体肿瘤特别是在肝癌的治疗中取得了巨大的成功,对于失去手术机会的实体肿瘤病人不失为一种有效的治疗方法。由于胰腺癌对化、放疗均不敏感,因此一些中心也尝试利用局部消融的方法来治疗局部进展期胰腺癌(AJCC Ⅲ期),但由于胰腺复杂的解剖毗邻关系(邻近胆管、肠管、大血管等),传统的热消融或者冷消融存在并发症高、治疗效果较差等缺点,因此其在胰腺癌的局部消融治疗中应用发展较缓慢,且文献报道以射频消融和超声聚焦刀为主。近年来一种全新的、非热消融治疗方式——纳米刀消融的出现为局部进展期胰腺癌的局部消融带来了新的希望。本章节将就局部消融新技术——纳米刀消融以及传统热消融中常用的射频消融和超声聚焦刀在局部进展期胰腺癌中的应用现状作一阐述。

第一节　纳米刀在胰腺癌治疗中的应用

一、技术原理

纳米刀消融又称为不可逆电穿孔技术(irreversible electroporation, IRE),是一种全新的消融技术。不同于传统的热或冷消融治疗,其消融过程不产生高温或低温,其原理是利用超短的高压直流电,使消融区的细胞膜上的磷脂双分子层产生多个纳米级的、不可逆的微孔,导致细胞膜的完整性破坏,进而破坏细胞内环境的稳定性、诱导细胞凋亡。相对于传统的热消融或冷消融方法,由于消融区内的血管、胆管、胰管等重要结构组织的胶原纤维等细胞成分缺少磷脂双分子层结构,故在纳米刀消融过程中结构完整性得以保留,同时由于其不依赖温度,故对靠近大血管的区域进行消融不存在热沉降效应。CFDA在2015年7月正式批准纳米刀应用于肝脏及胰腺恶性肿瘤,对于胰腺恶性肿瘤目前主要用于局部进展期胰腺癌的消融治疗。

二、适应证和禁忌证

(一)适应证

1. 多个临床研究表明目前纳米刀治疗胰腺癌的主要适应证是不可手术切除的局部晚期胰腺癌(AJCC Ⅲ期),即肿瘤侵犯局部大血管(腹腔干、肠系膜上动脉等)而又无远处转移灶者。

2. 肿瘤最大径不超过 5.0cm,一般以 3.0cm 以下的范围为佳。

3. 对伴有远处转移的病人行纳米刀消融治疗,目前尚无充分循证医学证据证实其能延长病人生存时间,对于是否可通过纳米刀消融减轻肿瘤负荷从而改善病人疼痛等生活质量,尚需临床进一步研究证实。

4. 病人体力状况良好,能够耐受全麻手术。

(二)禁忌证

1. 纳米刀消融需要在全麻及应用肌松剂的条件下进行,故常规的手术全麻禁忌证也是纳米刀消融的禁忌证。

2. 病人安装有心脏起搏器、严重的心律失常、有癫痫病史、多发远处转移灶。

3. 消融区或附近区域放置了金属部件,尤其是治疗前不可取出者(如不带覆膜的金属胆道支架)。

4. 肿瘤已经侵犯并穿透十二指肠肠壁。

三、操作方法及技术要点

(一)IRE 消融前准备

1. 术前应全面评估病人一般状况,仔细审阅增强 CT 或 MRI 片明确肿瘤位置以及其与周边重要血管、胰管、胆管、肠管的毗邻关系,设计治疗方案。

2. 尽可能取得病理诊断或者术中行肿瘤穿刺活检送术中冰冻。

3. 心前区放置心电同步导联,测试消融机器、心电同步设备及术中超声设备。

4. 病人必须进行气管插管及全身麻醉,纳米刀消融过程中发射的电脉冲会刺激肌肉收缩,消融时

12

需要充分的神经肌肉阻滞,在电脉冲发射前应告知麻醉师及护士。

5. 治疗方法选择

(1)纳米刀消融胰腺癌进针方法包括经皮、开腹下以及腹腔镜下三种。其中腹腔镜下进针操作难度较大,仅少数中心尝试进行。目前有多项研究表明经皮胰腺癌的纳米刀消融是可行的,但由于胰腺复杂的解剖毗邻关系,经皮进针可能会损伤肠管、血管等重要结构,仍存在一定的风险。目前主流的进针方式是开腹下进针。

(2)开腹下纳米刀消融腹部手术切口以方便暴露及布针为原则,一般选用上腹部正中绕脐切口。

6. 消融电极选择

(1)纳米刀消融电极针型号为19G×15cm和19G×25cm二种,前者用于开腹下消融,后者用于经皮消融治疗。

(2)消融电极针的外层包有塑料绝缘膜,通过消融电极尾部的手柄按钮可以调节暴露电极的长度。

(3)根据胰腺癌的组织结构特点,消融电极针尖的金属裸露区长度建议为1.0cm。

(4)为了达到最大的消融范围,建议采用多针消融的方法,一般为4~6支(图12-1-1)。

(二)操作方法

1. 开腹后超声检查

(1)术中超声检查进一步评估肿瘤与周边重要结构,如肠系膜上动脉、腹腔干动脉、肠系膜上静脉、胰管、胆管等的关系。

(2)同步扫查肝脏,排除术前影像学检查未发现的肝转移灶。

(3)超声测量胰腺肿瘤的大小(长度、宽度及深度三个径线),根据肿瘤的大小,利用纳米刀消融机器自带的软件估算消融区体积及需使用的消融电极针的数量、布针位置。

(4)为顺利完成多针消融布针,治疗前设计详细的布针方案,一般的原则是先布复杂侧再布简单侧、先布深面再布浅面。

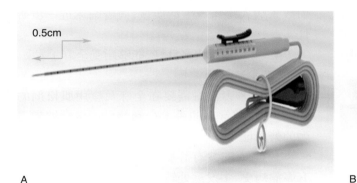

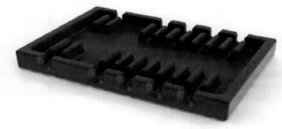

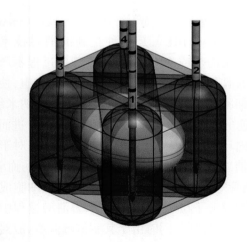

图 12-1-1 纳米刀消融器械介绍

A. 纳米刀消融电极针尖金属裸露区可按照组织结构特点在0.5~4.0cm之间调节,非金属裸露区被塑料绝缘体覆盖;B. 配合卡槽的应用可保证消融电极针间距1.5~2.0cm,针之间相互平行;C. 消融电极针自脚侧向头侧进针,术中超声实时监测进针全过程,避免损伤重要结构;D. 多针消融可相互融合达到最佳的消融效果。

2. 超声实时引导下进行布针消融

（1）一般选择横结肠系膜下自足侧向头侧方向进针。

（2）布针间距以 1.5~2.0cm 为宜。

（3）布针过程中可配合使用卡槽使针与针之间保持相互平行。

（4）布针后，术中超声进一步确定电极针尖位置及针间距后，启动消融治疗程序。

（5）依据消融电极针之间的间距决定调整电极间所需要施加的电压（一般要求 1 500V/1cm），完成每个循环后，根据肿瘤的大小逐步后退消融电极针（多为 1cm），重复电极充电、放电步骤，以达到最大的消融范围（图 12-1-2）。

（6）治疗后即刻超声检查：纳米刀消融完成后常规对消融区及毗邻区域进行超声扫查，消融区域多呈高回声改变，注意肿瘤毗邻重要器官有无损伤、血管通畅性以及有无血栓形成等。

（三）技术要点及注意事项

纳米刀消融对布针的技术要求较高，操作者应具有超声引导下肿瘤消融治疗的相关经验，术前的 3D 数字化影像学评估有助于引导精准布针（图 12-1-3）。由于纳米刀消融针型号均为 19G，同时包被有塑料绝缘膜，对超声波反射能力有限，超声下针道显示常不理想，为了精准布针，建议选用穿刺架或超声 -CT 融合成像系统引导布针（图 12-1-4）。消融布针针尖应避免损伤胰管、胆管及大血管，故应重视术中超声引导、监控。

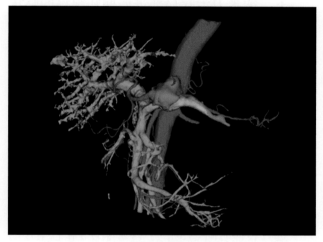

图 12-1-3　术前的 3D 数字化影像重建技术提示胰腺肿物与门脉系统、动脉系统关系（绿色标示为胰腺肿瘤，蓝色标示为门脉系统，红色标示为动脉系统）

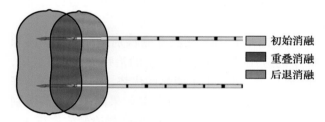

初始消融
重叠消融
后退消融

图 12-1-2　通过逐步后退消融针（根据消融电极针裸露区的长短，胰腺癌一般每次需后退 1.0cm）达到最大的消融范围

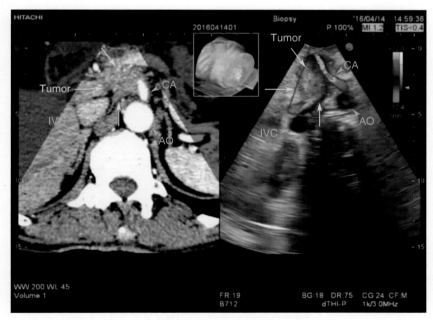

图 12-1-4　超声 -CT 融合成像系统将超声的实时性优势与 CT 高空间分辨率的优势集中于一体

四、并发症及其预防与处理

胰腺癌纳米刀消融相关并发症主要包括胰瘘、胆瘘、腹腔出血、消化道出血等。并发症的预防关键在于术前合适病例的选择、术中精准布针以及术后的严密监测。一般纳米刀消融术后消融区域应常规放置引流管，术后应用生长抑素。胰瘘、胆瘘通过引流管通畅引流多能痊愈。严重的腹腔出血或消化道出血病人需要考虑急症外科或介入栓塞止血。

五、纳米刀治疗局部进展期胰腺癌的临床效果

纳米刀消融作为一种全新的消融治疗方式，其在胰腺癌的治疗中展示了良好的应用前景，美国的 Martin RC 等开展了一项前瞻性多中心研究，27 例病人 8 例接受 IRE 联合手术切除，19 例仅接受 IRE 治疗，90 天的短期随访显示所有病人均消融成功，未出现胰腺炎、胰瘘等严重并发症。该研究团队另一项前瞻性多中心研究显示，54 例接受 IRE 治疗胰腺癌病人相比 85 例仅接受放化疗治疗的病人，能明显延长肿瘤的局部进展时间（14 个月 vs 6 个月）、远处转移时间（15 个月 vs 9 个月）和总生存期（20 个月 vs 13 个月），来自亚洲的台湾大学医学院及中山大学附属肿瘤医院等也相继发表了纳米刀消融治疗局部晚期胰腺癌的临床研究报道，其中位生

存时间达 24~30 个月。目前最大宗的病例报道来自于美国的一项多中心、前瞻性研究，结果显示纳米刀消融联合化（放）疗的综合治疗模式治疗 200 例局部晚期胰腺癌病人，中位总生存时间达到近 2 年，较传统的化疗等已有明显的提高。由于纳米刀消融主要是通过细胞凋亡来达到消灭肿瘤细胞的目的，并且这种凋亡一般需持续 6~8 周左右，而非传统的热消融或冷消融通过即时性的凝固性坏死来达到消灭肿瘤的目的，因此对于胰腺癌纳米刀消融术后的疗效评价需要动态观察，目前一般建议纳米刀消融 3 个月后再行影像学检查评价消融效果。纳米刀消融术中即时疗效评价，目前主要是通过纳米刀消融区域电流升高的改变来间接判断消融的效果。纳米刀消融除了可以导致消融区域的肿瘤细胞凋亡外，其还可以通过细胞穿孔、释放细胞内抗原等刺激机体免疫反应，来自美国的 Zhao Jun 及中山大学肿瘤医院的李升平团队的研究也证实了纳米刀消融术后可以改善肿瘤局部及全身免疫微环境，这也为将来纳米刀联合免疫治疗提供了参考。

综上所述，IRE 在胰腺癌特别是局部晚期胰腺癌中的应用效果相较于传统的治疗方式（热消融，化、放疗等）显示出了明显的优势，是一种具有良好应用前景的消融新技术。但其效果尚需要更高级别的循证医学证据证实。目前多推荐消融前先行 3~4 个月的诱导化疗、消融术后进行辅助化（放）疗的综合治疗模式，以此提高治疗效果（图 12-1-5）。

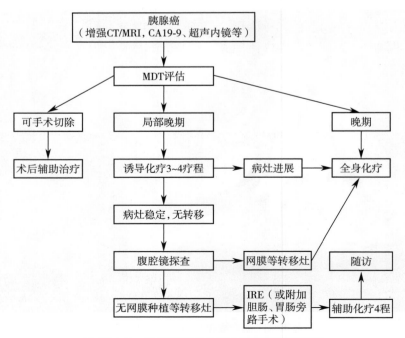

图 12-1-5　纳米刀消融的综合治疗模式流程图

第二节 射频消融在局部进展期胰腺癌治疗中的应用

一、技术原理

射频消融（radiofrequency ablation，RFA）是目前最常用的实体肿瘤局部消融治疗方式，其原理是通过裸露的电极针发出中、高频率的射频波，使周围组织内的正负离子、水分及蛋白质等极性分子高速振荡、摩擦，转化为热能，从而使蛋白质发生不可逆的凝固性坏死。研究表明，细胞在40℃时仍可以保持稳态；当温度>46℃时，细胞开始出现不可逆损伤。损伤机制可以分为直接损伤和间接损伤，直接损伤包括热消融改变细胞膜完整性、流动性及渗透性，导致线粒体、高尔基体功能及DNA、RNA合成障碍，并且释放大量溶酶体酶破坏周围组织及肿瘤细胞；间接损伤包括诱导细胞凋亡，血管损伤引起的缺血再灌注损伤等。

二、适应证和禁忌证

目前RFA治疗胰腺癌主要是用于无法手术切除的局部进展期病人以及部分胰腺神经内分泌肿瘤和转移瘤病人的姑息性治疗，同时为了取得更好疗效，一般消融术后需要联合化疗等综合治疗。禁忌证主要包括病人预期生存时间<3个月、恶病质等。

三、操作方法及技术要点

目前RFA的应用方式主要包括外科开腹术中超声引导消融、影像学引导下经皮穿刺消融及腹腔镜辅助下消融三种，RFA治疗胰腺癌大多在气管插管全麻开腹术中超声引导下完成。术前需常规放置胃管，术中充分游离胰腺，在术中超声引导下将射频电极针直接插入瘤体内进行消融（图12-2-1），超声下证实避开胰周大血管、胰管和胆管，射频电极针插入肿瘤之前均应行穿刺活检明确病理诊断。根据瘤体大小及位置，消融点为1~3个，每点射频消融时间5分钟。消融过程中注意保护十二指肠、胆总管、胰管，可同时自胃管内注入0℃的生理盐水使邻近胰腺组织的十二指肠壁降温，待射频完毕后消融点周围常规放置引流管。消融完成后可联合术中超声造影评估消融范围（图12-2-2）。

四、并发症及其预防与处理

1. 胰瘘 RFA穿刺及消融过程中的热损伤可能导致胰管破裂，导致胰瘘。预防措施包括消融范围要避开主胰管，避免全瘤消融，术中需常规置管引流，术后使用胰酶抑制剂等。

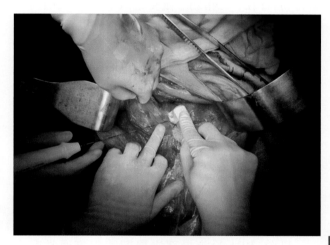

图12-2-1 术中超声实时引导下将射频消融电极插入胰腺肿物中

12

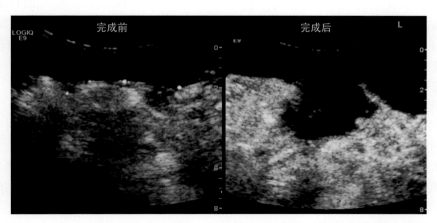

图12-2-2 消融完成后超声造影提示胰腺肿物出现"空洞症"，表明消融坏死范围

2. 出血　包括消化道出血和手术部位出血。早期出血发生在术后4天内,多是消融穿刺点出血或应激性胃溃疡出血;晚期出血可出现在术后40天,其原因可能是消融过程中损伤胰管导致胰瘘,激活的胰液腐蚀周围血管致出血,此外毁损区感染破溃也可侵蚀血管而造成出血。

3. 胰腺炎　大多数是一过性的,经治疗多在术后1周左右恢复正常,部分可发生出血坏死性胰腺炎,预防的关键在于避免消融损伤瘤周的正常胰腺组织。

4. 感染　多发生在肿瘤体积较大、需反复多点穿刺消融的病人中,常和胰瘘同时存在,因此在对胰腺癌施行姑息治疗时,不应贪大求全,避免全瘤消融。

5. 周围脏器损伤　常见部位是十二指肠和胆管,多发生在胰头肿瘤病人,主要为热损伤。因此术中不仅要严格掌握消融区范围,而且应该避开周围血管、胆管和十二指肠等重要组织结构,必要时应当游离胰头及十二指肠,或者降低治疗温度。

6. 急性肾衰竭　有报道胰腺癌病人在RFA术后第2天死于急性肾衰竭,原因可能是肿瘤过大、多次消融后出现肿瘤大范围坏死、溶血,导致大量血红蛋白尿阻塞肾小管所致,预防措施主要包括治疗后的水化及利尿治疗。

7. 其他并发症　包括发热、腹水、局部疼痛、转氨酶升高、黄疸等,对症处理后一般均可缓解。

五、射频消融治疗局部进展期胰腺癌的临床效果

目前,RFA治疗局部进展期胰腺癌通常联合应用其他治疗方式。早期Spiliotis等通过前瞻性临床对照研究比较RFA联合姑息性手术与单纯姑息性手术治疗,显示RFA组病人的最长生存期长达15个月,相比姑息治疗组的最长生存期8个月有显著延长,且RFA组病人治疗后血清胆红素、血清CA19-9,CA242的水平也较姑息治疗组病人明显下降。Girelli等的一项对100例接受RFA治疗的局部进展期及晚期胰腺癌病人的研究显示,在12个月的中位随访时间中,55例病人死亡,19例病人出现疾病进展,22例病人无疾病进展生存,病人中位生存期为20个月。Giardino回顾性分析了107例RFA治疗局部进展期胰腺癌的疗效,病人的中位生存期为20.6个月,其中少部分联合RFA、放化疗、动脉内灌注化疗3种治疗方法方式的病人总生存期可

以达到34个月。除了能延长局部进展期胰腺癌病人的生存期,RFA还可以有效控制病人疼痛。研究表明,RFA治疗后,病人的疼痛评分由5.5 ± 1.81降至1.63 ± 0.86,可以显著缓解晚期疼痛,改善病人生活质量。目前我国也有部分单位开展胰腺癌RFA治疗,从现有的经验看,影响疗效的因素主要是肿瘤大小,对于3~5cm的肿瘤效果较好。

总之,应用RFA治疗局部进展期胰腺癌对病人生存期有一定的改善,RFA联合化疗等综合治疗可能使病人受益更大,但目前缺乏前瞻性随机对照的多中心临床研究。因此,RFA在局部进展期胰腺癌中的疗效仍然需要系统、规范的多中心的前瞻性研究进行验证,同时如何减少热消融治疗胰腺癌导致的严重并发症(如胰瘘、出血等)也是必须考虑的问题。

第三节　超声聚焦刀在局部进展期胰腺癌治疗中的应用

一、技术原理

超声聚焦刀(high-intensity focused ultrasound, HIFU)治疗,又称为超声消融治疗或聚焦超声外科治疗,其原理是将超声换能器发射的超声波聚焦于既定的靶组织内,形成一个高强度的焦点,在靶组织内产生瞬时高温(60~100℃),通过热效应、空化效应等致组织凝固性坏死,同时破坏肿瘤血管。由于其是通过超声束的聚焦产热,而不需要将消融电极穿刺入组织中,是一种非侵入性的体外适形肿瘤治疗技术。该技术始于20世纪初期,20世纪90年代开始逐步应用于实体肿瘤的姑息性治疗。由于胰腺癌对放、化疗不敏感,但胰腺癌细胞对温度比较敏感,HIFU不但能控制原发病灶,而且能破坏肿瘤区域的腹腔神经丛组织,从而控制疼痛,使得无法手术的中晚期胰腺癌病人的生活质量及生存时间得到提高。

二、适应证和禁忌证

(一)适应证

1. 手术不能切除者或不能耐受手术者。
2. 预期生存期>3个月。
3. 治疗系统机载超声能清楚显示病灶。
4. 无明显的梗阻性黄疸或有梗阻性黄疸但已经采取放置胆道内支架等措施。
5. 有安全的声通道,或经辅助处理后可获得足

够安全的声通道。

（二）禁忌证

1. 治疗的声通道上有金属异物或其他医用置入物。

2. 声通道上大血管有钙化。

3. 肠系膜血管受侵（包括癌栓），肠系膜上动静脉被肿瘤明显压迫（肠系膜上动静脉远端明显扩张者）。

三、操作方法及技术要点

（一）病人体位的选择

体位选择原则是选择最佳声通道，有利于暴露病灶的体位。一般选择俯卧位，胰体尾部病灶可采用左侧卧位。

（二）麻醉方式

持续硬膜外麻醉或全身麻醉，也可选择镇静镇痛方案。

（三）定位、引导、计划

1. 定位　在机载超声引导下，明确肿瘤的位置、大小、边界、周边毗邻关系。测量病灶上下、前后及左右径线，确认与胃肠道、胆囊及十二指肠上动静脉等重要脏器毗邻关系及距离。

2. 引导　确定显像超声显示轴位或矢状位的扫描方向，便于观察焦点的位置和变化，同时监控治疗区的重要结构。根据肿瘤的位置来确定超声的切面方向。位于胰头的肿瘤可选择矢状位或轴位切面，胰体或胰尾的肿瘤选择矢状位切面。

3. 计划

（1）治疗计划：确定治疗区的起点和止点的 X 轴坐标，调整 Y 和 Z 轴坐标，消融范围覆盖病灶。

（2）拟定治疗范围：由于胰腺肿瘤毗邻关系的特殊性和治疗目的常为姑息治疗，为避免对周围脏器产生热损伤，治疗区的边界与重要脏器之间的距离应大于 15mm，如胃肠道、胆囊等。

4. 治疗效果的实时评价标准　胰腺癌对热敏感，病灶治疗后肿瘤声像图呈整体增强改变，是凝固性坏死的声像图像，同时超声造影技术可于治疗后即刻评价治疗区的血流灌注情况来评估治疗效果。

四、并发症及其预防与处理

1. 疼痛　HIFU 消融后大多数病人癌性疼痛能有效缓解，部分病人治疗后会出现短期疼痛，主要为治疗区疼痛（腹痛），大多数症状轻微，与靶区组织急性水肿有关。治疗中可调整治疗剂量强度如增加冷却时间预防或减轻疼痛，术后给予非甾体抗炎药或曲马多止痛。

2. 皮肤损伤　表现为皮肤水疱、橘皮样改变等，发生率低于1%，多见于腹壁严重瘢痕者。治疗前对皮肤脱脂、脱气及检测瘢痕对超声的衰减程度是有效的预防手段，治疗中可调整冷却时间、治疗区域和治疗剂量。

3. 胃肠道损伤　在治疗靠近胃肠道病灶，或由于胃肠道内的气体和内容物对超声的反射，使胃肠壁组织损伤或穿孔。治疗前应严格进行胃肠道准备，清除肠道内的内容物和尽量减少肠道内的气体，改善声通道。治疗中仔细分辨胃肠道和病灶的关系，治疗焦点应远离这些危险器官 15mm 或以上距离。

4. 胆道损伤　在治疗靠近胆囊床或者病灶已侵犯胆囊壁的病灶时，有胆囊损伤或穿孔的风险。另外胰头部病灶治疗后局部水肿可能产生暂时胆道梗阻。术前进行胆道金属支架置入是可能的预防手段。治疗中应保持焦点与胆总管之间的最小距离大于 15mm。

5. 血管损伤　肠系膜上动静脉被肿瘤明显压迫或侵犯，或肠系膜上动静脉有癌栓者或血管壁存在钙化，当接收到辐照能量可能会造成血管损伤。术前仔细阅读动态增强 CT 或 MRI，注意掌握适应证，治疗焦点应远离危险区域。

6. 继发感染　超声消融治疗后，细菌通过血液（菌血症）或直接侵入治疗区，使坏死的肿瘤组织感染。预防的方法是术后给予广谱抗生素预防感染。

7. 声通道后场脊椎损伤　位于声通道后场的椎体与前方的肿瘤形成强烈的反射界面，即使极低的超声能量也易沉积于椎体而导致脊椎损伤。一般病人无特殊表现，仅 MRI 检查见有水肿信号出现。部分病人可有局部疼痛，可给予非甾体类止痛药对症处理。治疗过程中控制好治疗焦点的深度、声功率、照射时间、适当的冷却时间可有效避免。

五、超声聚焦刀治疗局部进展期胰腺癌的临床效果

进展期胰腺癌发病隐匿、进展快、恶性度高，HIFU 治疗此类胰腺癌病人的治疗目的是减轻症状、控制疼痛，进一步使病人在生存质量及生存期方面获益。汪伟等治疗不能手术的胰腺癌病人，15 例有明显腹痛或腰背痛，HFU 后 4 例疼痛完全缓解，8 例疼痛显著减轻（>50%），3 例止痛效果不满意，总的有效止痛率达 80%。Wang 等治疗不能手术的

12

晚期胰腺癌病人 40 例,包括 13 例Ⅲ期和 2 例Ⅳ期病人。疼痛缓解率 87.5%,疼痛缓解中位时间为 10 周。李静等报道了 44 例胰腺癌病人接受 HIFU 消融治疗,36 例(94.74%)HIFU 治疗后疼痛有不同程度的减轻,疼痛缓解中位时间为 2.5 个月。

　　Wang 等报道 40 例不能手术切除的晚期胰腺癌病人接受 HIFU 治疗后 1 年生存率为 30.1%,中位生存时间为 8 个月,其中 13 例Ⅲ期病人为 10 个月,27 例Ⅳ期病人为 6 个月。李静等治疗的 44 例晚期胰腺癌病人中,联合全身化疗 14 例、放疗 6 例、门脉化疗 9 例、动脉栓塞化疗 2 例及分子靶向药物治疗 3 例,中位生存时间 8 个月,治疗后 1、3、5 年生存率分别为 15.91%、6.82%、2.27%,最长随访时间 71 个月。Sung 等报告的 46 例病人,6、12 及 18 个月的生存率分别为 89.1%、52.2% 及 30.4%,中位生存时间为 12.4 个月;HIFU 治疗后 6、12 个月的生存率分别为 58.8% 及 30.1%,中位生存时间为 8 个月。综上所述,HIFU 治疗晚期胰腺癌可有效控制疼痛,具有无创性、可重复性,可部分改善患者生存质量、延长生存期,但目前尚缺乏 HIFU 治疗局部进展期胰腺癌的Ⅲ期临床研究,尚需更高循证医学证实其确切疗效。

(李升平　王俊)

参考文献

[1] MARTIN RC, KWON D, CHALIKONDA S, et al. Treatment of 200 locally advanced (stage Ⅲ) pancreatic adenocarcinoma patients with irreversible electroporation: safety and efficacy[J]. Ann Surg, 2015, 262(3): 486-494.

[2] HUANG KW, YANG PC, PUA U, et al. The efficacy of combination of induction chemotherapy and irreversible electroporation ablation for patients with locally advanced pancreatic adenocarcinoma[J]. J Surg Oncol, 2018, 118(1): 31-36.

[3] CHAOBIN HE, JUN WANG, SHUXIN SUN, et al. Irreversible electroporation versus radiotherapy after induction chemotherapy on survival in patients with locally advanced pancreatic cancer: a propensity score analysis[J]. BMC Cancer, 2019, 19(1): 394.

[4] CHAOBIN HE, JUN WANG, SHUXIN SUN, et al. Immunomodulatory effect after irreversible electroporation in patients with locally advanced pancreatic cancer[J]. Journal of Oncology, 2019, 2019: 346017.

[5] ZHAO J, WEN X, TIAN L LI, et al. Irreversible electroporation reverses resistance to immune checkpoint blockade in pancreatic cancer[J]. Nat Commun, 2019, 10(1): 899-905.

[6] GIARDINO A, GIRELLI R, FRIGERIO I, et al. Triple approach strategy for patients with locally advanced pancreatic carcinoma[J]. HPB(Oxford), 2013, 15(8): 623-627.

[7] GIRELLI R, FRIGERIO I, GIARDINO A, et al. Results of 100 pancreatic radiofrequency ablations in the context of a multimodal strategy for stage Ⅲ ductal adenocarcinoma[J]. Langenbecks Arch Surg, 2013, 398(1): 63-69.

[8] GAO HF, WANG K, MENG ZQ, et al. High intensity focused ultrasound treatment for patients with local advanced pancreatic cancer[J]. Hepatogastroenterology, 2013, 60(128): 1906-1910.

[9] 李静,杨武威,祝宝让. 聚焦超声消融治疗胰腺癌的临床观察[J]. 中华肝胆外科杂志, 2011, 17(8): 695-696.

[10] 汪伟,唐杰,叶慧义,等. 高强度聚焦超声消融胰腺癌的安全性及疗效研究[J]. 中国超声医学杂志, 2007, 23(1): 76-79.

第十三章

三维可视化技术在胰腺外科中的应用

第一节 概 述

胰腺癌（pancreatic cancer）是恶性程度极高的消化道肿瘤，起病隐匿，缺乏具有敏感性和特异性的肿瘤标志物，早期诊断困难，预后不佳，5 年生存率≤6%。胰十二指肠切除术（pancreaticoduodenectomy，PD）和胰体尾切除术（distal pancreatectomy，DP）是治疗胰头癌和胰体尾癌的标准手术方式，根治性手术切除是唯一可能治愈胰腺癌的手段。胰腺癌特别是胰头癌，早期容易侵犯门静脉、肠系膜上静脉等重要血管，仅有 15%~20% 的病人在诊断时获得手术机会，术前准确地判断肿瘤的可切除性和个体化的手术规划有望使得这部分手术切除病人获得最大的生存获益。随着新技术新方法的临床应用、手术技术的发展与革新，胰腺外科疾病诊疗水平得到了快速的发展，现已进入一个胰腺 3D 外科时代。胰腺手术的高难度、高风险与胰头十二指肠区域复杂的解剖结构有关，术前精确地评估肿瘤与周围重要的血管如门静脉、腹腔干、肝总动脉及肠系膜上动、静脉的关系，对于评估胰腺肿瘤可切除性显得尤为重要。三维可视化（three dimensional visualization，3DV）技术可以清晰地显示胰腺肿瘤的部位、大小、形态和分布；腹腔动脉系统、门静脉系统属支的走行和变异；肿瘤与腹腔干、肠系膜上动脉、门静脉、肠系膜上静脉的关系，在术前精确判断病变部位、评估肿瘤与肠系膜上动脉、肠系膜上静脉关系（可切除性评估）和制定手术方案等方面发挥了重要作用。

临床上胰腺肿瘤可切除性评估主要是依赖 B 超、CT、MRI 等现代影像学检查为主，存在以下局限性：①这些影像均为二维平面影像；②不能立体、单独地显示肿瘤与胰周重要血管相互关系和侵犯程度；③难以发现腹腔动脉系统与门静脉系统属支的变异情况；④需由影像科医师协助分析图像；⑤不能根据术前规划进行仿真手术，选择最优手术方案。

同时，既往胰腺肿瘤可切除评估主要依靠 1997 年 Lu 等的 CT 血管造影（CT angiography，CTA）分型，其特异性和敏感性较低，容易导致判断错误。3DV 在胰腺外科的应用使外科医师更加立体、直观地了解胰腺肿瘤与胰周组织复杂的解剖结构，采用虚拟仿真手术可以提前预演手术，选择最佳手术方案，减少手术创伤，缩短手术时间。3D 打印模型立体、真实地展现胰腺肿瘤及其胰周重要血管物理模型，实现了三维平面图像向三维空间物理模型的跨越式转变。胰腺 3D 打印物理模型可以让术者明确、直观了解关键手术部位的解剖情况，有助于明确解剖间隙，防止术中重要结构损伤，还有助于确定胆管、胰管及血管等管道结构的离断位置，精确施行外科手术。

随着以现代医学与数字化高新技术相结合为基础，涵盖了多学科和多领域知识所形成的数字医学诊疗技术的不断成熟，将以全新的角度展示胰腺外科疾病诊疗的新方向，引领着数字化胰腺外科迈入数字化腹腔镜和机器人胰腺微创外科时代，与此同时更加突显出三维可视化技术在其中的核心地位。胰腺位于位置较深的腹膜后第 1~2 腰椎体平面，同时胰十二指肠区域是腹腔内血管分布最复杂的部位，而血管变异是十分常见的情况，胰腺外科三维可视化有利于外科医师对病人的影像资料进行识别，获取重要信息，为经验不足的医师提供帮助，提高其判读医学影像的效率，配合术前规划进行虚拟仿真手术。近十年来，胰腺三维可视化显示出蓬勃的发展趋势和前景，临床的实践已经充分证明了三维可视化技术在帮助外科医师对胰腺外科术前可切除性评估、个体化手术规划和可视化指导手术等精准诊疗方面具有独特、优越的技术支持。2017 年 12 月，中华医学会外科学分会胰腺外科学组、中国研究型医院学会胰腺疾病专业委员会、中华医学会数字医学分会和中国研究型医院学会数字医学临床外科专业委员会组织国内相关领域的专家制定《胰头癌三维可视化精准诊治专家共识》正式发布，标志着

13

其已经成为了一种同质化、规范化和标准化的医疗科学技术。本章重点介绍三维可视化技术在胰腺外科精准诊疗中的应用问题。

（张鹏）

第二节 三维可视化技术在胰岛素瘤术中的应用

一、胰岛素瘤概况及传统定位诊断方法

胰岛素瘤是胰腺最常见的功能性神经内分泌肿瘤，其可通过分泌胰岛素引起病人低血糖症发生。胰岛素瘤由于其散发多发、直径往往小于2cm、可定位于胰腺外等特点，给临床上胰岛素瘤的定位诊断带来了一定困难。临床较为常用的术前定位技术中一般首选无创性定位技术，如经腹部超声、CT及MRI。有创性定位技术中应用较多的包括超声内镜检查，必要时进行超声内镜引导下细针穿刺活检确诊；数字减影血管造影（DSA）、经皮经肝门静脉采血测定胰岛素（PTPC）和选择性动脉钙刺激静脉采血测定胰岛素（ASVS）等有创检查已基本不用。胰岛素瘤的术中定位技术主要包括术中扪诊及术中超声（IOUS）技术。传统的术前定位中，胰岛素瘤超声检查往往表现为低回声状态，但超声探查对胰岛素瘤的检查易受到肠气、肥胖等因素影响，且与超声医师诊断水平相关。准确度通常不高，定位较为困难，对比国内外对于超声定位的大量临床数据分析，其敏感性波动范围较大，可达到36.8%~61.0%。胰岛素瘤典型的CT表现为平扫等密度，增强扫描呈动脉期均匀高密度，由于CT平扫时胰岛素瘤的密度近于正常胰腺实质，故平扫检出率较低。增强CT是现在检出肿瘤并作出定位诊断的重要方法，可以检出直径小于2cm的胰岛素瘤。随着CT技术的进步，已经提出了许多改良方法。双相多排螺旋CT扫描明显优于单相扫描，也有研究证实双相增强螺旋CT（DPSCT）可以检查出6~18mm的胰岛素瘤。薛华丹等采用更薄的采集方式，更快的对比剂流速以及个体化的触发启动扫描，可进一步增加胰腺双期增强扫描的敏感性及特异性，分别可达到95.1%、94.4%，对手术治疗起到了重要的指导作用。MRI技术也常作为胰岛素瘤的诊断手段之一，但不同研究报道的诊断准确性差异较大，与常规MRI相比，弥散加权磁共振成像或许在体积较小的胰岛素瘤诊断中具有一定优势。

此外，术中定位在胰岛素瘤切除术中也发挥着重要作用。术中术者扪诊定位的准确性与手术医师的经验水平密切相关，而目前使用较为广泛的术中超声定位（IOUS），既可在开腹手术中使用，亦可通过腹腔镜下超声探头实现，由于排除了气体及肠道的干扰，图像清晰准确，准确率高达90%以上，且IOUS可以提示肿瘤与毗邻血管间的结构关系，也可以发现较为隐匿的微小肿瘤，因此在定位诊断中具有重要的价值。

随着超声三维可视化成像技术的发展、对CT算法理解的加深以及MRI技术的进一步应用与发展，CT改良方案不断增多，三维立体化重建技术进展迅速，其在外科手术中的应用也逐渐被外科医师重视。由于传统影像学往往基于二维层面，需要手术医师构想三维立体结构，也对手术医师的水平和培训时长提出了更高要求。而三维可视化成像技术，可以给予术者直观的肿瘤定位及毗邻解剖关系，有利于进一步增加诊断准确性，缩短手术时间，减少潜在手术并发症。

二、三维可视化技术的概念、发展、潜在应用价值和优势局限性分析

三维可视化技术即通过三维可视化算法，将超声、CT、MRI等平面数据重构出三维图像，能够直观地表现出各重要结构间的空间关系的技术。其发展历史已有数十年。Grenleaf JF等在1970年提出通过CT三维重建进行相关研究的设想，我国三维可视化技术的相关研究亦有近20年的研究应用，但目前广泛应用的领域较少，主要用于血管模型重建、肝血供分区重建、骨骼矫形手术预测重建、大脑MRI重建等领域。2017年12月提出了三维可视化技术指导胰腺癌分期及手术治疗的专家共识，对于血供以及毗邻关系较为复杂的胰腺疾病使用三维可视化技术的优势表现了肯定与支持。诊断及评估方面，三维可视化技术由于可以较为全面地显示完整的立体结构，能够较好地支持病变的分级、分期，显示结构侵犯或血管包绕的程度。另外，增强CT的血管重建技术，可以清晰地显示如肿瘤相关的血供关系，有助于术前分析和评估，便于手术团队提前进行术式的选择和讨论。另外，可以通过直接在三维重建基础上交互操作，预估治疗效果及可能潜在的并发症。治疗方面，超声三维重建技术实时互动，可以引导精确介入等操作，直接可观的三维结构显示提升了医师操作的精确度。目前三维可视化技术主流的

两种重建算法有面绘制和体绘制两种方法,两者各有优劣,面绘制可有效地绘制出三维体的表面,但缺乏内部信息的表达,可视化效果较差,如欲提高渲染质量需进一步处理。体绘制真实感较好,但渲染速度较慢,不适用于实时系统的表达。另外,受到医疗器材或重建水平的限制,三维重建影像的质量难以达成统一的标准化。而且对于较为常见的病例,医师往往倾向于通过传统影像学检查确定,亦为三维可视化技术的发展带来了一定的影响。

三、三维可视化技术在胰岛素瘤术中的应用及前景

(一)三维彩超在胰岛素瘤术中的应用及前景

传统的 2D 超声显像局限在一个平面内,而实时的 3D 超声成像技术,通过多角度的扫描,可以将整个组织可视化。超声介导在许多操作中亦有丰富应用,在实时 3D 超声成像的指导下,活检能够明确诊断癌症并减少手术中的创伤。对于胰岛素瘤,超声往往受到消化道积气及器官遮挡效应等,准确度较低,因此以超声介导的三维成像在术前诊断应用中发展难度较大,但术中超声排除了积气,直接在胰腺表面进行超声,可以想见在未来的手术中,借由 3D 超声定位实时立体成像,将会进一步提升手术的精确度。目前虽少有胰岛素瘤术中通过超声实现 3D 立体可视化的实例,但随着重建技术和即时演算技术的发展,我们期待未来手术中可由术中超声直接对病变区域进行立体化重建,方便术者对于术式的选择和对重要结构的保护。而随着超声实时交互操作的进步,未来可以借助超声探头对胰腺进行术中三维重建,并将术者的操作即时呈现在三维模型中。

(二)三维 CT 在胰岛素瘤术中的应用及前景

增强 CT 是胰岛素瘤的重要诊断手段之一,而 CT 的 3D 重建技术已有较为广泛的应用。理论上,可以通过仿照肝血供分区,通过动脉期增强重建血管系统,在三维结构中明确胰岛素瘤的供血分支,在术前明确胰岛素瘤供血支。同时由于胰腺解剖结构复杂,三维重建可减少术中损伤重要血管的概率。类似胰腺癌三维重建,相比于 CT 及 MRI,三维重建可以更清晰地显示胰岛素瘤的部位、大小、形态和分布,在术前精确判断病变部位、评估肿瘤与肠系膜上动脉、肠系膜上静脉关系(可切除性评估)和制定手术方案等方面发挥了重要作用。但是依照 CT 的三维重建依旧具有一定局限性,主要受到 CT 成像

的可靠性影响,由于胰岛素瘤对于平扫 CT 的敏感度较低,目前常常采用增强 CT 检测胰岛素瘤,而不同的对比剂剂量及 CT 扫描的厚度对于胰岛素瘤的显像有较大差异。因此对胰岛素瘤的三维重建造成影响。不过胰岛素瘤随着双相增强 CT 胰腺薄扫技术的发展,术前检出准确度越来越高,而基于成熟的 CT 重建技术,我们可以进一步地设计胰岛素瘤三维立体化重建,在术前即对胰岛素瘤的位置、数量、大小做较为精确的评估,方便在术前选择合适的术式,进一步优化诊疗的过程。目前,已有部分三维可视化技术应用于胰岛素瘤术前、术中的部分尝试,Koji Takeshita 等人利用三维可视化血管重建技术,利用 MDCT 动脉期增强重建胰腺血供,可以发现胰岛素瘤位于胰头,清晰地显示出血供关系,但遗憾的是文中未提及胰岛素瘤大小、数目等信息。通过利用胰腺灌注增强 CT 对胰岛素瘤的显像,可以较为清晰地显示胰岛素瘤的位置(图 13-2-1)。而利用灌注增强 CT 成像进行三维重建后的重建图,可以更好地展示胰岛素瘤瘤体与周围毗邻血管的关系,还可以通过旋转视角来进一步直观地观察瘤体,设计手术方案(图 13-2-2、图 13-2-3)。未来我们可以在临床中做更多的三维重建的尝试,为三维重建的应用提供更多的实践证据,来进一步探索该领域的未来应用。

值得一提的是,三维可视化技术在医师培训中,起着重要的作用,通过将三维可视化重建的数据导入仿真手术模拟系统,可以对不同复杂的个体化案例提供手术教学,缩短医师的专业化培训时间,亦是未来医师培训的趋势。我们期待未来三维可视化技术在胰岛素瘤术中大放异彩。

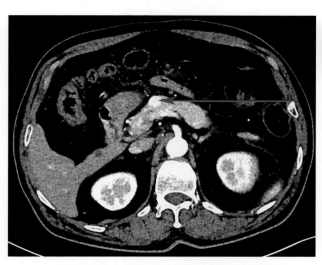

图 13-2-1 胰腺灌注增强 CT 对胰岛素瘤的显像

13

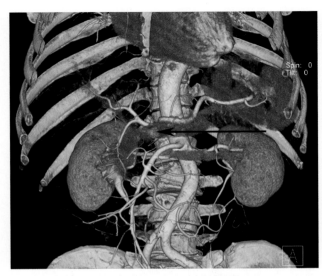

图 13-2-2　灌注增强 CT 成像三维重建图（视角 1）

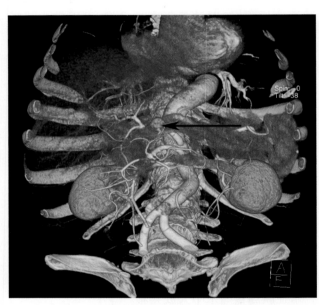

图 13-2-3　灌注增强 CT 成像三维重建图（视角 2）

（张太平　曹喆）

第三节　三维可视化技术在胰体尾切除术中的应用

一、三维可视化技术指导胰体尾联合脾脏切除术

（一）概述

腹腔镜胰体尾切除术具有切口小、创伤轻、恢复快等微创优势，其安全可行性及微创优势已获证实。目前主张对于胰腺体恶性肿瘤或较大的肿瘤，行腹腔镜胰体尾联合脾脏切除术（laparoscopic spleen-preserving distal pancreatectomy，LSPDP）。

（二）适应证

胰体尾联合脾脏切除术适应证主要为胰体尾病变邻近胰管、肠系膜血管、脾血管，无法保留脾脏血管，包括：①胰腺体尾部良性或低度恶性病变，包括胰腺囊肿、浆液性囊性瘤、黏液性囊腺瘤、胰腺导管内乳头状黏液瘤、胰腺实性假乳头状肿瘤、神经内分泌肿瘤、慢性胰腺炎、胰腺创伤等；②胰腺体尾部恶性肿瘤；③其他少见的胰腺体尾部肿瘤。对于胰腺恶性肿瘤，传统远端胰体尾联合脾切除术采取后腹膜切缘阳性率高。根治性顺行性模块化胰脾切除术（RAMPS）治疗胰体尾癌，提高后腹膜切缘 R0 切除率及肿瘤根治效果。

（三）禁忌证

1. 肿瘤远处转移。

2. 严重合并疾病无法耐受手术。

（四）术前评估

1. 常规实验室检查　血常规、尿常规、大便常规＋隐血；肝功能、肾功能、血电解质、凝血功能、肿瘤标志物检查（含 CA19-9、CEA、CA242）、感染性疾病筛查（乙型肝炎、丙型肝炎、HIV、梅毒），血淀粉酶。

2. 心电图、胸部正侧位 X 线片，了解心肺功能状况，排除肺部转移性病灶。对于老年人，可增加超声心动图、肺功能评估心肺功能，以确保病人能够经历长时间手术。

3. 术前行薄层 CT、MRI 或超声内镜检查，以评估病变性质、位置、大小、毗邻关系（尤其与脾动静脉走行关系）、脾血管通畅性。

4. 三维可视化评估　随着影像技术和计算机数字化技术的发展，基于 CT 或 MRI 的三维成像技术越来越成熟，三维成像可辅助术者进行更精准的手术设计。而通过三维重建系统绘制胰腺轮廓、肿瘤位置与大小、门静脉系统、肝脾动脉系统等的三维影像，特别对于胰腺恶性肿瘤，三维重建可以显示肿瘤与周围组织之间的关系。三维重建成像可诊断周围血管受侵情况，发现血管变异。胰体尾联合脾脏切除特别是顺行性模块化切除（RAMPS）术前肿瘤与周围组织关系非常重要。

（五）手术方法

1. 麻醉与体位　病人仰卧位，分腿或不分，头高脚低位（轻度抬高），采用气管插管吸入和静脉复合全身麻醉。术者站于病人右侧，第一助手站于病人左侧,扶镜手站于两腿中间,或病人右侧。当病变位于胰尾、靠近脾脏时,可采用右侧30°~45°倾斜位。

2. 气腹建立及套管分布　通常采用五孔法。五孔法:于脐下做弧形小切口,气腹针穿刺建立气腹,气腹压力12~15mmHg。改用10mm套管穿刺,插入30°腹腔镜。腹腔镜明视下于左、右腋前线肋缘下2cm处分别置5mm套管各一个作牵引孔。右侧腹直肌外缘脐上2cm水平置12mm套管一个为主操作孔,其左侧对应位置再置一个5mm套管为牵引孔,5个套管呈V形分布。

3. 手术步骤

(1)腹腔探查:明确是否腹膜转移、脏器表面转移。

(2)显露胰腺:使用超声刀切开胃结肠韧带,进入小网膜囊;然后逐步切断左半胃结肠韧带和胃脾韧带(包括胃短血管)。将胃向上翻起,显露胰体尾部,确定胰体尾病灶的位置、大小及毗邻关系。必要时可用腹腔镜超声扫描胰腺,作胰腺病灶及脾血管定位。

(3)处理脾动脉:在胰腺上缘找到脾动脉的起始段,分离后使用Hem-o-lok或可吸收夹夹闭、切断,以减少术中失血,并使脾脏内部分血液回流而达到自身输血。

(4)游离胰腺(颈部):游离胰腺下缘,显露肠系膜上静脉和脾静脉及门静脉,在门静脉前钝性游离,直至其上下缘贯通后,使用橡胶带提拉悬吊胰腺,以避免损伤门静脉。

(5)离断胰腺:于拟定胰腺切线处用内镜直线切割闭合器或超声刀离断胰腺。

(6)处理脾静脉:显露脾静脉与门静脉主干,游离脾静脉足够长度后,夹闭切断脾静脉(图13-3-1)。

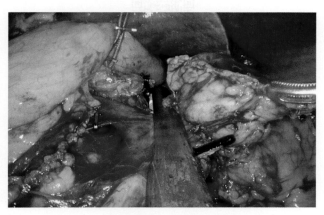

图 13-3-1　离断脾静脉(直线型切割闭合器)

(7)切除胰体尾及脾脏:将"去除血供"的胰体尾部和脾脏整块自右向左分离,切断脾膈韧带、脾肾韧带及脾结肠韧带,完全游离胰体尾部和脾脏。

(8)取出标本:标本装袋后,将脐下方穿刺孔绕脐扩大成半周切口,取出标本。肿块及切缘行冰冻病理检查。冲洗腹腔,检查无活动性出血后,于胰腺残端旁及脾窝处各放置一根引流管,切除后视野如图13-3-2所示。

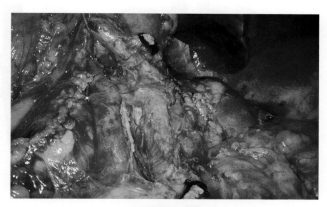

图 13-3-2　移除标本后视野,可见胰腺残端以及脾动静脉残端

(六)术后处理

1. 常规监测　生命体征、腹部体征及各项临床指标。

2. 常规补液　补液、维持水电解质平衡等处理。

3. 镇痛　术后常规采取病人自控镇痛(patient controlled analgesia, PCA)或硬膜外镇痛。

4. 抗生素使用　术后预防性使用抗生素,术后用药时间不超过24小时,主要针对革兰阴性菌,尽量避免使用单一抗生素,可考虑联合用药。除外以下情况:①术后明确存在胰瘘;②术后体温持续>38.5℃;③术后血常规WBC>20.0×10⁹/L或者<4.0×10⁹/L;④免疫功能缺陷、一般情况差或术前即有明确感染者;治疗性抗生素使用选择广谱抗生素,如三代头孢或碳青霉烯类,并留取标本进行细菌培养,根据药敏结果调整抗生素。

5. 饮食　术后6小时即可开始少量饮水,术后第一天恢复流质饮食,肛门排气后恢复半流质饮食。

6. 胃管、导尿管　常规无须留置胃管,特殊情况留置一般术后24小时内拔除;导尿管于术后24小时内拔除。

7. 腹腔引流管处理　目前很多学者主张早期拔出引流管,我们的经验是常规测定腹腔引流液淀粉酶（术后 1 天、3 天、5 天、7 天），以便早期发现胰瘘。根据腹腔引流管引流量、引流液淀粉酶指标、病人生命体征情况、病人术后腹腔 B 超或 CT 检查结果综合评估决定拔管时间。如无胰瘘、腹腔积液，引流液淀粉酶指标正常、引流液少于 30ml 即可拔管，一般于术后 3~5 天拔除引流管。

（七）典型病例

1. 病例特点　病人，男性，54 岁，上腹部不适

1 个月入院。血常规、生化、大便、尿常规无异常，肿瘤标志物 CA19-9：300U/L。

2. 影像学评估　CT 提示胰腺体部低密度肿物（26mm×17mm），远端胰管扩张，MRI 示：胰腺体部低密度肿物（26mm×17mm），远端胰管扩张，首先考虑胰腺癌。

3. 三维重建结果　胰体部肿物，边界不清，与周围组织关系紧密（图 13-3-3）。

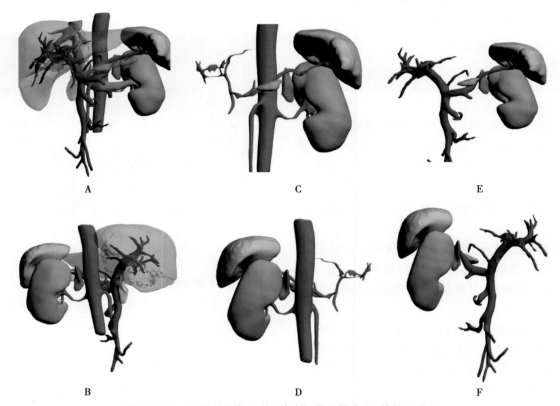

图 13-3-3　三维可视化评估，肿瘤与周围器官、血管关系密切

静脉系统（蓝色），动脉系统（红色），肝脏（红色透明），脾脏（灰色），肿物（灰色），左肾上腺（紫色），蓝色（肾脏）。A. 正面观；B. 后面观；C. 动脉正面观；D. 动脉后面观；E. 静脉正面观；F. 静脉后面观。

4. 手术与病理　腹腔镜根治性顺行性模块化胰体尾联合脾脏切除术。

（1）术中所见：腹腔内无积液，腹膜、小肠、结肠、盆腔、肝脏未见明显转移结节。横结肠及其系膜与腹腔粘连致密。胰腺体部见一质硬肿块，大小约 2.5cm 质硬，余胰腺质地可。解剖标本：肿块大小 2.5cm×2cm，远端胰管，扩张。距离胰腺断端切缘 2cm，远端切缘 8cm。

（2）术后病理：胰体尾中分化腺癌，大小 2cm×2cm×1.5cm，淋巴结（0/12），胰腺切缘阴性，后腹膜切缘阴性。

5. 术后情况　无并发症，顺利出院（资源 13-3-1）。

资源 13-3-1　三维可视化技术指导胰体尾联合脾脏切除术（PPT）

二、三维可视化技术指导保留脾脏胰体尾切除术

（一）概论

腹腔镜胰体尾切除术具有切口小、创伤轻、恢复快等微创优势，其安全可行性及微创优势已获证实。

目前主张对于胰腺体尾部良性或交界性肿瘤,应争取施行腹腔镜保留脾脏胰体尾切除术(laparoscopic spleen-preserving distal pancreatectomy, LSPDP)。

腹腔镜保留脾脏胰体尾切除术有Kimura法及Warshaw法两种术式。前者完整保留脾动静脉,脾脏血供可靠,但需将脾动静脉从胰腺实质中分离出来,操作复杂,术中、术后腹内出血等并发症较高。后者离断脾动静脉,仅靠胃短血管提供脾脏血供,操作简单,但术后可能发生脾梗死,甚至脾脓肿。

(二)手术适应证

腹腔镜保留脾脏胰体尾切除术适应证与开腹手术一致,为胰腺体尾部良性、交界性或低度恶性病变(未侵及脾动静脉及脾脏,且不适合行剜除者)。

1. 胰腺体尾部良性占位性病变,如胰腺囊肿(先天性囊肿、淋巴上皮囊肿、潴留性囊肿)、胰腺内分泌肿瘤和浆液性囊腺瘤等。

2. 胰腺体尾部交界性或低度恶性肿瘤,如黏液性囊腺瘤、导管内乳头状黏液性肿瘤、实性假乳头状肿瘤。

3. 其他,如胰体尾部异位脾脏、炎性假瘤、局灶性胰腺炎、胰腺损伤等。

(三)禁忌证

1. 胰腺恶性肿瘤。

2. 肿瘤侵及血管(门静脉,肠系膜上动、静脉,腹腔干)及邻近器官。

3. 肿瘤远处转移。

4. 既往上腹部手术史(为相对禁忌证)。

5. 严重合并疾病无法耐受手术。

(四)术前准备

1. 常规实验室检查 血常规、尿常规、大便常规+隐血;肝功能、肾功能、血电解质、凝血功能、肿瘤标志物检查(含CA19-9、CEA、CA242)、感染性疾病筛查(乙型肝炎、丙型肝炎、HIV、梅毒),血淀粉酶。

2. 心电图、胸片正侧位,了解心肺功能状况,排除肺部转移性病灶。对于老年人,可增加超声心动图、肺功能评估心肺功能,以确保病人能够经历长时间手术。

3. 术前行薄层CT、MRI或超声内镜检查,以评估病变性质、位置、大小、毗邻关系(尤其与脾动静脉走行关系)、脾血管通畅性。

4. 三维可视化评估 随着影像技术和计算机数字化技术的发展,基于CT或MRI的三维成像技术越来越成熟,三维成像可辅助术者进行更精准的手术设计。而通过三维重建系统绘制胰腺轮廓、肿瘤位置与大小、门静脉系统、肝脾动脉系统等的三维影像,可全方位显示肿瘤甚至预测各方向及切缘长度。此外,三维重建成像可诊断脾动静脉受侵情况,发现血管变异。因需要保留脾脏,评估肿物与脾脏相关血管关系非常重要。

(五)手术方法

1. 麻醉与体位 病人仰卧位,分腿或不分,头高脚低位(轻度抬高),采用气管插管吸入和静脉复合全身麻醉。术者站于病人右侧,第一助手站于病人左侧,扶镜手站于两腿中间,或病人右侧。当病变位于胰尾、靠近脾脏时,可采用右侧30°~45°倾斜位。

2. 气腹建立与套管分布 通常采用五孔法。五孔法:于脐下做弧形小切口,气腹针穿刺建立气腹,气腹压力12~15mmHg。改用10mm套管穿刺,插入30°腹腔镜。腹腔镜明视下于左、右腋前线肋缘下2cm处分别置5mm套管各一个作牵引孔。右侧腹直肌外缘脐上2cm水平置12mm套管一个为主操作孔,其左侧对应位置再置一个5mm套管为牵引孔,5个套管呈V形分布(图13-3-4)。

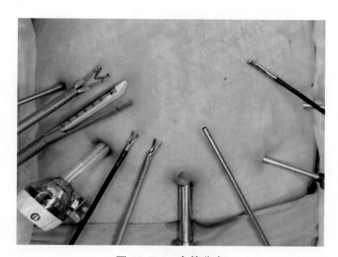

图13-3-4 **套管分布**

3. 手术步骤

(1)保留脾血管的保脾胰体尾切除术(Kimura法)

1)腹腔探查、显露胰腺:明确是否腹膜转移、脏器表面转移。使用超声刀切开胃结肠韧带,进入小网膜囊;然后逐步切断左半胃结肠韧带,行Kimura法时应注意保留胃网膜左血管及胃脾韧带中的胃短血管、胃网膜左血管,以备不时之需(为Warshaw法准备)。将胃向上翻起,显露胰体尾部,确定胰体尾病灶的位置、大小及毗邻关系。必要时可用腹腔镜超声扫描胰腺,作胰腺病灶及脾血管定位。

2)处理脾动脉:在胰腺上缘找到脾动脉的起始段,仔细游离并保护脾动脉,将脾动脉分离一段长

13

度后，放置血管吊带提拉悬吊，以备必要时阻断脾动脉（图13-3-5）。

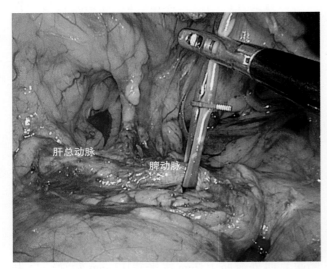

图13-3-5　胰腺上缘游离脾动脉，放置血管吊带提拉悬吊

3）游离胰腺（颈部）：游离胰腺下缘，显露肠系膜上静脉和脾静脉及门静脉（图13-3-6），在门静脉前钝性游离，直至其上下缘贯通。

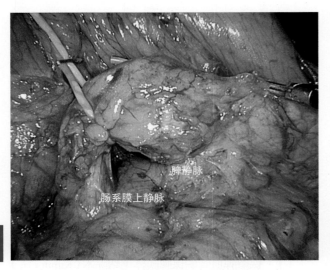

图13-3-6　游离胰腺下缘，显露肠系膜上
静脉和脾静脉及门静脉

4）离断胰腺：于胰腺近端距病灶2cm处用内镜直线切割闭合器或超声刀离断胰腺，在保证R0切除的前提下尽量多地保留胰腺实质。

5）切除胰体尾（游离脾静脉）：轻轻提起胰腺远端，用超声刀沿脾动静脉与胰腺之间的疏松组织向左游离，逐步将脾动静脉从胰腺实质内分离出来。脾静脉行走于胰腺实质内，较难显露，盲目解剖极易损伤，引起无法控制的大出血而导致手术失败。在

胰腺与脾静脉间有横行小血管分支，大多超声刀凝闭即可，遇较粗分支需用钛夹（或可吸收夹）夹闭，必要时在明视下缝合止血。

6）取出标本：标本装袋后，将脐下方穿刺孔绕脐扩大成半周切口，取出标本。肿块及切缘行冰冻病理检查。冲洗腹腔，检查无活动性出血后，于胰腺残端旁放置一根引流管。切除后视野如图13-3-7所示。

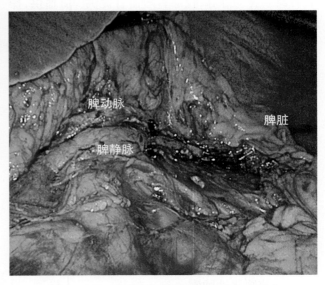

图13-3-7　胰体尾切除后创面（Kimura法）

（2）离断脾血管保脾胰体尾切除术（Warshaw法）：Warshaw法保脾胰体尾切除术与Kimura法手术操作大致相同。不同之处在于胰腺颈部分离脾动、静脉后予以离断，在脾动、静脉入脾门处再次离断，同时注意保留胃网膜左血管、胃短血管。该手术一般用于保留脾脏胰体尾切除手术时出现血管损伤、出血及肿瘤与血管粘连致密。切除后视野如图13-3-8所示。

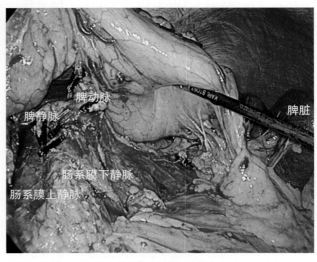

图13-3-8　胰体尾切除后创面（Warshaw法）

（六）典型病例

1. 病例特点 病人，女性，45 岁，因"体检发现胰腺占位 1 月半余"入院，入院检查：肿瘤标志物阴性。

2. 影像学评估 CT 提示胰体部肿大（28mm×

23mm）。MRI 示：胰尾可见 26mm×22mm×28mm 类圆形长 T_1 长 T_2 信号，增强后可见边缘强化，胰管未见扩张。

3. 三维重建结果 胰尾部肿物，后方压迫脾动静脉，与血管关系密切（图 13-3-9）。

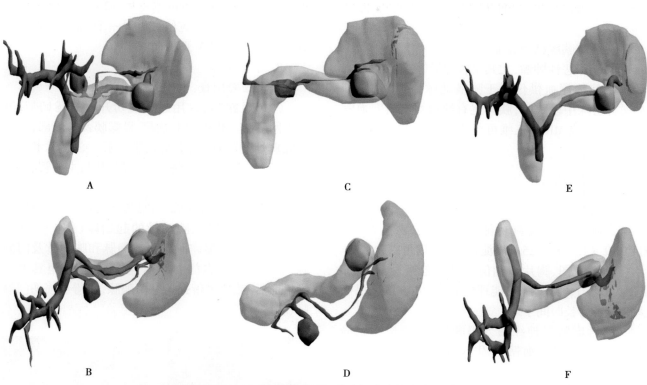

图 13-3-9 三维可视化评估，肿瘤与脾动静脉关系密切

静脉系统（蓝色），动脉系统（红色），脾脏（红色透明），胰腺（黄色透明），肿物（黄色）。A. 正面观；B. 后面观；C. 动脉正面观；D. 动脉后面观；E. 静脉正面观；F. 静脉后面观。

4. 手术与病理 腹腔镜胰体尾保留脾脏切除术。

（1）术中所见：腹腔内无积液，胰尾肿物，大小约 2.5cm，与脾动静脉关系较近，脾静脉损伤，部分缝合。

（2）术后病理：黏液性囊性肿瘤，大小 2.6cm× 2.0cm×2.0cm，周围间质纤维组织增生、炎细胞浸润、含铁血黄素沉着、泡沫细胞聚集、胆固醇裂隙形成。

5. 术后情况 顺利出院。

（牟一平 夏涛）

第四节 三维可视化技术在胰腺中段切除术中的应用

一、概论

胰腺节段切除术（segmental pancreatectomy）又称为胰腺中段切除术（central pancreatectomy）、中间

段胰腺切除术（median pancreatectomy, middle segment pancreatectomy）、局限保留性胰腺切除术（limited conservative pancreatectomy）等。手术仅切除肿瘤及左、右两侧各 1.0~2.0cm 胰腺组织，胰腺近侧残端封闭或与消化道吻合重建，胰腺远侧残端与空肠或胃行消化道吻合重建。其优点是保留了更多的正常胰腺组织、胃肠道、胆道结构及脾脏，降低了病人术后胰腺内外分泌功能不足、感染、免疫和凝血功能等异常发生的风险。但由于同时存在胰头和胰体尾两个残端，使得胰腺节段切除术后胰瘘发生率高于胰十二指肠切除术和远端胰腺切除术。

二、手术适应证

胰腺颈部（未超过胃十二指肠动脉右侧）或胰体近端（估计切除后远端胰腺长度≥5cm）、边界清、脾动静脉未受累的良性或低度恶性病变，尤其是为保证切缘需切断胰管（距离主胰管≤3mm）者。包

13

括：胰腺囊性病变（囊肿、囊性肿瘤）、神经内分泌肿瘤、慢性胰腺炎（局限性胰管狭窄）等。

三、手术禁忌证

1. 全身情况差，无法耐受手术。

2. 肿瘤巨大，估计切除后远端胰腺长度 <5cm 者。

3. 远端胰腺已经萎缩。

4. 胰腺恶性肿瘤，尤其是胰腺导管腺癌。

5. 胰体尾血供仅源于胰横动脉（胰背动脉的左支），切除中段胰腺，胰体尾有缺血可能者。血管造影、CTA 或 MRA，三维可视化技术有助于发现血管变异。

四、术前准备

1. 常规实验室检查　血常规、尿常规、大便常规 + 隐血；生化、凝血功能、肿瘤标志物检查（含 CA19-9、CEA、CA125）、血淀粉酶；免疫蛋白 G4。

2. 心电图、胸片正侧位。对于老年人，可增加超声心动图、心超、肺功能评估心肺功能，以确保病人能够经历长时间手术。

3. 考虑胰腺神经内分泌肿瘤者，应检测胰岛素、促胃液素、胰高血糖素、生长激素释放抑制激素、肠血管活性肽等。

4. 营养状况和血栓形成风险评估。

5. 胰腺薄层 CT、MRI、超声内镜或 ERCP，仔细评估病变性质、位置、大小、与胰管和主要血管毗邻关系。

6. 三维可视化评估　随着影像技术和计算机数字化技术的发展，基于 CT 或 MRI 的三维成像技术越来越成熟，三维成像可辅助术者进行更精准的手术设计。而通过三维重建系统绘制胰腺轮廓、肿瘤位置与大小、门静脉系统、肝脾动脉系统等的三维影像，可全方位显示肿瘤甚至预测各方向及切缘长度。此外，三维重建成像可诊断脾动静脉受侵情况，发现血管变异。胰腺中段切除多为良性肿瘤，保留脾动静脉是非常重要的，因此评估肿物与脾动静脉及门静脉关系非常重要。

五、手术方法

1. 麻醉、体位　病人仰卧位，分腿或不分，头高脚低位（轻度抬高），采用气管插管吸入和静脉复合全身麻醉。术者站于病人右侧，第一助手站于病人左侧，扶镜手站于两腿中间，或病人右侧。

2. 气腹建立与套管分布　通常采用五孔法。五孔法：于脐下做弧形小切口，气腹针穿刺建立气腹，气腹压力 12~15mmHg。改用 10mm 套管穿刺，插入 30° 腹腔镜。腹腔镜明视下于左、右腋前线肋缘下 2cm 处分别置 5mm 套管各一个作牵引孔。右侧腹直肌外缘脐上 2cm 水平置 12 mm 套管一个为主操作孔，其左侧对应位置再置一个 5mm 套管为牵引孔，5 个套管呈 V 形分布。

3. 手术步骤

（1）腹腔探查：明确腹腔情况。

（2）显露胰腺：用超声刀切开胃结肠韧带，进入小网膜囊。将胃向上翻起，显露胰颈体尾部，确定胰腺病灶的位置、大小及毗邻关系。必要时术中用腹腔镜超声引导，确定病灶位置及其与主胰管、主要血管的关系。

（3）游离中段胰腺：在胰腺上缘游离肝总动脉、胃十二指肠动脉及脾动脉的起始段（图 13-4-1）；游离胰腺下缘，显露肠系膜上静脉和脾静脉及门静脉（图 13-4-2），在门静脉前钝性游离，直至其上下缘贯通后，使用吊带提拉悬吊胰腺，以避免损伤门静脉、脾静脉。

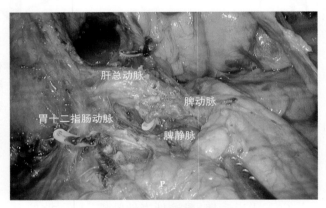

图 13-4-1　游离胰腺上缘

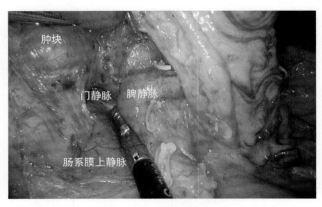

图 13-4-2　游离胰腺下缘

4. 切除中段胰腺　一般先离断近端，于拟定胰腺切线处（肿块的右侧 2.0cm）用腹腔镜直线切割闭合器离断胰腺（图 13-4-3）。轻轻提起胰腺远端，用超声刀沿脾动静脉与胰腺之间的疏松组织向左游离，逐步将脾动静脉从胰腺实质内分离出来，其间有横行小血管分支，大多超声刀凝闭即可，遇较粗分支需用钛夹暂时夹闭，最好用 5-0prolene 线缝合。于肿块的左侧 2.0cm 处离断远端时（图 13-4-4），先用超声刀，发现管道结构后换用剪刀切断，胰管断端最好多留 1~2mm，胰管周围胰腺断面出血可用电钩、双极电凝或 4-0 prolene 线止血。

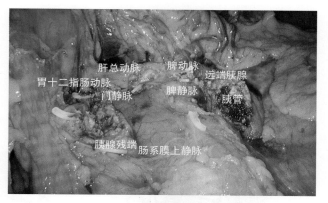

图 13-4-5　胰腺中段切除后视野

胰腺空肠 Roux-en-Y 吻合或胰胃吻合：距屈氏韧带 15cm 处离断空肠，远端上提行胰肠吻合，距胰肠吻合口 40cm 行空肠侧侧吻合。目前胰肠吻合有导管对黏膜、套入式、捆绑式等多种方法，以导管对黏膜最普遍。胰腺空肠端侧吻合的方法：3-0 Prolene 线（36cm 针）采用"U"形缝合法贯穿胰腺与空肠后浆肌层间断缝合 2 针，留置腹腔暂不剪断；再用电刀在胰管对应的空肠对系膜缘打开一个与胰管直径相似的孔，需确保黏膜层打开；用 4-0 PDS 线将胰管与空肠进行缝合。一般对于胰管直径 2~5mm 的病人，6 点方向缝合后打结，并将胰管支撑管固定，3 点方向，9 点方向各缝合一针，然后置入胰管支架管置入空肠，9 点方向打结，3 点方向逆时针连续缝合至 9 点方向，出针时需确保位于胰管内（图 13-4-6）。胰胃吻合采用同样方法缝合。

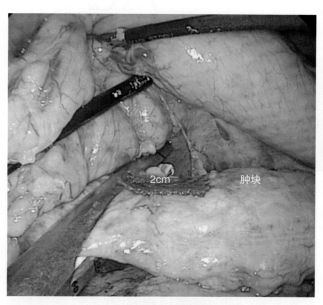

图 13-4-3　病灶右侧离断胰腺（距离肿块 2cm）

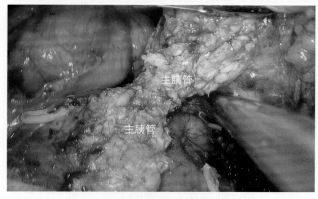

图 13-4-4　病灶左侧离断胰腺，暴露主胰管

5. 取出标本　标本装袋后，经扩大脐下方穿刺孔，取出标本。肿块及切缘进行冰冻病理检查，确定肿瘤性质，并确保切缘阴性。切除后视野如图 13-4-5 所示。

6. 消化道重建　采用胰肠吻合或胰胃吻合。

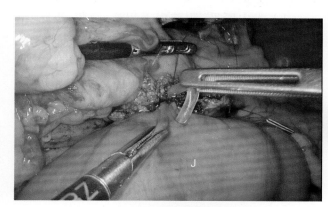

图 13-4-6　胰腺空肠导管对黏膜吻合

7. 关腹　冲洗腹腔，检查无活动性出血后，于胰肠吻合口、近端胰腺残端附近各放置一根引流管，关腹。

六、典型病例

1. 病例特点　病人，男性，69 岁，因"体检发现胰腺颈部占位半年"入院,入院检查:肿瘤标志物阴性。

2. 影像学评估　CT 提示胰腺颈部囊性病灶(1.1cm×0.7cm)。MRI 示:胰腺颈部囊性灶,与胰管

相同,IPMN 可能。

3. 三维重建结果　肿物未超过胃十二指肠动脉右侧,切除后远端胰腺长度≥5cm,边界清、脾动静脉未受累。图 13-4-7 为三维可视化评估结果。

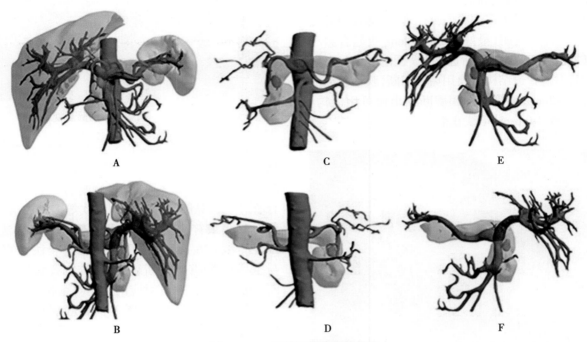

图 13-4-7　三维可视化评估结果

蓝色为门脉系统,红色为动脉系统,黄色为胰腺(透明),紫色为肝脏(透明),灰色为脾脏(透明),深黄色为肿瘤。A. 正面观 B. 后面观;C. 动脉正面观;D. 动脉后面观;E. 静脉正面观;F. 静脉后面观。

4. 手术与病理　行达芬奇机器人胰腺中段切除术(胰胃吻合)。

(1)术中所见:腹腔内无积液,腹膜、小肠、结肠、盆腔、肝脏未见明显转移结节。胰颈部见一肿块,大小约 1cm×1cm,内含黏液,与主胰管相通。周围未及明显肿大淋巴结。

(2)术后病理:胰腺囊肿,直径 0.8cm,表面光滑,壁厚 0.1cm,胰腺导管内乳头状黏液性肿瘤(IPMN),胃型,导管上皮轻 - 中度异型增生。切缘阴性。

5. 术后情况　术后 B 级胰漏,行穿刺引流后,顺利出院(资源 13-4-1)。

资源 13-4-1　三维可视化技术在胰腺中段切除术中的应用(PPT)

(牟一平　夏涛)

第五节　三维可视化技术在全胰腺切除术中的应用

全胰腺切除(total pancreatectomy,TP)在胰腺疾病中的应用逐渐增加,由于解剖位置毗邻,术前影像学精准评估肿瘤特别是胰腺癌与门静脉系统、腹腔干、肝总动脉和肠系膜上动脉的关系十分重要,直接决定了病人治疗策略的选择。随着数字医学技术在我国肝胆胰外科中的广泛应用,三维可视化技术的三位图像较二维影像(CT 和 MRI)更具优势:一方面三维图像可 360°旋转,让我们从不同角度观察肿瘤与邻近脏器及大血管的关系,指导治疗策略的选择;三维图像还可以任意去除某一个或某些器官,更清楚地观察组织器官间的关系;三维图像可以更好地发现解剖变异;另一方面数据采集后可在 FreeForm Modeling System 中,建立虚拟手术环境,对重建模型进行仿真手术,通过多个手术方案的优化筛选确定最佳手术方案。因此,三维可视化技术可

以为精确诊疗、治疗方案的选择和手术前的评估等带来全新的思路,不断地改变着外科医师对疾病的诊治模式,实现了胰腺外科疾病的解剖数字化、诊断程序化和手术可视化,在准确高效诊断疾病、选择合理治疗方案、提高手术成功率和降低手术风险等方面发挥了积极作用。

一、全胰切除的争议与指征

1943 年美国学者 Rockey 完成了世界上首例 TP 手术,手术十分复杂,包括了胰十二指肠切除术(pancreaticoduodenectomy,PD)及胰体尾切除术(distal pancreatectomy,DP)。因 TP 手术可以避免致命性并发症胰瘘的发生,再加上胰腺癌多中心理论,根治性强、可以扩大淋巴结清扫等原因,20 世纪 70 年代,TP 作为治疗胰腺癌的一种扩大及根治性切除术式曾“风靡一时”。随后,由于术后胰腺内外分泌功能缺失导致的脆性糖尿病和严重的营养不良等原因,TP 手术曾逐渐被摒弃。近 30 年来,随着新型胰岛素和胰酶制剂的使用,其主要并发症发生率和死亡率明显下降,多数研究显示与胰十二指肠切除术的安全性已无明显差异。同时,随着对胰腺疾病的认识不断加深,尤其是对胰腺导管内乳头状黏液肿瘤(intraductal papillary mucinous neoplasm,IPMN)的重新认识,TP 在胰腺肿瘤中的应用率不断增加,逐渐成为一种可供选择的术式。

然而目前,无论论国内还是国际上关于 TP 手术适应证尚无统一的标准。我们总结其适应证一般主要包括以下几个方面:

1. 胰腺癌　多灶性胰腺癌;来源于胰头的恶性肿瘤侵入左侧胰腺;来源于胰体尾癌侵入胰颈;胰头癌即使扩大切除也不能够获得阴性切缘或主胰管冰冻切片有可疑改变;胰腺癌切除术后复发;部分胰腺切除术后剩余胰腺仍然有异常;术中探查发现肿瘤较术前检查明显进展;高风险的遗传性胰腺癌者,全胰切除被认为是一种预防性手术,可避免家族性胰腺癌的发生。

2. 多病灶的胰腺神经内分泌肿瘤。

3. 多病灶或弥漫性的胰腺 IPMN,其是主胰管型 IPMN,具有明显恶性潜能的胰腺囊性肿瘤。

4. 部分反复发作且伴有顽固性疼痛其他治疗无法缓解的慢性胰腺炎者,全胰呈慢性胰腺炎改变或合并多发分支胰管结石,结石无法取尽者等。

5. 其他　PD 术后发生严重并发症难以控制者;预防胰腺术后发生严重胰瘘;肾细胞癌或黑色素瘤的多发转移并且没有任何胰腺外的转移。

二、典型病例

男性病人,67 岁,因“上腹部疼痛伴腹胀 1 月余”入院。既往慢性支气管炎病史 20 年,近 2 个月饮食差,体重减轻 5kg。入院检查:血清丙氨酸转移酶和门冬氨酸转移酶分别为 92IU/L 和 79IU/L,C- 反应蛋白、白细胞介素 6 和降钙素原分别为 35.90mg/L、13.20pg/ml 和 0.06ng/L;肿瘤标志物:糖链抗原 19-9 为 38.62U/ml,甲胎蛋白与癌胚抗原均为阴性。上腹部增强 CT 提示胰腺肿大,实质不均匀降低,强化明显不均匀减弱;主胰管及分支胰管不均匀扩张;胰腺边缘毛糙,周围脂肪间隙模糊。胰腺及上述改变多系坏死性胰腺炎,合并其他待排。行三维重建后考虑胰腺头部及尾部占位,遂完善超声内镜,胰腺头部及体部穿刺出少量乳白色液体,病理检查提示查见异型细胞,癌待排。故综上诊断为:胰腺头部及尾部占位:癌? 拟行腹腔镜全胰切除术。

1. 影像学评估　增强 CT 提示胰腺肿大,实质不均匀降低,强化明显不均匀减弱(图 13-5-1),主胰管及分支胰管不均匀扩张;胰腺边缘毛糙,周围脂肪间隙模糊,考虑坏死性胰腺炎。

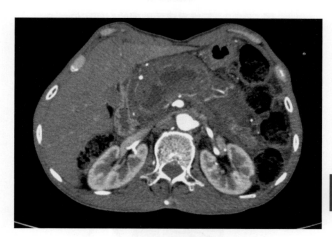

图 13-5-1　CT 图像提示胰腺肿大,实质不均匀降低,强化明显不均匀减弱

2. 三维重建结果　胰腺头部及尾部占位(图 13-5-2),去除胰腺正常胰腺影像可更加直观显示肿瘤的空间定位、门静脉受压程度及与周围血管的关系(图 13-5-3);右肝动脉变异,起源于肠系膜上动脉属于 Michels 分类的第三类,Hiatt 分型第Ⅲ型(图 13-5-4)。通过三维重建软件测量全胰腺体积 220ml。

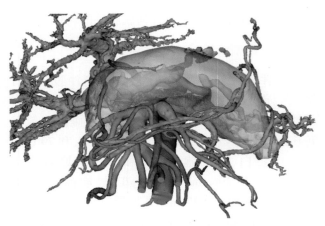

图 13-5-2　三维重建结果示胰腺头部及尾部占位

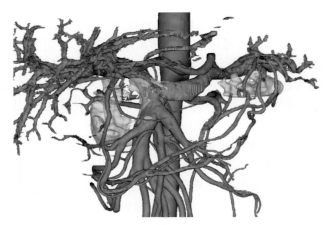

图 13-5-3　三维重建示肿瘤的空间定位、门静脉受压程度及与周围血管的关系

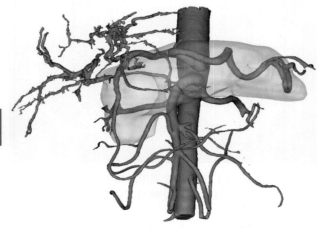

图 13-5-4　三维重建动脉影像提升右肝动脉变异,起源于 SMA

3. 手术与病理　病人仰卧位,两腿分开,维持 20° 左右反 Trendelenburg 位以便于术中上腹部器官的暴露与操作。Trocar 放置(图 13-5-5)所示,5 个 Trocar 呈半圆形围绕目的器官(胰腺),探查全腹,

打开胃结肠韧带(图 13-5-6),小心解剖胰头及显露胃结肠干(Henle 干)及其主要属支(图 13-5-7),行 Kocher 切口打开十二指肠外侧覆膜,游离胰头十二指肠后方间隙,暴露肠系膜上动脉根部,胰腺上缘分离出肝总动脉,继续向右分离出胃十二指肠动脉及肝固有动脉,结扎胃十二指肠动脉(图 13-5-8),游离肝总管后进行离断,悬吊肠系膜上静脉(SMV),由于炎症粘连,可用吸引器钝性分离 SMV(图 13-5-9),沿着 SMV 及门静脉(PV)轴分离胰头。一些小分支(3mm 左右)利用 Ligasure 或缝扎后进行离断(图 13-5-10)。同时借助 SMV 悬吊带的牵引,我们可以更加方便地找到肠系膜上动脉(SMA)后进一步分离胰头,小动脉分支利用合成夹进行夹闭,注意术前提示的变异右肝动脉(图 13-5-11)。完成胰腺头颈部的游离后,再游离脾静脉及动脉,分别结扎切断,接下来沿着胰腺下缘游离胰体尾部,切除脾脏,完成此步骤后,整个标本均从后腹膜中游离下来,将标本装入标本袋后通过延长脐周切口(5cm)后取出。将断端空肠从横结肠系膜中穿出并与肝总管进行吻合,吻合时使用 4-0 抗菌微乔进行连续缝合,关闭横结肠系膜裂孔并固定空肠。于胆肠吻合远端约 45cm 处行结肠前的十二指肠空肠吻合,吻合方式采用双层连续缝合,消化道重建完毕后,分别于胆肠吻合口,十二指肠空肠吻合口以及肝肾隐窝处放置三根闭式引流。术后病理诊断为:胰腺中 - 低分化导管腺癌,侵及胆总管,胰腺组织腺泡萎缩,导管上皮呈高级别上皮内瘤变,第 9 组淋巴结 1 枚查见癌转移(图 13-5-12)。

4. 术后随访　病人术后恢复可,手术后 5 个月,已完成系统化疗(资源 13-5-1)。

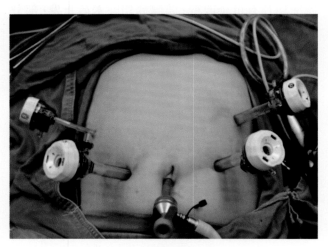

图 13-5-5　腹腔镜全胰切除术 Trocar 位置

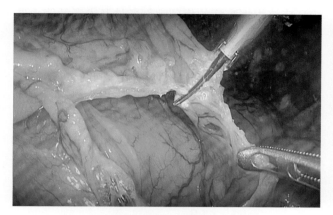

图 13-5-6　打开胃结肠韧带进入网膜囊

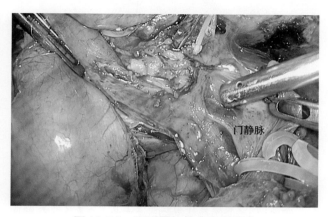

图 13-5-9　吸引器钝性分离门静脉

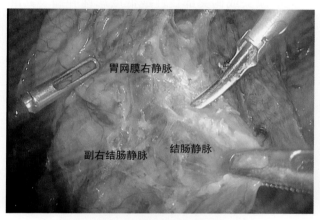

图 13-5-7　游离胰头，显露胃结肠干

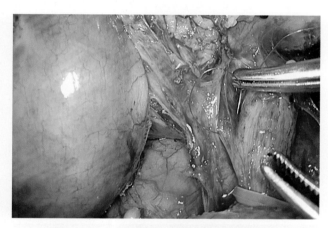

图 13-5-10　仔细辨认，缝扎 SMV 的细小属支

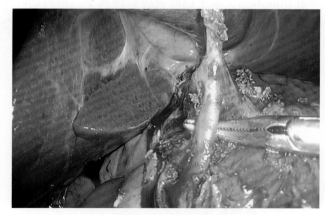

图 13-5-8　游离肝十二指肠韧带，结扎胃十二指肠动脉

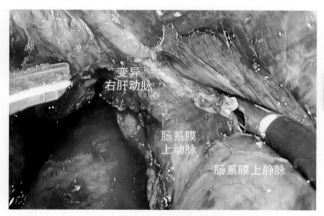

图 13-5-11　术中发现变异右肝动脉，与三维重建一致

13

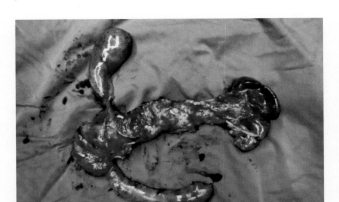

图 13-5-12　**术后大体标本与病理**

术中冰冻：慢性胰腺炎伴局灶导管上皮中 - 重度非典型增生，其旁可见散在异型腺体，不排除腺癌形成；石蜡结果：胰腺中 - 低分化导管腺癌，侵及胆总管，胰腺组织腺泡萎缩，导管上皮呈高级别上皮内瘤变，第 9 组淋巴结 1 枚查见癌转移。

资源 13-5-1　**三维可视化技术在全胰腺切除术中的应用（视频）**

（彭兵　李永彬）

第六节　三维可视化技术在胰十二指肠切除术中的应用

胰头十二指肠切除术（pancreaticoduodenectomy，PD）是治疗壶腹周围及胰头部肿瘤的标准式式，其切除范围包括胰头（含钩突）、胆囊和胆管中下段、胃窦部、十二指肠和部分空肠，以及相应区域淋巴结和神经，并作胆管、胰管和胃的吻合重建。其切除范围广、重建复杂、术后并发症多且严重，是腹部外科最具挑战性的手术。

一、手术适应证

原则上，腹腔镜胰头十二指肠切除术的适应证与开放胰头十二指肠切除术相同。由于解剖和血供关系，十二指肠乳头、胰头、十二指肠和胆总管中下段等壶腹周围肿瘤均需要行胰头十二指肠切除术，这自然也是 LPD 的适应证。但 LPD 是新技术，有学习曲线；不同病种造成的病理解剖改变不同，其手术切除及重建难度也不同。LPD 的难点主要在胰腺钩突的切除和胰肠、胆肠吻合。因此，LPD 的适应证应该根据疾病的病理解剖条件及术者的能力选择适宜的病人，从易到难，有所选择。

1. **十二指肠乳头肿瘤**　其距门静脉 - 肠系膜上静脉干较远，钩突切除相对容易；同时，其造成胆管和胰管扩张，使胆肠吻合和胰肠吻合也相对容易；再者，其术前可通过胃镜等明确病理诊断，确定手术的必要性。故十二指肠乳头肿瘤可列为腹腔镜胰十二指肠切除术的首个适应证，尤其在新项目开展初期，特别合适。

2. **胆总管中下段肿瘤**　常合并梗阻性黄疸，其手术指征强。其造成胆管扩张，胆肠重建较容易。但胰管多不扩张，胰肠重建难度高，胰瘘风险大。

3. **胰头或钩突部良性或低度恶性肿瘤**　其淋巴清扫要求不高，切除容易，但其胆管和胰管均不扩张，重建难度大，胰腺质软，胰瘘风险高。

4. **胰头或钩突恶性肿瘤**　其邻近门静脉 - 肠系膜上静脉干，易侵犯血管，切除难度大，切除率低；淋巴和神经转移率高，淋巴结清扫要求高；加以术前定性诊断困难，应在熟练掌握胰腺全系膜切除技术、甚至联合大静脉切除重建的技术的条件下，才可以谨慎开展。

5. **其他**　有上腹部手术史，特别是胰腺手术史，一般列为腹腔镜手术相对禁忌证。本团队已成功实施腹腔镜远端胰腺切除术后再次 LPD，对侵犯右肝胆管的胆管癌实施了腹腔镜胰十二指肠联合右半肝切除术。文献上已经有腹腔镜胰十二指肠切除联合肠系膜上静脉、门静脉切除重建。可见，实践经验的积累及器械的改进，腹腔镜胰十二指肠切除术指征可以进一步拓展。

二、手术禁忌证

1. 全身情况差，远处转移。
2. 上腹部手术史，胰腺手术史为相对禁忌证。

三、术前准备

（一）术前检查

1. **常规实验室检查**　血常规、尿常规、大便常规 + 隐血；肝功能、肾功能、血电解质、凝血功能、肿瘤标志物检查（含 CA19-9、CEA、CA242）、感染性疾病筛查（乙型肝炎、丙型肝炎、HIV、梅毒），血淀粉酶。

2. **心电图、胸片正侧位**　对于老年人，可增加超声心动图、肺功能评估心肺功能，以确保病人能够经历长时间手术。

3. 腹部增强 CT 检查　此检查为必做项目。增强 CT 可较清楚显示肿瘤与周围器官、组织的关系，尤其是肿瘤与血管的关系。对于肿瘤包绕或侵犯肠系膜上动静脉、门静脉，且小于 180° 者，即交界可切除者，增强 CT 尤为重要，可进一步行血管三维重建，评估所需切除血管的范围。此外，若仔细阅片，术前发现异位的肝动脉等血管变异，也有助于术中避免损伤变异血管。

胰腺癌评估可切除的主要标准是胰周血管受侵犯程度，胰腺癌血管侵犯主要从肿瘤凸向血管的程度、肿瘤包绕血管程度、血管狭窄程度等几个方面来判断是否存在血管侵犯，评估肿瘤可切除性。基于 CT 表现的肿瘤与血管的关系分为 6 型（Loyer 血管侵犯分级标准）。A 型：肿瘤和 / 或正常胰腺与邻近血管之间有脂肪间隔；B 型：低密度肿瘤与血管之间有正常胰腺组织；C 型：低密度肿瘤与血管凸面呈点状接触；D 型：低密度肿瘤与血管呈凹面接触（或）部分包绕血管；E 型：低密度肿瘤包绕邻近血管，两者之间无脂肪存在；F 型：肿瘤阻塞血管。A 型及 B 型是可以切除的，E 型及 F 型不可切除，C 型血管受侵应该试着切除肿瘤，D 型血管受侵需血管切除或重建。

4. MRI 或 MRCP　MRI 的空间分辨率较 CT 低，但对某些肿瘤，有时能更有效和更早地发现病变，如一些神经内分泌肿瘤。对一些胰头部肿瘤，尤其是恶性肿瘤，可同时行 CT 和 MRI，更多证据判断肿瘤的性质、位置及其与周围组织的关系。对胆管下段肿瘤或十二指肠乳头肿瘤，行 MRCP 检查，可判断胆管和胰管的情况。

5. 胃镜、超声内镜　对于十二指肠乳头肿瘤而言，胃镜检查基本上可明确肿瘤的大小，并取活检，明确病理诊断。若胃镜检查没取到病理，或胆管、胰管扩张，但未见明确肿瘤者，可行超声内镜检查，明确是否存在肿瘤，并穿刺活检。

6. ERCP、PTCD　为有创检查，其诊断价值已被 MRCP 和 CT 等无创检查取代，目前主要用于术前减黄，或高度怀疑为胆总管下段结石者。

7. PET-CT 检查　对强烈怀疑其他地方有转移的病人，可行 PET-CT。

8. 三维可视化评估　随着影像技术和计算机数字化技术的发展，基于 CT 或 MRI 的三维成像技术越来越成熟，三维成像可辅助术者进行更精准的手术设计。基于 CT 评估的血管受侵分级标准在实际应用中发现临床医师及影像学医师常容易出现误判，另外 3D 重建可以通过直观再现胰周大血管的管腔形态帮助分析受肿瘤侵蚀的程度，典型的血管受侵犯如被肿瘤包绕走行僵直或者管壁呈"锯齿样"改变及管腔"沙漏样"狭窄。同时 3D 重建可以显示胰周血管的变异情况以指导手术。

（二）术前治疗

1. 并发症的治疗　中老年病人常合并有高血压、糖尿病、肺部疾病等，对于上述疾病，需请相应专科医师会诊，积极治疗。对于吸烟病人，要求其术前戒烟，并进行呼吸锻炼，减少术后呼吸系统并发症。

2. 黄疸　对于合并梗阻性黄疸，是否减黄、如何减黄尚有争议。因黄疸病人腹腔内组织常有水肿表现，操作过程中易渗血，从而影响视野，增加手术难度。建议对总胆红素高于 300μmol/L 的病人，尽量先术前减黄至总胆红素达 200μmol/L 以下。一般主张采用 PTCD 减黄，PTCD 管术后可继续留置，起减压作用。由于 ERCP 操作难度高，可能并发出血、穿孔、急性化脓性胆管炎，且支架植入可能会加重胰头部水肿粘连，对于切除可能性较大者，一般不推荐。

3. 出血　若肿瘤出血，是较强的手术指征。但有时为了术前准备更充分些，需要先止血治疗。除了常规的止血药物外，可根据需要及病人情况选择胃镜止血或 DSA 止血。

四、手术方法

本团队采用"五孔法"手术流程。该流程根据中国人的体型特点、胰头十二指肠切除以门静脉和肠系膜上静脉为轴心和腹腔镜手术的视野特点，手术步骤原则上从病人足端到头端，从前腹壁到后腹壁，从左侧到右侧的原则进行。其切除顺序依次离断空肠、断胃、断胰颈、最后断胰腺钩突。这样的手术步骤，每一步均为下一步提供了充分的视野，使手术更流畅，可缩短手术时间。下面将重点介绍本团队开展 LPD 一般的手术步骤。当然，对于一些特殊情况，如交界可切除肿瘤或肿瘤较大而影响手术视野时，会根据术中情况做改变。

（一）气腹建立及套管分布

1. 麻醉体位　一般选择平卧位，两腿可分开。气管插管全麻，常规消毒铺巾。

2. 手术团队位置　主刀站于病人右侧，第一助手站于病人左侧，两者位置固定。扶镜手站在病人两腿中间，易于扶镜。

13

3. 建立气腹　于脐下做小切口,气腹针穿刺建立人工气腹,压力 12~15mmHg。气腹压力在切除过程中可适当调整。一般对重要部分解剖时,可选择 15mmHg,有助于暴露。但当病人呼气末 CO_2 偏高时,可适当下调。对于有腹部手术史,尤其是脐部曾切开过的病人,可小切口直视下置入 10mm 套管。

4. 腹腔镜检查　拔出气腹针,以 10mm 穿刺器穿刺腹腔,经穿刺器放入 30° 腹腔镜,行腹腔镜检查,排除腹膜转移和脏器表面转移。腹腔镜探查及分期是腹腔镜手术的优势。它可发现细小的腹膜或肝脏转移,避免不必要的手术解剖性探查,可降低 R2 切除率。

5. 气腹建立与套管分布　通常采用五孔法。五孔法:于脐下做弧形小切口,气腹针穿刺建立气腹,气腹压力 12~15mmHg。改用 10mm 套管穿刺,插入 30° 腹腔镜。腹腔镜明视下于左、右腋前线肋缘下 2cm 处分别置 5mm 套管各一个作牵引孔。右侧腹直肌外缘脐上 2cm 水平置 12mm 套管一个为主操作孔,其左侧对应位置再置一个 5mm 套管为牵引孔,5 个套管呈 V 形分布。

（二）解剖性探查

1. 贯通胰后隧道　用超声刀切开胃结肠韧带,暴露胰腺。沿胰腺上缘解剖显露肝总动脉、肝固有动脉、胃十二指肠动脉,清除肝总动脉旁淋巴结常规送冰冻切片检查。于血管根部夹闭后离断胃十二指肠动脉,显露门静脉。再在胰腺下缘解剖显露肠系膜上静脉,并尽可能向头端分离,贯通胰后隧道(图 13-6-1),置入吊带。如门静脉 - 肠系膜上静脉难以显露,表明门静脉前方胰后隧道难以贯通,应判断为不可切除胰腺肿瘤。

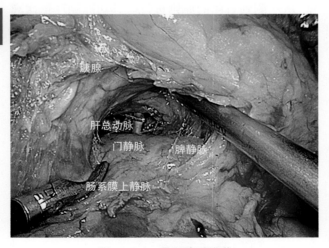

图 13-6-1　**贯通胰后隧道**

2. 剥离胆囊、游离胆总管　解剖胆囊三角,夹闭并离断胆囊动脉。将胆囊从胆囊窝中剥离,夹闭胆囊管,暂不离断。解剖游离胆总管,用血管吊带悬吊,暂不离断,以减轻胆汁污染。

（三）标本切除

根据腹腔镜视野特点,应该从足端到头端、从前腹壁到后腹壁、从左到右的原则进行,其手术流程如下:

1. 离断空肠　在离 Treitz 韧带约 15cm 处应用腹腔镜直线型切割闭合器(白钉)切断空肠,用超声刀离断近端空肠系膜及十二指肠系膜。该过程中尤其要注意十二指肠系膜,其内含丰富的血管。另需保护肠系膜下静脉。分离解剖该处系膜时,可一直游离至显露下腔静脉。本处游离越多,在右侧打开 Kocher 切口时需分离得越少。然后,将已离断的近端空肠经肠系膜上血管后方推向右侧。可用小纱布填塞离断的近端空肠,防止其滑出。

2. 离断胃　应用直线型切割闭合器(金钉)横断胃窦体交界处,切除远端胃(约占整体 1/3)。如果行保留幽门的胰十二指肠术,可用直线切割闭合器(蓝钉)离断十二指肠球部。但断胃前应拔出胃管。

3. 离断胰颈　在门静脉左侧胰腺预定离断处,用超声刀逐步切断胰腺,胰腺断面用电凝确切止血。若见到胰管,可使用剪刀离断胰管,以易于胰肠吻合。此处有时会遇到几条汇入门静脉的静脉属支,可用夹子夹闭或超声刀直接离断。

4. 作 Kocher 切口　游离十二指肠降部及胰头部,避免损伤下腔静脉,左肾静脉。此时可将已离断的空肠段从右侧提出。

5. 离断钩突　提起已经离断的近端空肠,用超声刀沿肠系膜上动脉鞘右侧完整逐步离断胰腺钩突系膜。对肠系膜上动脉至胰腺钩突的分支(胰十二指肠下动脉)及钩突至门静脉的属支,分别夹闭后离断。肠系膜上动脉常有异位右肝动脉的发出,术前的三维重建对于此处的异位血管保护有重大意义(图 13-6-2)。

6. 离断胆管　在胆囊管与胆总管汇合部上方切断肝总管。一般采用剪刀,并使前壁稍高于后壁,右侧稍低于左侧,有利于腹腔镜下胆肠吻合。对于胆管偏小者,在确保切缘阴性的情况下,可在胆囊管和肝胆管汇合处离断胆管。这样可将胆囊管残端剖开,与肝总管残端成型,可使胆管 - 空肠吻合口增大,减少胆肠吻合的技术难度,并避免术后胆肠吻合口狭窄。

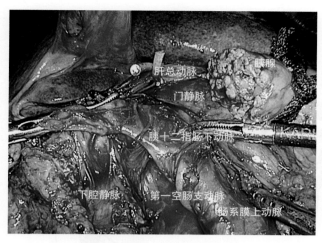

图 13-6-2 离断胰腺钩突，分支血管逐步结扎并离断

7. 标本取出及处理 标本完全游离后，将制作好的标本袋放入腹腔，将标本装入袋中。采用绕脐扩大切口或上腹正中切口，取出标本。标本应立即进行剖检，明确肿瘤大小、部位、与胆管和胰管的关系。还要求标记切缘，送冷冻切片，确保肝总管、胰颈切缘阴性。

（四）消化道重建

消化道重建一般采用 Child 式。吻合质量的手术安全性的重要保证。腹腔镜缝合技术难度高，对于不同直径的胆管或胰管，可选择不同方式，即消化道重建个体化策略。这有助于在保证手术质量的前提下缩短手术时间。

1. 胰肠吻合（Blumgart 吻合） 首先将远端空肠上提，3-0 Prolene 线（36cm 针）采用"U"形缝合法贯穿胰腺与空肠后浆肌层间断缝合 2 针，留置腹腔暂不剪断；再用电刀在胰管对应的空肠对系膜缘打开一个与胰管直径相似的孔，需确保黏膜层打开；用 4-0 PDS 线将胰管与空肠进行缝合。一般对于胰管直径 2~5mm 的病人，6 点方向缝合后打结，并将胰管支撑管固定，3 点方向，9 点方向各缝合一针，然后置入胰管支架管置入空肠，9 点方向打结，3 点方向逆时针连续缝合至 9 点方向，出针时需确保位于胰管内。对胰管直径大于 5mm 者，不必置入支架管，可以直接连续缝合。最后再行 3-0 Prolene 线（36cm 针）将胰腺腹侧包膜与空肠前壁浆肌层连续缝合，使空肠浆肌层覆盖整个胰腺残端。

2. 胆肠吻合 一般在距胰肠吻合口 10cm 处行胆肠吻合。对于直径小于 8mm 的胆管，采用间断缝合；对于直径大于 8mm 的胆管，可采用连续缝合。

首先将空肠浆膜层与胆管周围组织缝合一针，使两者靠近。在空肠对系膜缘切开一个与胆管口直径类似的小孔，将胆管 - 空肠进行黏膜对黏膜吻合。再将肠管浆肌层与肝门板组织间断缝合，以减少张力。若行连续缝合，在前壁的最后几针，可先缝，再一起拉线，这有利于避免最后几针误缝胆管后壁。对于管壁较厚，考虑行连续缝合的胆肠吻合，可采用有倒刺的免打结缝线，以连续缝合取得间断缝合的效果。但对于管壁较薄者，不推荐使用，其因造成的针孔较大，可能会增加胆瘘的风险。

3. 胃肠吻合 采用侧侧吻合。于横结肠前方将胆肠吻合下方约 45cm 处空肠上提，分别在空肠对系膜缘及胃后壁作小切口，用直线切割闭合器（蓝钉）钉合胃和空肠。其共同开口以 3-0 倒刺线可吸收线全手工缝合。

（五）冲洗引流

彻底冲洗腹腔，检查无活动性出血后，在胰肠吻合口和胆肠吻合口后方各置一根引流管，分别经左、右原腋前线穿刺孔引出。

（六）典型病例

1. 病例特点 病人，男性，61 岁，皮肤巩膜黄染伴消瘦半月。入院检查总胆红素：235.5μmol/L，直接胆红素：129.2μmol/L，糖类抗原 199：19.18U/L，CEA：2.38U/L。十二指肠镜提示：十二指肠乳头部溃疡增殖灶，病理："十二指肠中分化腺癌"。入院诊断：梗阻性黄疸，十二指肠肿瘤。

2. 影像学评估 十二指肠肿物 4.0cm×3.1cm×1.8cm。

3. 三维重建结果 十二指肠肿物，发现肝总动脉发自肠系膜上动脉，胃十二指肠动脉及肝固有动脉发自肝总动脉（图 13-6-3）。

4. 手术及病理

（1）手术方式：腹腔镜胰十二指肠切除术。

腹腔未见明显腹水，网膜及肠系膜未见明显黄染，肝脏、大小肠、大网膜、肠系膜、盆腔、腹壁等未见转移结节。十二指肠降部可见溃疡型占位，标本解剖：十二指肠降部可见一大小约 6cm×5cm 溃疡型占位，质韧，边界不清，病灶压迫胆总管及主胰管，胆总管扩张，直径约 1.2cm，切缘 6cm；主胰管扩张，直径 5mm，切缘 4cm。

术中优先分离肠系膜上动脉，注意保护异位肝总动脉。术中异位肝总动脉与术前三维重建对比（图 13-6-4）。

13

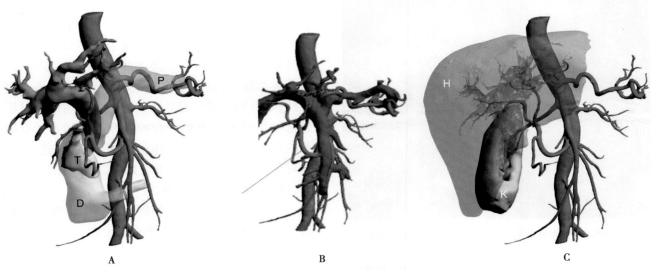

图 13-6-3　三维重建异位肝动脉

A. 胆管、胰腺（P）、肿瘤（T）、十二指肠（D）、动脉关系；B. 动静脉关系，箭头为异位肝总动脉；C. 动脉与肝脏（H）及肾脏（K）
关系，异位肝总动脉发出胃十二指肠动脉及肝固有动脉。

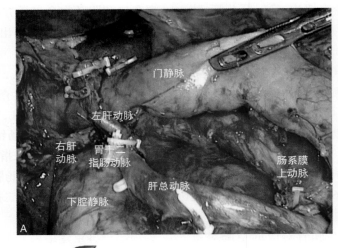

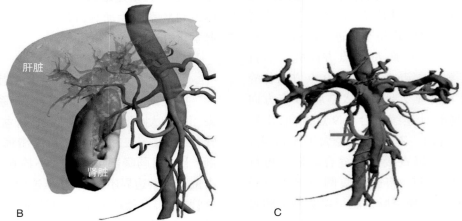

图 13-6-4　三维重建术中对比

A. 术中异位肝总动脉；B. 动脉与肝脏及肾脏关系，异位肝总动脉发出左右肝动脉；
C. 动静脉关系，箭头为异位肝总动脉。

（2）术后病理：十二指肠部溃疡型腺癌伴神经内分泌特征，侵及胰腺组织，淋巴结（3例阳性/29例），胆总管及胰腺，胃上缘，十二指肠下缘切缘阴性。

5. 术后情况　无并发症，顺利出院。

（牟一平　夏涛）

第七节　三维可视化技术在胰十二指肠切除术合并肝动脉变异诊治中的应用

肝动脉解剖变异发生率高达45%。变异肝动脉的存在会大大增加胰十二指肠切除术中胰腺切除和重建的难度，使原本就复杂的手术更具挑战性，若术中将其损伤，则会影响变异肝动脉所供应区域肝脏和胆道的血流灌注，导致肝功能不全、肝脓肿、胆漏、腹腔出血等并发症的发生。术前若不能认识到变异肝动脉的存在，术中则极易将其损伤，或者被迫改变手术方案，进行血管重建，从而引起术后肝功能损伤、肝脓肿、胆肠吻合口瘘、胰瘘后腹腔出血等并发症的发生。术前未发现的替代肝右动脉因肝十二指肠韧带内肝总动脉及分支似正常存在，在术中探查时更容易被忽视，若不慎将其离断，术后除肝脏并发症外，还会引起肝外胆管缺血，进而导致胆肠吻合口瘘的发生，因为在胃十二指肠动脉被离断后，肝右动脉成为剩余肝外胆管的主要供血动脉。因此，术前精确了解变异肝动脉的类型、走行、有无经过胰腺实质及有无肿瘤侵犯可为外科医生提供更加直观的可切除性评估及术前规划。

数字减影血管造影（DSA）是目前研究活体肝动脉的标准方法，术前选择性腹腔动脉和肠系膜上动脉造影可直接显示肝动脉起源，但难以判断血管与胰腺等器官组织的位置关系，而且作为侵入性的检查方法，限制了胰十二指肠切除术前选择性腹腔动脉造影的广泛应用。多层螺旋CT及血管成像（CTA）能显示主动脉3~5级分支，可任意角度、方位和层面观察肝动脉的起源、走行及分支情况。尽管如此，由于外科及影像科医师对胰十二指肠切除术病人合并变异肝动脉的警惕性不高，多层螺旋CT对变异肝动脉的诊断率仍不甚满意。

笔者运用自主研发的具有自主知识产权的医学图像三维可视化系统（medical image three-dimensional visualization system，MI-3DVS）（软件专利号：2008SR18798），对114例行胰十二指肠切除术病人的64层CT数据进行三维重建，辅助诊断术前变异肝动脉情况，指导手术方式制定，并与术中情况对比，探讨MI-3DVS在胰十二指肠切除术合并肝动脉变异病人诊治决策中的价值。

一、原始CT数据的采集

CT机采用Philips Brillance64层螺旋CT扫描仪。高压注射器采用Medrad双筒高压注射器。图像后处理工作站为Philips Brillance 64层螺旋CT自带Mxview工作站。对比剂采用非离子型碘比乐（370mg/ml）注射液。检查前30分钟口服清水300ml，扫描开始前再口服清水300ml充分充盈胃肠道。常规行上腹部CT平扫。血管成像对比剂总量为80~100ml。注射速率为5ml/s，对比剂注射完成后用40~50ml生理盐水以相同速率进行冲管。动脉期扫描采用造影剂示踪技术，当膈顶层面腹主动脉管腔CT值达100 HU后延迟约8秒自动触发扫描；门静脉期扫描时间设置为延迟60秒，扫描范围由膈顶至双肾下极。扫描条件：电压120kV，电流200mA，扫描层厚0.625mm，间隔0.5mm，探测器组合0.625mm×64，螺距0.891，床速47.5mm/s。旋转时间0.5秒。

二、图像分割及三维重建

将病人各期DICOM格式CT数据导入MI-3DVS中进行程序化图像分割、配准及三维重建，然后将三维重建结果进行光滑、去噪、脏器渲染色彩等后处理，得到逼真，立体感强的3D模型。对3D模型采用不同程度的透明化、旋转、缩放、任意组合等操作，分别观察腹腔动脉（主要为肝动脉、胃十二指肠动脉、肠系膜上动脉、胃左动脉）的起源、走行等情况和腹腔脏器及血管不同组合下的立体解剖关系，并利用MI-3DVS自带工具对变异肝动脉起始部至肠系膜上动脉起始部的距离进行测量。

三、手术方法及手术效果评价

术前通过对3D模型进行多角度旋转观察，详细了解变异肝动脉情况，并结合病史资料进行诊断及肿瘤可切除性评估，制定详细手术方案。将三维可视化模型带入手术室，对照术中实际解剖情况，实时指导手术操作。

术中仔细解剖肝左动脉、肝右动脉、肝固有动脉、肝总动脉、胃左动脉并判断有无肝门方向异常动脉及其走行；同时在肠系膜上动脉右侧切断胰头钩突前,经游离好的胰后间隙,仔细探查有无起自肠系膜上动脉的变异肝动脉出现,若探查发现,则全程解剖了解变异肝动脉起源及走行。

术后观察并记录并发症发生情况,包括有无肝脓肿、肝功能不全、胆肠吻合口瘘、胰瘘、腹腔出血、消化道出血等。

四、64 层螺旋 CT 扫描数据及 MI-3DVS 重建 3D 模型

共采集病人平扫期、动脉期、门静脉期的 3 套 DICOM 格式数据,层厚为 0.625mm,每期数据均达到 425 张以上,图像可见胰腺及壶腹周围病变、胆道系统、腹腔血管等结构显示清晰。114 例病人术前 CTA 检查共发现变异肝动脉 12 例(根据放射科医师报告)。

利用 M1-3DVS 进行重建的腹腔脏器及血管的 3D 模型可获得全维度旋转的动态影像,可任意缩放、任意组合显示,并可任意透明化或隐藏目标脏器模型,清楚显示肿瘤的大小及形态、血管的起源及走行、肿瘤与脏器及血管的立体解剖关系。共发现变异肝动脉 14 例(12.3%,14/114),包括替代肝右动脉起自肠系膜上动脉者 9 例(7.9%,9/114),替代肝总动脉起自肠系膜上动脉 3 例(2.6%,3/114)(图 13-7-1),替代肝左动脉起自胃左动脉 2 例(1.8%,2/114)(图 13-7-2)。9 例替代肝右动脉起自肠系膜上动脉者变异肝动脉走行基本一致,即经门静脉或肠系膜上静脉后方向右上走行,再经胰头后方或穿越胰腺实质(其中 2 例穿越于胰头部组织实质内),沿肝十二指肠韧带右侧在胆总管后方向上入肝。3 例肝总动脉起自肠系膜上动脉者变异肝动脉均经门静脉或肠系膜上静脉后方向右上走行,经胰头后方在十二指肠上缘向左绕至门静脉前方、胆总管左侧向上入肝,并向后下发出胃十二指肠动脉,其间未经过胰腺实质。2 例替代肝左动脉在肝胃韧带内起自胃左动脉,在尾状叶前方、肝圆韧带基底部入肝。其中测量 12 例起源于肠系膜上动脉的变异肝动脉起始部至 SMA 起始部距离为 15.3~38.8mm,平均(25.9±6.9)mm。术中所见肝动脉变异情况、肿瘤部位、大体形态、与血管毗邻关系与术前 3D 模型相符,其余 100 例行胰十二指肠切除术病人术中探查未发现变异肝动脉,14 例肝动脉变异病人顺利行标准的胰十二指肠切除术。证实肝动脉变异情况符合 MI-3DVS 三维重建结果(图 13-7-3)。

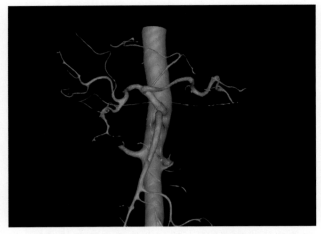

图 13-7-1　替代肝左动脉(rLHA)起自胃左动脉(LGA)

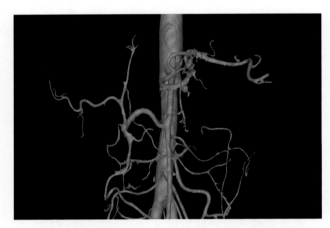

图 13-7-2　肝总动脉(CHA)起自肠系膜上动脉(SMA)

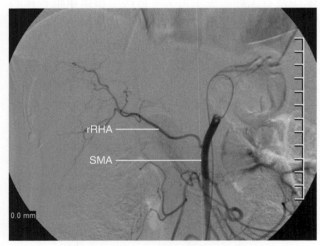

图 13-7-3　术后腹腔动脉 DSA 证实替代肝右动脉起自肠系膜上动脉

五、典型病例

病人,女性,61 岁,因上腹痛伴皮肤巩膜黄染 2 周入院,64 层螺旋 CTA 检查结果:肝内外胆管扩张

明显,梗阻部位位于胆总管末端,考虑胆总管下端癌或胰头癌可能性大,肝右动脉起自肠系膜上动脉(图13-7-4)。十二指肠镜检提示:十二指肠乳头周围肿胀,黏膜粗糙,质地稍硬,取活检4块提示黏膜慢性炎。CA-199提示134.1ku/L。使用MI-3DVS对腹腔脏器、肿瘤及血管进行三维重建后发现:①肿瘤来自胰头部并向十二指肠降部侧生长,肝内外胆管及主胰管均扩张,肿瘤与肠系膜上动静脉界限清晰,腹腔未发现明确肿大淋巴结(图13-7-5、图13-7-6);②替代右肝动脉起源于肠系膜上动脉,在胰头后方经过部分胰腺实质向右上走行入肝,所经过胰腺组织未见肿瘤浸润(图13-7-7);③胆总管左侧边缘动脉(3点钟动脉)清晰可见,由胰十二指肠上后动脉发出,紧贴胆总管、肝总管左侧缘向上和肝右动脉汇合(图13-7-8)。结合

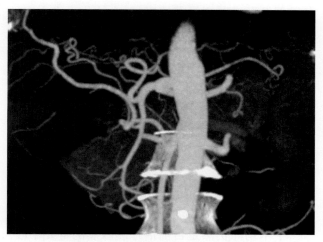

图 13-7-4　CTA 三维重建(最大密度投影法)提示肝动脉变异

替代肝右动脉起自肠系膜上动脉,但无法立体显示变异肝动脉与周围脏器关系。

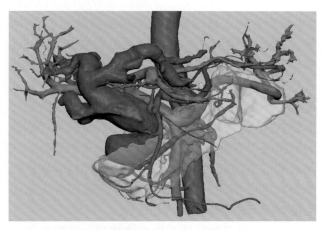

图 13-7-5　病人腹部脏器 3D 模型(胰腺半透明显示,肝脏和胆囊隐去)

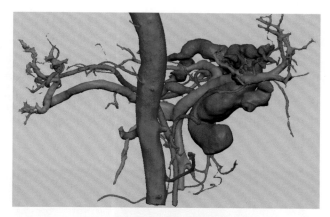

图 13-7-6　变异肝动脉与门静脉和胆管关系(后面观)

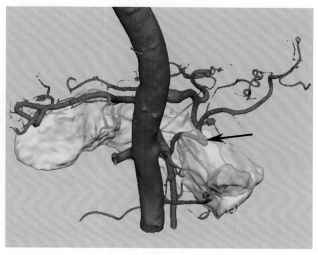

图 13-7-7　变异肝动脉经过胰腺实质,但无肿瘤浸润
箭头所示经过胰腺实质内肝动脉(后面观,胰腺半透明显示)。

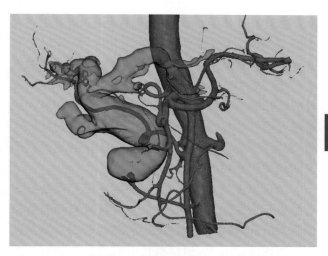

图 13-7-8　腹腔动脉和胆道融合显示(胆道半透明显示)

病人 3D 模型及 CA-199 结果,诊断考虑胰头癌可能性大,评估肿瘤为可切除;另外,肝外胆管由胰十二指肠上后动脉和起自肠系膜上动脉的替代肝右动脉共同供血,并形成 3 点钟动脉,变异肝右动

13

脉虽然经过胰头实质,但无肿瘤浸润。结合术前规划,术中离断胃十二指肠动脉,肝外胆管在肝总管水平离断备胆肠吻合,在胰腺实质内解剖分离出替代肝右动脉,行标准胰十二指肠切除术,手术探查所见肿瘤形态、血管走行与术前 MI-3DVS 重建相符(图 13-7-9)。病理结果诊断为胰头中分化腺癌。

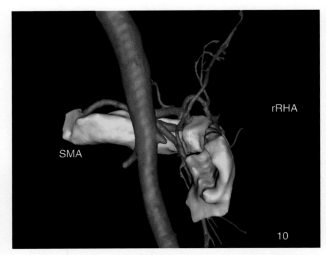

图 13-7-10 3D 模型显示变异肝动脉未经过胰腺实质
(后面观,胰腺和腹腔动脉融合显示)

重建的 3D 模型可以真实反映每例病人肿瘤、腹部各脏器及肝动脉变异等情况,对个体化手术方案的制定提供翔实的术前指导,增加手术成功率,减少术后并发症的发生。

(方驰华 齐硕)

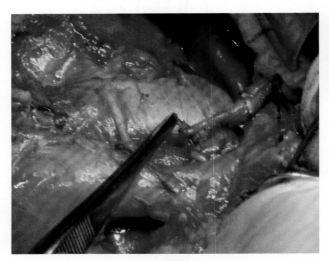

图 13-7-9 术中探查结果与术前 3D 模型
完全符合(完成脏器切除后)

仅对胰十二指肠切除术病人存在肝动脉变异做出诊断是不够的,使用 MI-3DVS 重建的腹部脏器及血管 3D 模型,通过对肿瘤、脏器、血管的随意融合、拆分、旋转、缩放、透视等处理,外科医生可多角度、全方位、立体、直观地观察肿瘤形态、血管形态及走行等情况,充分评估肿瘤的可切除性,详尽了解变异肝动脉的走行、有无经过胰腺实质内及肿瘤浸润包绕,从而选择合理的手术方案。MI-3DVS 对变异肝动脉的情况可做出精确判断。变异肝动脉在肠系膜上动脉的起始位置并不决定其是否经过胰腺实质,而可能与肝动脉在胰头后方个体化的走行路线密切相关(图 13-7-10)。

结合以上特点,术前规划决定不需要离断肝右动脉进行血管重建,同时在肝总管位置离断胆管以预防术后肝外胆管缺血;术中将替代肝右动脉从胰头实质内解剖分离,包绕替代肝右动脉的胰腺组织送病理检查未见肿瘤,手术方式完全符合术前规划,术后病人无并发症出现。

综上所述,胰十二指肠切除术中合并肝动脉变异种类多且复杂,即使同一种变异类型,变异肝动脉的行程、有无肿瘤浸润等情况也不尽一致,MI-3DVS

第八节 三维可视化技术在腹腔镜胰十二指肠切除术中的应用

一、三维可视化技术指导胰十二指肠切除可切除性评估

手术切除仍然是目前治疗胰腺癌的重要手段,因此准确判断胰腺癌是否手术可切具有重要的临床意义,准确的评估能使病人避免不必要的手术创伤,得到合适的治疗,降低他们的医疗费用。

目前临床上术前评估胰腺癌是否可切多以 CT、MR 检查为主。通过影像结果从肿瘤的大小、胰胆管、胰周血管受侵程度、有无远处脏器或淋巴结的转移等多个方面评估胰腺癌的可切除性。而临床上通常认为在没有远处器官和淋巴结转移时,大血管的侵犯是不可切除的重要原因。Loyer 等基于肿瘤与血管的关系,将其 CT 影像分为 6 型,评估可切除性的敏感度为 50%,特异度为 90%。Lu 等根据肿瘤包绕血管的范围分为 4 级,其评估可切除性的敏感度和特异度分别为 84% 和 98%。大多数医者多采用上述标准评估胰腺癌的可切除性。

但 CT 等二维影像不能立体地显示胰腺肿瘤与周围血管器官的关系,外科医生只能凭借经验进行

抽象的三维认识,由于经验的局限性和不确定性,对肿瘤可切除性的评估仍有误诊可能。Bipat 等对 1 823 例胰腺癌病人的术前 CT 资料进行 Meta 分析,发现多排螺旋 CT 评估胰腺癌可切除性的敏感度及特异度分别为 81% 和 82%。Li 等对 54 例病人的 224 根血管的多排螺旋 CT 影像和术中所见进行对比,结果显示多排螺旋 CT 检查对于较为隐匿的血管侵犯的漏诊率为 4%~19%。而三维可视化技术评估肿瘤可切除性的敏感性和特异性均优于 CT 等二维影像。方驰华等应用自主研发的腹部医学图像三维可视化系统(MI-3DVS)对 3 例被多排螺旋 CT 及自带三维重建的灰阶图像评估为"不可切除"的病人进行三维重建,重新评估肿瘤为可切除,手术探查证实后成功切除肿瘤,且术中所见肿瘤的大小及形态、血管的走行及形态、肿瘤与脏器及血管的解剖关系与术前三维重建相符。

基于肿瘤与周围血管三维重建的影像表现,方驰华等建立了胰腺肿瘤三维可视化分型:Ⅰ型:肿瘤与大血管间存在明显可见间隙,未见管腔受推挤变形;Ⅱ型:肿瘤贴附大血管,管腔受或不受推挤,管腔形态仍为圆形或类圆形、血管截面积无减小;Ⅲ型:肿瘤贴附并压迫大血管,管腔失去类圆形形态,肿瘤相邻血管截面积减少,贴附面的血管壁光滑;Ⅳ型:肿瘤贴附并压迫大血管,血管僵硬,管腔狭窄或血管失光滑呈虫蚀状改变;Ⅴ型:肿瘤完全包绕大血管,连续性中断,伴或不伴胰周小静脉扩张;或腹腔淋巴结广泛转移超出切除范围。并通过对各型与肿瘤可切除性分析,认为Ⅰ、Ⅱ型评估为肿瘤可切除;Ⅲ型评估为肿瘤可能切除,或在联合血管切除或重建的情况下可能切除;Ⅳ、Ⅴ型评估为不可切除。按上述标准对 80 例胰腺癌和壶腹癌病人进行 CTA 和 MI-3DVS 三维重建分别评估肿瘤的可切除性,发现 MI-3DVS 三维重建的阳性预测值、假阳性率、假阴性率分别为 100%、0、0,而 CTA 评估阳性预测值、假阳性率、假阴性率分别为 96%、10%、20%,二者具有显著差异。三维可视化技术能够对胰腺肿瘤术前进行精准评估,可以从不同角度观察肿瘤与周围血管器官的关系,可更直观了解肿瘤解剖结构,可显示肿大淋巴结提示术者在术中需注意的可疑淋巴结,在明确解剖变异、肿瘤大小、肿大淋巴结等方面具有一定的临床应用价值。

二、三维成像技术指导胰十二指肠切除方式

胰十二指肠切除术是外科中最复杂的手术之

一,手术难度大。尽管目前术后死亡率已经低于 5%,但术后并发症仍有 30%~45% 发生概率,术前应用三维可视化技术有利于手术的规划,尤其是存在解剖结构变异时,减少手术时间和术中输血量,降低手术风险。

(一)指导动脉变异的手术规划

肝动脉变异是胰十二指肠切除术中常见变异之一,发生率为 19.7%~45.0%,且相同变异类型其走行或肿瘤侵犯可能也不同。临床上常见肝动脉变异类型:肝左动脉起自胃左动脉;肝右动脉起自肠系膜上动脉;肝总动脉起自肠系膜上动脉。一旦术中损伤肝动脉,常有术后肝脏、胆道血供障碍,可能导致胆肠吻合口缺血、肝脓肿、胆痿,甚至胰腺肠吻合口漏,远期发生胆管狭窄等严重并发症。故术前明确肝动脉变异类型及其走行对于术前肿瘤可切除性评估、手术方式的选择及降低术中误伤风险至关重要,三维可视化技术对变异肝动脉显露在敏感性和特异性上均优于 CT,方驰华等研究显示 MI-3DVS 对变异的肝动脉显示的特异性和敏感性均为 100%。应用三维可视化技术指导胰十二指肠切除术时,应该注意观察有无肝动脉变异以及相应的手术治疗抉择问题。当发现肝左动脉起自胃左动脉,在切除远端胃的过程中,应注意避免在分离时损伤肝左动脉;当发现肝右动脉起自肠系膜上动脉,手术规划时可考虑采取后入路术式,首先解剖肠系膜上动脉,充分显露肠系膜上动脉的侧后方,可良好地暴露变异的肝动脉。

在胰十二指肠切除术中,提倡在处理胰周静脉前应先结扎胰十二指肠下动脉,避免胰头充血,减少术中出血和输血量。但胰十二指肠下动脉的起源常有变异,致使术中分辨胰十二指肠下动脉有时比较困难。而三维可视化技术提供了精准解剖信息,使术者能更快分辨胰十二指肠动脉,减少了手术所需时间,具有重要临床价值。通过三维可视化模型测量胰十二指肠下动脉起源与肠系膜上动脉或结肠中动脉的距离可快速定位,当胰十二指肠下动脉由肠系膜上动脉主干或空肠动脉第一支发出时,其起源距结肠中动脉起源处约 18mm,距离肠系膜上动脉约 36mm;当胰十二指肠前下动脉和下后动脉分别从肠系膜上动脉发出时,胰十二指肠前下动脉起源距结肠中动脉起源约 18mm,胰十二指肠后下动脉距肠系膜上动脉起源处 19mm。Onda 等更是利用术中 AR 技术结合三维重建,以便术中迅速准确地定位胰十二指肠动脉,减少手术时间和术中出血。

13

（二）指导静脉变异的手术规划

临床上胃左静脉多汇入门静脉，但也有汇入脾静脉的报道。行胰腺切除术后，胃左静脉作为胃静脉回流唯一通道，若术中损伤可能造成胃淤血或胃出血。而胃左静脉变异繁多、走行复杂，外科医生在清扫第8组淋巴结过程中常常容易误伤该血管，有文献报道用螺旋CT三维重建显示胃左静脉的走行，结果显示65%病人的胃左静脉汇入门静脉，36%汇入脾静脉，三维可视化模型与术中所见完全相符。当胰头癌侵犯静脉血管轴，若扩大切除涉及肠系膜上静脉-门静脉合流处时，术者可在术前根据三维可视化模型中胃左静脉的汇入处，决定是否结扎或再植入脾静脉。当三维模型发现胃左静脉汇入门静脉，在手术规划时可结扎脾静脉；当三维模型发现胃左静脉汇入脾静脉（且胃网膜静脉不能保留时），为了确保胃的静脉回流，脾静脉再植入是非常必要的。

胃结肠干（Henle 干）由上胰十二指肠前上静脉、右胃网膜静脉和上右结肠静脉合流形成，但其变异较多，有文献报道应用 CT 三维重建技术分析汇入 Henle 干血管（上右结肠静脉、右结肠静脉、中结肠静脉）的数量，将 Henle 干的解剖变异分为 4 型：Type-0（无结肠回流静脉）；Type-Ⅰ（1 条结肠回流静脉），Type-Ⅱ（2 条结肠回流静脉）和 Type-Ⅲ（3 条结肠回流静脉）。在胰十二指肠切除术中，胰头和结肠分离过程中对 Henle 干的处理需十分细致，该部位易撕裂引起出血。故术前应用三维可视化技术了解 Henle 干的变异情况，可预防术中处理 Henle 干时麻烦的出血，对精准手术操作有指导价值。

（三）指导胰肠吻合方式及胰管变异的手术规划

胰肠吻合口瘘是胰十二指肠切除术后最危险的并发症之一，主胰管 <3mm 是胰瘘的危险因素之一，但对于正常质地胰腺，术前通过 CT 难以确认胰管直径，往往术中反复探查既耗费时间又可能导致出血增多，损伤胰管，经三维重建后可预测胰腺断面扩张的主胰管大小、形态，为术前手术规划提供宝贵信息，指导胰管支撑引流的放置。项楠等术前应用 MI-3DVS，通过测量 3D 胰管直径、钩突部左侧 0.8cm 胰腺前壁上下缘之间距离，选择个体化胰肠吻合方式，并且根据个体化胰管直径在胰管内放置大小适中的支撑管，26 例胰十二指肠切除术中只有 2 例发生术后 A 级胰瘘。

（陈汝福　叶会霖）

第九节　三维可视化技术在保留幽门十二指肠的全胰头切除术中的应用

一、保留幽门十二指肠的全胰头切除术的起源

（一）保留十二指肠的部分胰头切除术

作为治疗胰头病变的传统术式，胰十二指肠切除术（pancreaticoduo-denectomy，PD）在切除胰头的同时需连带切除十二指肠、肝外胆管和远端胃，带来巨大的手术创伤及并发症风险。PD 由于切除了十二指肠，严重破坏了肠-胰岛素轴和胰腺的生理胰岛素分泌能力，增加了 2 型糖尿病的发生率。针对胰头部腺癌或壶腹周围癌，根治性 PD 手术无疑是最佳选择。但对于胰头良性或交界性肿瘤，以及胰头部肿块性慢性胰腺炎病人，是否需要实施巨创的 PD 术式一直是肝胆胰外科领域的研究热点。近年一系列临床研究和文献荟萃分析结果显示，对于后面几类病人，各种保留十二指肠的胰头部切除术式不仅具有与 PD 相同的疗效，而且与 PD 比较，极显著地改善了病人术后的生活质量、健康程度，减少了中远期胰腺内、外分泌功能不足的发生率，真正达到了减创的治疗效果。保留十二指肠的胰头切除术（duodenum-preserving pancreatic head resection，DPPHR）又称 Beger 术式，于 1972 年由 Beger 首次报道。该术式适用于慢性胰腺炎、胰头良性肿瘤和胰头部交界性肿瘤，既未侵犯十二指肠，又不须行淋巴结清扫的病例。经典的 Beger 术式包括切除肠系膜上静脉右侧到十二指肠、胆总管前方的大部分胰头与钩突组织，保留距十二指肠内缘 5~10mm 的胰腺组织，以保证十二指肠和胆总管的血供，行双侧胰腺断端与空肠的 Roux-en-Y 吻合，所以又被称为保留十二指肠的部分胰头切除术。

（二）保留十二指肠的全胰头切除术

Beger 术式是基于 PD 术式基础上的技术革新，在切除胰头部病变的同时保留了十二指肠、肝外胆管和远端胃，使肠-胰岛素轴、消化道和胆道的完整性得以完好保护，从而保证了病人术后的中长期生存质量。然而，Beger 术式的难点在于切除胰头的同时需要完好地保留十二指肠、胆总管及十二指肠乳头的血供，这一关键技术对外科医师的手术技术和解剖学知识提出了很高的要求，比胰十二指肠切

除术更为复杂,操作不当会出现十二指肠坏死,胆总管和十二指肠乳头缺血,引起肠瘘、胆瘘或胆管狭窄、胰瘘等一系列严重并发症,因此,直到2000年以后该术式才在临床上有较广泛的应用。

十二指肠降部和水平部的血供主要来自起源于胃十二指肠动脉(gastroduodenal artery, GDA)和肠系膜上动脉(superior mesenteric artery, SMA)的分支构成的胰十二指肠前后动脉弓,该前后动脉弓行走于十二指肠内缘,沿途分别发出极为细小的"鸦爪样"分支供应十二指肠;胆总管胰内段和十二指肠乳头血供来自胃十二指肠动脉分出的胰十二指肠上后动脉(posterior superior pancreaticoduodenal artery, PSPDA)。为了维持十二指肠、胆总管和乳头部的血供,经典的Beger手术通常保留十二指肠侧5~10mm的胰腺组织。然而由于这些被保留下来的少量胰腺组织仍然具备胰液分泌功能,为此学者们需要进行头侧残留胰腺残端缝合或直接与空肠吻合的方式来减少术后胰瘘的发生概率,但收效甚微。因为对残留仅有的少量胰腺组织实施缝合,往往难以达到满意的包埋效果;而实施头侧残留胰腺残端空肠吻合同样困难,且额外增加的胰肠吻合口也倍增了胰瘘概率。文献报道Beger手术的胰瘘发生率高达20%~40%,这也成为制约该术式推广的重要原因之一。

随着胰腺外科技术和解剖学研究的发展,国内外一些著名学者开始尝试对传统的Beger术式加以改良,如针对慢性胰腺炎减少胰头部切除和吻合口数量的Frey术式和Berne术式,针对胰腺良性和交界性肿瘤的胰头全切术联合十二指肠(乳头部)部分切除,以及完整保留十二指肠的胰头全切除术(duodenum-preserving total pancreatic head resection, DPPHRt)等。其中完整保留十二指肠的全胰头切除术在要求保留胰十二指肠前/后动脉弓及其"鸦爪样"分支(保留十二指肠降部和水平部血供)和胰十二指肠上后动脉(保留胆总管胰内段和十二指肠乳头的血供)的前提下切除全部胰头组织。该术式对主刀医师的胰腺解剖认知和手术技巧提出了极为苛刻的要求,是目前胰腺外科的巅峰技术,文献报道非常有限。然而该技术为病人带来的获益也是显而易见的,完全去除了胰头残端胰瘘因素,明显降低术后胰瘘相关并发症的概率;同时,相对于联合十二指肠部分切除的全胰头切除,完整保留了胆总管胰内段和乳头部,病人术后远期胆道并发症更低,拥有更好的生活质量。完整保留十二指肠的全胰头

切除术作为最重要的改良Beger术式之一,无疑为良性或交界性的胰头肿瘤病人提供了一个更佳的术式选择。

二、腹腔镜下保留幽门十二指肠的全胰头切除术的发展

近年来,腹腔镜器械与手术技术已获得长足的进步,微创观念已深入各种外科领域,21世纪被誉为微创外科的世纪。2004年外科治疗临床疗效研究小组发表的里程碑式的研究结果显示,腹腔镜结直肠外科的肿瘤学疗效不亚于开腹术式。至今,腹腔镜术式已成为多种主要良恶性肿瘤的常规切除术式,它所带来的微创获益已无可置疑。在腹腔镜微创外科的大潮中,曾经被誉为"珠峰术式"的腹腔镜胰十二指肠切除术(laparoscopic pancreaticoduodenectomy, LPD)在过去的数年间也被广泛推广,而它所带来的获益正在被持续重复。作为胰头部良性和交界性肿瘤减创术式的保留十二指肠胰头切除术,能否用微创的腹腔镜开展多年来一直是临床外科专家梦寐以求的目标。在此方面,我国的专家做出了卓越的贡献,迄今为止的4篇报道中有3篇为我国专家撰写。国外学者的一篇报道了1例腹腔镜Berne手术,该术式用于治疗慢性胰腺炎,不适用胰头部肿瘤。我国学者曹君,闵军等报道对12例胰头良性或低度恶性肿瘤病人实施了腹腔镜下保留幽门十二指肠的全胰头切除术(laparoscopic DPPHRt, LDPPHRt),取得了良好的治疗效果(图13-9-1)。其他国内学者的2篇报道均为Beger术式,1篇为个案报道,另1篇报道4例,用于治疗胰头良性和交界性肿瘤。

对于减创术式的保留十二指肠胰头切除术,腹腔镜术式无疑带来更加微创的效果。尤其是胰腺良性和交界性肿瘤好发于年轻女性,这类病人对微创有更加强烈的诉求。然而,在腹腔镜下开展该术式对术者有极高的要求,需兼具高超的胰腺开腹和腔镜技巧,以及完备的胰腺与十二指肠解剖学知识。LDPPHRt适应证为:①慢性胰腺炎伴有胰头部肿块引起顽固性疼痛、胆总管狭窄、十二指肠梗阻、门静脉受压;②胰头部良性肿瘤或囊肿;③胰头部交界性肿瘤,既未侵犯十二指肠,又不须行淋巴结清扫。LDPPHRt术式在获得完整切除效果的同时让此类病人免于遭受胰十二指肠切除术所带来巨大创伤,同时也保存了病人胰腺内外分泌功能和消化道的完整性,保证了病人术后的中长期生存质量。

13

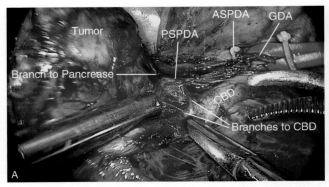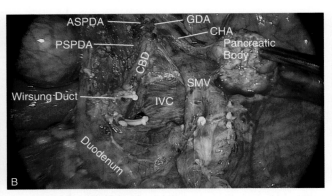

图 13-9-1　腹腔镜下保留幽门十二指肠的全胰头切除术

Tumor：肿瘤；Branch to Pancrease：胰腺分支；PSPDA：胰十二指肠上后动脉；ASPDA：胰十二指肠上前动脉；GDA：胃十二指肠动脉；CBD：胆总管；Branches to CBD：胆总管分支；Pancreatic Body：胰体；SMV：肠系膜上静脉；Wirsung Duct：魏氏管（主胰管）；IVC：下腔静脉；Duodenum：十二指肠。

三、腹腔镜下保留幽门十二指肠的全胰头切除术流程

病人呈反头低足高（Trendelenburg）位，头侧抬高 30°，分腿平卧。采用腹腔 5 孔法 Trocar 分布。建立气腹维持 14mmHg 压力。打开胃结肠韧带暴露胰头和胰腺颈部，探查肿瘤位置，避免 Kocher 切口。移除 8a 组淋巴结后显露肝总动脉（common hepatic artery，CHA），沿其走行向右侧解剖出肝固有动脉（proper hepatic artery，PHA）和胃十二指肠动脉（gastroduodenal artery，GDA），并分别悬吊保护。解剖胰腺钩突部和颈部，显露门静脉（portal vein，PV）和肠系膜上静脉（superior mesenteric vein，SMV），建立胰颈-门脉隧道，分别提吊保护胰颈和 SMV。沿胰颈下缘打开胰腺被膜，向右侧行被膜下解剖。注意保护沿十二指肠行走的胰十二指肠动脉弓。解剖胰头下缘和钩突以显露胰十二指肠下前动脉（anterior inferior pancreatic duodenal arteries，AIPDA）和胰十二指肠下后动脉（posterior inferior pancreatic duodenal arteries，PIPDA），注意保护其发往十二指肠的鸦爪分支。在 SMV 前方切断胰腺颈部，沿 SMV 右背侧解剖胰头组织，显露行走于胰头实质内的胆总管（common bile duct，CBD）胰腺段。沿 CBD 的左背侧解剖胰腺实质，注意保护胰十二指肠上后动脉（posterior superior pancreatic duodenalartery，PSPDA）及其发往供应 CBD 和壶腹部的分支。有时不得不离断胰十二指肠上前动脉（anterior superior pancreatic duodenal artery，ASPDA）以继续解剖。最后在壶腹部离断结扎主胰管，完整切除胰头和勾突部。检查确认十二指肠和 CBD 无缺血后行胃肠或胰肠吻合。放置引流管，结束手术（图 13-9-2）。

四、三维可视化技术在保留幽门十二指肠的全胰头切除术中的应用

（一）术式解剖特点及三维可视化技术的优势

胰十二指肠前后动脉弓的保留是实施保留幽门十二指肠的全胰头切除术的关键。胰十二指肠前后动脉弓分别由 PSPDA、ASPDA、AIPDA 和 PIPDA 组成，为十二指肠降部和水平部提供血供。其中又以 PSPDA 最为重要特殊，其分支负责提供 CBD 胰腺段和壶腹部的血供。胰十二指肠前后动脉弓复杂细小的解剖结构为保留幽门十二指肠的全胰头切除术的成功实施带来了较大的困难。大体解剖显示前弓行走于距离十二指肠 0.5~1.5cm 的胰腺被膜内，行胰腺被膜下解剖可保护前弓及其沿途发出的进入十二指肠的细小分支。后弓行走于胰腺系膜内，距离十二指肠 1.5~2.0cm（图 13-9-3）。避免制作 Kocher 切口能保护后弓的完整性，特别是保护 PSPDA 和 PIPDA 之间的交通支。术前三维可视化技术能清晰显露前后动脉弓及其细小分支的走行，以及和 CBD、胰头、十二指肠的空间关系，有助于实施详细的术前规划。结合术中腹腔镜技术，能清晰准确地对这些微小结构实施解剖和保护，保障手术成功实施。

（二）典型病例

男性，病人，47 岁，因"上腹部阵发性疼痛半年余，发现胰头占位 2 周"入院。CTA 示胰腺头颈交界区见不规则低密度肿块，边界清楚，与周围结构分界清晰，密度欠均匀，内见线样分隔及壁结节，大小约 5.0cm×2.3cm，增强扫描壁结节及分隔较明显强化，囊性成分未见明确强化。胰管全程轻中度扩张，与病灶未见明确相通（图 13-9-4）。消化肿瘤指标未见异常。术前诊断考虑胰头颈部良性或低度恶性

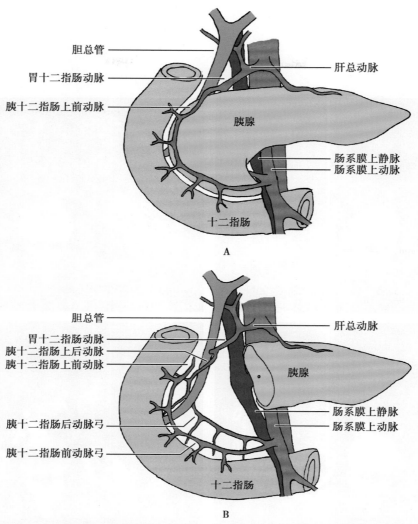

胆总管　　　　肝总动脉
胃十二指肠动脉
胰十二指肠上前动脉
胰腺
肠系膜上静脉
肠系膜上动脉
十二指肠

A

胆总管　　　　肝总动脉
胃十二指肠动脉
胰十二指肠上后动脉
胰十二指肠上前动脉
胰腺
肠系膜上静脉
肠系膜上动脉
胰十二指肠后动脉弓
胰十二指肠前动脉弓
十二指肠

B

图 13-9-2　腹腔镜下保留幽门十二指肠的全胰头切除术流程

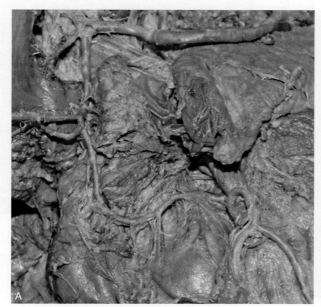
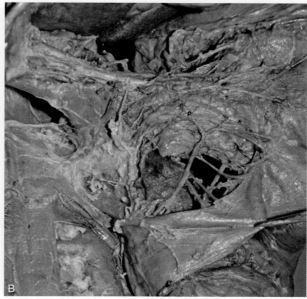

图 13-9-3　胰十二指肠前后动脉弓

13

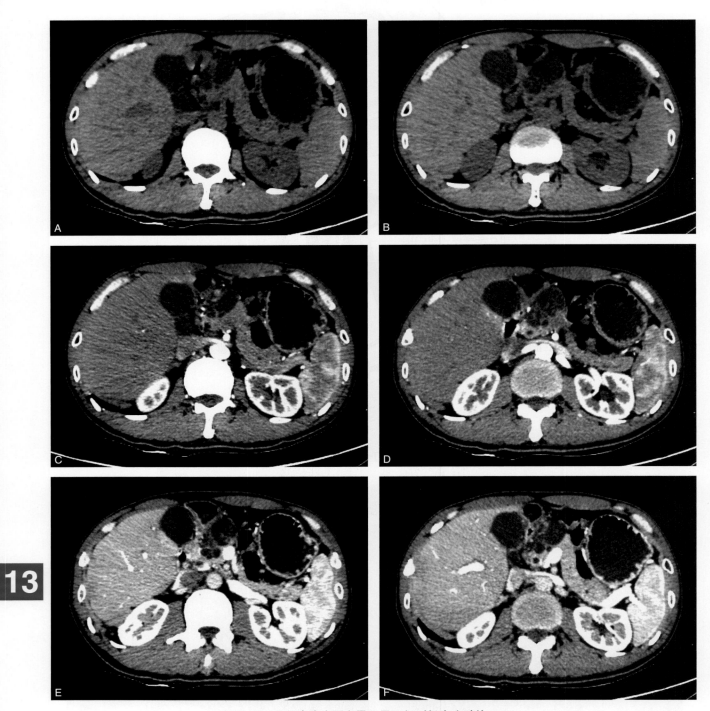

图 13-9-4　胰腺头颈交界区见不规则低密度肿块 CTA

肿瘤可能性大,采用三维可视化技术重建胰头区影像(图 13-9-5),完善术前准备后行保留幽门十二指肠的全胰头切除术。术程顺利,术后恢复平稳,无胰瘘、胆瘘。术后病理示胰腺导管内乳头状肿瘤伴重

度异型增生,切缘阴性。术后查 CTA 并三维重建,胰十二指肠前后动脉弓及其分支得到良好保留,胆管、十二指肠结构完整(图 13-9-6)。长期随访未见肿瘤复发、转移,胰腺内外分泌功能良好。

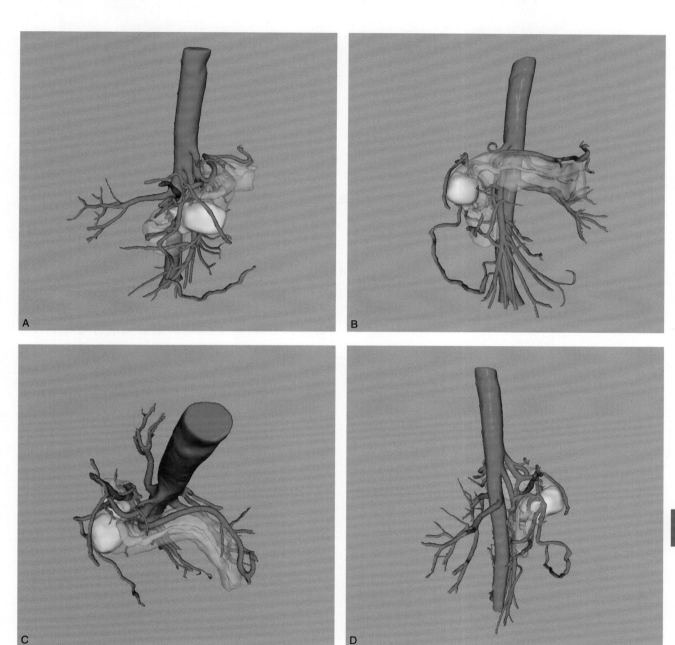

A

B

C

D

图 13-9-5　三维可视化技术重建胰头区影像

13

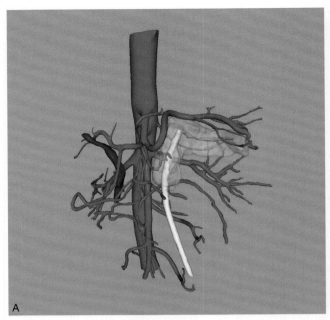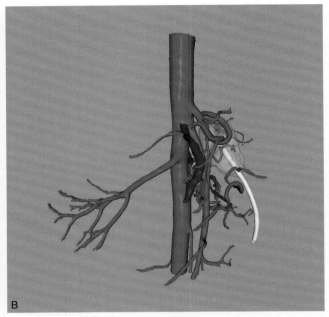

图 13-9-6　术后查 CTA 并三维重建

（闵军　曹君）

第十节　三维可视化技术在胰头癌行胰腺全系膜切除术中的应用

一、概述

胰头癌是消化系统中恶性程度最高的肿瘤之一，行根治性手术切除是胰头癌病人获得长期生存的唯一希望。术后病人预后差的原因主要包括复发与转移。病灶切缘阳性是术后复发的主要原因，最常见的局部复发部位为肠系膜上动脉和腹腔干周围。因此，做到规范的区域淋巴结清扫和切缘阴性（R0 切除）是根治性切除的关键，对于改善病人预后有重要意义。胰腺系膜的概念目前还存在争议。我们认为无论如何去定义胰头后方、肠系膜上静脉 - 门静脉后方，肠系膜上动脉、腹腔干的右侧半及腹主动脉前方及右侧的结缔组织，该区域始终是胰头癌发生侵袭转移最常见的部位，也是术后肿瘤最易残留和局部复发的部位，已成为无法达到 R0 切除的重要原因。R0 切除是胰头癌病人可能获得长期生存机会的唯一方法。从这个意义上讲，胰腺系膜的概念强调了胰头癌 R0 切除的关键区域和整块切除的理念。胰头癌行胰腺全系膜切除（total mesopancreas excision，TMpE）可以提高其 R0 切除

率，改善病人预后。

胰头十二指肠区域解剖结构复杂，与周围重要的血管如门静脉、腹腔干、肝总动脉、肠系膜上动、静脉关系密切。胰周主要血管受侵情况是影响胰头癌可切除性的重要因素之一。胰头癌手术的安全性与远期治疗效果的提高，主要体现为术前准确的临床分期与严格掌握手术适应证。因此，术前精准的可切除性的评估对施行 PD 至关重要，不仅能减少非治疗性开腹手术的发生、降低术后并发症率及死亡率，而且更为重要的是能够提高胰头癌的 R0 切除率，改善病人预后。胰头癌可切除性的评估主要是在以临床影像学检查为基础的多学科团队（MDT）模式下进行的，随着影像学技术的发展，术前评估更加准确。在多排螺旋 CT 平扫及三期强化扫描的基础上，运用三维可视化技术，对胰腺癌可切除性进行术前评估，是目前进行胰腺癌术前分期的最佳方法。

二、典型病例

病人，男性，51 岁，因"皮肤巩膜黄染 1 月余"入院。查体：生命体征平稳，巩膜、全身皮肤、黏膜黄染，全身浅表淋巴结未触及。腹平软，无压痛、反跳痛，未触及包块，肝脾肋下未及，肠鸣音正常。

1. 辅助检查　肝功能示 ALB 43.7g/L，ALT

1 022U/L（升高），AST 437 U/L（升高），TB 112.7μmol/L（升高），DB 88.1μmol/L（升高），r-GT 1 934U/L（升高），AKP 254U/L（升高），其余无明显异常。肿瘤标志物：CA19-9 183.10U/L（升高），AFP 1.8μg/L，CEA 5.45μg/L。血常规、凝血功能、肾功能、电解质、心电图、心脏彩色多普勒超声（彩超）、肺功能等无明显异常。

腹部增强CT：胰腺头部占位，考虑癌伴胰胆管扩张。初步诊断：胰头占位，胰腺癌可能性大（图13-10-1，图13-10-2）。

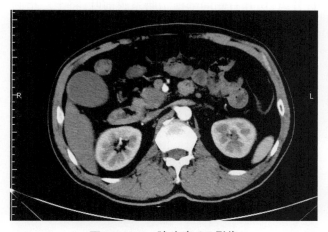

图 13-10-1　胰头癌 CT 影像

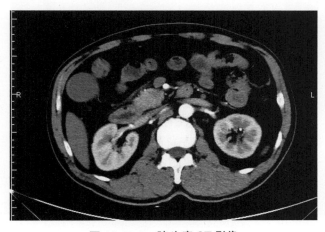

图 13-10-2　胰头癌 CT 影像

腹部MRI：胰头占位，考虑胰腺癌，伴胰管、胆总管及肝内胆管扩张（图13-10-3，图13-10-4）。

2. 三维可视化影像　显示胰头占位与周围血管、组织、器官的毗邻关系。可见该病人肝右动脉异位发自于肠系膜上动脉（图13-10-5~图13-10-8）。

3. 术前诊断　胰头癌。

4. 手术指征及手术预案　结合病人病史及辅助检查，首先考虑胰头癌，病人无远处转移灶，术前检查无手术禁忌证，考虑拟行胰头癌全系膜切除术。

5. 手术过程

（1）手术切口：病人平卧位，一般选用上腹部正中切口，上至剑突，下至脐下，右侧绕脐。或者右侧肋缘下反 L 形切口也是常用的切口选择。

（2）探查：遵循无瘤原则，由远至近，依次探查盆底、腹壁、网膜、肝脏、肝十二指肠韧带、胃、结

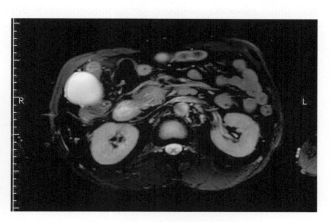

图 13-10-3　胰头癌 MRI 影像

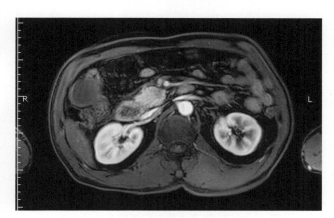

图 13-10-4　胰头癌 MRI 影像

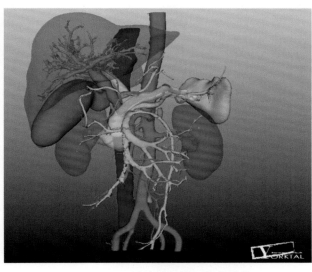

图 13-10-5　胰头癌三维可视化影像

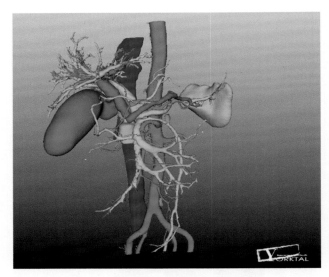

图 13-10-6　胰头癌三维可视化影像

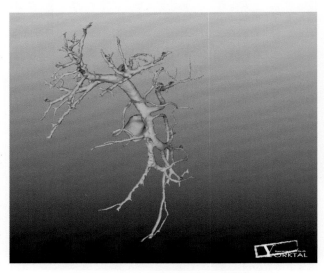

图 13-10-7　胰头占位与门静脉系统的关系

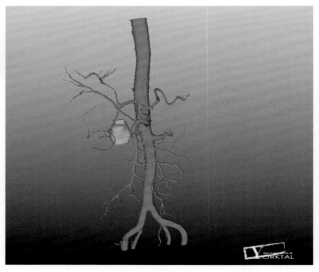

图 13-10-8　胰头占位与动脉系统的关系

肠及小肠系膜、胰腺周围。结合术前影像学检查,进一步确认肿瘤的部位、大小、质地及周围组织情况。经上述一般性探查,明确未发现明显远处转移,即进行特异性探查,以判断是否可以完成胰头癌全系膜切除术。

1）Kocher 手法探查胰腺后方,了解肿瘤与下腔静脉和腹主动脉间的关系以及局部淋巴结情况。将十二指肠降部提起并保持一定张力,于其外侧壁切开侧腹膜,沿正常的解剖间隙使用 PMOD 技术进行分离,切开右侧局部横结肠系膜前叶,将十二指肠降部与水平部以及胰腺头部从后腹膜游离,逐步向左侧暴露右肾静脉、右侧生殖静脉、下腔静脉,显露和探查胰头后方（图 13-10-9）。

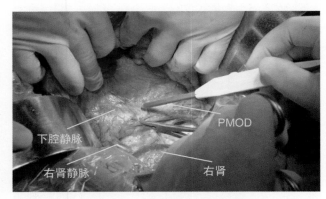

图 13-10-9　**Kocher 手法探查**

如胰腺后方见肿大淋巴结（No.13）常规行术中冰冻病理检查,如淋巴结阳性加行 No.16 淋巴结清扫。继续向左侧暴露左肾静脉和腹主动脉,直至腹主动脉的左侧缘。在左肾静脉头侧腹主动脉上显露肠系膜上动脉起始部（图 13-10-10）。

如需清扫 No.16 淋巴结则向尾侧进一步显露下腔静脉和腹主动脉（图 13-10-11）。

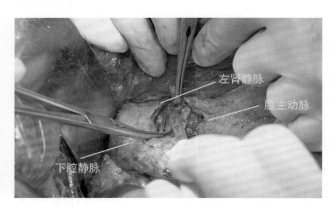

图 13-10-10　**显露左肾静脉和腹主动脉**

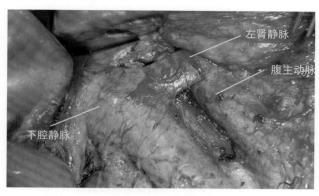

图 13-10-11　清扫 16 组淋巴结

2）需要进一步探查的内容包括胰头后方、下腔静脉及腹主动脉间是否有淋巴结转移；肿瘤生长是否侵犯后腹膜组织。并再次确认肿瘤的部位：术者将左手拇指置于已游离的十二指肠与胰头的前方，其余四指置于后方，通过轻柔触摸了解肿瘤的部位、大小、质地及与周围组织的浸润关系。

3）探查胰腺前方，以了解肠系膜上血管是否受侵，肠系膜根部是否有肿大淋巴结（No.14）。在胃网膜右动脉的下方打开胃结肠韧带，注意结扎分支血管，分别向上提起胃大弯，向下牵拉横结肠系膜，即可以充分暴露胰腺前方，探查肿瘤与胰腺质地的改变（图 13-10-12）。

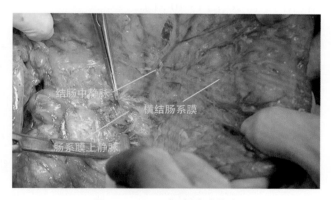

图 13-10-12　探查胰腺前方

在胰颈部下缘，可以触及搏动的肠系膜上动脉（图 13-10-13），在该处打开后腹膜，使用 PMOD 推剥手法向胰颈方向继续解剖，显露肠系膜上静脉，并于胰腺后方继续分离，探查肿瘤与肠系膜上静脉的关系（图 13-10-14）。

如发现肿瘤侵犯肠系膜上静脉，在病人身体状况及手术技术条件均允许时，可以行包括血管重建在内的扩大切除，否则应及时终止进一步手术探查，或改行姑息手术。

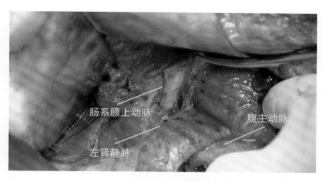

图 13-10-13　探查胰腺前方

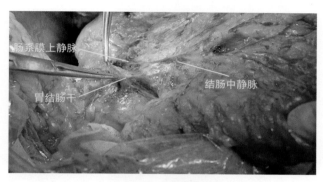

图 13-10-14　探查胰腺前方

4）探查胰颈部后方，以了解门静脉是否受侵犯。胰颈后方与门静脉及肠系膜上静脉前壁之间一般无小静脉分支，比较容易解剖分离。一方面沿前述胰颈部下缘，向胰颈后方继续剥离肠系膜上静脉，另一方面由胰颈部上缘，在胰颈后方，向肠系膜上静脉方向游离门静脉前壁。

如果上下操作可以顺利会师，说明门静脉未受到肿瘤侵犯，至此一般可以做出是否可以完成根治性胰十二指肠切除术的决定（资源 13-10-1，资源 13-10-2）。

资源 13-10-1　胰腺全系膜切除术（PPT）

资源 13-10-2　胰腺全系膜切除术（视频）

三、胰头癌全系膜切除

（一）胰腺系膜前部的切除

切除范围包括结肠中静脉右侧的横结肠系膜前叶、胃网膜右动脉侧的大网膜、部分小网膜及门静脉、肝固有动脉、肝动脉周围的淋巴脂肪组织，还包括胃窦、十二指肠、胆总管等周围器官。

（二）离断胃远端，切除大网膜及横结肠系膜前叶的右侧半

沿十二指肠水平部游离处开始向左侧游离，离断右侧胃结肠韧带，在横结肠上缘打开大网膜，切除大网膜以及横结肠系膜前叶的右侧半，在结肠中动脉的右侧离断。

显露右结肠静脉及胃网膜右静脉汇合而成的胃结肠静脉干及暴露肠系膜上静脉，清扫周围的脂肪淋巴组织（图13-10-15，图13-10-16）。

游离胃网膜右静脉后，在胃网膜右静脉的根部离断、结扎，同时清扫14V组淋巴结（图13-10-17~图13-10-19）。

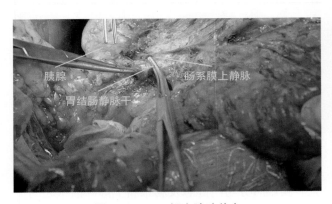

图13-10-15　探查胰腺前方

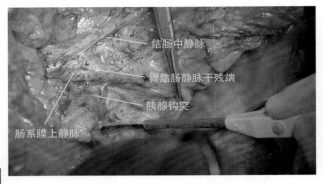

图13-10-16　探查胰腺前方

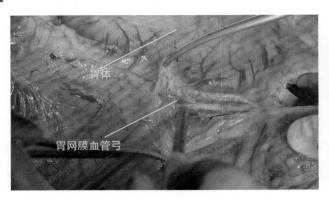

图13-10-17　游离胃网膜血管弓

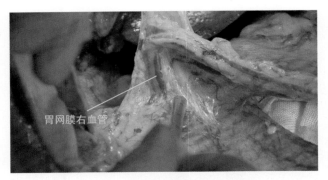

图13-10-18　游离胃网膜右血管

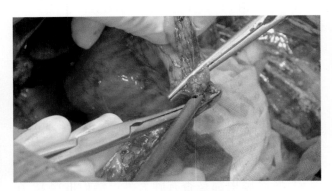

图13-10-19　离断胃网膜右血管

在胃网膜血管弓外由中间向右侧离断大网膜，至胃窦部结扎胃网膜右血管。于胃小弯侧游离小网膜，离断胃右血管，清扫胃右血管上缘的第5组淋巴结（图13-10-20，图13-10-21）。

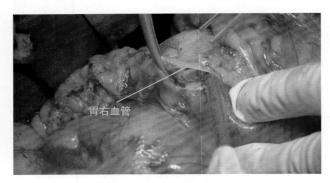

图13-10-20　游离胃右血管

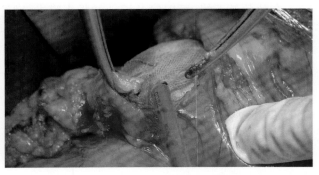

图13-10-21　离断胃右血管

使用切割闭合器离断胃体部,切除约 40% 远端胃(图 13-10-22)。

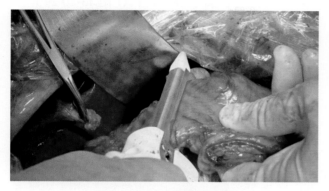

图 13-10-22　离断远端胃

胃离断后,近侧端缝合加强向左上腹方向翻起,远侧端向右下方牵引,进一步暴露术野。

(三)清扫肝十二指肠韧带,切除胆囊,离断肝总管

于肝门处切开肝十二指肠韧带,使用 PMOD 推剥技术游离胆总管及肝动脉。自胆囊底部游离胆囊至胆囊三角,钳夹离断结扎胆囊动脉,于胆囊管汇入胆总管上方切开肝总管前壁,吸除胆汁,然后在胆管内壁离断肝总管。该操作在直视下进行,避免在分离胆管侧后壁时的出血,并且可以避免损伤后方的门静脉。

沿肝下缘打开肝胃韧带向上直至右侧膈肌角。沿肝动脉继续向近端显露,清扫其周围的淋巴脂肪组织,在肝固有动脉发出胃右动脉处,根部离断结扎胃右动脉,向远侧继续解剖游离,即可游离出胃十二指肠动脉,离断后根部双重结扎(图 13-10-23~图 13-10-25)。

将胆囊及胆总管向下方牵拉,肝动脉向外侧牵开,即可显露门静脉,分别向上下分离门静脉周围的淋巴脂肪组织,将其骨骼化(图 13-10-26)。

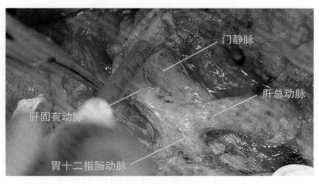

图 13-10-23　清扫肝总动脉淋巴结

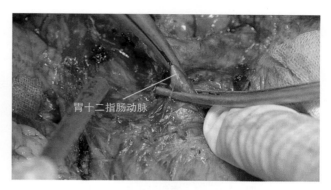

图 13-10-24　游离、钳夹 GDA

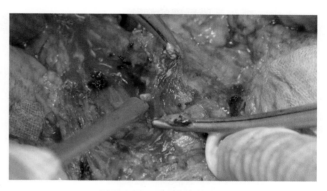

图 13-10-25　离断 GDA

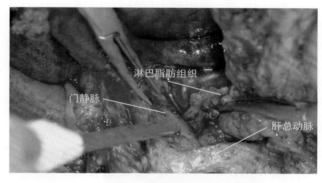

图 13-10-26　清扫肝十二指肠韧带

(四)清扫肝总动脉及腹腔干周围淋巴脂肪组织

沿肝总动脉向心方向,使用 PMOD 在动脉鞘内进行肝总动脉周围脂肪淋巴组织的清扫,直至腹腔干周围,将肝总动脉及腹腔干周围淋巴脂肪组织一并切除(图 13-10-27)。

(五)离断空肠上段

提起横结肠,于肠系膜根部左侧确认出 Treitz 韧带,触摸辨认肠系膜上动脉,沿动脉走行方向切开肠系膜的浆膜。于胰腺下缘可以辨认出结肠中动静脉,在其下方离断结扎空肠动脉第一、二支,充分游离十二指肠升部及水平部。在 Treitz 韧带远端约 15cm 处以切割闭合器离断空肠,远端空肠备吻合。游离空肠上段时注意避免损伤左侧深面的肠系膜下静脉。

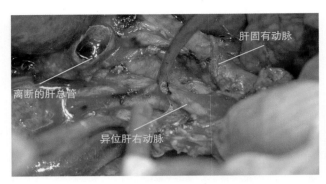

图 13-10-27　清扫肝十二指肠韧带

（六）胰腺系膜后部的切除

我们将肠系膜下动脉水平定义为胰腺系膜后部切除的下界，清扫肠系膜下动脉周围的结缔组织，沿腹主动脉前方向上清扫至腹腔干起始处上方2cm，该水平为胰腺后系膜切除的上界，清扫腹腔干周围的结缔组织。注意清扫上下界内下腔静脉与腹主动脉间的结缔组织。将左侧生殖静脉作为胰腺系膜后部切除的左侧后界，左侧前界为肠系膜下静脉。

（七）离断胰腺颈部

在胰颈上、下缘分别暴露门静脉和肠系膜上静脉，沟通门静脉-肠系膜上静脉前方的胰颈后方间隙，在准备离断胰腺前，于预定离断线的左右两侧的上下缘，各缝合一针并结扎留作牵引线，阻断胰腺头颈部的横行小血管，以减少术中出血。分别向左右两侧轻提牵引线，使用PMOD刮吸法离断胰腺（图13-10-28）。在断胰腺的过程中注意寻找胰管开口，剥离显露出胰管备胰肠吻合。

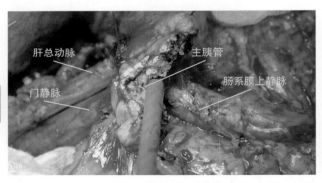

图 13-10-28　离断胰腺

取与胰管直径相当的硅胶管，将其插入胰腺断端胰尾侧胰管，一般插管深度约5cm。远侧胰腺残端行常规冰冻病理检查。

（八）切除胰腺后系膜

清扫肠系膜下动脉（此为胰腺后系膜切除的下界）周围的结缔组织，沿腹主动脉前方向上清扫至

腹腔干起始处上方2cm（此为胰腺后系膜切除的上界）。沿肠系膜下静脉向上分离，清扫上下界内的下腔静脉与腹主动脉间的结缔组织（图13-10-29）。

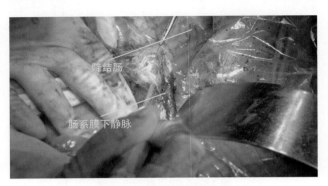

图 13-10-29　胰腺系膜后部切除

分离至肠系膜根部左侧，确认出Treitz韧带，打开肠系膜上动脉左侧动脉鞘，与右侧相贯通，360°廓清肠系膜上动脉周围的脂肪淋巴组织（图13-10-30，图13-10-31）。

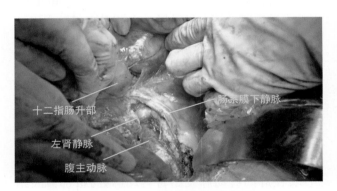

图 13-10-30　胰腺系膜后部切除

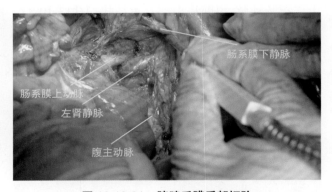

图 13-10-31　胰腺系膜后部切除

左侧生殖静脉作为胰腺系膜后部切除的左侧后界，左侧前界为肠系膜下静脉（图13-10-32）。

（九）离断胰腺钩突

将十二指肠及胰腺头部断端向右侧翻开并轻柔牵拉，静脉拉钩向左侧拉开肠系膜上静脉右侧壁

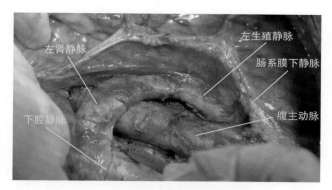

图 13-10-32　胰腺系膜后部切除

及后壁,此处可以暴露胰十二指肠上后静脉、下前静脉与下后静脉,以及数条小静脉汇入至肠系膜上静脉。使用 PMOD 推剥疏松结缔组织,即可充分显露每根血管,距离肠系膜上静脉或门静脉约 5mm 处,分别钳夹、离断、结扎各静脉属支,将肠系膜上静脉从胰腺钩突部游离出来(图 13-10-33)。

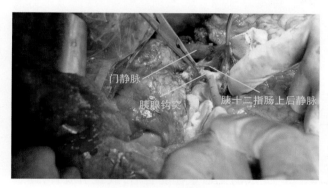

图 13-10-33　处理胰腺钩突

继续向左侧牵拉肠系膜上静脉,即可以显露其左后方的肠系膜上动脉,向右侧缘分离,可以清楚地显露肠系膜上动脉及胰十二指肠下动脉及其分支,可以将该动脉单独游离、钳夹、离断、结扎。将动脉向左侧牵拉,尽可能暴露胰腺钩突,分束钳夹后离断,将钩突全部切除(图 13-10-34)。

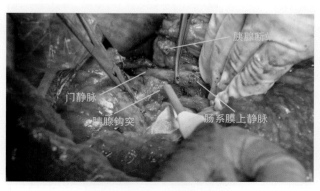

图 13-10-34　处理胰腺钩突

至此,胃远端、胆囊、胆总管下段、十二指肠、胰头部及空肠上段已被整块切除(图 13-10-35)。

标本移除后,将肠系膜上静脉和小肠系膜牵起,仔细检查创面有无渗血或活动性出血点,谨慎处理(图 13-10-36,图 13-10-37)。

（十）消化道重建

采用胰肠、胆肠、胃肠吻合顺序的 Child 法。胰管断端内置入硅胶管(图 13-10-38),行胰管对空肠黏膜端侧吻合术(图 13-10-39~ 图 13-10-41)。

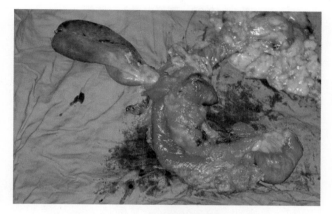

图 13-10-35　胰头癌全系膜切除标本

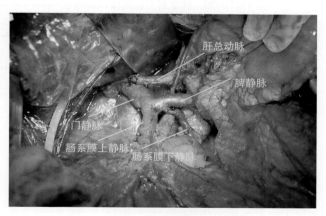

图 13-10-36　胰头癌全系膜切除后术区视野

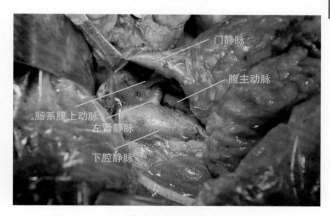

图 13-10-37　胰头癌全系膜切除后术区视野

13

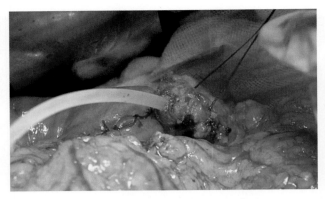

图 13-10-38　胰管内置入硅胶管

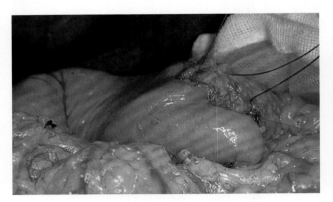

图 13-10-39　胰管对空肠黏膜端侧吻合

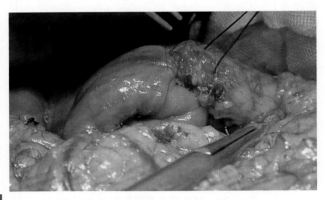

图 13-10-40　胰管对空肠黏膜端侧吻合

13

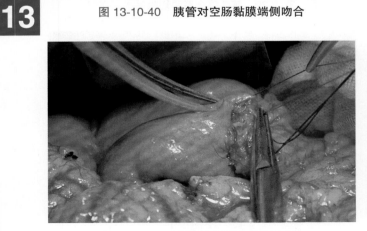

图 13-10-41　胰管对空肠黏膜端侧吻合

1. 距胰肠吻合口下方约 10cm 处,行肝总管与空肠的端侧吻合(图 13-10-42,图 13-10-43)。

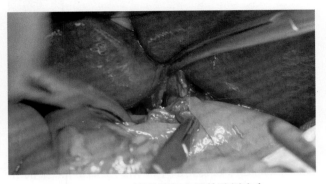

图 13-10-42　肝总管与空肠的端侧吻合

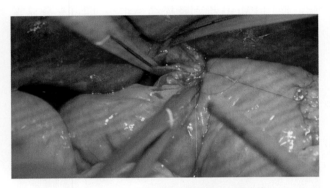

图 13-10-43　肝总管与空肠的端侧吻合

2. 距胆肠吻合口下方约 60cm 处,于横结肠前方行胃后壁与空肠吻合(图 13-10-44~ 图 13-10-46)。

3. 完成消化道重建吻合后,放置引流管,逐层关腹。

术后病理:胰头腺癌Ⅱ级,侵犯神经丛,肿瘤未累及十二指肠和十二指肠乳头;标本胆总管切缘、胰腺切缘、胃及十二指肠切缘均为阴性;胆总管旁淋巴结(0/2 枚),胰周淋巴结(0/5 枚),肠系膜上动脉左侧神经节及淋巴结(2 枚)、第 16 组淋巴结,神经节及淋巴结(5 枚),均未见肿瘤累及;慢性胆囊炎。

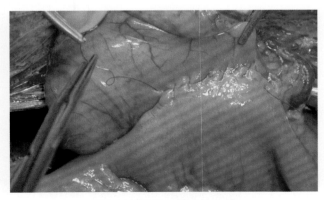

图 13-10-44　胃肠吻合

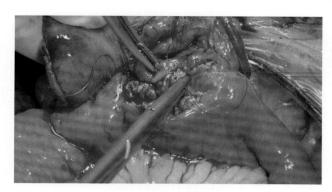

图 13-10-45　胃肠吻合

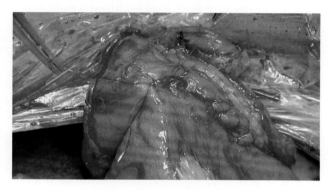

图 13-10-46　胃肠吻合

四、总结

我们将三维可视化技术运用在 TMpE 中,旨在使术前评估更精准,有助于做出可切除性判断以及指导手术入路的合理选择,安全有效地完成胰头癌全系膜切除术,在真正意义上提高胰头癌的 R0 切除率,改善病人预后。三维可视化技术较传统二维影像来说,不仅能够清晰地重现胰腺占位的大小、位置及周围血管分布或变异情况,而且可以任意角度地旋转和对重要部位随意进行缩放,全方位地观察胰腺占位的三维结构及其毗邻关系。三维可视化技术在术前做到对病灶的精准定位,指导医生选择合适的手术方案和入路,同时可以进行术前模拟手术操作和评估疗效及风险,采取有效的预防措施来控制术中出血,缩短手术时间,最大程度减少手术对机体的创伤。对手术质量的评价已由过去片面强调彻底清除病灶转向"最小创伤侵袭、最大脏器保护和最佳康复效果"的多维角度综合考量。精准外科的理念和技术涵盖了以手术为核心内容的外科治疗全过程,包括术前评估、手术规划、术中操作及术后管理。三维可视化技术在胰头癌实施 TMpE 的术前评估、手术规划中具有较好的指导作用。

(刘颖斌　梁海滨)

**第十一节　3D 腹腔镜技术在
胰十二指肠切除术中的应用**

一、3D 腹腔镜的优缺点

与传统 2D 腹腔镜相比,3D 腹腔镜系统从视觉的信号采集到影像信息呈现,均采用人类生理的双眼复合观看方式,呈现事物在水平与垂直方向之外还提供了深度信息,更接近人们实际感知空间的方式,物理还原出三维视觉和深度感知,便于术者更好地判断不同器官和组织间相互关系和距离,具有实景般的深度感觉,有助于术者更好地辨别解剖结构、保护血管和神经;提供准确的定位,使缝合、结扎等操作更加精准;同时 3D 腹腔镜系统能将术野图像放大 10 倍,能更好显示细微结构,如细小的静脉、淋巴和开腹不容易暴露的不同脏器的微转移灶,使得 3D 腹腔镜手术在血管骨骼化及淋巴结清扫方面有一定优势。但 3D 腹腔镜系统目前也存在一些缺陷,如设备昂贵;术者需佩戴 3D 腹腔镜系统的目具,长时间手术给手术医师带来视觉疲劳、头疼等不适;图像放大 10 倍给术者造成术野深不可测的感觉,容易迷失手术视野。从 2D 腹腔镜手术过渡到 3D 腹腔镜手术,需要一个适应过程。

为了充分发挥 2D 腹腔镜和 3D 腹腔镜各自的优势,目前各大胰腺外科中心除了开展 2D 腹腔镜胰十二指肠切除术、3D 腹腔镜胰十二指肠切除术、杂交腹腔镜胰十二指肠切除术,即应用 2D 腹腔镜,先进行胰十二指肠标本切除,然后转换成 3D 腹腔镜系统进行血管重建和消化道重建,这充分发挥了 2D 腹腔镜视野宽,操作方便;3D 放大倍数高,定位准确,适合精准操作的优势。

二、适应证

1. 原发性壶腹周围恶性肿瘤　如壶腹癌、胆总管下端癌、十二指肠癌、十二指肠乳头癌,T1、T2 期胰头癌,部分 T3 期胰头癌。

2. 继发性壶腹周围恶性肿瘤　胰头或周围淋巴结继发于邻近或远处脏器恶性肿瘤的侵犯或转移,如恶性黑色素瘤、胃癌侵犯胰头等。

3. 有手术指征的壶腹部周围良性或低度恶性囊实性肿瘤　如胰岛细胞瘤、神经内分泌肿瘤、胰管内乳头状黏液性肿瘤(intraductal papillary mucinous neoplasm, IPMN)、黏液性囊腺瘤、浆液性囊腺瘤、实

13

性假乳头状瘤等。

4. 肿块性慢性胰腺炎不能排除癌变或伴有胆管、胰管梗阻。

5. 腹腔镜保留十二指肠胰头切除术中转术式。

建议初学者，以选择钩突容易切除的病例，如十二指肠乳头肿瘤，壶腹肿瘤；已常规开展腹腔镜胰十二指肠切除术（laparoscopic pancreaticoduodenectomy，LPD）的手术团队，适应证与开腹胰十二指肠切除术基本相同。

三、禁忌证

1. 病人情况　①全身情况差，不能耐受手术。②胰腺弥漫性质硬病变。③恶性肿瘤有远处广泛转移。④胰头癌术前影像学检查有深部浸润或侵犯出胰腺包膜外、邻近脏器。⑤胆囊癌累及胆总管下端或胰后淋巴结转移不建议腹腔镜手术。⑥局部晚期的十二指肠癌并发肠梗阻、胃癌局部侵犯胰腺等不建议腹腔镜手术。

2. 手术者缺乏腹腔镜胰十二指肠切除术经验。

四、术前准备

（一）常规术前检查

1. 血常规、血型 + 出凝血时间，血生化全套（肝肾功能、电解质），血肿瘤标志物，传染性疾病筛查（乙型肝炎、丙型肝炎、艾滋病、梅毒），大便、小便常规。

2. 心肺功能检查　心电图、胸片。对有心肺疾病史或年龄 >60 岁的病人，建议行 24 小时动态心电图、心脏超声、肺功能（无法配合肺功能检查的病人可血气分析）检查，有冠心病史病人行冠状动脉 CT 检查，必要时行心血管造影。

3. 腹部增强 CT，MRCP　评估病灶大小、位置、毗邻关系，局部淋巴结是否转移，以及病灶与门静脉（portal vein，PV）、肠系膜上静脉（superior mesenteric vein，SMV）、腹腔干和肠系膜上动脉（superior mesenteric artery，SMA）的关系，判断肿瘤是否能根治性切除，并选择钩突切除的路径。对于钩突切除容易型的病例（如胆管下端癌、十二指肠乳头癌等），选择 SMV 优先钩突切除路径；对于钩突切除困难型病例，选择 SMA 优先钩突切除路径：如：①交界性可切除胰头癌或伴有慢性胰腺炎的壶腹周围肿瘤，肿瘤或慢性胰腺炎与 PV 和 / 或 SMV 致密粘连；②术前影像学检查明确 PV 和 / 或 SMV 受肿瘤侵犯需要切除重建的病人，术前应准备腹腔镜血管阻断夹 bull-dog 及施夹器。

评估有无变异的肝右动脉和肝总动脉、变异的肝管和胆囊管。测量肝总管直径，选择肝肠吻合方式（连续或间断），准备缝线；测量胰管直径，准备直径大小匹配的胰液引流管；判断胰管位置和直径，便于离断胰颈时快速找到胰管。

4. 对可疑肝转移的病人需肝脏 MR 增强检查；胸片检查发现肺部有可疑结节，肺部 CT 检查；可疑有远处转移者，应行 PET-CT 检查。

（二）术前病理学检查

术前病理学诊断并非是必须的，结合病史、体检和典型的影像学检查、肿瘤标志物检查，临床诊断为壶腹周围肿瘤，可以直接行腹腔镜胰十二指肠切除术。一方面，有些壶腹部周围肿瘤如胆管下端癌、胰头部囊实性肿瘤等即使行 ERCP 或超声内镜活检，术前很难获得病理诊断；另一方面，过多辅助检查不仅增加病人经济负担，也有一定比例的并发症，严重者如急性重症胰腺炎、十二指肠穿孔等可能导致病人丧失手术机会；再者，我国地域辽阔，各地区医疗条件相差很大。

对临床诊断十二指肠乳头肿瘤，壶腹肿瘤可在胃镜下对病灶进行活检，以获得病理诊断；对 CT、MR 检查可疑壶腹周围肿瘤或壶腹周围囊实性病变，交界性可切除胰头癌计划新辅助化疗，有条件的单位可选择内镜超声（endoscopy ultrasonography，EUS）、导管内超声（intraductal ultrasonography，IDUS）、Spyglss 等检查，并结合细针穿刺、活检等多种手段获得病理诊断。

五、术前并发症处理

1. 术前合并高血压、糖尿病、冠心病、肺功能障碍、心理障碍、中重度营养不良的病人，应请相关学科会诊，予以对症治疗。

2. 肠道准备　一般不需要特别肠道准备，禁食 12 小时以上，禁水 4 小时。局部进展期胰头癌建议术前 1 天规范肠道准备，为术中肿瘤局部侵犯结肠或结肠系膜可能切除部分肠管作准备。

3. 术前黄疸

（1）是否需要减黄：大多数学者不主张对黄疸病人进行常规术前减黄，而是根据病人全身情况和黄疸严重程度有选择地进行术前减黄。我们的经验是：术前营养状况差、胆道感染、呼吸道感染、需要新辅助化疗等暂时不适合手术的病人；对胰头癌引起的黄疸，若血清胆红素水平 >300μmol/L

建议术前减黄。对术前有黄疸而无减黄的病人,术中进行胆囊造瘘进行减压和减黄,而后进行手术操作。

(2)术前减黄方法:可选择胰胆镜下放置鼻胆管引流(endoscopic naso-biliary drainage,ENBD)、临时胆道内支架(endoscopic retrograde biliary drainage,ERBD)、B超或CT引导下经皮经肝穿刺肝内胆管置管引流(percutaneous transhepatic cholangiodrainage,PTCD)或B超引导下经皮经肝胆囊穿刺造瘘引流术。笔者建议:首选PTCD减黄或B超引导下经皮经肝胆囊穿刺造瘘引流术减黄,因为ENBD、ERBD术后部分病人会引起逆行胆道感染,重则并发肝脓肿,并发急性胰腺炎、十二指肠穿孔、出血等严重并发症,延误手术时机或丧失手术时机。对PTCD失败的病人可改选ENBD、ERBD。PTCD较少并发出血、感染、胆汁性腹膜炎等并发症。

PTCD外引流的胆汁需过滤并加热后嘱病人口服或经鼻肠管肠内回输,可加快病人减黄速度,显著改善肝功能。

六、特殊器械、缝线准备

1. 高流量气腹机、高清晰或超高清晰腹腔镜、双显示器。腹腔镜切割闭合器、腹腔镜超声刀,对于肥胖或黄疸病人建议用能量平台(ligasure)。

2. 腹腔镜专用血管阻断夹bull-dog及施夹器,联合门静脉或肠系膜上静脉切除重建的必备。4-0免打结倒刺线缝线,3-0(36mm长)prolene缝线,4-OPDS线等。

3. 根据术前CT或MRCP测得的胰管直径,准备大小匹配的胰液引流管一根。

七、腹腔镜胰十二指肠切除术操作流程

(一)SMV钩突优先切除腹腔镜胰十二指肠切除术

1. 麻醉方式和病人体位 病人仰平卧位或剪刀位,采用气管插管全身麻醉。术者(主刀和第一助手)站在病人右侧和左侧,扶镜手位于病人两腿之间,或根据手术进程,站在左侧或右侧。

2. 操作孔位置及腹腔镜探查 先在脐下做10mm切口(观察孔),建立12~15mmHg人工CO_2气腹,并插入10mm套管,置入30°腹腔镜探查,未见腹腔和盆腔转移灶后,在上腹部右锁骨中线、右腋前线、左锁骨中线以及左乳头线建立主、辅操作孔各两对(图13-11-1)。

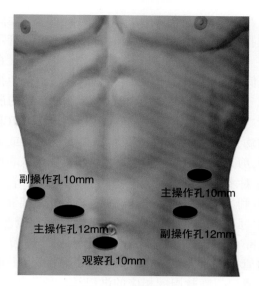

图13-11-1 操作孔布局

3. 胆囊减压 胆囊压力明显增高或术前有黄疸未行减黄的病人,腹腔镜穿刺针穿刺抽吸或电钩切开胆囊底部减压,抽吸完胆汁后应用热生理盐水或聚维酮碘消毒溶液冲洗胆囊,避免胆汁污染腹腔。

4. 断胃 超声刀(harmonic scalpel)或能量平台(ligasure)自胃远端1/3处向远处离断胃结肠韧带至十二指肠起始部,显露胰腺前面。以胃左动脉为界,离断胃小网膜,结扎胃冠状静脉分支近端后离断。拔除胃管,切割闭合器(一般用蓝色或金色钉仓)离断胃(切除远端约40%的胃)。断面应用电凝钩止血。

5. 肝脏悬吊 应用荷包线针自腹壁外向内穿刺,应用腹腔镜持针器将荷包线针自腹腔内倒向穿刺出腹壁外,应用hem-o-lock夹固定荷包线和肝静脉韧带,在腹壁外提拉荷包缝线并结扎,肝脏面自动抬起。若肝圆韧带肥厚还是影响操作视野,可紧贴腹壁离断肝圆韧带,将肝圆韧带放置在荷包缝线与肝脏面之间。

6. 循肝动脉清扫 根据肝总动脉搏动,应用超声刀自肝总动脉起始部向肝门方向清扫肝总动脉、肝固有动脉周围软组织和淋巴结。游离出胃右动脉,近端结扎一道后,超声刀离断胃右动脉;游离出胃十二指肠动脉(GDA)后,近端应用4-0薇乔线和5mm血管夹双道结扎,远端应用金属夹和hem-o-lock双重夹闭后,剪刀离断GDA。应用血管悬吊带(约8cm长)悬吊肝总动脉,提拉血管悬吊带继续360°清扫肝动脉周围软组织和淋巴结,为便于术后淋巴结分组,可应用标本袋取出清扫的淋巴结和软组织。注意避免损伤变异的肝右动脉和肝总动脉。

13

7. 离断肝总管或胆总管　游离胆囊动脉，近端结扎后超声刀离断，逆行切除胆囊（胆囊管不离断）。巡回护士记录胆囊标本后，将胆囊放置在右肝上间隙。游离出肝总管或胆总管，注意避免损伤起源于 SMA 的肝右动脉和肝总动脉、变异的肝外胆管。对术前无阻塞性黄疸或有黄疸但已 PTCD 减黄的病人，应用血管夹或圈套器夹闭肝总管或胆总管后，剪刀离断肝总管或胆总管（胆囊管汇入右肝管时）；对术前有黄疸且无减黄的病人，近端肝管可开放，有利于术中胆道减压和减黄。电凝止血离断面出血点。肝总管或胆总管切缘送快速切片病理检查。

8. 肝十二指肠韧带骨骼化清扫　提拉肝动脉血管牵拉带和肝总管远端，自肝门板自上而下360°清扫门静脉周围相应的淋巴结和软组织，直至清晰显露胰颈上门静脉，对粗大的门静脉分支近端 5mm 血管夹双重结扎后，远端超声刀慢档离断。

9. 游离胰颈下缘 SMV　根据胰颈上缘门静脉的定位，应用超声刀打开胰颈下缘后腹膜，分离出肠系膜上静脉（SMV）腹侧，用吸引器头或肠钳钝性分离胰颈后 SMV，即建立胰后隧道。对有慢性胰腺炎或胰颈后 SMV 腹侧不宜分离者，不必游离胰后隧道，可边断胰颈边显露 SMV。离断胰颈后即可暴露 Henle 干，根据 Henle 干分支形态，近端 5mm hem-o-lock 双道结扎 Henle 干或其胃支近端，远端超声刀慢档或 ligaure 离断。超声刀或 ligaure 离断十二指肠结肠韧带。

10. Kocher 切口　病人体位转为头高右侧抬高30°。若病人体型肥胖或结肠肝曲粘连，可游离结肠肝曲使之下垂。应用超声刀打开十二指肠侧腹膜，提起十二指肠，向左侧游离十二指肠第 2、3 段，胰头后方至腹主动脉左侧缘。显露下腔静脉、左肾静脉以及 SMA 根部、SMV 远端。离断 Treitz 韧带，将近端空肠从肠系膜血管后方拉至右侧。若近端空肠无法轻易从肠系膜血管后方拉至右侧，应考虑空肠近端是否有粘连，病人体位转到平卧位，提起横结肠，找到 Treitz 韧带，充分游离近端空肠后，再将近端空肠从肠系膜血管后方拉至右侧。胰头癌病人清扫 16a2、16b1 淋巴结送快速切片病理检查。

11. 离断近端空肠　用超声刀或 ligasure 紧贴小肠离断空肠系膜，距 Treitz 韧带约 12cm 处应用直线切割闭合器（白色钉仓）离断近端空肠，断面电凝钩止血。用超声刀或 ligasure 紧贴小肠继续离断小肠系膜至胰腺钩突部下缘，可显露出 SMV。

12. 断胰颈　应用超声刀离断胰颈。对于术前 CT 或 MR 提示细小胰管时，超声刀离断至胰管大致位置时，应用超声刀夹碎胰腺组织，显露出胰管后，应用剪刀离断胰管；对于术前 CT 或 MR 提示胰管明显扩张时，可一直应用超声刀离断胰腺；对于质地硬的胰腺可用电钩离断胰颈。胰腺断面出血点应用电凝钩止血。胰头癌病人切取胰腺断面组织送快速切片病理检查。

13. 断钩突　自下而上游离 SMV 右侧，近端 hem-o-lok 双重结扎胰十二指肠后下静脉后，超声刀慢档离断远端；助手将 SMV 应用吸引器头推向左侧，也可游离出 SMV 后，用血管带悬吊向左方牵拉 SMV，术者应用胃钳抓住胰头往右侧牵拉，使 SMA 位于 SMV 的右侧。根据 SMA 的搏动，离断 SMA 腹侧系膜，显露 SMA 腹侧，SMA 鞘膜可不用打开（非胰头癌病人）。紧贴 SMA 右侧自下而上应用超声刀离断钩突系膜，直至腹腔干根部右侧，胰十二指肠下动脉近端可用血管夹结扎；胰十二指肠上静脉（Belcher 静脉）、冠状静脉（有些病人）近端需用 5mm hem-o-lok 双重结扎。钩突系膜完全离断后标本即可切除。将标本放置标本袋内放置右肝上间隙，待手术结束时取出。

14. 消化道重建　温生理盐水冲洗创面，检查无出血后，准备胰肠吻合、胆肠吻合和胃肠吻合。

（1）胰肠吻合：胰腺导管对空肠黏膜吻合术是国际上最主流的胰消化道重建术式，这种主流从开腹一直沿用于腹腔镜和机器人下胰消化道重建。但腹腔镜下实施传统胰管对空肠黏膜吻合术不仅技术复杂，而且胰瘘率高达 10%~30%。笔者认为：传统胰肠吻合术胰瘘率居高不下的原因除了技术上很难达到高质量吻合外，主要原因没有从胰肠吻合口愈合机制上预防。胰管对空肠黏膜吻合术愈合机制包括胰管与空肠黏膜的生长性愈合和胰腺断端与空肠浆肌层缓慢的粘连性愈合，愈合的结局是形成组织瘘管，因此笔者在国际上首先提出了胰肠吻合口"瘘管愈合"学说，以此理论并创建了"洪氏一针法"胰管缝合技术胰肠吻合术，简称洪氏胰肠吻合术。颠覆了传统胰肠吻合术的理念与技术，在理念上从吻合口颠覆为瘘管；从技术上依靠复杂缝合颠覆为创建人工瘘管，即引流为主，组织简单对合即可，胰管支撑管作用由传统法的"支撑胰管"转变为"充分引流胰液和引导空肠黏膜与胰管的生长"，因此命名为"胰液引流管"。胰液引流管形成的"人工瘘管"有足够时间等待胰腺断端与空肠浆肌层完成粘连性愈合形成"自然瘘管"，即胰肠吻合口。洪氏胰肠吻合术不仅破解了腹腔镜胰肠吻合术的国际难题，而且从技术上和吻合口愈合机制上预防胰瘘，目前被 250 家以上的医院的消化外科医生应用于开腹、腹腔镜、机器人胰消化道重建。统计 5 个中心洪氏胰肠吻合术应用于 LPD412 例，B 级胰瘘约 6.3%，C 级胰瘘 0.9%，其他严重并发症也低于文献报告，没有发生因胰瘘致死病例；并且重建方便，不受胰管细小限制，腹腔镜胰肠重建时间从传统法的 60 分钟以上缩短为 25 分钟左右，化解了 LPD 曲线期胰肠吻合术的风险。

笔者建议腹腔镜胰消化道重建术选择：当主胰管直径 < 胰腺实质厚度时（主胰管直径 <8mm，>99% 病例数），洪氏一针法胰肠吻合术；当主胰管直径 > 胰腺实质厚度（主胰管直径 >8mm，<1% 病例数），洪氏单针单线胰腺胰管整层空肠全口吻合术。

洪氏胰肠吻合术操作步骤：准备与胰腺断端主胰管直径相匹配的胰液引流管一根，长约 15cm，在插入端剪 2~4 个侧孔，插入端剪成斜面。插入主胰管约 3~5cm，应用 4-0 PDS 或薇乔线从胰管腹侧进针，贯穿或不贯穿胰液引流管，从胰管背侧穿出缝合一针，边距 5mm 以上，打结固定胰液引流管。若胰液引流管插入胰管后，胰液引流管与胰管之间存在空隙，可在胰液引流管外缝合一针，以封闭空隙。牵拉胰液引流管不能拉出，表明已稳妥固定。应用 3-0prolene 线贯穿胰腺全层和空肠浆肌层"8"字缝合一针，钛夹固定缝线，剪去缝针；同样贯穿胰腺全层和空肠浆肌层缝合一针，钛夹固定缝线，剪去缝针；抽紧第一针缝线打结，也可连续缝合；在胰管对应处空肠切一小孔，应用 4-0prolene 线或薇乔线荷包缝合后，把胰液引流管另一端放入空肠袢远端，理顺胰液引流管，注意胰液引流管不要打折、盘曲，靠拢空肠与胰腺断端，抽紧荷包缝线打结，即形成胰肠吻合口的"人工瘘管"；3-0prolene 线贯穿胰腺和空肠浆肌层缝合一针，钛夹固定缝线，剪去缝针；抽紧第二针缝线打结；3-0prolene 线贯穿胰腺全层和空肠浆肌层"8"字缝合一针，剪去缝针，抽紧缝线打结；抽紧第三针缝线打结后即完成"洪氏一针法"胰管空肠吻合术。缝合过程中，胰腺断端要求边距 10mm 以上，空肠浆肌层多缝合组织。

（2）胆肠吻合：据胰肠吻合口约 10~15cm 处行肝总管（胆总管）空肠吻合术。肝总管直径 ≥8mm 以上，4-0 倒刺线或 PDS 可吸收线连续缝合；肝总管直径 <8mm，4-0 倒刺线连续缝合后壁，前壁 4-0 薇

乔线或 PDS 线间断缝合。肝（胆）肠吻合口吻合结束后，仔细冲洗术野，应用干纱条反复围绕肝（胆）肠吻合口挤擦，观察是否有胆汁渗漏，若有，可应用可吸收线在渗漏处补针直至无胆汁渗漏。对于明显有胆瘘者，可拆开胆肠吻合口前壁，放置 T 管进行外引流。

（3）胃肠吻合及鼻肠营养管放置：距胆肠吻合口 55cm 左右，应用薇乔线缝合空肠浆肌层作为标志，牵拉空肠，在结肠前行胃肠吻合。应用 4-0 薇乔线缝合胃和空肠浆肌层 2 针进行对合，电钩切开胃和空肠各一小孔，将切割闭合器（白色钉仓）叶片分别伸入胃和空肠，检查小肠无扭转后击发吻合器。用吸引器生理盐水冲洗胃腔，无损伤钳牵开吻合口，观察胃肠吻合口内壁有无活动性出血。对年老、营养情况相对较差的病人，可选择性放置鼻肠营养管，将鼻肠管拉进胃肠吻合口输出袢约 20cm 后，3-0 倒刺线连续缝合切口完成胃肠吻合口。

15. 游离肝镰状韧带和肝圆韧带　用超声刀游离镰状韧带和肝圆韧带，将游离的肝圆韧带放置胰肠吻合口后方，隔开胰肠吻合口与门静脉、GDA 残端。

16. 腹腔引流管放置　应用热蒸馏水冲洗腹腔和盆腔，仔细检查手术创面无活动性出血、胆瘘后。在胆肠吻合口前方、胰肠吻合口后方分别放置腹腔引流管各一根。腹壁缝合固定引流管。

17. 取出标本　在脐下纵形或耻骨联合上弧形切开 5cm 左右，连标本袋一起取出标本。标本标记各切缘送病理检查：胰腺断端、肝总管断端、十二指肠断端、钩突系膜（左界、后界、上界、下界）切缘。

18. 缝合各操作孔切口，结束手术。

（二）SMA 优先钩突切除的腹腔镜胰十二指肠切除术（包括联合 PV/SMV 切除重建）

1. 适应证　主要是适应于困难型胰腺钩突切除病例。

（1）交界性可切除胰头癌或伴有慢性胰腺炎的壶腹周围肿瘤，肿瘤或慢性胰腺炎与 PV 和 / 或 SMV 致密粘连。

（2）术前影像学检查明确 PV 和 / 或 SMV 受肿瘤侵犯需要切除重建的病人。

2. 手术步骤　第 1-12、14-18 步骤同 SMV 钩突优先切除的腹腔镜胰十二指肠切除术。

（1）SMA 优先钩突切除

1）SMA 和脾静脉游离：利用腹腔镜的放大作用，根据 SMA 的搏动，应用超声刀离断 SMA 腹侧系

膜,显露 SMA 腹侧,并打开 SMA 鞘膜,游离出 SMA 并用血管带悬吊。游离出脾静脉起始部并用血管带悬吊。估计需切除 3cm 以上 PV 或 SMV 者,可直接用切割闭合器(白钉)离断脾静脉根部。

2)钩突系膜离断:将 SMV、SMA 血管悬吊带分别往左、右侧牵拉,紧贴 SMA 右侧自下而上应用超声刀离断钩突系膜,直至腹腔干、SMA 根部右侧。胰十二指肠后下动脉若无异常增大,近端可不用血管夹结扎。胰头肿块太大时,可将 SMA 血管牵拉带拉至 SMV 右侧,游离 SMA。腹腔干根部、SMA 根部往往有致密神经丛需要离断。

3)PV、SMV 游离:自下而上游离 SMV 直至胰头肿块处,自上而下游离 PV 直至胰头肿块处,胰十二指肠上静脉(Belcher 静脉)、冠状静脉(有些病人)近端需用 5mm hem-o-lok 双重结扎离断。最后只剩下胰头肿块与 PV 和 SMV 粘连或侵犯处。

4)标本切除:应用腹腔镜 bulldog 分别阻断 PV、SMV 和 / 或脾静脉根部,应用剪刀将胰腺肿块从 SMV-PV 上剪下来,剪下来的可疑血管侵犯处送快速切片病理检查,若报告切缘阴性,则无须切除 PV-SMV 重建;若报告切缘阳性,需切除 PV 和 / 或 SMV 进行重建。术前 CT 报告明确 PV 和 / 或 SMV 受肿瘤侵犯,根据肿瘤侵犯 PV-SMV 的程度,连同 PV-SMV 侧壁或节段一起切除胰头十二指肠,端端吻合或侧壁修补重建 PV-SMV。

(2)PV-SMV 切除重建

1)修补:若 PV 或 SMV 受肿瘤侵犯的面积较小,若切除后缺口较小,可用 5-0prolene 线连续或间断缝合修复缺损;若缺口较大,可用静脉壁补片或人工血管补片加以修补,在腹腔镜下用静脉壁补片或人工血管补片加以修补比较困难,不如选择 PV/SMV 节段切除重建。

2)节段切除和吻合:切除长度不超过 3cm,可直接端端吻合;切除长度超过 3cm,可用肝圆韧带或间置人工血管。有条件单位可用保存的冷冻异体血管。唯一标准:重建后无张力、无狭窄。5-0prolene 线连续缝合,外内 - 内外方向进针。缝合后预留扩展环(growth factor),避免狭窄环,推注肝素生理盐水,使阻断血管内充盈。血管重建完成后开放血供:先解除远心端 bulldog,使吻合口充分膨胀后再解除近心端 bulldog 后打结。

3)SMV-PV 阻断时间:最好控制在 60 分钟内,一般在 20 分钟内完成。肉眼标准:肠道无明显水肿,若阻断后很快水肿,则严格控制阻断时间。为了预防因门静脉系统阻断引起肠道淤血,可在阻断 PV 或 SMV 前预先用 bulldog 阻断 SMA。

血管吻合注意点:①大小匹配;②无损伤血管内膜;③吻合后形态自然、无张力、无扭曲。

(3)术后是否常规抗凝

1)移植人造血管需长期抗凝治疗。

2)口径粗大的血管重建后原则上不做预防性抗凝。

3)预防性抗凝方法:低分子肝素钙 5 000U 皮下注射,以预防血栓。

(4)血管吻合口栓塞

1)术后 1 天进行血管多普勒超声检查,重点检查吻合血管的流量及流速。若病人凝血功能好,无出血倾向,可给予低分子右旋糖酐 500ml/24h,静脉滴注。术后 1 周行腹部 CT 血管重建,查看吻合口通畅情况。

2)一旦发生栓塞,应尽早给予溶栓及抗凝治疗:右旋糖酐 500ml+ 尿激酶 75 万 U/24h,静脉滴注,同时给予低分子肝素 1 支,皮下注射,每日两次。

3)早期吻合口栓塞若出现肠道淤血、腹膜炎症状,应急诊手术,重建吻合口。

4)晚期若出现吻合口栓塞,若肠道血运回流好,侧支已形成,可继续随访。

八、术中注意事项

(一)中转开腹指征

以下情况应及时考虑中转开腹或小切口辅助手术,不视为手术并发症。

1. 病人难以耐受气腹,气道压力过高,即使降低气腹压病人情况也未见好转。

2. 术中出血难以控制,或出血量已超过 1 000ml,虽已控制出血,但手术进程很慢,估计在腹腔镜下操作困难,还会继续出血可能。

3. 腹腔镜下难以完成 PV 和 / 或 SMV 重建的病人。

(二)术中出血和止血

腹腔镜胰十二指肠切除术最容易发生难以控制出血的步骤在于胃十二指肠动脉的处理和钩突切除环节。重点在于预防出血,当血管损伤引起大出血,若不能很快控制出血就会失去手术视野,被动中转开腹手术。

胃十二指肠动脉(GDA)的处理:游离出足够长度后,5mm 血管夹和结扎线三道结扎,4-0 可吸收线结扎第一道,在第一道结扎线远、近端 5mm 血管夹再结扎二道。近端避免单个血管夹结扎血管，一旦脱落，出血很迅猛；GDA 近端出血可应用无损伤钳暂时控制肝总动脉或腹腔镜 bulldog 阻断肝总动脉后，再次结扎或缝扎。远端钛夹和 Hem-o-lok 双重结扎后剪刀离断。一旦 GDA 远端夹子脱落引起出血，往往需要缝扎。

钩突切除出血预防：①预先规划好钩突切除路径，对钩突切除容易型选择 SMV 优先钩突切除途径，对钩突切除困难型选择 SMA 优先钩突切除途径；②钩突切除时，请麻醉医师主动降低血压和中心静脉压，血压控制在 90/60mmHg 左右，中心静脉压 5cmH$_2$O 以下。

钩突切除血管损伤出血处理：主刀和助手密切配合，助手先用吸引器控制出血点，双方准备好解剖钳后，吸引器吸引暴露出血点后，用分离钳提起出血点，暂时应用钛夹夹闭出血点，应用 5-0 prolene 缝扎血管破口，打结前移除钛夹，抽紧缝线打结即可。对于静脉细小分支撕裂出血或创面渗血可用纱条压迫止血；对细小动脉出血可电凝止血。保持手术视野清晰。只有出血点确切止血后才继续以后步骤操作。

九、术后管理

1. 术后应严密监测病人生命体征及进出量、监测血糖。重点检查：皮肤弹性、黄疸、腹部体征及腹部切口，肠鸣音等。鼓励病人深呼吸、咳嗽、咳痰，肺功能锻炼，有效预防肺部感染。鼓励病人床上四肢被动活动和下床活动，预防下肢深静脉血栓形成。

2. 保持水、电解质、酸碱平衡。重点监测：血常规、出凝血时间、C 反应蛋白、肝肾功能、电解质、血糖、血液淀粉酶等。同步检测（术后 1 天、3 天、5 天、7 天）血和腹腔引流液淀粉酶和胆红素。可分次少量输注新鲜血浆或白蛋白，保持血白蛋白水平 3.0g/dl 以上，避免吻合口水肿影响愈合。

3. 保持腹腔引流通畅。密切观察引流液的量、色，及时拔除腹腔引流管，腹腔引流管以尽早拔除为好。每日引流液量 <100ml，引流液淀粉酶小于 2 000IU/L，无胆瘘后可考虑拔除。

4. 保持导尿管通畅，病人无前列腺增生，能自行排尿时，尽早拔除导尿管。

5. 术后是否留置胃管，仍有争议。年老、营养情况差的病人可留置胃管，避免术后误吸。术中放置鼻肠管者，术后 1 天，即给予肠内营养，逐渐增

量。对于发生胃潴留的病人，可重新放置胃管，进行减压。

6. 72 小时预防性应用广谱抗生素。西咪替丁类或质子泵抑制剂预防应激性溃疡。

7. 营养支持

（1）肠外营养（total parenteral nutrition，TPN）：术后 3 天内可应用肠外营养，应避免长时间应用 TPN 导致病人的糖代谢紊乱、肝功能损害、导管感染、菌群移位等并发症。

（2）肠内营养（internal nutrition，EN）：术后 24 小时后可开始应用肠内营养，并逐渐增加肠内营养量，停止肠外营养。因此对于年老、术前营养情况差或心、肺、肝功能损害的病人，术中应预防性放置肠内营养管。

8. 对胰腺质地软的病人 5 天内可选择性应用生长抑素或奥曲肽。

9. 术后 5~7 天应主动性常规行腹部 CT、胸腔 B 超、胸片检查。一旦术后出现发热、腹痛、腹胀等腹部体征，应及时行上述检查。若有胸腔积液、腹腔积液，应预防穿刺引流或调整引流管位置；有局部的感染灶或脓肿形成，应及时 B 超或 CT 引导穿刺引流或手术引流。进行各种引流液、痰液、血液、尿液等培养。

10. 术后发生并发症，应及时处理，避免并发症升级。预期禁食时间长，术中未预防性放置肠内营养管，应在胃镜或 X 线引导下放置鼻肠管。

（洪德飞）

第十二节 以血管为轴心的胰十二指肠切除术

胰十二指肠切除术（PD）因其解剖层次复杂、涉及血管较多、操作步骤繁多等被认为是腹部外科手术中难度最大的手术，以往被认为是腹腔镜手术的禁区。1994 年 Gagner 和 Pomp 首次报道腹腔镜胰十二指肠切除手术（LPD），然而，其解剖切除时间长、中转开腹率高，一度发展缓慢。近年来，随着腹腔镜技术的发展和器械的更新，以及腹腔镜手术技术的不断积累，国内大型的胰腺中心已逐渐开展 LPD，国内外学者提出了多种入路术式，其中门静脉（PV）入路和肠系膜上动脉（SMA）入路较为常见。2016 年国内 LPD 专家制定了 LPD 专家共识，极大推动了 LPD 的发展。笔者所在的中山大学孙逸仙

13

纪念医院自 2012 年开始开展 LPD，截至 2017 年 12 月累计完成超过 200 例，积累了丰富的全腹腔镜手术切除和消化道重建的经验。本文将结合笔者所在单位的腹腔镜胰腺手术经验，介绍目前较流行的以 PV-SMV 为轴心的 LPD 和以 SMA-CA 为轴心的 LPD。

一、以门静脉 - 肠系膜上静脉为轴心的胰十二指肠切除术

以 PV-SMV 为轴心的 LPD 是目前最常规的一种手术方式，即围绕 PV-SMV 血管轴进行病灶暴露、手术切除，解剖步骤优化，暴露术野清晰。其主要手术流程如下：探查腹腔排除肿瘤远处转移后，按照"断胃—断胰腺—断空肠—断胆管"的切除顺序进行，沿 PV-SMV 血管轴心的前面由第一肝门前方到胰腺钩突进行暴露，然后沿该血管轴的后方，由胰腺钩突回到第一肝门的后方完成切除过程。对恶性病种，应行必要的清扫，笔者所在单位常围绕"HA-CHA-CA"和"SMA-CA"两个动脉轴心进行。

（一）适应证

1. 其适应证基本同开腹胰十二指肠切除术，包括壶腹部肿瘤、十二指肠乳头肿瘤、胆总管下段肿瘤、胰头肿瘤等。

2. 对于学习曲线中的术者，建议选择肿瘤不大、未侵犯重要血管的病例。

（二）禁忌证

1. 绝对禁忌证　除开腹胰十二指肠切除术的禁忌证外，还包括不能耐受气腹或无法建立气腹者，腹腔广泛粘连无法暴露术野者。

2. 相对禁忌证　病灶紧贴或侵犯胰头周围血管需行血管重建者；病灶过大，影响手术解剖和暴露者；病人过度肥胖影响腹腔镜操作者；病人身体状况较差难以耐受长时间手术和麻醉者。

（三）术前准备

1. 完善相关检查　血常规、生化全套、凝血功能、消化肿瘤系列、性病和传染病筛查、血型鉴定、IgG4 相关抗体筛查、糖基化血红蛋白、果糖胺等，心电图、胸片、肺功能、心功能、血栓弹力图等。

2. 行胰腺薄层 CT 或 MR，并行血管重建，充分评估病灶位置、大小及与周围血管的关系。

3. 胸片提示可疑结节，行胸部 CT 检查。

4. 怀疑远处转移者，可行 PET-CT 检查。

5. 部分病人可行胃镜或超声内镜检查及活检。

6. 胆道梗阻黄疸者予 PTCD 减黄、护肝等治疗；围手术期可常规予白蛋白、营养粉等补充营养；呼吸道锻炼。

7. 应常规举行 MDT，多学科研讨。

（四）麻醉与手术体位

病人予气管插管全麻。取仰卧分腿、头高足低位，术中根据需要做适当调整。主刀及助手分别站病人的右侧及左侧，扶镜手站病人两腿之间，部分重建困难的病例在重建消化道时主刀可与扶镜手交换位置进行。

1. Trocar 分布　采用以胰头为中心呈扇形分布的 5 孔法。即脐下缘穿刺 10mm Trocar，作为观察孔置入腹腔镜，分别于右侧腋前线肋缘下 2cm、平脐腹直肌外缘穿刺 5 或 12mm、12mm Trocar，由主刀操作；左侧腋前线肋缘下 2cm、平脐腹直肌外缘穿刺 5 或 12mm、12mm Trocar，由第一助手操作。根据病人的体型，穿刺孔位置可做适当地调整。

2. 主要手术步骤

（1）腹腔探查：常规腹腔镜探查腹腔内有无腹水，腹膜、大网膜以及肝脏表面有无转移性结节。

（2）断胃：打开胃结肠韧带，探查胰腺；提吊左肝及肝圆韧带；分别裸化胃大弯及胃小弯，直线切割闭合器离断胃。

（3）暴露 PV：解剖胰腺上缘，根据标志性淋巴结定位并解剖肝总动脉，提吊肝总动脉，必要时清扫肝总动脉和肝固有动脉的周围淋巴结，显露后方的 PV，必要时清扫其周围淋巴结。

（4）以 PV 为轴心游离胰腺上缘：助手提吊 PV，配合术者往左侧解剖分离腹腔干及其属支，必要时清扫其周围的结缔、神经组织；往右侧解剖游离胃十二指肠动脉（GDA），双重结扎后离断 GDA，应特别注意有无血管变异；继续往第一肝门推进，解剖并离断胃右动脉，游离并辨认出肝右动脉和肝左动脉，必要时清扫其周围结缔组织。

（5）以 SMV 为轴心游离胰腺下缘：在胰腺下缘，解剖寻找 SMV，沿其走向往上寻找 PV-SMV 汇合处，并打通胰腺后隧道；分离隧道困难者可提吊胰颈，一般采用超声刀离断胰腺，胰管细小者应用剪刀离断胰管，避免超声刀离断时胰管闭合。

（6）Kocher 切口并离断空肠：提起横结肠，解剖辨认胃结肠干，并离断主干及属支；Kocher 切口充分游离十二指肠，显露辨认下腔静脉（IVC）、左肾静脉（LRV）及 SMA 起始部；寻找 Treitz 韧带，将空肠拉至右侧，距 Treitz 韧带远端 10~15cm 处使用直线切割闭合器进行离断。

（7）沿 SMV-PV 轴心离断钩突：沿 SMV-PV 血管轴，自下往上，或自上往下，或两端会师，游离血管轴右侧结缔组织；必要时，助手提吊牵拉 SMV，显露 SMA，在腹侧打开 SMA 动脉鞘沿 SMA 由远至近清扫右半侧的结缔组织，并逐步离断钩突系膜；必要时清扫范围应包括 SMA 与腹腔干（CA）之间的结缔组织。

（8）断胆管、取标本：必要时，清扫第一肝门后方、右侧的结缔组织；逆行切除胆囊，离断胆管，移除标本。

（9）消化道重建：进行"胰管 - 空肠黏膜"或"支架桥接吻合"；连续缝合进行胆肠吻合；直线切割闭合器行胃空肠吻合。

（10）放置引流管：常规在胆肠吻合口后方及胰肠吻合口前方（至左肝下）分别放置双腔引流管，经穿刺孔引出。

3. 中转开腹手术指征

（1）高度怀疑恶性病变，而腹腔镜下难以确定切除范围者。

（2）难以控制的出血。

（3）解剖分离、切除困难，无法完成者。

（4）血管重建或消化道重建困难，无法完成者。

4. 术后管理　术后常规应用生长抑素 5 天，术后第 1、3、5、7 天检测腹腔引流液淀粉酶，根据国际胰腺外科研究组（ISGPS）最新胰瘘定义和分级评估胰瘘并发症的发生。预防性使用抗生素 24 小时，术中怀疑感染者可适当延长抗生素使用时间。密切观察是否发生出血、胆瘘、肠瘘、胃瘫等并发症，早期发现，及时干预，处理原则同开腹 PD。在大型胰腺中心，可按快速康复原则进行围手术期管理。

5. 术中操作要点和难点

（1）良好的暴露：良好的术野暴露是腹腔镜手术成功的前提。除了与助手的密切配合有关外，获取良好的暴露还与整个手术程序化流程设计有密切关系。笔者所在单位排除腹腔和肝转移后，常规先打开胃结肠韧带，将横结肠往下拉，并提吊左肝和肝圆韧带，可充分暴露胰腺上缘区域。然后沿 PV-SMV 轴游离胰腺后隧道，离断胰腺后继续游离钩突；然后沿 SMA-CA 轴心进行清扫。整个手术过程程序化流程化，不单节约手术时间，还能提供良好的暴露。

（2）钩突部完整切除：是手术的难点，术者应对钩突邻近的血管解剖位置有深刻的把握，具备良好的腔镜下还原能力及识别血管变异的洞察力。离断胰颈后，可通过提吊 SMV 和 SMA，向左侧牵拉，用超声刀逐层离断血管后方和右方的胰腺组织，注意离断或夹闭 SMV 和 SMA 的小分支，必要时予结扎。

（3）胰肠吻合口的方式及技巧：受限于腔镜穿刺孔操作角度和范围，一般行消化道重建时主刀与扶镜手互换位置。一般采取"胰管 - 空肠黏膜"或"支架桥接吻合"的方式，目前多主张在胰管内置入支架引流管行内引流（根据胰管直径大小选择引流管型号，引流管一般剪成多孔）。亦有胰胃捆绑法，胰管空肠套入法等，此处不展开讨论。胰肠吻合可选择间断缝合也可以选择连续缝合法。日本学者研究认为，减少缝合操作对断端血供有正向影响，并使断面同空肠壁能够紧贴，且易于操作。笔者所在团队目前常采用"三针法"进行胰管 - 空肠吻合。即先在胰腺断面与空肠背侧浆膜层固定一针，可打结但不剪线；第二针胰腺残端与空肠浆膜层连续缝合；第三针，胰管与空肠全层连续缝合，约 3~4 针即可；然后将固定的第一针连续缝合腹侧空肠浆膜层和胰腺残端。应注意，缝合时应力度均匀拉紧，既不能留死腔，又不能张力过大，避免术后吻合处水肿缝线切割。此外，离断胰颈时应根据胰管直径大小选择不同的离断器械，胰管细小者（不大于 3mm 者）避免使用超声刀或电刀，可选择剪刀离断胰管。

（4）出血的预防与处理：腹腔手术突出的优势在于，借助腔镜的放大视野和手术器械的配合，达到精细解剖、出血少的目的。然而，一旦意外出血凶猛，得不到有效的止血措施，将会极大影响术野，被迫中转开腹。因此，腔镜的意外出血，无论出血量大小，均应引起足够的重视，并立即进行有效处理。笔者的经验是，助手持吸引器先予压迫止血，然后一边吸引出血，一边用解剖钳夹住并提起出血点，术者置入钛夹或血管夹夹闭血管破口处，必要时（尤其是大血管的分支根部）以 5-0 prolene 缝合血管破口处。一般血管较细者（3mm 以下）可用超声刀直接离断。出血时，应沉着冷静，迅速找到出血点，切忌盲目用超声刀或电刀进行烧灼，可能误伤邻近器官或误伤其他血管。当出血迅猛、出血量大，而腔镜下控制困难、视野不清时，应果断及时中转开腹止血，以保证手术安全。

6. 注意事项

（1）根据病人身体条件做适当调整 Trocar 位置，术中可根据需要调整腹腔镜、监视器、病人体位和术者站位等。

（2）离断标本过程，术者位于病人左侧；消化道重建时术者位于病人双腿之间。

（3）不断优化手术步骤，避免多余操作。

（4）相对固定的手术团队，包括术者、助手、扶镜手、麻醉师和手术护士等。

（5）规范化病理取材。

二、以肠系膜上动脉 - 腹腔动脉干为轴心的胰十二指肠切除术

来自胰头或钩突的胰腺癌倾向侵犯 SMV 或 SMA 周围的淋巴和神经组织，肿瘤侵袭 SMA 的小属支导致分离困难，且容易出血。若按照常规术式进行，即先离断胰腺再行游离钩突及重要血管骨骼化处理，不利于钩突的完整切除，影响 R0 切缘切除率。近年来有学者提出了动脉入路的手术方法，优先解剖和游离 SMA，以期利于钩突的完整切除和提高切缘 R0 切除率。本章节将针对此类胰头肿物，结合本单位以及国内外其他单位的经验总结了以 SMA-CA 为轴心的 LPD。

（一）适应证

1. 其适应证基本同开腹胰十二指肠切除术，包括壶腹部肿瘤、十二指肠乳头肿瘤、胆总管下段肿瘤、胰头肿瘤等。

2. 胰头或钩突部肿物侵犯 SMA<180° 或 GDA 和 CHA 侵犯，或侵犯 PV/SMV 能切除重建。

（二）禁忌证

同前。

（三）术前准备

同前。

（四）麻醉与手术体位

同前。

（五）Trocar 分布

同前。

（六）主要手术步骤

1. 腹腔镜探查　常规腹腔镜探查腹腔内有无腹水，腹膜、大网膜以及肝脏表面有无转移性结节。

2. 断胃　打开胃结肠韧带，探查胰腺；提吊左肝及肝圆韧带；分别裸化胃大弯及胃小弯，直线切割闭合器离断胃。

3. Kocher 切口，显露 SMA　提起横结肠，辨认并离断胃结肠干及属支，充分暴露十二指肠各段。游离并将整个十二指肠和胰头向左侧翻起，暴露 SMA，并暴露、辨认下腔静脉、腹主动脉以及 SMA

下方的左肾静脉。沿 SMA 往近端游离，判断肿瘤侵犯范围和程度，术中判断可切除性，不可切除的可行活检术，视情况选择姑息手术；可切除或交界可切除的则继续游离 SMA。打开 SMA 动脉鞘，沿动脉向根部分离，悬吊 SMA，离断 SMA 与钩突之间的胰腺组织，同时清扫 SMA 周围的神经组织和淋巴组织（至少右侧 180°，以及 SMA 与 SMV 之间的结缔组织），并在 SMA 根部主干离断往右走向的胰十二指肠下动脉（IPDA）和往左侧走向的第一空肠支。注意的是，术前考虑为良性的肿瘤，应尽量保留 SMA 左侧的神经丛组织，可降低术后顽固性腹泻的发生率；术前考虑为恶性的肿瘤，应尽量完全骨骼化 SMA（至少 3cm），提高钩突切缘 R0 切除率。

沿腹主动脉从 SMA 根部继续向头侧解剖游离，可辨认出腹腔干（CA）根部，清扫 CA 左侧的结缔组织，根据需要决定是否进一步清扫右侧结缔组织。

4. 解剖肝十二指肠韧带，游离 CHA　解剖胰腺上缘，根据标志性淋巴结定位并解剖肝总动脉，提吊肝总动脉（CHA），必要时清扫肝总动脉和肝固有动脉的周围淋巴结，显露后方的 PV，必要时清扫其周围淋巴结。提吊 CHA，向右侧解剖游离胃右动脉（RGA）、GDA、HA 以及肝左右动脉（LHA、RHA），排除动脉变异后，结扎 RGA 和 GDA；向左侧根部游离，解剖脾动脉、胃左动脉，并解剖至腹腔干（CA）根部。至此，已完成了以 SMA-CA 为轴的胰周后腹膜切除。

5. 解剖 SMV，离断胰腺　完成 SMA 探查后，继续行常规 SMV 和 PV 探查。完成探查 SMA 后，探查 SMV 的侧后方，从胰腺下缘探查 SMV 前方，判断 SMV 可切除性。如果需要切除重建，可先行离断胰腺后仅留 SMV 与标本相连，再行 SMV 的切除重建；如果可按常规切除，可进一步完成 SMV 与胰腺钩突的分离，再离断胰腺。切除标本同前，即离断胰腺后，于 Treitz 韧带远端 15cm 处离断空肠，逆行性切除胆囊，离断肝总管，标本完整切除。

6. 消化道重建，放置引流管　同前，即先行胰管空肠黏膜吻合，再行胆管空肠吻合，最后行胃空肠侧侧吻合。分别于胆肠吻合口后方及胰肠吻合口前方（至左肝下）分别放置双腔引流管，经穿刺孔引出。

（七）中转开腹的指征

同前。

（八）术后管理

同前。

（九）技术要点和难点

1. 解剖 SMA 的入路方式 目前国内外学者提出了 6 种不同的动脉先行的入路方式，包括前入路、上入路、左侧入路、右后侧入路、钩突入路和肠系膜入路。入路路径并非固定，应根据病人的具体情况个体化选择。术者应尽量选择自己熟悉的、有把握的动脉入路方式。优先解剖 SMA 旨在早期探查 SMA 和 CA，判断切除性后，以 SMA-CA 为轴完整切除其右侧的神经、淋巴组织，提高胰周后腹膜的 R0 切除率。

2. 辨识血管变异，避免误伤 大部分 CHA 自 CA 发出（96.1%），少部分自 SMA 发出（3.9%），直接腹主动脉发出者罕见。部分肝右动脉自 SMA 发出。约 21.2% 肝总动脉无肝固有动脉，肝左、右动脉直接起自 CHA。部分胰背动脉从 CA 发出。血管的准确辨认是保证手术安全的前提，离断较大动脉应从根部离断，并且理清其走行及从属关系，避免误伤变异血管。

（陈汝福　叶会霖）

三、以肠系膜上静脉为轴心的腹腔镜胰十二指肠切除术

以肠系膜上静脉为轴心的腹腔镜胰十二指肠切除术（laparoscopic pancreaticoduodenectomy，LPD），最大的优点是首先离断了肿瘤的回流血管，不会因为挤压肿瘤而可能导致的肿瘤细胞沿 SMV/PV 血流播散，其次是 SMV/PV 游离后可更好地暴露胰腺钩突系膜或受压或侵犯的 SMA，容易实施胰腺钩突系膜血流的阻断及 SMV/SMA 的交换，也容易对受压或侵犯 SMA 的剥离，从而提高了 R0 切除率和减少术中的出血。

（一）指导手术方式选择的胰腺癌分型

大量的临床实践表明，胰腺癌的具体手术方式主要与肿瘤的位置和其与重要血管是否受压或侵犯密切相关。根据术前的 CT 和三维血管重建笔者团队可较准确地评估肠系膜上静脉/门静脉（SMV/PV）、肠系膜上动脉（SMA）、肝动脉（HA）、脾动脉（SA）、脾静脉（SV）、腹腔动脉干（CA）等是否受肿瘤压迫或侵犯，并可以根据肿瘤的位置和其与上述血管的关系将胰腺癌进行分型。Ⅰ型：肿瘤位于胰头部，SMV/PV 和 SMA 等均未受肿瘤压迫或侵犯；Ⅱ型：肿瘤位于胰头部，仅 SMV/PV 受肿瘤压迫或侵犯，SMA 等未受肿瘤压迫或侵犯；Ⅲ型：肿瘤位于胰头的钩突部，SMA 受肿瘤压迫，但 SMV/PV 等未受肿瘤压迫或侵犯；Ⅳ型：肿瘤位于胰头部，SMV/PV 受肿瘤压迫或侵犯和 SMA 受压迫；Ⅴ型：肿瘤位于胰腺头颈体交界处，SMV/PV、SA、SV 受压迫或侵犯和 SMA 受压迫；Ⅵ型：血管未受肿瘤压迫或侵犯的胰体尾部肿瘤；Ⅶ型：SA、SV 和/或 CA、HA 均受压迫或侵犯的胰体尾部肿瘤；NCCN 指南中规定不能行根治性切除的胰腺肿瘤。笔者团队经过反复的临床实践后发现，对于Ⅰ、Ⅲ型胰头癌适合静脉系统（SMV/PV）优先游离的方法；而Ⅱ、Ⅳ、Ⅴ型则适合动脉系统优先处理，我们建议最好采用胰头区供血动脉优先离断的方法；Ⅵ、Ⅶ型适合 SMV/SMA 优先入路的逆行性胰腺体尾部加脾脏的根治性切除。

（二）LPD 手术入路

1. 经典的 Kocher 切口 对大多数壶腹部周围肿瘤而言，LPD 可通过 Kocher 切口完成。术者立于病人右侧，病人取平卧上半身抬高位，切开胃结肠韧带，病人左倾 30° 以上，离断肝结肠韧带，分离右半横结肠与胰头十二指肠前方，并离断由 Henle 干或结肠中血管发出的副右结肠血管。随后可显露下腔静脉、左肾静脉、腹主动脉、腹腔干、肠系膜上动脉，必要时清扫下腔静脉、左肾静脉与腹主动脉夹角的淋巴结。

2. 经屈氏韧带切口 也称反 Kocher 切口。将病人体位向右侧倾斜 45° 左右。暴露屈氏韧带，切开后游离胰头十二指肠后方，可显露下腔静脉、十二指肠外侧缘、左肾静脉。在距屈氏韧带 10~15cm 处离断空肠，并将其推向胰头十二指肠圈右后方。由于经屈氏韧带切口暴露的空间相对狭小，通常不采用此路径。只有在胰头或十二指肠肿瘤太大，以及由于炎症或多次手术致 Kocher 切口显露困难时才采用经屈氏韧带切口路径。

3. 经十二指肠水平部和 Kocher 联合切口 将病人左侧倾斜，助手向上举起右半横结肠，此时可在横结肠系膜根部清晰地显露十二指肠的水平部，在其下缘切开后腹膜，游离十二指肠后方，向左可较容易地显露 SMV 右侧和前方，向右可游离到十二指肠的外侧，向上沿下腔静脉、腹主动脉游离，直达左肾静脉的上缘。此时在横结肠的上方切开 Kocher 切口即可将胰头十二指肠完全游离和向左侧翻转。此路径适合绝大多数 LPD，尤其是胰头、十二指肠较大肿瘤的病人，但不适合肿瘤已严重侵犯右半横结肠系膜根部的病人。

（三）以肠系膜上静脉为轴心的腹腔镜胰十二指肠切除术

1. 适应证

（1）Ⅰ、Ⅲ型胰头癌。

（2）胆总管下段肿瘤。

（3）十二指肠肿瘤。

（4）壶腹部肿瘤。

2. 手术禁忌证

（1）腹腔内已有广泛转移。

（2）严重心肺功能不全难以耐受气腹者。

（3）病变过大腹腔镜难以安全完成者。

（4）严重的腹腔粘连腹腔镜无法完成者。

3. 手术步骤　腹腔镜胰十二指肠切除术风险高，操作难度大，手术流程复杂，各种中心均有自己的经验和特色，包括各种不同的手术入路和消化道重建。我们团队结合自身的经验，不断优化手术流程，现提出全后腹膜入路的手术步骤。

（1）体位及 Trocar 孔位置：病人多取水平仰卧分腿位。采用"五孔法"操作，先于脐下做小切口，穿刺气腹针建立人工气腹。穿刺 12mm Trocar，置入 3D 腹腔镜探查，排除腹膜及脏器表面转移后，在腹腔镜直视下分别于两侧肋缘下 2cm 及平脐腹直肌外缘做 4 个穿刺孔，5 枚 Trocar 呈"V"形分布。观察孔右侧依次为 12mm（平脐腹直肌外缘）、5mm Trocar，均由术者操作，其中 12mm Trocar 为主操作孔，左侧依次为 12mm、5mm Trocar，利于助手吸引器及剪刀的使用。

（2）以 PV-SMV 为轴心的胰十二指肠切除

1）探查有无肝脏及腹盆壁种植转移；打开胃结肠韧带探查胰腺，探查肿瘤大小，有无侵犯横结肠系膜根部；胰颈下缘游离显露肠系膜上静脉（图 13-12-1），胰颈上缘解剖显露肝总动脉（图 13-12-2），"胰上三角"处显露门静脉，于门静脉-肠系膜上静脉游离并贯通胰后隧道。

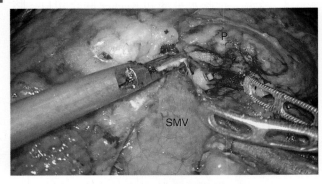

图 13-12-1　显露肠系膜上静脉

P：胰腺；SMV：肠系膜上静脉。

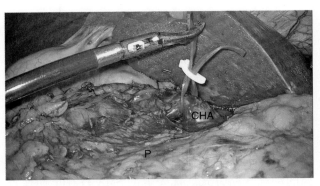

图 13-12-2　显露肝总动脉

P：胰腺；CHA：肝总动脉。

2）助手提起右半横结肠，显露横结肠系膜根部，在十二指肠的水平部下缘切开后腹膜（图 13-12-3），游离十二指肠胰头后方，清除胰头后方淋巴结；向右游离到十二指肠的外侧，在横结肠的上方切开 Kocher 切口，将胰头十二指肠完全游离和向左侧翻转；向上沿下腔静脉、腹主动脉游离，直达左肾静脉的上缘，显露肠系膜上动脉和腹腔干根部（图 13-12-4），清除第 16 组淋巴结。

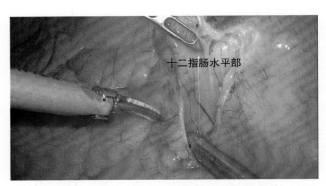

图 13-12-3　切开十二指肠水平部下缘后腹膜

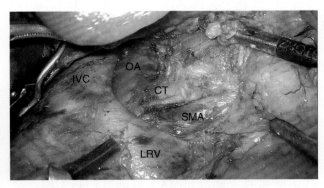

图 13-12-4　显露下腔静脉（IVC）、腹主动脉（OA）、左肾静脉（LRV）、肠系膜上动脉（SMA）和腹腔干根部（CT）

3）离断远端胃并向右侧翻转，在 PV-SMV 左缘前方离断胰腺颈部（图 13-12-5），显露 PV-SMV 前方；解剖悬吊肝总动脉，清除第八组淋巴结，继续向上解剖出并离断胃十二指肠动脉和胃右动脉,切除胆囊,离断肝总管,清除肝十二指肠韧带淋巴结和结缔组织。注意辨别异位起源的右肝动脉并给予保护。

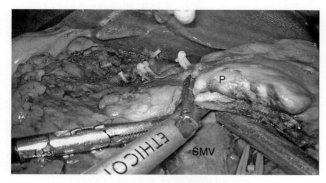

图 13-12-5　离断胰腺颈部
P:胰腺;SMV:肠系膜上静脉。

4)接着离断近端空肠,游离空肠及十二指肠系膜,将游离的近端肠管经肠系膜上血管后方推向右侧。再将胰头和十二指肠牵向右前方,分离离断胰头汇入 PV-SMV 的小静脉(图 13-12-6),此时 PV-SMV 轴心已得到充分显露(图 13-12-7),钩突组织明显菲薄,继续由下往上、由前往后处理胰腺钩突,将标本完整切除(图 13-12-8)。

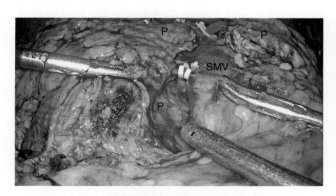

图 13-12-6　分离离断胰头汇入 PV-SMV 的小静脉
P:胰腺;SMV:肠系膜上静脉。

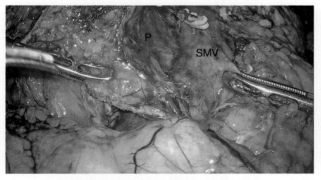

图 13-12-7　充分显露 PV-SMV 轴心
P:胰腺;SMV:肠系膜上静脉。

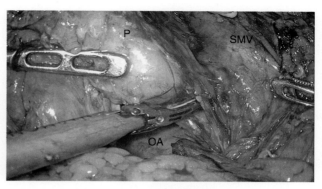

图 13-12-8　分离处理胰腺钩突
P:胰腺;SMV:肠系膜上静脉;OA:腹主动脉。

(3)消化道重建

1)胰肠吻合:游离胰腺约3cm,放置胰管内引流管(图 13-12-9),4-0 无损伤血管缝线间断贯穿胰腺缝合胰腺后壁和空肠浆膜层(图 13-12-10),然后在胰管对应位置空肠壁上切开一小孔,直径与胰管直径相对应,无损伤线间断缝合空肠黏膜与胰管后壁(图 13-12-11),同法依次缝合空肠黏膜与胰管前壁(图 13-12-12)及空肠浆膜层与胰腺前壁(图 13-12-13)。

2)胆肠吻合:距胰肠吻合口约 10cm 远端行胆管空肠端侧单层连续吻合,吻合线采用 4-0 可吸收缝线。

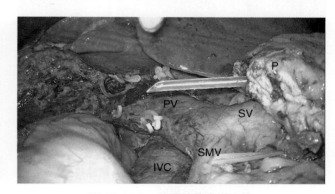

图 13-12-9　放置胰管内引流管
P:胰腺;PV:门静脉;SV:脾静脉;SMV:肠系膜上静脉;IVC:下腔静脉。

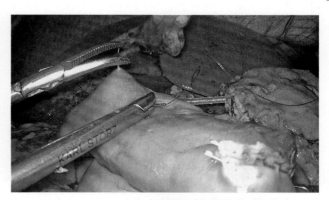

图 13-12-10　缝合胰腺后壁和空肠浆膜层

13

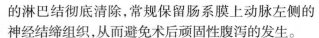

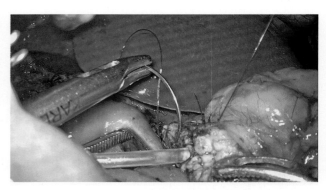

图 13-12-11　缝合空肠黏膜与胰管后壁

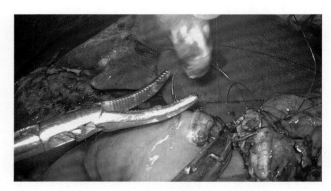

图 13-12-12　缝合空肠黏膜与胰管前壁

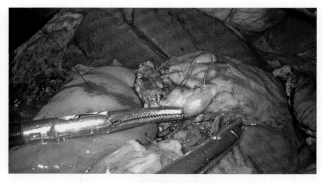

图 13-12-13　缝合空肠浆膜层与胰腺前壁

3）胃肠吻合：距胆肠吻合口约 45cm 处行胃空肠侧侧吻合。

4. 手术要点及意义　通过长期的临床实践，我们提出了选择性动、静脉优先处理的根治性胰十二指肠切除术的概念。对于术前影像学评估门静脉和 / 或肠系膜上静脉完好或轻度受压、推挤而未受肿瘤侵犯的病人，采用静脉优先处理的方式。优先全程游离门静脉和 / 或肠系膜上静脉，使之与胰头、胰腺钩突完全分离，此过程中需结扎数支小静脉，同时肿瘤的所有回流管均被阻断。通过肠系膜上血管交换和胰腺钩突回流血流阻断，可在不接触肿瘤的基础上于直视下安全地沿肠系膜上动脉右侧壁完整地切除整个胰腺钩突系膜，达到肠系膜上动脉右侧 270°

的淋巴结彻底清除，常规保留肠系膜上动脉左侧的神经结缔组织，从而避免术后顽固性腹泻的发生。

通过肠系膜上血管交换胰肠吻合分 4 层进行：胰腺断端全层与空肠吻合口后壁浆肌层缝合；胰腺断端后壁与空肠吻合口后壁全层缝合；胰腺断端前壁与空肠吻合口前壁全层缝合；胰腺断端前壁与空肠吻合口前壁浆肌层缝合。该吻合方式优势在于胰腺断面被充分缝扎，而不是单纯地被空肠浆肌层包埋，在彻底止血的同时也可预防胰腺断端小胰管的胰液渗漏而造成的吻合口腐蚀。由于胰管内放置支撑管，胰管开口不易狭窄，保证胰液引流通畅，避免胰液集聚、腐蚀吻合口；不需缝合胰管，避免胰管过细、缝合困难和胰管壁薄缝合时撕裂的问题。

四、以肠系膜上动脉为轴心的腹腔镜胰十二指肠切除术

胰腺癌病人多属于 Ⅱ 型胰头癌，目前的手术方式包括动脉优先入路、悬吊技术等，但仍不能彻底解决手术切除的安全性和无瘤切除等问题。在腹腔镜下使用传统入路手术方式，Ⅱ 型胰头癌在根治切除过程中极易因剥离受肿瘤压迫的静脉时，发生静脉撕裂而出现不可控制的出血。以肠系膜上动脉为轴心的胰头动脉供血优先离断的入路，在处理静脉血供前优先处理并阻断胰头部供血动脉，减少术中出血量，提高其总体切除率和根治性切除率，降低 SMV/PV 的误切率。

1. 适应证

（1）Ⅱ 型胰头癌。

（2）胆总管下段肿瘤。

（3）十二指肠肿瘤。

（4）壶腹部肿瘤。

2. 手术禁忌证　同"以肠系膜上静脉为轴心的腹腔镜胰十二指肠切除术"。

3. 手术步骤

（1）体位及 Trocar 孔位置：同以肠系膜上静脉为轴心的腹腔镜胰十二指肠切除术。

（2）以 SMA 为轴心的胰十二指肠切除

1）腹腔探查和十二指肠水平部 Kocher 切口联合入路同"以肠系膜上静脉为轴心的腹腔镜胰十二指肠切除术"。助手将十二指肠圈和胰头向左侧掀起后，主刀在后腹膜间隙继续向上向左游离，显露腹主动脉、SMA 和腹腔干根部（图 13-12-14），将 SMA 游离、悬吊、牵引，并从 SMA 根部的前方、右侧、后方向远端游离，离断由 SMA 主干发向胰腺钩

突的小血管（图 13-12-15）；继续向远端游离并离断由 SMA 主干或空肠动脉第一支发出的胰十二指肠下动脉（inferior pancreaticoduodenM artery，IPDA）（图 13-12-16）。

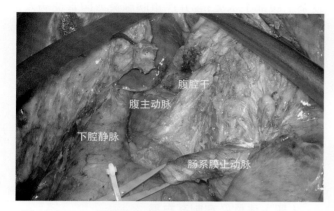

图 13-12-14　显露腹主动脉、肠系膜上动脉和腹腔干根部

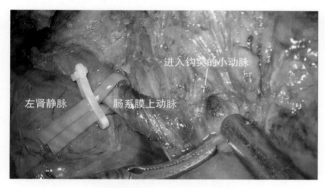

图 13-12-15　显露由 SMA 主干发向胰腺钩突的小血管

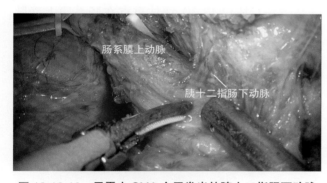

图 13-12-16　显露由 SMA 主干发出的胰十二指肠下动脉

2）离断胃，游离肝总动脉，钳夹离断肝总动脉的分支——胃十二指肠动脉和胃右动脉（图 13-12-17），肝十二指肠韧带骨骼化。

3）离断胰腺；距屈氏韧带 10~15cm 处离断空肠，将十二指肠圈和离断的胰头颈部向右侧牵拉，显露 PV-SMV，并在门静脉、脾静脉和 SMV 的末端预留阻断带，由下往上、由前往后将 PV-SMV 从粘连的血管沟中游离（图 13-12-18），将标本完整切除。

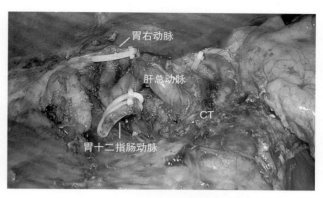

图 13-12-17　肝十二指肠韧带骨骼化

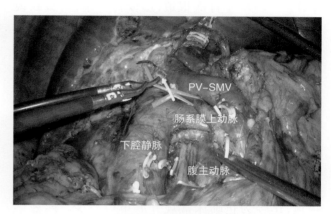

图 13-12-18　移除标本，显露下腔静脉、腹主动脉、肠系膜上动脉和门静脉 - 肠系膜上静脉

（3）消化道重建：同"以肠系膜上静脉为轴心的 3D 腹腔镜胰十二指肠切除术"。

4. 手术要点及意义

（1）优先解剖 SMA，可以首先明确肿瘤是否可切除，如果 SMA 和 / 或腹腔干被肿瘤包裹、侵犯或 16 组淋巴结快速冰冻病理学检查结果阳性可及时终止根治性手术。肿瘤的切除线沿着 SMA 和腹腔干的前方、右后方、左侧（270° 或 360°）走行，可望提高 R0 切除率，保障肿瘤的根治性切除。由于优先离断了胰腺的钩突系膜，有利于胰头、钩突与 SMV 之间的分离，并可减少待切除标本的出血量；若 SMV 主干及其分支撕裂发生大出血亦较易控制。

（2）优先离断了胰头供血动脉，可防止牵拉待切除标本过程中组织破损和血管撕裂出血，即使 SMV 主干撕裂出血也可收紧预留阻断带控制出血；在待切除标本零供血的状态下，组织张力明显降低，易将 SMV 从炎症粘连的血管沟中游离，也易与明显受压的肿瘤分离。并可清楚地辨别 SMV 是受肿瘤压迫还是侵犯。因此，胰头部供血动脉优先离断技术可减少血管的误切，缩短血管切除的长度。

（秦仁义）

13

第十三节 机器人手术系统在胰腺外科中的应用

一、机器人胰十二指肠切除术

（一）概述

胰十二指肠切除术（pancreaticoduodenectomy, PD）难度大、风险高，微创化之路进程落后。腹腔镜胰十二指肠切除术（laparoscopic pancreaticoduodenectomy, LPD）于 1994 年首次报道，迄今仍存争议，腹腔镜手术一些固有的缺陷，如 2D 视野、稳定性欠佳，和过高的腔镜手术技巧要求等问题严重制约了 LPD 手术的发展，普遍存在手术时间过长、并发症高、淋巴结清扫难度大的问题。对比腹腔镜手术，机器人手术具有清晰稳定的 3D 视野和精细灵活的器械操作，在淋巴结清扫、精细操作和复杂重建时优势凸显，机器人胰十二指肠切除术（robotic pancreaticoduodenectomy, RPD）发展潜力巨大。

RPD 最早由 Giulianotti 教授在 2003 年完成和报道，迄今为止临床常规开展单位较少。匹兹堡 Zureikat 教授研究提示 RPD 大约需要 80 例才能度过学习曲线，按此标准，绝大多数已开展的单位尚未度过学习曲线，常规开展单位更是极为有限。RPD 目前尚无规范，大多数单位早期开展时多自行摸索，教训惨痛。

自 2012 年 3 月至 2018 年 7 月刘荣手术团队共完成机器人胰十二指肠切除术 650 例，其中，2015 年 8 月 26 日前仅完成 7 例，其余病例均为近三年内完成。

（二）适应证

壶腹部良性肿瘤或交界性胰头十二指肠区域疾病；病变直径≤10cm；门静脉 - 肠系膜上静脉局限性侵犯，受侵犯长度≤4cm。

（三）禁忌证

全身状况差，不耐受长时间气腹病人；既往有复杂上腹部手术史；合并严重胰腺炎或胆管炎病人，如胆道金属支架置入病人；肿瘤体积较大，直径大于 10cm，影响镜下显露者；门静脉 - 肠系膜上静脉受侵犯长 >4cm，存在血管置换可能病人；肿瘤侵犯肠系膜上动脉；肿瘤已经远处转移；还有一些特殊部位恶性疾病，如十二指肠球部水平部恶性肿瘤、钩突处恶性肿瘤、十二指肠水平段恶性肿瘤，这些肿瘤位于肠系膜上血管正后方，机器人在术中解剖和淋巴结清扫时有一定的难度，建议经验欠丰富时首选开腹。

（四）体位及穿刺孔布局

病人取分腿平卧位，床旁操作系统置于病人头侧，成像系统及能量平台放病人右前方（图 13-13-1）。5 孔法操作，镜孔选取肚脐右下方（12mm Trocar），1 臂位于左侧锁骨中线外侧脐水平（8mm Trocar），3 臂位于右侧肋缘下腋中线位置（8mm Trocar），2 臂位于 3 臂和镜孔连线与脐水平线交点（12mm Trocar，术中采用 Trocar in Trocar 技术），助手孔位于肚脐左下方（12mm Trocar）（图 13-13-1、图 13-13-2）。

（五）手术步骤

1. 水平 Y 型可切除性评估　除外早期和良性疾病病人，入腹后首先进行水平 Y 型可切除性评估方法（图 13-13-3），评估重点在肠系膜上静脉（SMV）前方和肠系膜上动脉（SMA）后方，即胰头十二指肠区域的最前方和最后方。首先打开胃结肠韧带（图 13-13-4），紧贴胰颈下缘打开结肠系膜前叶（图 13-13-5），显露肠系膜上静脉前壁，结扎胃结肠干（图 13-13-6），部分建立胰后隧道，判断病变与

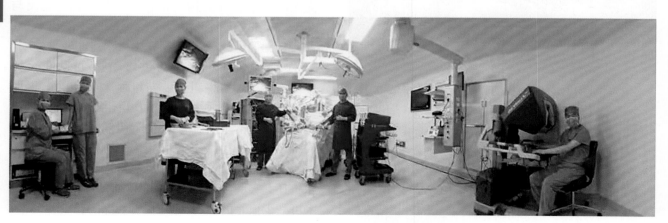

图 13-13-1　机器人胰十二指肠切除手术室布局

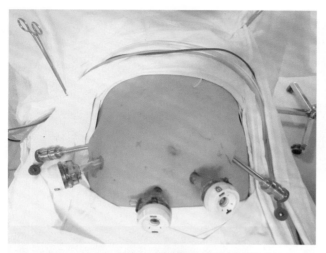

图 13-13-2　机器人胰十二指肠穿刺孔布局

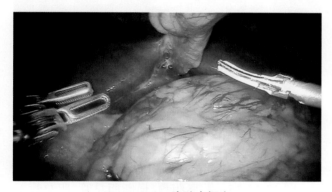

图 13-13-3　腹腔内探查

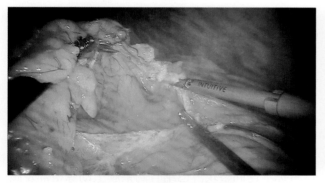

图 13-13-4　大范围打开胃结肠韧带

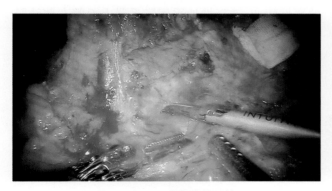

图 13-13-5　分离胰腺下缘

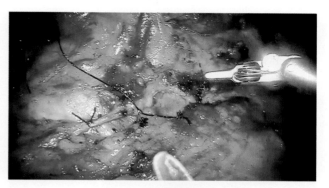

图 13-13-6　结扎胃结肠干

肠系膜上静脉和门静脉关系，其后沿 Toldts 间隙向右分离，直至结肠肝曲，将右半结肠连同系膜下降（图 13-13-7），打开十二指肠侧腹膜做 Kocher 切口（图 13-13-8，图 13-13-9），经腹膜后向左分离直至腹主动脉、肠系膜上动脉根部和腹腔干旁（图 13-13-10），判断病变与 SMV、腹腔干关系，完成水平 Y 型可切除性评估过程。

2. 有序性标本切除（按自前向后，先上后下进行）先离断大、小胃网膜血管（图 13-13-11，图 13-13-12）。直线切割闭合器断胃（前）（图 13-13-13）；解剖肝总动脉、胃十二指肠动脉和胰腺上缘的三角（胰上三角），显露门静脉前壁，超声刀断胰腺（后）（图 13-13-14）；清扫肝十二指肠韧带内淋巴结，明

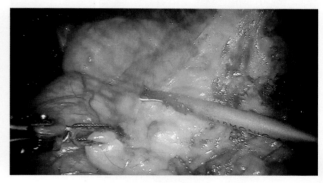

图 13-13-7　分离结肠肝区，下降横结肠

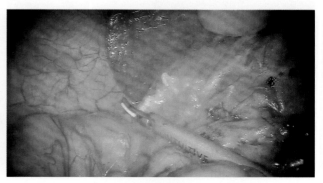

图 13-13-8　向左侧分离胰头十二指肠腹侧

13

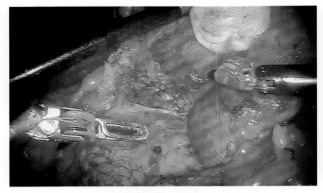

图 13-13-9 使用纱布向左侧翻转起胰头十二指肠

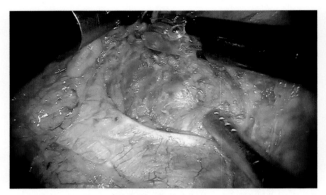

图 13-13-10 胰后显露肠系膜上动脉和腹腔干根部

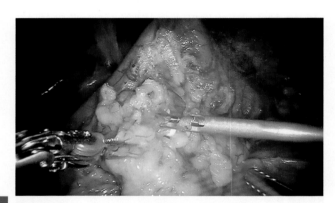

图 13-13-11 离断大网膜弓血管

13

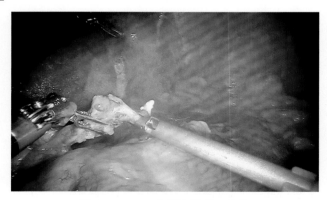

图 13-13-12 离断小网膜弓血管

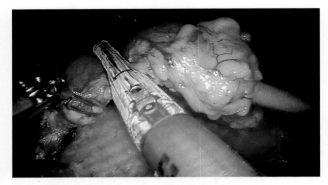

图 13-13-13 离断远端胃

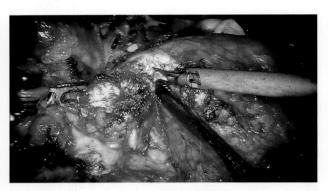

图 13-13-14 超声刀离断胰腺

确肝动脉走行和变异,离断胃右动脉、胃十二指肠动脉(图 13-13-15),游离胆囊,横断胆总管,胆总管下段夹闭(图 13-13-16),沿肝总动脉和肝固有动脉为界限,将肝十二指肠韧带内淋巴结分成左右两侧,右侧(即 12b、12p 组)和胆总管一并,左侧(即 12a、8a、8p)与第 9 组和第 16a2 组淋巴结整块游离后拉着门静脉右侧(上),待钩突离断后从后方清扫,所有淋巴结与标本整块切除;自结肠系膜孔右侧完整游离空肠起始段,上提空肠;紧贴空肠侧离断空肠系膜,离断空肠起始段,自下而上紧贴肠系膜上动脉右侧壁离断钩突(下)(图 13-13-17~图 13-13-22),最后将标本连同整块淋巴结自肠系膜上动脉根部及腹腔干根部分离。对于部分与肠系膜上静脉关系密切的恶性病变,选择性地采用肠系膜上血管右侧结肠系膜无血管区开孔(R 孔),自结肠下方分离病变与肠系膜上血管,减少血管损伤的概率(图 13-13-23)。

3. 简单牢靠的消化道重建 消化道重建顺序按照胰肠、胆肠和胃肠吻合进行。经横结肠系膜裂孔上提近端空肠,距空肠盲端约 5cm 处行 1+2 或 1+1 胰肠吻合,先放入主胰管支撑管或外置胰管支撑管,5-0 可吸收线固定,4-0 Prolene 线于胰腺上下缘各缝合一针,胰腺断面 1~2 针"U"形缝合,待胰断面处理完毕后使用 1 根 4-0 Prolene 线自上而下

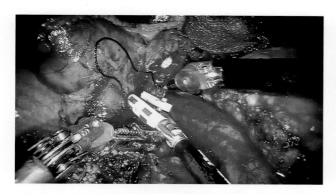

图 13-13-15　丝线结扎加可吸收夹处理胃十二指肠动脉

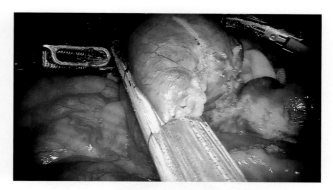

图 13-13-19　直线切割闭合器离断空肠

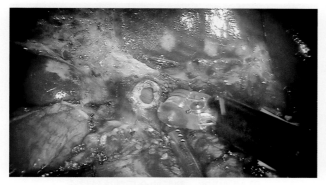

图 13-13-16　横断肝总管

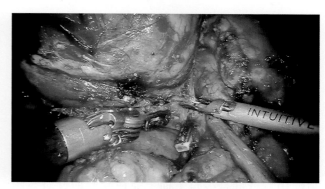

图 13-13-20　超声刀离断钩突

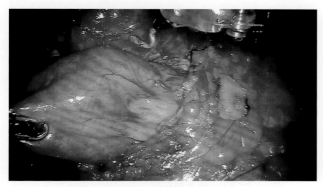

图 13-13-17　将空肠起始段经横
结肠系膜孔牵拉至结肠右上区

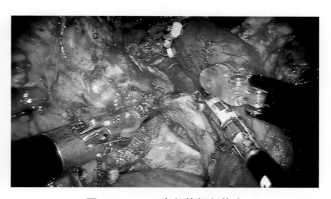

图 13-13-21　电凝钩解剖钩突

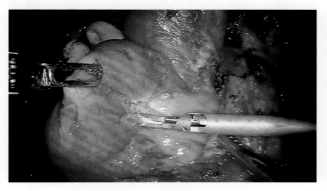

图 13-13-18　超声刀离断空肠系膜

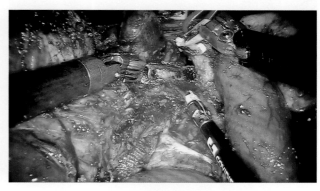

图 13-13-22　紧贴肠系膜上动脉离断钩突

13

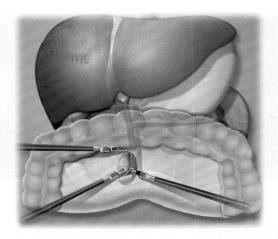

图 13-13-23　R 孔示意图

行胰腺后壁实质对空肠浆肌层连续缝合,收紧后与胰上下缘预留线打结固定,胰管对空肠开孔,胰腺支撑管内置或外置,使用另外一根 4-0 prolene 线将胰管附近胰腺实质与对应处空肠浆肌层缝合(2 针间断或 1 针"U"形缝合),通过主胰管与空肠黏膜拉合的方式,完成简化的胰管对空肠黏膜吻合,最后使用后壁缝合线自下而上完成胰腺前壁对空肠浆肌层缝合(图 13-13-24~ 图 13-13-30)。该方法由 1 根 Prolene 线连续胰腺实质对空肠浆肌层缝合和 2 针间断缝合的简化胰管对空肠黏膜吻合方法组成,简称 1+2 或 1+1 胰肠吻合方法;距胰肠吻合口 8~10cm 行连续缝合法胆肠吻合术,直径 5mm 以下胆总管使用 5-0 可吸收线缝合,5mm 以上胆总管推荐使用 20 号 4-0 Prolene 线缝合(图 13-13-31~图 13-13-34);肠系膜上血管左侧结肠系膜无血管区开孔(L 孔),将近端空肠至结肠系膜上方,使用直线切割闭合器行 L 孔法胃肠吻合术(图 13-13-35~图 13-13-38)。

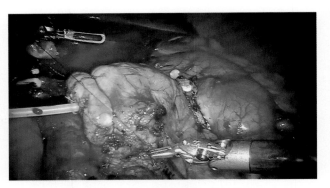

图 13-13-25　胰腺断端"U"形缝合

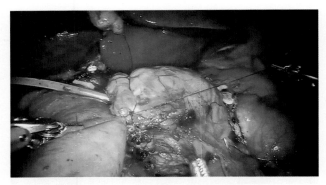

图 13-13-26　胰肠吻合后壁连续缝合

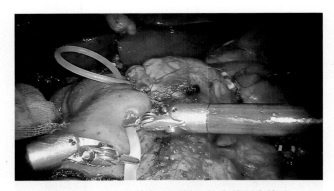

图 13-13-27　胰管自空肠袢处拉出待引出体外

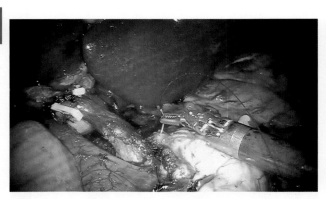

图 13-13-24　胰腺上缘缝合止血

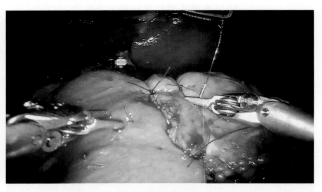

图 13-13-28　2 针间断完成简化胰管对黏膜吻合

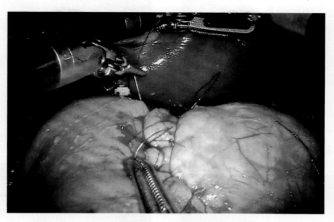

图 13-13-29　自下而上连续缝合胰肠吻合前壁

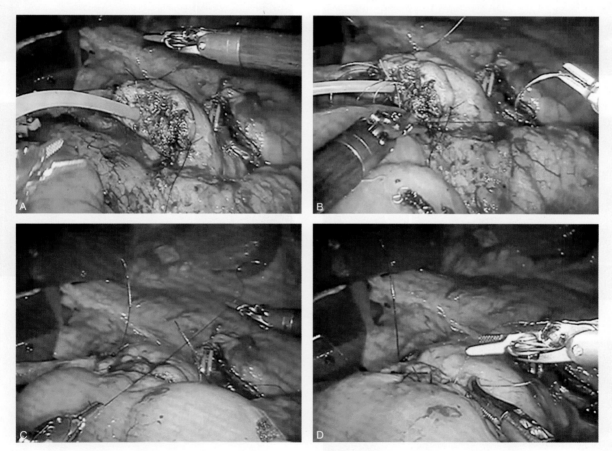

图 13-13-30　1+1 胰肠吻合方式

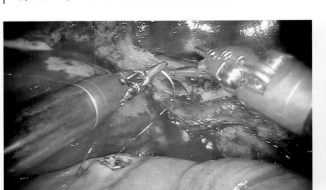

图 13-13-31 自右向左胆肠吻合后壁缝合

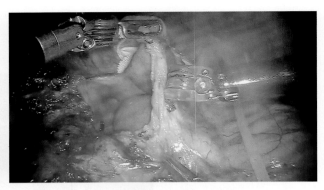

图 13-13-35 结肠系膜血管左侧无血管区开孔 L 孔

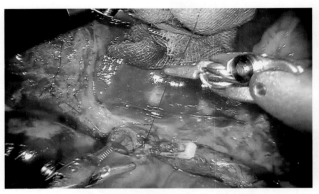

图 13-13-32 连续胆肠吻合后壁缝合

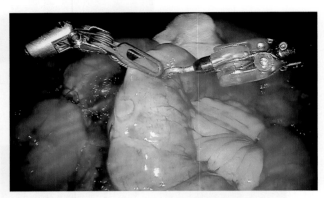

图 13-13-36 自 L 孔上提近端空肠

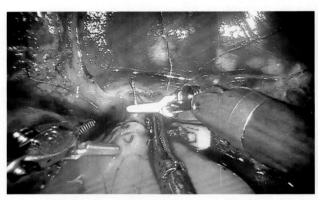

图 13-13-33 连续胆肠吻合前壁缝合

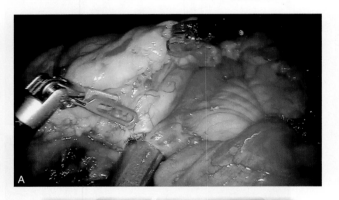

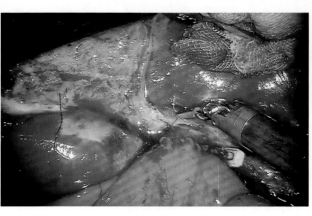

图 13-13-34 连续缝合,完成胆肠吻合

图 13-13-37 L 孔法胃肠吻合及示意图
A. L 孔法胃肠吻合,直线切割闭合器吻合;B. 示意图。

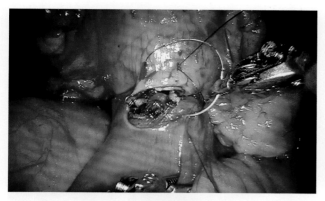

图 13-13-38　连续缝合胃肠吻合口

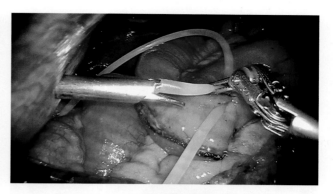

图 13-13-41　外置胰管另外戳孔引出体外

4. 引流管放置和标本取出　排除活动性出血和胆瘘后,文氏孔放置粗乳胶引流管一根自 3 臂 Trocar 处引出(图 13-13-39),胰肠吻合口上下方放置粗引流管一根,自 2 臂 Trocar 处引出(图 13-13-40)。文氏孔引流管位置与胰肠吻合口上方较远时,建议于胰肠吻合口上方增加引流管一根,可以与胰肠吻合口下方引流管一并引出体外。标本自助手孔竖行扩大后取出。胰管外置病人,可以自 2 臂与 3 臂连线中点戳孔后将支撑管引出体外(图 13-13-41)。标本扩大助手孔后取出(图 13-13-42)。

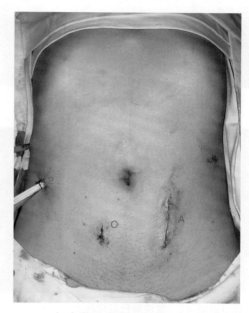

图 13-13-42　标本自助手孔扩大后取出(胰管内置病例)

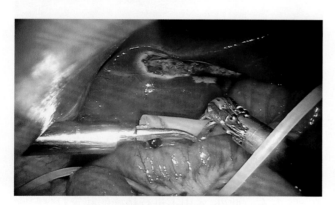

图 13-13-39　胆肠吻合口后方引流管自
3 臂 Trocar 孔引出体外

（六）操作要点与技巧

1. 与肿瘤预后直接相关的是淋巴结清扫的方法和范围　笔者所在团队均采用淋巴结整块清扫技术,并在清除范围方面有所扩大,常规清扫第 16a2 组和第 9 组淋巴结,并与标本及标准清扫范围内淋巴结一并切除,便于病理检查淋巴结计数和明确淋巴结转移区域,为预后判断和后续治疗提供病理证据。术中我们采用血管鞘内分离的方法廓清淋巴结,首先将胰头十二指肠标本后侧游离,将下腔静脉前方、腹主动脉右侧和两者间淋巴结(第 16a2)与胰头十二指肠一并游离,其后将肝十二指肠韧带淋巴结分两侧清扫,悬吊肝总动脉和门静脉后,将肝总动脉和肝固有动脉左侧淋巴结(即 12a, 8a, 8p)与第 16a2 组和第 9 组整块拉着门静脉右侧,待离断钩突后自肠系膜上动脉根部、腹腔干旁分离。淋巴结整块清除技术符合肿瘤根治原则,一定范围的淋巴结扩大清除理论上利于病人远期预后,且未增

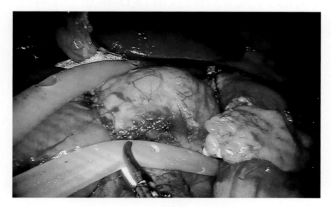

图 13-13-40　胰肠上下引流管

加术后并发症（图 13-13-43，图 13-13-44）。此外，术中分离淋巴组织时也应注意方法，尽量避免淋巴结破裂，尤其是淋巴结可疑转移时。标本同淋巴结切除后也应即刻放入标本袋，防止肿瘤脱落播散（图 13-13-45）。

以采用超声刀或 Ligasure 安全地离断，关键在于无张力、原位离断，如钩突显露不佳，牵引力量过大，离断后血管存在安全隐患（图 13-13-46、图 13-13-47）。

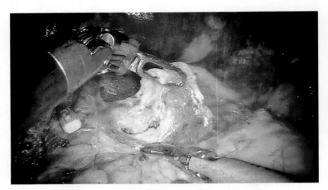

图 13-13-43　游离肝动脉左侧淋巴结

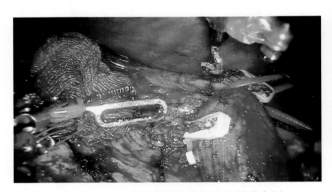

图 13-13-44　整块淋巴结牵拉至门静脉右侧

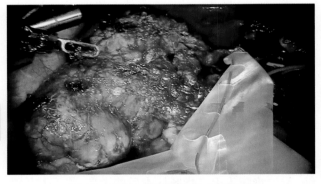

图 13-13-45　标本即刻放入取物袋

2. 钩突的离断与术中安全直接相关　钩突处理的关键在于钩突离断前的充分游离。在钩突离断前，建议将钩突后方、上方和下方游离，显露重要的解剖标识，最后再离断钩突，离断过程中要紧贴 SMV 和 SMA，鞘内分离，这样钩突和附近淋巴结清扫彻底，所遇分支最少。钩突处理过程中会遇到众多发自肠系膜上血管的分支，几乎所有的血管都可

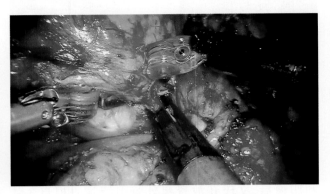

图 13-13-46　钳夹胰十二指肠下前静脉

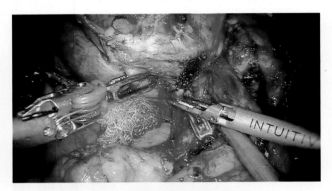

图 13-13-47　超声刀离断胰十二指肠下血管

3. 胰肠吻合与术后安全性最相关　笔者采用的 1+1 胰肠吻合方法，简单可靠。术中通过 2 针间断或 1 针 "U" 形缝合的方法将胰管与空肠黏膜拉合，完成简化的胰管对黏膜吻合，并通过 1 针连续缝合二次加固胰管对黏膜的可靠性。临床实践提示 1+1 或 1+2 胰肠吻合方法简单有效，B 级以上胰瘘发生率在 8% 左右。此外，术中不进行精确的胰管对黏膜吻合，1+1 或 1+2 胰肠吻合的方法操作技术要求低，初学者也易掌握，值得推广（图 13-13-48、图 13-13-49）。

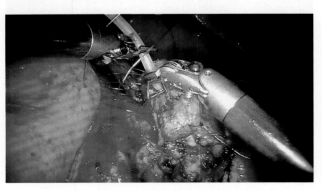

图 13-13-48　1 针胰肠后壁自上而下连续缝合

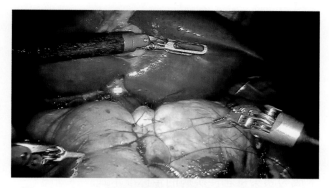

图 13-13-49　2 针胰肠间断缝合完成简化胰管黏膜吻合

4. LR 孔法简化钩突显露和胃肠吻合术　笔者将肠系膜上血管左侧的结肠无血管区开窗称为 L 孔,肠系膜上血管右侧结肠系膜无血管区开窗称之为 R 孔(图 13-13-50)。L 孔多应用于结肠后胃肠吻合术(图 13-13-51),笔者发现 L 孔在机器人和腹腔镜下的消化道重建手术中更为有用。微创术中结肠牵拉较麻烦,特别是在肥胖病人、结肠粗大和有网膜粘连等手术时,L 孔无须处理牵拉结肠,减少手术操作。结肠后胃肠吻合顺应性好,术后胃排空更顺畅。此外,在空肠起始段有粘连时,自结肠系膜裂孔右侧分离空肠起始段较困难,L 孔下可以轻松游离空肠起始段,便于空肠起始段的上提和胰腺钩突的

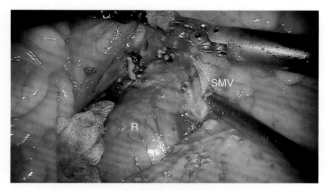

图 13-13-50　R 法辅助复杂钩突显露和离断

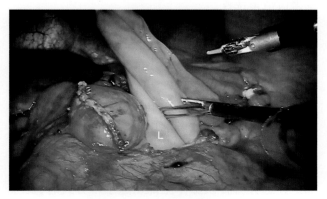

图 13-13-51　L 孔法胃肠吻合术

显露。笔者所在团队还将 L 孔用于中段胰腺切除、胆肠吻合等微创术式中,临床实践也逐渐证实经 L 孔操作的安全性、有效性和可行性。

（七）常见术后并发症处理

1. 胰瘘　胰瘘为胰十二指肠切除术后常见的并发症,主要跟术中吻合牢靠性直接相关,也与胰腺质地、胰管粗细、组织愈合能力等有一点关联,文献报道大的中心机器人胰十二指肠切除术 B 级以上胰瘘发生率在 10% 左右。笔者所在团队 B 级以上胰瘘发生率在 4% 左右,因分级标准不同,两组胰瘘发生率无法进行对比分析。胰瘘不可避免,减少其继发性并发症发生的关键在于直接而通畅腹腔引流务必做好腹腔引流管的管理工作。

2. 胆瘘　胆瘘多数可以避免,笔者对于 5mm以上的胆肠常规采用 20 号 4-0 Prolene 进行连续缝合,选择 20 号 4-0 Prolene 刚好结合 20 号小针便于缝合,4-0 线牢靠易拉紧。对于 5mm 以下的胆肠吻合,笔者团队常规采用 5-0 可吸收或 5-0 PDS Ⅱ,多数采用连续缝合,少数极细小胆管采用间断缝合的方法。胆瘘多发生在胆肠吻合两端的缝合处,因此两端的缝合应更加严谨细致。术中有可疑胆漏的应积极行间断缝合加固。胆瘘自身危险较小,多数通过延迟拔管可以治愈,但合并胰瘘时,胰瘘继发腹腔出血的风险显著增加。

3. 胃排空延迟　笔者所在团队主要完成的均是标准的胰十二指肠切除术。术中切除 1/3~1/2 的胃,早期发生的胃排空延迟回顾分析考虑还是与胃肠吻合口的顺应性有关。结肠前胃肠吻合,术中翻动牵拉结肠较为繁琐,空肠长度不好估算,对于胃肠吻合口周围残胃和空肠袢的紧张度感受不清楚,因此部分病人出现术后反复呕吐或进食困难的问题。后续笔者采用 L 孔法基本解决这样的问题,该方法简单、易学,吻合口顺应性好。胃排空延迟还要警惕输出袢粘连的可能,笔者有两例病人因输出袢粘连造成胃排空延迟,持续胃肠减压和空肠营养 2 个月不通,二次手术提示输出袢粘连,其中 1 例进行粘连松解,另 1 例于胃前壁加行第二个胃肠吻合口治愈。

4. 胰瘘相关性腹腔出血　胰瘘继发性并发症中最为凶险的是动脉断端破裂出血,预防的关键在于减少胰瘘的发生、通畅的引流和适当的动脉断端保护,减少胰瘘的发生主要在胰肠吻合的方法和熟练程度,通畅引流前文有述,对于动脉断端的保护笔者所在团队没有进行相关的操作和研究,有作者建议采用肝圆韧带或空肠浆肌层对胃十二指肠动脉断

13

端进行包埋的方法保护胃十二指肠动脉残端。

5. 非胰瘘相关性腹腔出血 非胰瘘相关性腹腔出血多发生在学习曲线内，主要跟术中血管处理不牢靠有关，多数发生在超声刀离断后的血管断端、血管夹处理的血管断端和电凝止血后的动脉性出血。机器人胰十二指肠切除术中使用最为频繁的是超声刀，二代能量平台下超声刀可以安全离断7mm以下血管，但前提一定是咬合完全、原位离断，过度牵引状态下离断血管存在术后出血的可能。此外，对于较粗动脉，如胃十二指肠动脉，血管夹存在钳夹力过大，术后存在血管瘤形成可能，笔者所在团队即遇到过无胰瘘情况下胃十二指肠动脉破裂出血的病例（图13-13-52），现阶段笔者均推荐丝线结扎或缝扎的方法进行胃十二指肠动脉等粗大的血管断端的处理。采用血管夹夹闭血管断端时同样应注意原位垂直钳夹的问题，此外，还需要在血管钳夹外侧保留一定长度的血管，夹子保留侧血管过少时易造成术后夹子脱落的可能。早期开展机器人胰十二指肠切除术，建议多采用缝扎的方法处理血管，较能量器械和血管夹而言更为牢靠。

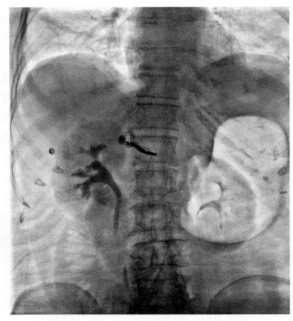

图13-13-52 **胃十二指肠动脉瘤破裂出血**

（八）与常规腹腔镜手术对比

目前与传统腹腔镜胰十二指肠切除术相比，尚无大样本的对比研究。有学者认为腹腔镜手术因无需装机撤机，且切换器械速度快，因此在切除速度方面可能较机器人手术存在一定优势，但笔者对此存保留态度。笔者所在团队在开腹、腹腔镜和机器人

胰十二指肠切除术方面有着丰富的经验，笔者认为机器人手术在手术精确性、稳定性、眼手协同性和消化道重建的便利性方面有着腹腔镜手术无可比拟的优势，因此针对胰十二指肠切除这一复杂手术而言，经过学习曲线后的机器人手术应比腹腔镜手术在手术时间、术中出血控制、淋巴结清扫彻底度等方面优于传统腹腔镜手术，相信不久的将来，机器人胰十二指肠切除术最终势必取代开腹手术、优于腹腔镜手术成为胰头良恶性疾病的金标准术式。

二、机器人胰体尾切除手术

胰腺体尾部切除或称之为远端胰腺切除，最早可追溯到1882年，Friedrich Trendelenburg完成了第一例胰腺体尾部切除治疗胰腺肿瘤，1913年Mayo提出了胰腺体尾部切除的手术步骤。而胰腺体尾部切除的微创治疗开始于20世纪90年代，在1996年Cuschieri完成了世界上第一例腹腔镜胰腺体尾部切除（laparoscopic distal pancreatectomy, LDP），但因腹腔镜胰腺手术对术者技术要求较高，腹腔镜胰腺体尾部切除推广相对缓慢，笔者在腹腔镜胰腺体尾部切除方面，积累了大量经验。2002年Melvin报道了第一例的机器人胰腺体尾部切除术，我们在2011年开始机器人胰腺体尾部切除手术，并同步进行了腹腔镜胰腺体尾部切除的对比分析，体会到有腹腔镜基础的外科医师能够很快掌握机器人胰腺体尾部切除手术，并发现机器人胰腺体尾部切除术手术时间明显短于腹腔镜手术，且保留脾血管成功率明显高于腹腔镜下胰腺体尾部切除。自2006年国内引进第一台机器人以来，已经在多个学科进行推广，胰腺外科因其解剖的特殊性及生理特点，进展相对较慢。但胰腺体尾部切除术，特别是联合脾血管的胰腺体尾部切除，可以作为机器人胰腺外科手术的着手点，但保留脾血管的胰腺体尾部切除，即Kimura法，初学者应慎重选择。

（一）机器人下保留脾血管及脾脏的胰腺体尾部切除术

1. 概述 胰腺体尾部切除已经成为治疗胰腺体尾部良性肿瘤或交界性肿瘤的金标准，按是否保留脾血管分为Kimura法和Warshaw法。保留脾血管及脾脏的胰腺体尾部切除，保留了脾脏的功能及血运情况，减少了术后发生脾梗死及脾感染的概率，但发生术后出血及术后并发死亡的概率明显增加。在选择哪种胰腺体尾部切除手术方式时，要综合术者技术及经验后做出决定。机器人胰腺体尾

13

部切除（robotic distal pancreas resection，RDP）在保留脾血管方面明显优于腹腔镜下胰腺体尾部切除（laparoscopic distal pancreas resection，LDP），随着机器人技术及设备的普及，机器人胰腺体尾部切除会逐渐替代腹腔镜下胰腺体尾部切除，成为胰腺体尾部肿瘤微创治疗的主流方向。

2. 适应证

（1）胰腺体尾部的良性肿瘤或交界性低度恶性肿瘤，如常见的胰腺囊腺瘤、实性假乳头状瘤、神经内分泌肿瘤等。

（2）难以行局部切除的肿瘤，如肿瘤邻近主胰管，存在主胰管损伤风险，部分情况下可以行肿瘤局部切除，胰腺的对端吻合，修复主胰管。

（3）肿瘤直径小于 5cm 为最佳，直径在 8cm 以内可以尝试，8cm 以上建议行开腹手术。

3. 禁忌证

（1）近期有胰腺炎急性发作情况，CT 或 MRI 等影像学检查提示胰腺周围渗出明显。

（2）胰腺恶性肿瘤，需要行根治性手术者。

（3）脾血管与胰腺关系密切，被胰腺实质完全包绕，分离脾血管困难者，建议联合脾血管切除。

（4）胰腺恶性肿瘤或低度恶性肿瘤，需要进行淋巴结清扫。

（5）有严重基础疾病，如心肺疾病等，难以耐受气腹状态。

（6）有上腹部手术史并腹腔内广泛粘连者。

（7）初学者技术不成熟，不建议行保留脾血管切除的胰腺体尾部切除术。

4. 体位与穿刺孔布局　病人均采用头高脚低，小截石体位，左侧腰部脾区垫高。头高脚低体位，一般采用 30°~45° 体位，部分可能需要调整更高体位，要根据病人体型及腹腔肥胖情况，是否容易显露肿瘤及胰腺体尾部。穿刺孔布局，采用脐下为观察孔，可以根据病人体型高矮，适当调整穿刺孔距离脐下的距离，建议采用脐下竖口，可以方便经脐下切口取标本。其余穿刺臂仍以脐下穿刺孔为中心，呈扇形分布或 "C" 形分布情况（图 13-13-53），1 号臂穿刺孔穿刺点一般选择在脐水平上下，不宜太高，否则术中如需要游离脾脏，可能导致操作困难，穿刺点位置尽量选取距离脾下极 5~8cm；1 号臂向外侧，约在腋前线位置，不宜太向内侧，否则与辅助孔相互干扰。2 号臂与 3 号臂位置的选择不同于机器人胰十二指肠切除术中的定位，建议 3 号臂适当向腋前线或再适当向内侧调整，右侧紧贴肋弓下缘，不宜太靠外

侧，否则在上提左侧胃壁显露胰腺尾部及脾门时，导致手臂距离不够。2 号臂可选择 3 号臂与观察孔之间连线中点偏下 1~2cm。辅助孔选择在 1 号臂与观察孔连线下方 2cm，并可适当靠近 1 号臂侧。

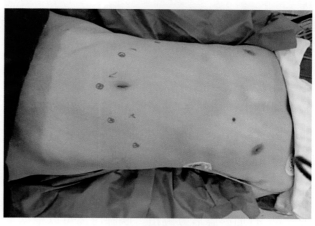

图 13-13-53　机器人胰腺体尾部切除
（联合脾脏切除）体位示意图

不管是否进行联合脾切除，均建议脾区用腰垫垫高，在进行胰腺体尾部切除术时，多数情况下要采用从两侧进行，一方面要从胰腺颈部向胰腺尾部游离，另一方面也需要经胰腺尾部，部分可能需要打开脾结肠韧带，才能从胰腺尾部向体部游离。

5. 手术步骤

（1）腹腔探查：胰腺解剖位置深在，为腹膜间位器官，对于恶性肿瘤，进行腹腔内、肝脏、腹壁等腔镜下探查有一定临床意义，以便于术中了解有无肿瘤转移。对于胰腺体尾部肿瘤，特别是良性肿瘤或交界性肿瘤，若要明确是否能够保留脾动静脉，很大程度上要根据手术解剖过程中，肿瘤与脾血管的关系来判定。对于腹腔内探查的指征，则无论肿瘤为良性或者恶性，均要探查腹腔内情况，有无腹壁粘连，特别是有手术病史病人，还要重点检查是否建立穿刺器过程中存在粘连部位损伤等。

（2）打开胃结肠韧带，显露胰腺各段：机器人 3 号臂上提胃壁，朝向上腹部，以显露胃结肠韧带无血管区为目标。超声刀快慢档位结合，沿着无血管区，离断胃结肠韧带。必要时，网膜内粗大血管支可以采用夹闭后离断或双极电凝后离断（图 13-13-54）。

离断范围：向右侧尽可能至胃网膜右静脉处，向左侧游离至脾门处，必要时可以适当游离脾结肠韧带。胃脾韧带内，胃短血管，一定要保留好。

胃结肠韧带游离要充分，否则在游离胰腺尾部时，影响显露胰腺尾部。

13

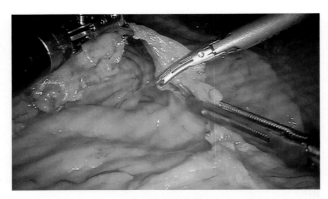

图 13-13-54　超声刀离断胃结肠韧带,显露胰腺

显露胰腺范围,由胰腺颈部,即肠系膜上静脉左侧至脾门处。

（3）胰腺游离:胰腺的游离,一般由胰腺下缘开始,若行完整的胰腺体尾部切除术,可先行显露胰腺颈部,打通胰腺后方隧道。胰腺游离可以根据术者习惯,采用电凝钩或超声刀。电凝钩操作相对灵活,特别是在胰腺上缘游离的时候,超声刀有时候显露脾动脉更为困难。超声刀对于脾静脉与胰腺体尾部的交通血管支处理相对方便,电凝钩显露后仍需要超声刀离断处理。

胰腺游离一般采用两侧游离,一方面可以离断胰腺后,向左侧牵拉远端胰腺进行游离;另一方面,可以经脾结肠韧带游离后,显露胰腺尾部,经脾门处,游离胰腺尾部。双侧同时游离胰腺,有助于手术中快速进行。

（4）脾动静脉游离:保留脾血管的胰腺体尾部切除的难点与关键点是如何显露脾脏的血管结构。在复杂胰腺体尾部切除中不建议游离脾动静脉,部分脾血管可能在胰腺实质中走行距离较长,显露脾动静脉后,暴露的脾动静脉血管距离较长时,要慎重选择是否保留血管（图 13-13-55）。

脾血管的游离要根据动静脉不同采用不同游离方法。脾静脉的游离主要涉及部分胰腺实质内的

交通静脉支,在胰腺体尾部,较少有相对粗大的静脉分支,对于静脉分支的处理,我们采用超声刀离断方法,部分情况下采用 Ligasure 效果较好。相对较粗的血管,一般建议 5mm 以上的可以进行结扎或者缝扎处理,也可以采用可吸收夹或外科夹夹闭方法,但因在后期拔出腹腔引流管过程中,可能存在将可吸收夹或外科夹撕扯掉的风险,我们仍建议尽可能减少外科夹的使用等（图 13-13-56）。

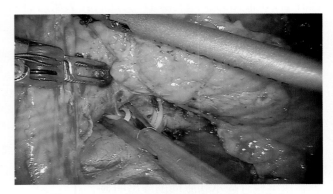

图 13-13-56　解剖脾静脉及游离、结扎其分支

多数情况下,脾静脉会存在大部分走行在胰腺实质内的情况,我们往往采用先连同脾血管一起,经胰腺后方,将完整胰腺体尾部游离后,再行解剖脾动、静脉（图 13-13-57~ 图 13-13-59）。

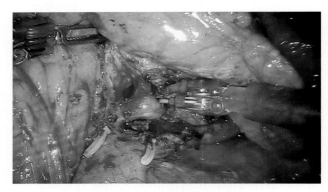

图 13-13-57　显露脾动脉分支

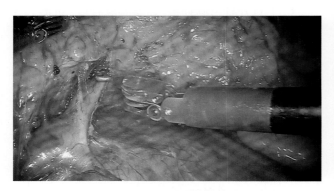

图 13-13-55　游离脾脏静脉

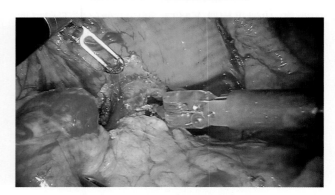

图 13-13-58　经胰腺上缘游离脾动脉

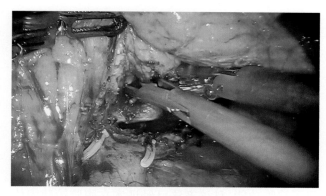

图 13-13-59　结扎脾动脉分支

（5）胰腺颈部离断：胰腺颈部离断可以早于游离胰腺体尾部。探查完毕后，如需要经胰腺颈部离断，可先行解剖胰腺下缘，显露肠系膜上静脉；游离胰腺上缘，经胰上三角，解剖出门静脉，打通胰腺后方隧道，经硅胶尿管悬吊后，可采用超声刀或直线切割闭合器进行胰腺颈部离断（图 13-13-60，图 13-13-61）。两种方法均可以，在术后胰瘘的发生上未见有明显差异。超声刀进行胰腺颈部离断时，建议最好明确主胰管的位置，给以进行缝合结扎或外科夹夹闭，进行单独处理。

超声刀离断胰腺颈部后，需要进行胰腺颈部的断面缝合，缝合采用断面间断捆绑缝合和断面的连

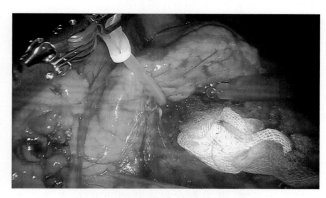

图 13-13-60　硅胶尿管悬吊胰腺颈部

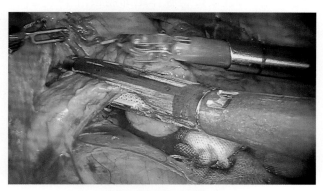

图 13-13-61　闭合器离断胰腺实质

续缝合；直线切割闭合器离断胰腺断面可以不予再次缝合断面，且缝合断面，对于术后胰瘘的发生率，未见明显降低情况，但对于术后出血的发生率的预防有着重要意义。

（6）手术创面的处理：完整切除胰腺体尾部，并保留脾动静脉后，再次检查胰床，并仔细观察脾动静脉分支，对于存在术后隐患情况，建议采用缝合方法再逐一进行加固处理，尽可能减少手术中外科夹或可吸收夹等夹子的使用情况。术中是否放置止血材料，一般情况下，笔者往往会适当放置止血纱布，覆盖脾动静脉，进行适当保护，但止血纱布存在一定风险情况，如果腹腔引流管引流欠通畅，或相对通畅，止血纱布的存在是一个重要的感染因素（图 13-13-62）。

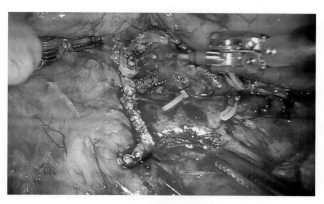

图 13-13-62　切除胰腺体尾部后，创面显露

（7）引流管的放置：引流管是外科医生的眼睛，特别对于胰腺手术，放置引流管必须成为常规处理。笔者一般放置两根引流管，根据术后引流的情况，逐一拔出引流管。

（8）标本取出及关闭切口：标本置入内镜下取物袋内，经辅助口带到切口下后，再经脐下切口取出，并进行 12mm 穿刺孔的深部缝合及穿刺孔的皮内缝合等。

6. 操作要点与技巧

（1）胰腺的游离，可以根据术者习惯选择不同器械，但电凝钩游离相对精细，特别是对胰腺上缘的游离，有多个角度性，使用相对灵活、便利，但对于血管处理相对困难，需要借助外科夹等。

（2）胰腺与脾动静脉的交通血管支的处理：对于脾静脉与胰腺体尾部的交通血管支，可以采用超声刀直接离断或 Ligasure 进行离断，相对较粗血管支，如大于 5mm 以上的血管，尽可能进行镜下缝合处理；对于脾动脉交通血管支，只要明确或可疑血

管交通支,均建议进行镜下缝合处理,明确一支,缝合一支,防止遗忘。

（3）超声刀离断胰腺颈部,一定要进行断面捆绑式缝合处理,单纯进行断面的连续缝合相对于胰腺断面的捆绑式缝合,在胰瘘的发生及术后出血上,要高于后者。其中单独进行主胰管的处理,会使术后发生严重胰瘘的概率明显降低。

（4）部分胰腺尾部,位置相对较深,可能达到脾门内。在游离胰腺尾部时,部分情况下建议先行离断脾结肠韧带,降低结肠后,再行游离胰腺尾部相对容易些。

（5）引流管的处理为胰腺体尾部切除的一关键环节。引流管放置后,要明确引流是否通畅,还是相对通畅。术后常规行腹部强化 CT 为关键,必要时进行管路调整。部分可能存在引流欠通畅情况,要适当延长引流管的拔出时间。

（6）能否保留脾动静脉,要根据术中情况,必要时可以采用可吸收线进行脾动脉的结扎处理,控制脾动脉压力,减少术后出血风险情况。

7. 常见术后并发症处理

（1）术后出血:术后出血是胰腺术后常见的并发症,也是最为致命的并发症,且多数情况下与胰瘘是同时存在的。对于保留脾动静脉的胰腺体尾部切除,其发生术后出血的概率要明显增加,高于非保留脾动静脉的手术。对于术中出血的处理,建议游离脾动静脉后,可进行脾动静脉的预先阻断处理,减少术中严重出血的发生;术后出血,首选介入治疗,但对于术后出血,且瞬时出血量大于 1 000ml/h,进行积极抗休克治疗无效后,要及早进行手术治疗。

（2）胰瘘:胰腺体尾部切除术后胰瘘的发生率相对较高,但严重胰瘘（B 级或 C 级胰瘘）发生情况相对较低。对于胰腺体尾部切除术后胰瘘的发生,无很好预防方法,较严重胰瘘的处理,生长抑素的应用有一定效果,在一定程度上仍依赖于腹腔引流管的通畅引流,部分情况下,考虑存在局部感染情况时,建议进行引流管的局部冲洗处理,保持环境清洁,有助于胰瘘的早期愈合。

（3）脾梗死:保留脾血管的胰腺体尾部切除,可使发生脾梗死概率相对较低,但在部分病例中,胰腺尾部深入脾门时,分离解剖脾门,应注意保护脾门分支,防止结扎后,导致脾部分缺血的情况发生。

（二）机器人下联合脾血管切除,保留脾脏的胰腺体尾部切除术

1. 概述　随着人们对脾脏在免疫系统及血液性疾病的重要性的认识,如何最大程度保留脾脏及脾血管,最大程度保留了脾脏及脾脏功能,但难度相对较大,且术后并发出血的风险较高,开展相对困难。

保留脾脏,切除脾血管的胰腺体尾部切除术,即 Warshaw 法。1988 年最早对 Warshaw 法进行了手术描述,该方法虽然切除了脾血管,但保留了脾脏,依靠胃短血管、胃后动脉及胃网左动脉,并脾结肠韧带内血管,仍维持脾脏的血供,在一定程度上保留了脾脏功能,且该方法已经证实在腹腔镜胰腺体尾部切除中,保留脾脏,切除脾血管是安全、可行的,但却有着自身的缺陷性,如脾门血管解剖相对困难,以切割闭合器离断脾门处血管时,存在部分脾梗死的概率。机器人手术操作精细,能够更加精细地解剖脾门血管的结构,减少脾梗死发生的概率。

2. 适应证　适应证与保留脾血管的胰腺体尾部切除基本相同,对于保留脾动静脉困难的胰腺体尾部切除病例,若术中发现脾动静脉与胰腺肿瘤关系密切,或脾动静脉走行在胰腺实质内,进行强行保留脾动静脉的胰腺体尾部切除,手术风险高,术中及术后出血等概率较大,建议行 Warshaw 法。

3. 禁忌证　禁忌证与保留脾血管的胰腺体尾部切除相同。对于术中观察出现脾部分梗死,难以保留脾脏的病人,要连同脾脏切除。

4. 体位与穿刺孔布局　体位的选择与保留脾血管的胰腺体尾部切除相同,但建议将左侧脾区垫高,因行 Warshaw 法,需要充分显露脾门处。

穿刺孔布局与保留脾血管胰腺体尾部切除相同。请参考前一部分。

5. 手术步骤　保留脾脏,切除脾血管的胰腺体尾部,相对保留脾血管手术简单,两种术式的手术步骤基本类似,主要在于胰腺尾部近脾门处的处理。

（1）腹腔探查:腹腔探查,明确肿瘤位置与脾血管位置关系,是否存在恶性肿瘤的可能,若术中考虑恶性情况,直接按胰腺体尾部癌根治手术处理。手术探查,重点明确能否保留脾血管,如果不能不留脾血管,不建议过多游离脾结肠韧带及胃短血管等重要脾脏供应血管分支。

（2）打开胃结肠韧带,显露胰腺各段:机器人 3 号臂上提胃壁,朝向上腹部,以显露胃结肠韧带无血管区为目标。超声刀快慢挡位结合,沿着无血管区,离断胃结肠韧带,必要时,网膜内粗大血管支可以采用夹闭后离断或双极电凝后离断。

离断范围:向右侧尽可能至胃网膜右静脉处,向左侧游离至脾门处,必要时可以适当游离脾结肠

韧带。

胃结肠韧带游离要充分，否则在游离胰腺尾部时，影响显露胰腺尾部。

显露胰腺范围，由胰腺颈部，即肠系膜上静脉左侧至脾门处。

（3）胰腺游离：胰腺的游离，一般由胰腺下缘开始，若行完整的胰腺体尾部切除术，可先行显露胰腺颈部，打通胰腺后方隧道。胰腺游离可以根据术者习惯，采用电凝钩或超声刀。电凝钩操作相对灵活，特别是在胰腺上缘的游离时候，超声刀有时候显露脾动脉更为困难。超声刀对于脾静脉与胰腺体尾部的交通血管支处理相对方便，电凝钩显露后仍需要超声刀离断处理（图 13-13-63，图 13-13-64）。

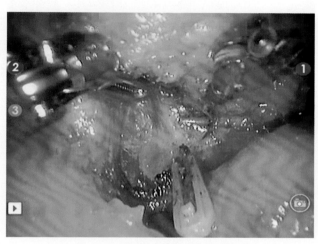

图 13-13-63　游离胰腺下缘，显露肠系膜上静脉

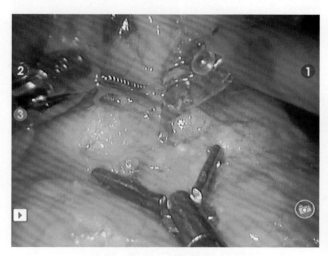

图 13-13-64　游离胰腺上缘

（4）胰腺颈部离断及胰体尾部切除：胰腺颈部离断可以早于游离胰腺体尾部。探查完毕后，如需要经胰腺颈部离断，可先行解剖胰腺下缘，显露

肠系膜上静脉；游离胰腺上缘，经胰上三角，解剖出门静脉，打通胰腺后方隧道，经硅胶尿管悬吊后，可采用超声刀或直线切割闭合器进行胰腺颈部离断（图 13-13-65~ 图 13-13-67）。

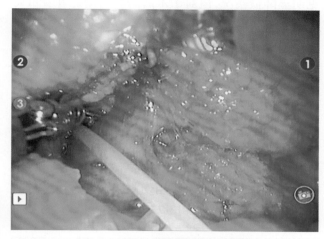

图 13-13-65　建立胰腺后方隧道

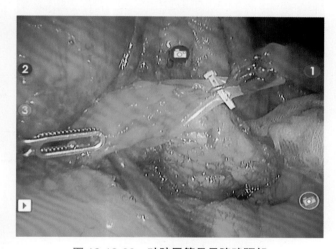

图 13-13-66　硅胶尿管悬吊胰腺颈部

13

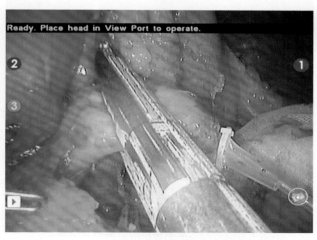

Ready. Place head in View Port to operate.

图 13-13-67　直线切割闭合器离断胰腺颈部实质

超声刀离断胰腺颈部后，需要进行胰腺颈部的断面缝合，缝合可行间断捆绑缝合并断面的连续缝合；直线切割闭合器离断胰腺断面可以不予再次缝合断面，且缝合断面，对于术后胰瘘的发生率，未见明显降低情况，但对于术后出血的预防有着重要意义。

（5）脾动静脉的处理：脾动脉离断，可以经过胰腺后方，将胰腺颈部离断后，显露脾动脉及脾静脉。脾动脉及脾静脉的离断，一般可以同时离断，如切割闭合器连同胰腺颈部实质进行切割离断（图 13-13-68、图 13-13-69），必要时断面再行缝合处理，也可以逐一解剖后离断（图 13-13-70，图 13-13-71），先行脾静脉离断再行脾动脉离断，离断方法可以采用结扎后离断，也可以采用切割闭合器方法进行离断（图 13-13-72、图 13-13-73）。

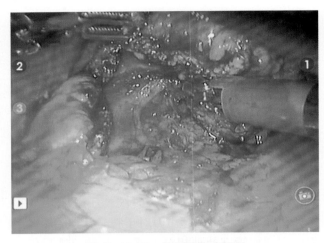

图 13-13-70　先行脾静脉解剖

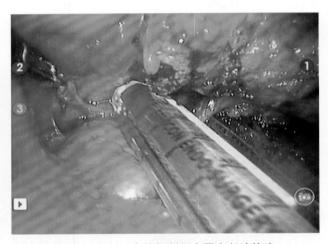

图 13-13-71　直线切割闭合器离断脾静脉

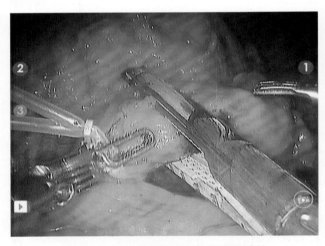

图 13-13-68　直线切割闭合器离断胰腺
实质并脾脏动静脉

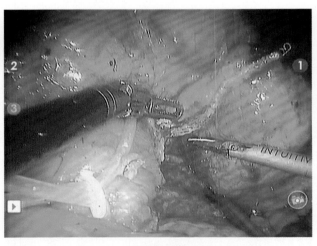

图 13-13-69　直线切割闭合器离断胰腺
实质及脾动静脉断面

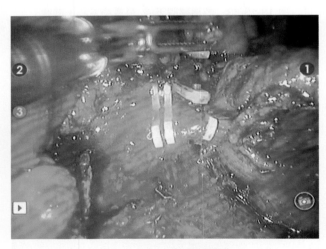

图 13-13-72　结扎脾动脉

（6）胰腺尾部脾血管处理：胰腺尾部近脾门处，脾动静脉处理，一般要远离脾门，适当游离胰腺尾部，在一级脾蒂，显露脾动静脉后，直接采用切割闭合器进行离断，并注意观察病人脾脏血供情况（图 13-13-74）。

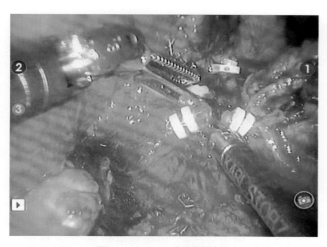

图 13-13-73 离断脾动脉

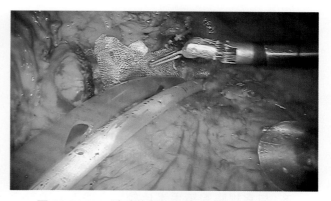

图 13-13-75 胰腺体尾部切除后放置腹腔引流管

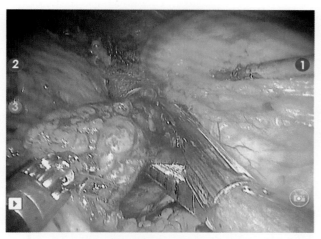

图 13-13-74 直线切割闭合器离断胰腺尾部，同时离断脾脏动静脉

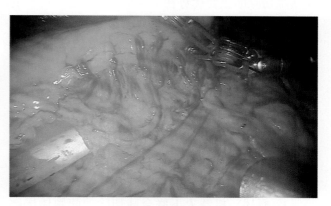

图 13-13-76 引流管放置后，胃后壁复位，局限手术区域

（7）手术创面的处理：完整切除胰腺体尾部，再次检查胰腺断面，可有无脾动脉出血情况，必要时以 prolene 线进行胰腺断面捆绑缝合，术中是否放置止血材料，一般情况下，笔者往往会适当放置止血纱布，但止血纱布存在一定风险情况，如果腹腔引流管引流欠通畅，或相对通畅，止血纱布的存在是一个重要的感染因素。

（8）引流管的放置：引流管是外科医生的眼睛，特别对于胰腺手术，放置引流管必须成为常规处理。笔者一般放置两根引流管，根据术后引流情况，逐一拔出引流管（图 13-13-75、图 13-13-76）。

（9）标本取出及关闭切口：标本置入内镜下取物袋内，经辅助口带到切口下后，再经脐下切口取出，并进行 12mm 穿刺孔的深部缝合及穿刺孔的皮内缝合等。

6. 操作要点与技巧

（1）脾动静脉离断：离断方法建议采用切割闭

合器方法，相对安全，且对于初学者来说，方便掌握，且牢靠，但是在进行胰腺实质离断时，特别是联合血管进行切割闭合器离断中，快速离断胰腺实质会导致胰腺实质撕裂，血管破裂出血，因此在使用切割闭合器离断过程中，建议闭合要缓慢，且采用相对钉高高度较大的金色钉舱。

（2）脾门血管处理：近脾门处，脾动静脉离断，采用切割闭合器离断方法，可以连同部分软组织，适当游离胰腺尾部，显露一级脾蒂血管，行离断，部分可能存在脾梗死情况。部分脾梗死可以观察，有症状，择期待液化后，再行穿刺治疗。

7. 常见术后并发症处理

（1）术后出血：术后出血是胰腺术后常见的并发症，也是最为致命性的并发症，且多数情况下与胰瘘是同时存在的。联合脾血管的胰腺体尾部切除，出血最大可能位于脾动脉残端，术中观察，可能存在脾动脉残端出血的，一定要进行术中缝合。

（2）胰瘘：胰腺体尾部切除术后胰瘘的发生率相对较高，但严重胰瘘（B 级或 C 级胰瘘）发生情况相对较低。对于胰腺体尾部切除术后胰瘘的发生，无很好预防方法，较严重的胰瘘，应用生长抑素有一定的效果，在一定程度上仍依赖于腹腔引流管的通

13

畅引流,部分情况下,考虑存在局部感染时,建议进行引流管的局部冲洗处理,保持干净环境,有助于胰瘘的早期愈合。

（3）脾梗死:保留脾血管的胰腺体尾部切除,发生脾梗死概率相对较低,联合脾血管切除的胰腺体尾部手术,导致脾梗死。主要是在离断中,过多靠近脾门二级血管导致,多数病人无明显不适症状,部分可能导致发热,可以在术后脾梗死液化后,行穿刺治疗。

8. 与常规腹腔镜手术比较　机器人下进行远端胰腺切除的主要优势在于保留脾动静脉及脾脏的胰腺体尾部切除,手术成功率明显高于腹腔镜下胰腺体尾部切除,且术中对于脾动静脉分支的处理上,明显优于腹腔镜下手术。但对于联合脾血管切除并保留脾脏的胰腺体尾部切除,手术方式无明显优势,但是在手术进度及手术时间上明显好于腹腔镜手术。

三、机器人胰腺癌扩大根治术

（一）机器人下联合脾切除的胰腺体尾部切除（胰腺体尾部癌根治术）

1. 概述　机器人下联合脾切除的胰腺体尾部切除常见于胰腺恶性肿瘤的根治性手术。外科手术是唯一可能治愈胰腺体尾部癌的手段。根治性顺行胰腺体尾部癌整体切除术（radical antegrade modular pancreatosplenectomy, RAMPS）符合肿瘤切除原则。腹腔镜探查术能够发现肝转移和腹腔播散,避免不必要的开腹手术,与开腹手术相比有诸多优势,特别是进行根治性顺行胰腺体尾部癌根治性切除方面,但仅仅限于体积较小胰腺体尾部癌的根治,有着开腹手术的优势。联合腹腔干切除的根治性远端胰腺癌切除术（radical distal or left pancreatectomy with resection of the celiac axis, DP-CAR）适合于肝总动脉或腹腔干受侵犯但仍有条件切除的病人,需谨慎开展。机器人胰腺体尾部癌根治手术,充分借助机器人操作的精细、放大的视野、3D 的目镜系统等优势,能够进行胰腺体尾部癌根治的顺行切除,且能达到良好效果。对于胰腺体尾部的恶性或低度恶性肿瘤,因根治需要,需要联合行脾脏切除术。对于部分良性肿瘤,因肿瘤较大,脾血管与肿瘤关系密切,手术过程中难以分离,出血难以控制,往往也需要联合脾脏切除。

2. 适应证

（1）胰腺体尾部恶性肿瘤,无周围脏器及血管侵犯,因根治需要联合脾脏切除。

（2）胰腺体尾部良性或低度恶性肿瘤,如胰岛细胞瘤、神经内分泌肿瘤、囊腺瘤、实性假乳头状瘤、胰腺真性或假性囊肿、胰腺导管内乳头状瘤等,与脾血管或脾脏关系密切,难以完整切除。

（3）手术过程中因牵拉等操作导致脾脏出血,难以控制,需联合切除。

（4）合并其他疾病,如血小板减少性紫癜等血液疾病、肝硬化巨脾等疾病需联合切除。

3. 禁忌证

（1）合并严重心肺疾病,不能耐受麻醉及手术。

（2）既往有过复杂上腹部手术史。

（3）肿瘤累及结肠、胃等邻近脏器、远处转移。

（4）肿瘤累及腹腔干、肠系膜上血管等。

4. 体位摆放及穿刺孔布局　病人取头高位,约 30°~45°,左侧脾窝处垫高,截石位。观察孔位于脐下,1 臂位于左腋前线肋缘下 3~5cm,2 臂位于右锁中线肋缘下 10cm 左右,3 臂位于右腋前线肋缘下 3~5cm,助手孔位于左锁中线平脐稍下处（图 13-13-77）。

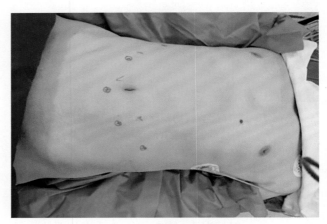

图 13-13-77　机器人穿刺孔布局

5. 手术步骤

（1）腹腔探查:机器人下建立气腹,并建立其他各操作臂穿刺孔后,置入镜头,探查腹腔情况,观察有无腹腔内转移,如有腹腔内转移,则及时调整术式（图 13-13-78）。部分情况下,需要手术进程中进行评估,如打开胃结肠韧带,了解肿瘤大小与周围组织关系,上提横结肠,了解横结肠系膜受侵犯情况等。

（2）打开胃结肠韧带及脾结肠韧带:3 臂将胃前壁提起,助手用无创钳向下牵引横结肠,1 臂用超声刀于胃网膜血管下方,胃结肠韧带无血管区,横行打开胃结肠韧带（图 13-13-79）,右侧支胃网膜右血

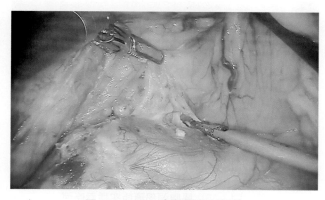

图 13-13-78　先行腹腔内探查，了解
肿瘤转移及侵犯情况

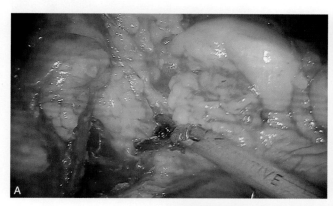

图 13-13-79　离断胃结肠韧带

管，左侧至脾门附近，在此处继续游离，直至将脾结肠韧带完全游离，遇有粗大的脾结肠血管 hom-lock 夹夹闭，将结肠脾曲完全松解（图 13-13-80）。脾结肠韧带内多数存在 1~2 支血管，给以结扎后离断。

（3）胰腺游离：机器人 3 号臂抓持胃后壁，向上方抬高胃后壁后，显露胰腺全程。先行游离胰腺下缘（图 13-13-81），经肠系膜上静脉，显露胰腺颈部，了解肿瘤是否侵犯胰腺颈部及肠系膜上静脉等重要结构，直接决定是否能够在机器人下行胰腺体尾部癌根治性切除以及是否需要联合血管切除重建等。

明确胰腺颈部无肿瘤或肿瘤未侵犯肠系膜上静脉等重要结构后，经过胰腺颈部后方，肠系膜上静脉间隙，进行钝性分离。此间隙一般无交通血管支至肠系膜上静脉（图 13-13-82）。经胰腺上缘显露第 8 组淋巴结，给以切除并清扫该处淋巴组织，显露肝总动脉。经胰腺上缘动脉三角区域，显露门静脉，经肠系膜上静脉前方至门静脉处，打通胰腺颈部后方隧道（图 13-13-83），判定肿瘤与血管及胰腺颈部的关系。

（4）胰腺离断：经胰后通道置入直线切割闭合器（EC60），用金色钉舱将胰腺离断，离断过程中需

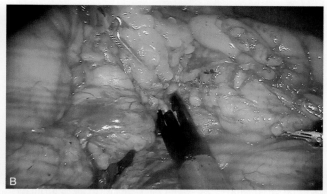

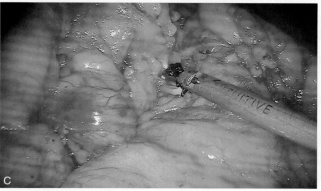

图 13-13-80　脾结肠韧带血管处理
A. 游离脾结肠韧带内血管；B. 结扎脾结肠韧带内血管；C. 离断脾结肠韧带内血管支。

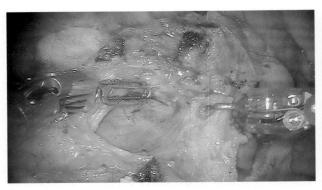

图 13-13-81　游离胰腺下缘

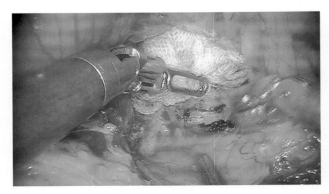

图 13-13-82　游离胰腺上缘

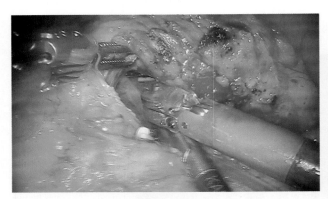

图 13-13-83　经胰腺颈部建立胰腺后方隧道

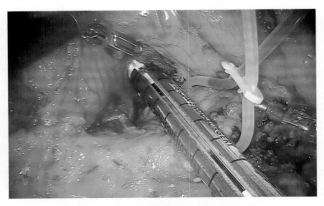

图 13-13-84　直线切割闭合器离断

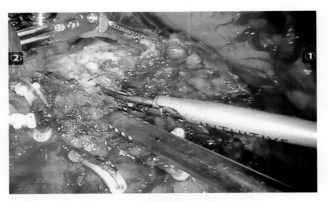

图 13-13-85　胰腺颈部离断实质后断面

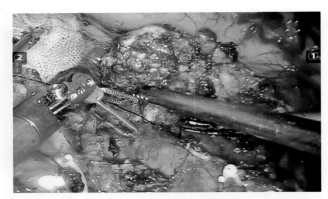

图 13-13-86　结扎脾静脉

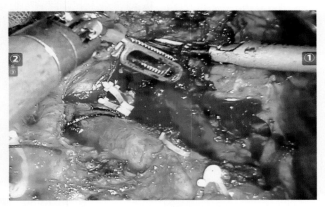

图 13-13-87　离断脾静脉

缓慢闭合切割闭合器,需时约 1 分钟,可减少断面撕裂,减少出血(图 13-13-84,图 13-13-85)。胰腺断端可视情况用 4-0 Prolene 线连续缝合。

经机器人 1 号操作臂进行超声刀直接离断胰腺颈部时,尽可能明确主胰管位置,明确后给以夹闭主胰管或者以 Prolene 线进行缝扎主胰管,能够有效减少术后恶性胰瘘的发生。

(5)脾动静脉处理:胰腺颈部离断后,机器人 2 号操作臂持胰腺断端,向远端翻转远端胰腺,显露肠系膜上静脉左侧,经胰腺下缘游离及显露脾静脉根部,游离脾静脉后,以切割闭合器离断脾静脉或者丝线结扎后,再行离断脾静脉(图 13-13-86、图 13-13-87)。

离断脾静脉后,继续向上游离,显露脾动脉根部,可以经肝总动脉,寻找脾动脉,明确后,给以外科夹夹闭后离断(图13-13-88)。游离中注意切勿采用机器人2号无创抓钳夹持肝总动脉,导致动脉内膜损伤,术后出血的发生。

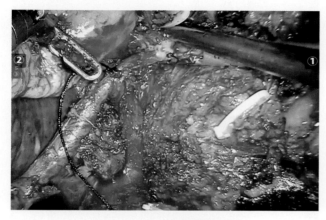

图 13-13-88　离断脾脏动脉

脾脏动静脉可以先行解剖分离后离断,部分远离胰腺颈部的肿瘤,可以将胰腺实质及脾动静脉一块进行直线切割闭合器的离断(图13-13-89)。离断脾动脉后,对肠系膜上静脉及肠系膜上动脉左侧周围淋巴组织及结缔组织进行清扫(图13-13-90~图13-13-92)。

经肠系膜上静脉的左后方,显露肠系膜上动脉,游离肠系膜上动脉左侧结缔组织及淋巴组织,完整清扫肠系膜上动脉左侧。直至显露腹腔干根部,并清扫腹腔干根部(图13-13-93,图13-13-94)。游离及显露左侧肾静脉、左肾动脉周围及腹主动脉左侧淋巴组织。

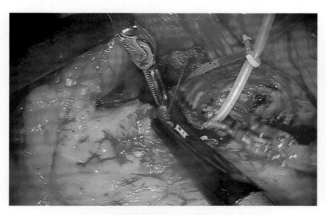

图 13-13-89　直线切割闭合器直接离断胰腺
颈部及脾脏动静脉后,脾动脉出血

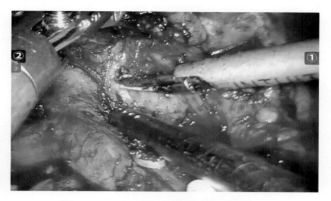

图 13-13-90　清扫门静脉左侧淋巴组织

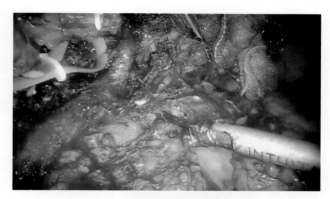

图 13-13-91　清扫肠系膜上动脉周围淋巴结

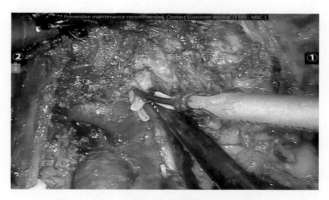

图 13-13-92　离断脾动脉并清扫周围组织

13

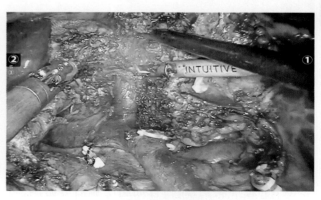

图 13-13-93　清扫腹腔干周围 14 组淋巴结

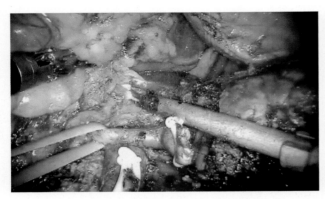

图 13-13-94　清扫肝十二指肠韧带内淋巴组织

（6）胰腺的游离：将远端胰腺并脾动脉、脾静脉以及胰腺后方结缔组织，经左肾静脉前方，向左侧游离，直至左侧肾上极，必要时，若左肾上腺侵犯，可以行部分肾上腺切除（图 13-13-95）。

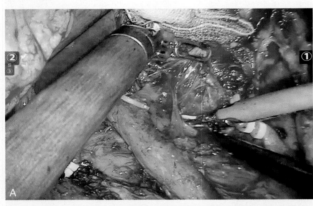

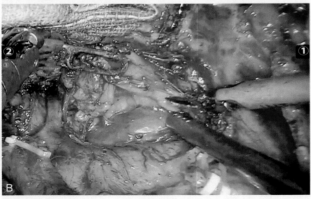

图 13-13-95　游离胰腺
A. 显露左肾静脉；B. 清扫肾上腺及脂肪组织。

（7）脾脏的游离：主刀用超声刀游离脾膈韧带至脾脏上极，助手用 Ligasure 离断胃脾韧带、胃短血管至将脾脏游离（图 13-13-96、图 13-13-97）。

（8）恶性病变，需在肾周脂肪囊后方游离，将肾周脂肪囊一并切除，以清晰显露左肾及左肾上腺为度，如必要可切除部分左侧肾上腺。

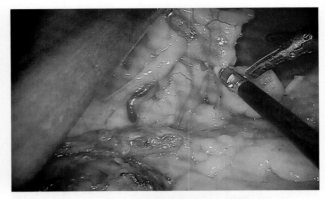

图 13-13-96　游离脾脏上极，离断胃短血管

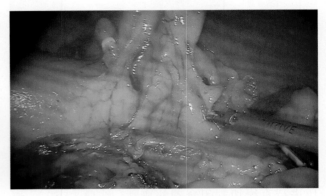

图 13-13-97　超声刀离断胃短血管，游离脾脏

（9）将标本装入标本袋，确切止血，检查无出血后于胰腺断端及脾窝摆放引流管。

（10）撤除机器人手臂，经助手孔开腹完整取出标本，关腹。

6. 手术操作要点

（1）打开胃结肠韧带时，应尽量在此时将脾结肠韧带完全游离，将结肠脾曲完全松解，这样可获得良好的暴露。小心分离即可分离出脾结肠血管并夹闭。

（2）脾动脉、脾静脉往往不能和胰腺同时分离，一并切断，可将胰腺离断后再分离脾血管。离断胰腺时切忌盲目自信，将肝动脉误认为脾动脉切断。

（3）离断胰腺过程中需缓慢闭合切割闭合器，用时约 1 分钟，可减少断面撕裂，减少出血。胰腺断端可视情况用 4-0 Prolene 线连续缝合。

（4）胰腺后方组织切除层次需根据肿瘤性质决定，恶性病变，须在肾周脂肪囊后方层次游离，将肾周脂肪囊一并切除，以清晰显露左肾及左肾上腺为度，如必要可切除部分左侧肾上腺。如层次正确，基本上不出血。

（5）能量器械选择：分离胰腺后方及脾血管时使用电凝钩，具有灵活、角度的优势。胃脾韧带、胃短血管、肾周脂肪囊处离断建议采用 Ligasure；其余部位可使用超声刀。

7. 常见术后并发症处理

（1）胰瘘：为常见并发症，发生率约 0~27%，多为 B 级胰漏，通畅引流后多可自愈。

（2）门静脉血栓：可能与脾静脉内无效腔及脾切除术血小板升高有关，可于术后 24~48 小时使用抗凝药物预防。

（3）出血：常见为胰腺断面出血，偶有胃短静脉出血。术中行胰腺断面缝合、对粗大胃短血管使用外科夹可减少此并发症发生。

（4）腹腔感染：腹腔感染多由胰瘘引起，通畅引流可减少此并发症。

（5）胃肠道损伤：分离胃结肠韧带时部分肥胖病人可有结肠损伤，包括直接损伤和间接热损伤。助手需注意在分离时将结肠向下牵引，可减少此损伤。

（6）血栓形成：脾脏切除后，常见血小板破坏减少，导致高血小板血症，机体处于高凝血状态，一般建议术后病人 2 周，根据血小板指数情况，开始口服抗凝药物。血小板大于 500×10^9/L，口服阿司匹林肠溶片，100mg/d。

8. 与常规腹腔镜手术比较　与常规腹腔镜手术相比，机器人具有视野清楚，电凝钩自由度高，稳定性高的优势。在进行胰腺恶性肿瘤根治性手术，显露及处理动脉周围淋巴结组织及结缔组织后，能清扫彻底，且电凝钩在分离胰腺后方通道及腹腔干血管时具有明显优势。尤其是脾动脉部分受累时，腹腔镜电凝钩或超声刀无法转弯，会给手术造成很大困难。关闭胰腺断面时机器人在缝合也具有很大优势。

（二）机器人下联合腹腔干及脾切的胰腺体尾部切除术（Appleby 术式）

1. 概述　机器人下联合腹腔干及脾切的胰腺体尾部切除术，最早由加拿大外科医生 Appleby 行进展期胃癌根治时提出的一种新的手术方法，术中为彻底清扫淋巴结，自根部切断腹腔干，连同胃、胰体尾部及周围淋巴结、神经一并切除，此后，该手术也简称 Appleby 术。Appleby 手术证实了切除肿瘤侵犯的腹腔干及肝总动脉是可行的，肝脏供血可通过保留肠系膜上动脉经胰头十二指肠间的胃十二指肠动脉前后弓逆行而上，20 世纪 70 年代腹部外科医生 Kimura 开始借助 APPLEBY 术方法行腹腔干切除来根治远端胰腺癌，后被称为改良式 APPLEBY 术，也可缩写为 DP-CAR（distal pancreatectomy with en bloc celiac resection）。

胰腺颈部恶性肿瘤早期症状和体征不明显，缺乏特异性，就诊时肿瘤多已局部侵犯周围重要血管，切除率低，病人远期预后极差。临床应用研究提示，在适应证把握严格情况下，改良式 APPLEBY 术可提高远端胰腺癌手术根治率，改善生活质量，提高远期预后，术后病人 1 年、2 年和 3 年存活率分别可达 65.22%（49.32%~78.34%），30.20%（21.50%~40.60%）和 18.70%（10.89%~30.13%）。

对比单纯远端胰腺切除术，APPLEBY 手术难度大，手术时间长，术中出血更多，死亡率和并发症发生率高，且适应证局限，目前临床缺乏大样本量病例积累，机器人 APPLEBY 术更鲜有报道。目前 APPLEBY 手术的适应证和时机问题尚存争议，日本和欧洲的做法是分步进行，先行新辅助化疗，排除化疗不敏感、恶性程度高的病人，术前 1 周左右时间行肝总动脉介入栓塞，之后再行手术，对比研究结果提示分步治疗效果优于直接手术病人。但也有学者对 APPLEBY 手术提出质疑，研究认为在当前化疗药物优化的时代，单纯远端胰腺切除联合化疗的疗效与 APPLEBY 手术相似。

目前，文献中机器人 APPLEBY 手术鲜有报道，笔者手术团队自 2015 年 10 月起开始尝试使用机器人进行 APPLEBY 手术，迄今完成 3 例。手术过程均顺利，术后病理提示，R0 切除 2 例，R1 切除 1 例。R1 切除病人因多脏器功能衰竭于术后 1.5 个月去世；R0 切除病人 2 例，1 例术后 6 个月复发，迄今存活 8 个月，另 1 例已无瘤存活 10 个月。总体而言，机器人 APPLEBY 手术在具体手术方法和围术期处理等方面还不成熟，现结合文献将初步经验介绍如下。

2. 适应证　胰颈部恶性肿瘤，侵犯腹腔干，肿瘤直径不超过 6cm，排除远处转移；合并毗邻脏器受侵，如胃、左侧肾上腺等，也可尝试一并切除（图 13-13-98）。

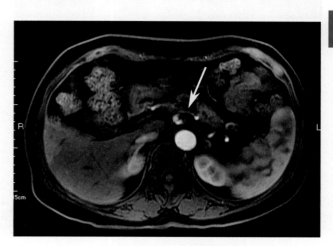

图 13-13-98　术前影像学显示胰腺颈部肿瘤，侵犯腹腔干

3. 禁忌证

（1）术前检查提示或术中探查发现肿瘤侵犯腹腔干周围重要血管，如门静脉、肠系膜上动脉或胃十二指肠动脉等，单纯腹腔干切除不能做到根治者。

（2）术中阻断肝总动脉，肝脏明显缺血，肝固有动脉没法通过胃十二指肠动脉代偿者。

（3）肿瘤侵犯至胰头附近，颈部切缘难以保证阴性，需合并胰头切除。

（4）远处转移。

（5）全身状况差无法耐受手术。

4. 体位与穿刺孔布局　参见本节"机器人胰十二指肠切除术"中的"体位及穿刺孔布局"。

5. 手术步骤

（1）可切除性评估：大范围离断胃结肠韧带（图 13-13-99），胰颈下缘打开胰被膜（图 13-13-100），显露肠系膜上静脉，打开胰上三角（肝总动脉、胃十二指肠动脉和胰腺上缘），打通胰后隧道（图 13-13-101），自肠系膜上静脉向左分离，必要时离断肠系膜下静脉（图 13-13-102），评估肿瘤边界、与肠系膜上静脉和肠系膜上动脉关系。

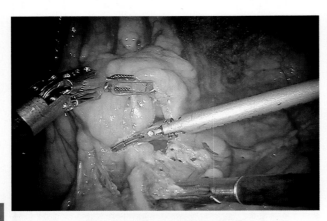

图 13-13-99　打开胃结肠韧带

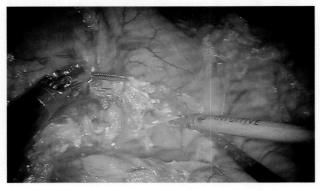

图 13-13-100　游离胰腺下缘

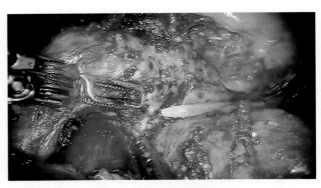

图 13-13-101　打通胰后隧道

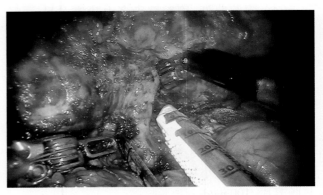

图 13-13-102　显露肠系膜下静脉并离断

（2）解剖胰上三角（肝总动脉、胃十二指肠动脉和胰腺上缘），显露胰腺上方门静脉前壁，评估肿瘤与门静脉、胃十二指肠动脉和肝总动脉关系。

（3）游离和悬吊肝总动脉和胃十二指肠动脉，使用腹腔镜下动脉夹闭肝总动脉，观察肝固有动脉搏动情况和肝脏缺血情况，有条件可使用镜下超声评估肝固有动脉血流，综合评估腹腔干切除后肝固有动脉和肝脏供血代偿情况。如肿瘤仅侵犯腹腔干，在肝固有动脉代偿良好、搏动清晰的情况下可开始切除。

（4）切除过程采用两侧向中心顺序进行，切除范围包括远端胰腺、腹腔干、肾周脂肪囊、左侧肾上腺及周围淋巴结。

首先自肠系膜上静脉前方，旁开肿瘤，使用超声刀断胰腺，向左继续离断胃结肠韧带、脾结肠韧带，降低横结肠及结肠脾曲，自肠系膜上动脉旁向左游离胰尾及脾脏（图 13-13-103，图 13-13-104），分离层面在肾周脂肪囊下方（图 13-13-105），待整个远端胰腺和脾脏下方与侧方均分离完后，紧贴胃壁离断胃胰皱襞和胃脾韧带（图 13-13-106），解剖和离断腹腔干、肝总动脉，最后离断解剖脾静脉，直线切割闭合器离断脾静脉，或先行丝线结扎后 hem-o-lok 夹闭，Prolene 线缝扎（图 13-13-107）。

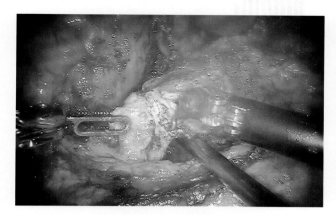

图 13-13-103　离断胰腺实质

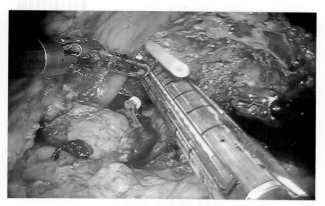

图 13-13-107　直线切割闭合器离断脾动静脉

紧贴肠系膜上动脉向上向深面分离,直至腹腔干根部,直线切割闭合器离断腹腔干(图 13-13-108,图 13-13-109),标本连同淋巴结整块切除。根据肿瘤局部浸润情况,可切除毗邻受侵脏器,如结肠、胃和左肾等(图 13-13-110)。

(5)术毕放置腹腔引流管:引流管位置一定放置于脾床,保证引流彻底(图 13-13-111)。

6. 操作要点与技巧

(1)脾静脉处理:胰腺颈体部恶性肿瘤侵犯腹腔干的同时,多合并脾静脉起始段受侵犯。此时

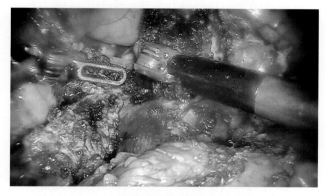

图 13-13-104　离断胰腺实质后,向胰腺远端游离

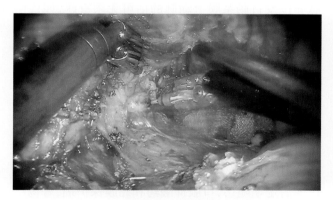

图 13-13-105　自胰腺筋膜深面分离胰腺背侧

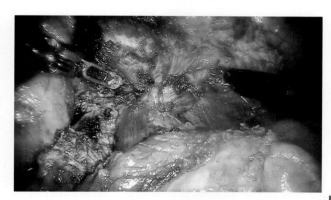

图 13-13-108　肿瘤侵犯腹腔干

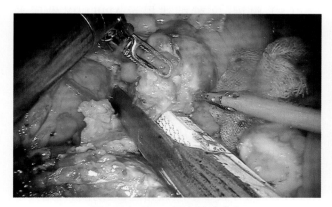

图 13-13-106　胃左动脉离断

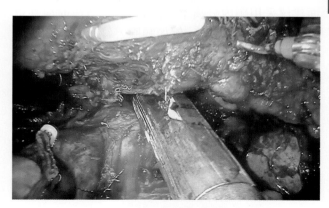

图 13-13-109　直线切割闭合器离断腹腔干

13

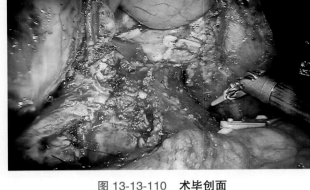

图 13-13-110　术毕创面

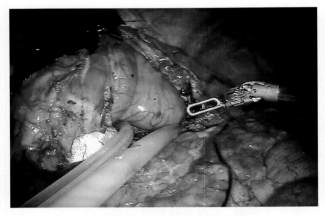

图 13-13-111　术后引流管放置

脾静脉处理需要一定技巧，离断时确保近心端处理牢靠，远心端多血管内癌栓可直接开放或者 3-0 prolene 线缝扎。理想的状态是分出一定长度的脾静脉，直线切割闭合器离断，安全快捷可靠，如分离长度有限，建议丝线结扎后缝扎止血或用外科夹夹闭。如肿瘤已侵犯至脾静脉起始段，建议门静脉两端游离后夹闭行门静脉修补或重建术。

（2）淋巴结清扫：APPLEBY 手术创伤大，术中尽可能做到阴性切缘和足够的淋巴结清扫范围，切缘方面主要依赖术中快速冰冻检查，淋巴结清扫方面建议采用鞘内分离整块清扫技术，分离时应注意分离层面和手术路径，例如胰腺下缘分离层面应走在肠系膜上静脉、腹主动脉、左肾实质、左肾动静脉、右侧膈肌和膈肌角表层，最后将肿瘤与远端胰腺、脾脏、肾周脂肪囊、左侧肾上腺、胃脾韧带一并切除，淋巴结清扫范围建议常规包括第 8 组、第 13 组、第 14 组和第 16 组淋巴结连同远端胰腺侧所有淋巴结，第 12 组淋巴结选择性清扫。毗邻脏器受侵时建议一并切除，提高 R0 切除率。

7. 常见术后并发症处理

（1）胰瘘：胰瘘的发生概率和严重程度主要跟胰腺断端的处理直接相关。建议找到主胰管行结扎或缝扎处理，如无法找到主胰管断端，可在主胰管可疑位置行 3-0 或 4-0 Prolene 线 U 形对拢缝合，闭合主胰管断端。其后 U 形缝合胰腺断面，减少断面分支胰管的渗漏，并放置 1~2 根引流管做到通畅引流。引流管放置在气腹状态下，放气时位置可能会有所移动，建议放气过程中实时观察和调整引流管的位置。

（2）淋巴瘘：APPLEBY 术后淋巴瘘发生率高于远端胰腺和胰十二指肠切除术，但多数淋巴瘘在术中可发现，术毕创面检查至关重要，对于淋巴瘘处行淋巴管断端结扎或缝扎处理。术后淋巴漏主要依靠延迟拔管时间，并配合存糖饮食。

（3）腹腔干供应区域脏器出现供血不足现象：主要是肝、胆囊和胃。肝供血不足，通过转氨酶检查可以直观反应，以保守治疗为主，多数能在 2 周内恢复。严重供血不足发生时亦会出现肝坏死、肝脓肿。肝脏供血不足发生时还应警惕胆囊血供不足引发胆囊坏死和胆囊炎的可能。避免肝脏供血严重不足发生需明确肝动脉变异情况，结合术中夹闭肝总动脉后肝固有动脉代偿情况来制定处理方法。如夹闭肝总动脉后，肝固有动脉代偿良好或肝动脉或肝总动脉异位发自肠系膜上动脉的话可无须重建，如代偿不良时应考虑肝固有动脉重建，将腹腔干根部与肝固有动脉行端端对吻。有研究表明，术前 1 周行腹腔干动脉栓塞，可以减少 APPLEBY 术后肝脏供血不足。

（4）胃部供血不足：APPLEBY 术中离断腹腔干和胃左动脉，胃壁血供受较大影响，其中大弯侧胃短血管附近血供最差，术后存在溃疡的可能，但文献报道其发生率较低，考虑与胃部血供丰富有关。建议术后定期随访，口服抑酸药和黏膜保护剂，警惕严重胃溃疡、胃穿孔发生。

（5）腹泻：文献综述提示 APPLEBY 术后平均 37.10%（20.79%~57.00%）病人发生腹泻。但绝大多数腹泻会通过保守治疗缓解，顽固性腹泻少见。

8. 与常规腹腔镜手术比较　APPLEBY 在腹腔镜手术中尚未有相关报道，与开腹手术也没有相关独臂研究。笔者从早期经验初步提示机器人 APPLEBY 技术可行，术中对肿瘤的挤压作用小，淋巴结清扫范围同样充分、彻底。理论上远期预后，APPLEBY 与开腹手术应该相近，短期预后，尤其是并发症发生率，尚不明了。

四、机器人胰腺中段切除手术

1. 概述　临床上,胰腺中段通常指胰腺颈部及体部胰腺组织。随着损伤控制外科的发展,能够在切除病灶的同时最大限度地保留正常胰腺组织,尤其是对于术前合并自身胰腺功能障碍的病人来说有重要的意义。有研究显示,胰腺残量是医源性糖尿病的独立风险因素。由于机器人在消化道重建方面相比于传统腔镜存在独特优势,近年来,随着机器人的推广,机器人胰腺中段切除术的应用逐年增加。

自 Giullianotti 教授于 2003 年首次报道机器人胰腺手术后,已经有多中心进行机器人胰腺中段切除的报道,如 Chang Moo Kang、Addeop 等先后报道了机器人下胰腺中段切除手术。国内的上海交通大学医学院附属瑞金医院也进行了机器人下胰腺中段切除的报道。笔者至 2011 年开展机器人胰腺手术以来,完成机器人下胰腺中段切除手术 100 余例,均获得良好效果,对比腹腔镜胰腺中段切除,机器人胰腺中段切除有着明显优势,且术后胰漏等并发症的发生率明显低于腹腔镜胰腺中段手术组。

2. 适应证

（1）胰腺颈部或体部良性或低度恶性肿瘤,如胰岛细胞瘤、神经内分泌肿瘤囊腺瘤、实性假乳头状瘤、胰腺真性或假性囊肿、胰腺导管内乳头状瘤等（图 13-13-112）。

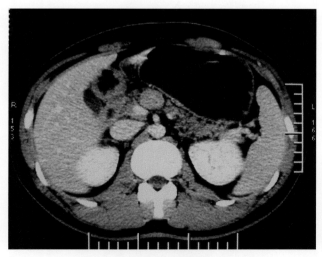

图 13-13-112　胰腺颈部肿瘤

（2）肿瘤直径≤6cm,残留胰腺体尾部长度建议在≥5cm。

（3）胰腺颈部肿瘤紧邻主胰管,或局部切除有肿瘤残留风险。

（4）胰腺颈部局灶性病变,如局限性胰管狭窄、胰管结石等。

（5）非肿瘤性囊性病变,如淋巴上皮囊肿、皮样囊肿、包虫囊肿等。

3. 禁忌证

（1）合并严重心肺疾病,不能耐受麻醉及手术。

（2）既往有过复杂上腹部手术史。

（3）肿瘤较大,中段切除后胰腺远端残留胰腺过少。

（4）胰腺颈部恶性肿瘤存在严重血管侵犯或邻近脏器侵犯。

4. 体位与穿刺孔布局　体位摆放及穿刺孔布局同机器人胰十二指肠切除术（图 13-13-113）。

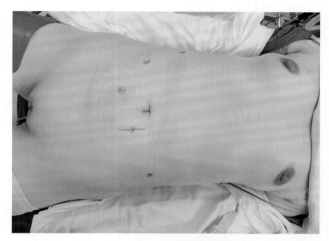

图 13-13-113　机器人穿刺孔布局

5. 手术步骤

（1）腹腔探查及胰腺远近端离断

1）3 臂将胃前壁提起,助手用无创钳向下牵引横结肠,1 臂用超声刀于胃网膜血管下方横行打开胃结肠韧带（图 13-13-114）,左侧至脾门附近,右侧肠系膜上静脉右侧。

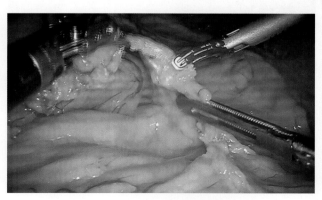

图 13-13-114　打开胃结肠韧带

13

2）打开胃结肠韧带后，调整3臂牵引胃后壁向上后方提起，使用超声刀于胰腺下缘打开横结肠系膜前叶，确认肿瘤位置及切除范围，如术中确认肿瘤位置困难可结合术中超声定位肿瘤（图13-13-115）；打开胰后隧道，显露肠系膜上静脉（图13-13-116），进一步探查肿瘤与血管关系；紧邻胰腺颈部上缘打开胰腺表面浆膜；建立胰腺颈部后方隧道，必要时使用硅胶尿管悬吊胰腺颈部（图13-13-117、图13-13-118）；可选用直线切割闭合器、或超声刀离断胰腺颈部（图13-13-119）；将胰腺左侧断端提起，使用超声刀或电凝钩进一步向左扩延胰后隧道，直至预切除范围之左缘，此过程中要妥善处理胰腺下缘血管支、脾动静脉发往胰腺的分支血管（图13-13-120、图13-13-121）。

3）使用超声刀或电凝钩于左侧切除线离断胰腺，离断过程中注意寻找远端胰管位置；于远端胰管内留置胰管支撑管并用可吸收线固定胰管支

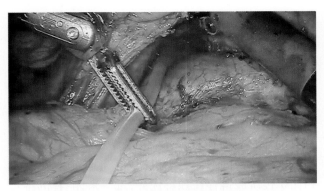

图 13-13-117　建立胰腺颈部后方隧道，置入悬吊带

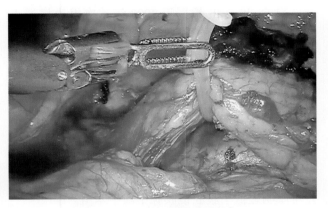

图 13-13-118　悬吊胰腺颈部

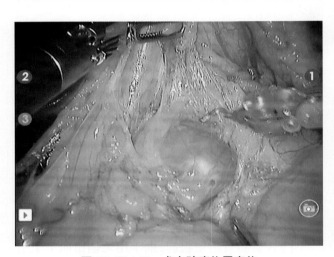

图 13-13-115　术中肿瘤位置定位

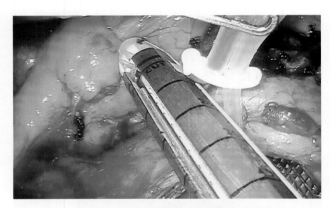

图 13-13-119　直线切割闭合器离断近端胰腺

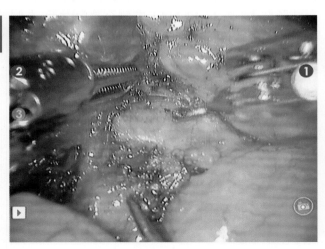

图 13-13-116　显露肠系膜上静脉

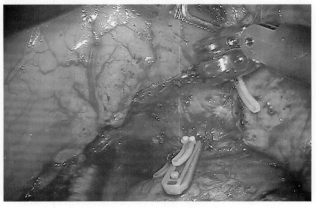

图 13-13-120　游离脾动脉

13

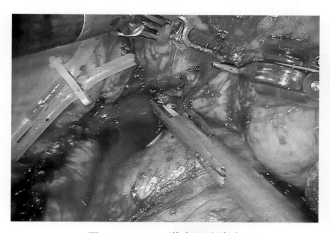

图 13-13-121　游离远端胰腺

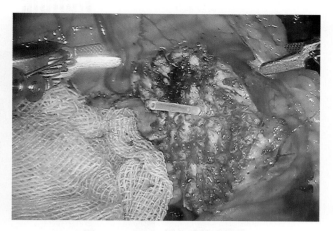

图 13-13-124　置入胰管支撑管

撑管；远端胰腺断面间断褥式缝合（图 13-13-122~图 13-13-124）。

（2）消化道重建：胰肠 / 胰胃吻合。可根据术者习惯选择吻合方式，现尚无一种方法存在显著优势。因胰肠吻合相对胰胃吻合更符合病人生理，术后不适症状较少，故笔者团队多选择胰肠吻合（图 13-13-125）。于结肠中血管左侧与胰腺下缘处横结肠无血管区打

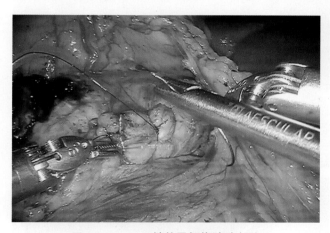

图 13-13-122　缝扎及捆绑胰腺断端

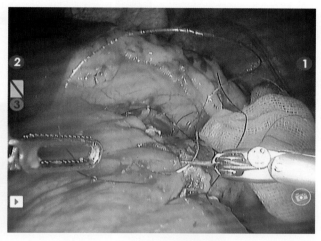

图 13-13-125　胰肠吻合

开横结肠系膜，其下方为空肠起始段，将空肠于系膜孔下方提起，寻至距空肠起始段约 15cm 处直线切割闭合器离断空肠，将远端空肠上提与胰腺断端行端侧吻合，近端空肠与远端空肠行侧侧吻合。

胰胃吻合方法为打开前后壁，进行后壁胰胃吻合，前壁闭合（图 13-13-126~ 图 13-13-128）。

13

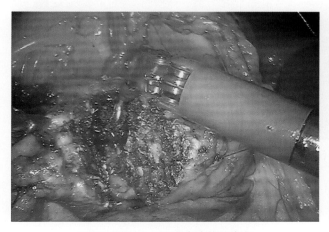

图 13-13-123　远端胰腺断端离断

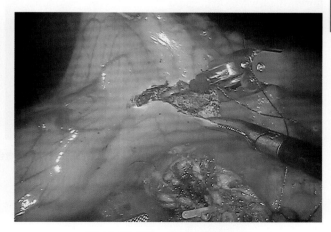

图 13-13-126　电刀打开胃后壁

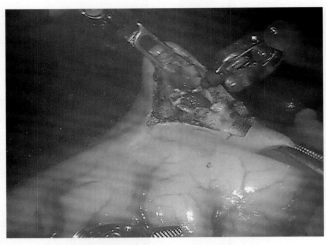

图 13-13-127　电刀打开胃前壁

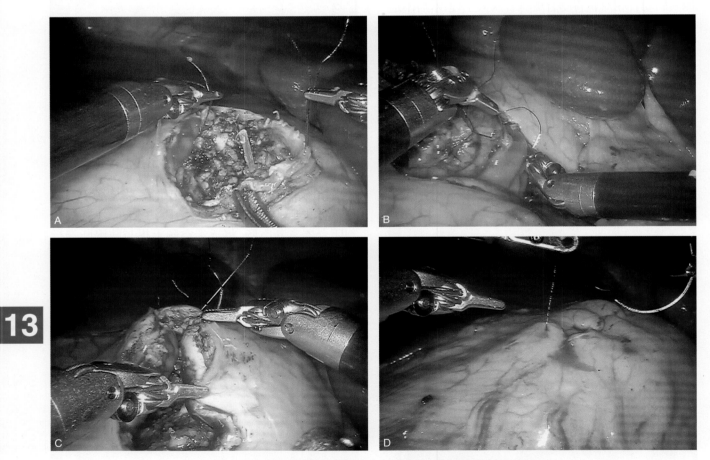

图 13-13-128　胃后壁进行胰胃吻合（A、B）后关闭胃前壁切口（C、D）

（3）冲洗检查腹腔、放置引流管：将标本放入标本袋,冲洗腹腔,检查有无活动性出血,于胰腺断端及胰肠吻合口处放置引流管。

（4）退出机器人器械及手臂、取出标本、缝合切口（资源13-13-1）。

资源13-13-1　机器人胰腺中段切除（视频）

6. 操作要点与技巧

（1）术中探查、充分游离、准确定位肿瘤位置及切除范围是能否实施胰腺中段切除的关键。

（2）游离胰腺颈部上缘过程中,常会弄破上缘细小分支血管引发出血,此位置助手较难将术野清理干净,此时可采用小方纱压迫止血,如压迫效果不佳,可采用缝合止血,缝合时要辨清解剖关系,避免盲目操作导致重要血管损伤。

（3）打开胰后隧道,向左扩延胰后隧道时,可使用超声刀直接离断脾动静脉发往胰腺的分支,但要注意无张力原则,亦可使用外科夹夹闭分支血管,如出现脾动静脉无法控制出血时,可夹闭或者直线切割闭合器离断脾动静脉。

（4）切除标本应送术中冰冻病理检查,以明确肿瘤性质、切缘,如为恶性肿瘤,应遵循根治性原则进一步实施手术。

（5）远端胰管通常较细,位置多不恒定,于胰尾处多位于胰腺中心,离断胰腺时注意寻找。远端胰腺断端缝合及消化道重建过程中注意不要缝闭胰管从而导致胰腺炎的发生。

7. 常见术后并发症处理

（1）胰瘘：胰瘘最为常见,也是风险最大的并发症,跟术中吻合牢靠性直接相关,也与胰腺质地、组织愈合能力等有一点关联。胰瘘不可避免,所以对每一例手术均应按照术后发生胰瘘去对待,治疗的关键是直接而通畅的腹腔引流。术中引流管放置位置一定要恰当,做到胰瘘直接引出体外,减少胰瘘对腹腔周围脏器,特别是血管的腐蚀作用。

（2）胰胃吻合后内分泌紊乱：胰胃吻合存在胰液中和胃酸后,能有效减少吻合口溃疡及胃溃疡的发生,但胰胃吻合后,远期导致的术后内外分泌功能紊乱,导致营养功能的改变,术后存在复切等可能。

（3）术后出血：出血为胰腺手术中相对严重的并发症情况,胰腺中段切除后,双侧断面,特别是近段断面,胰瘘的发生率较高,少量的胰瘘就可能导致胰液稽留在胰腺断面区域,导致局部胰酶激活,且胰腺中段切除,周围紧邻肝动脉、肠系膜上动脉及脾动脉等重要血管,腐蚀出血概率明显增加。因此,要做到充分引流,减少积液的产生,特别是不建议与胰腺断面放置止血材料等,导致引流不畅情况的存在。

8. 与常规腹腔镜的比较　胰腺中段切除相对胰腺体尾部切除或远端胰腺切除,增加了手术的吻合情况即消化道重建,手术难度增加。而在腹腔镜下进行消化道重建,为手术的难点,因此,在早期进行腹腔镜下胰腺中段切除的报道相对较少,且进展相对远端胰腺切除的微创治疗缓慢。因此,多数的胰腺颈部或靠近胰腺颈部的良性肿瘤,均采用胰腺远端切除的方法。机器人手术的出现,明显改善了这一局面。进行机器人下的消化道重建,手术时间短,手术安全性提高,且术后发生胰瘘的概率也明显降低。

五、机器人主胰管架桥修复和胰腺端端对吻重建术

1. 概述　胰腺良性疾病发病率高于恶性疾病,以囊性疾病、神经内分泌肿瘤和实性假乳头状肿瘤最为常见,多数需要手术治疗剜除或者局部切除是最理想的手术方式。当病变体积稍大、与主胰管缺乏安全距离（>2~3mm）时,或术中极易损伤主胰管,众多国内外新旧指南均推荐行挽救性节段性切除,联合或不联合胰腺消化道重建术。这些手术方法对于胰腺良性疾病而言,手术目的性创伤过大,正常胰腺组织牺牲过多,正常生理解剖被改变。

传统观念认为主胰管无法修复、无法重建和无法替代,因此只能通过扩大切除或消化道重建去处理主胰管缺损,笔者对此一直存有质疑,胰腺和空肠、胃壁可以良好地吻合重建,为什么胰腺和胰腺,胰管和胰管不能对吻重建呢？受一个偶然的成功病例启发,笔者创新采用桥梁对拢理论进行胰腺良性疾病新术式的临床探索性研究,手术方式主要以主胰管架桥修复（robotic main pancreatic duct bridging repair）和选择胰腺端端对吻重建术（robotic end-to-end pancreatic anastomosis reconstruction）为基础,对主胰管节段性缺损病人进行胰腺的整形修复术,还原正常解剖,恢复主胰管连续性,初步临床结果较好地证实了该理论和技术方法的可行性和安全性,有

13

329

望彻底改变胰腺良性疾病的外科治疗的策略。

2016年10月—2018年1月间中国人民解放军总医院共收治17例胰腺单发占位性病变,男女比例为8:9,年龄在22~62岁,影像学检查提示肿瘤均紧靠或推移主胰管,术后病理提示实性假乳头状肿瘤7例,黏液性囊腺瘤1例,浆液性囊腺瘤6例,慢性肿块性胰腺炎1例,2例肾透明细胞癌胰腺转移,病变直径0.7~4.1cm,17例病人中4例采用剜除术切除肿瘤,13例采用中段胰腺切除移除肿瘤,标本切除后主胰管缺损0~6cm(主胰管仅前壁损伤、后壁完整的病例,损伤距离计0cm),术中未采用传统的远端胰腺切除、中段胰腺切除联合胰肠吻合或胰十二指肠切除术,一期处理主胰管损伤。笔者创新性应用桥梁对拢修复理论对主胰管和胰腺实质进行整形修复,其中剜除术后2例胰管架桥修复手术,2例胰管架桥修复并胰管包埋,中段胰腺切除术后11例行胰腺端端对吻重建手术,2例行胰管支撑管旷置术,所有病人术后均发生胰瘘,多为BL和B级胰瘘,无C级胰瘘发生,所有病人术后13天~10个月均顺利拔除腹腔引流管,无1例形成胰管皮肤瘘形成,随访5~21个月,影像学检查提示2例胰管旷置术后病人的胰腺支撑管未脱落,其余胰腺支撑管均自行脱落。

长久以来,胰腺微创手术一直借用开腹手术方法进行肿瘤的切除,不少手术入路创伤显著降低,但手术目的性创伤没有得到任何的减少。笔者借助桥梁合拢理论应用R mpd BR和R end-to-end PAR改变了胰腺良性疾病传统外科方法,该理论和技术方法适用于近乎所有胰腺良性疾病,良性疾病可首选目的性创伤最小的剜除或节段性切除方法移除,其后进行主胰管和胰腺实质整形修复,最大限度地保留正常胰腺组织和人体解剖的完整性。该手术初步观察临床疗效极佳,推荐同行们参考借鉴。

2. 适应证　胰腺良性或交界性肿瘤,无需周围淋巴结清扫,病变体积较大、与主胰管关系密切,已经缺乏安全距离;术中主胰管节段性损伤(图13-13-129)。

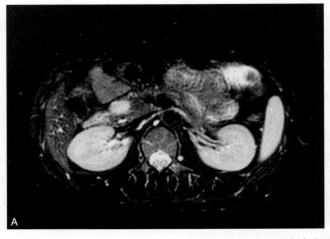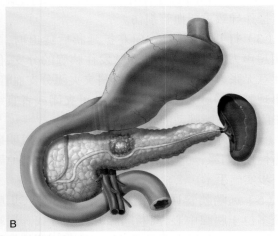

图13-13-129　胰腺肿瘤MRI影像及示意图
A. 术前MRI;B. 示意图,见胰腺肿瘤与主胰管关系密切。

3. 禁忌证　胰腺恶性肿瘤;中段切除后胰腺缺损长度>6cm,远端胰腺残留较少;除外胆胰管汇合处损伤;传统腔镜手术不能耐受病人。

4. 体位及穿刺孔布局　近段胰腺病变拟行此类手术时做好胰十二指肠切除术的准备,此时参考机器人胰十二指肠切除术布孔为参考。中段或远端胰腺病变拟行此类手术时,参考机器人远端胰腺布孔。

5. 手术步骤　首先超声刀大范围打开胃结肠韧带,显露胰腺颈体部,打开胰腺下缘结肠系膜前叶,显露肠系膜上静脉,选择性打通胰头隧道,将肿瘤两侧胰腺完整游离,根据胰腺病变的大小,采用剜除或节段性切除方法切除肿瘤,其后根据主胰管损伤长度和周围胰腺残留情况,采用3种方法对胰腺进行一期整形修复术。

(1)主胰管架桥修复并选择性胰腺支撑管包埋术:适用于剜除术后主管损伤或缺损≤3cm的病例。术中找到主胰管两侧断端,选择适宜直径的胰腺支撑管分别放入主胰管近端和远端,使用5-0可吸收线固定胰腺支撑管远端,外源性胰腺支撑管取代主胰管,修复主胰管的连续性,根据胰腺创面情况选择性对拢缝合胰腺创面,包埋胰管(图13-13-130)。

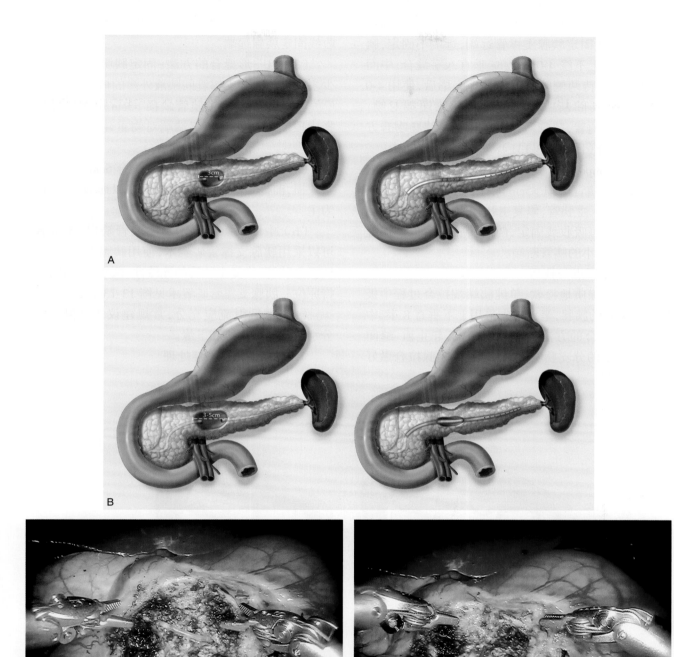

图 13-13-130　肿瘤剜除术后行主胰管架桥修复术

A. 使用胰腺创面残余实质包埋胰腺支撑管；B. 胰腺支撑管未包埋；C. 主胰管架桥修复术中图；D. 胰腺支撑管包埋术中图

（2）胰腺端端对吻缝合术：适用于胰腺中段切除术后主胰管缺损≤5cm。术中同样选择适宜直径胰腺支撑管放入主胰管，修复主胰管连续性，远端5-0可吸收线固定胰腺支撑管远端，近端不固定，胰腺两端断面上下缘4-0 Prolene垂直八字缝合，中间"U"形缝合，待两侧胰腺断面处理完毕后，使用4-0或3-0 Prolene间断或连续缝合将胰腺端端对吻，胰腺支撑管内置，胰管对胰管采用1+1胰肠吻合方法，进行拉合（图13-13-131）。

（3）R mpd BR+胰管旷置术：适用于中段胰腺切除术后主胰管缺损>5cm。术中选择适宜直径胰腺支撑管放入主胰管，修复主胰管的连续性，远端和近端均采用可吸收线固定，两侧胰腺断端"U"形缝合，闭合断面小的胰管断端。

6. 操作要点与技巧

（1）胰腺质地松软，单纯胰端端拉合过程中极易切割柔软的胰腺，笔者首先采用上下垂直8字、中间"U"形缝合的方法处理胰腺断端，起止血、缝闭胰腺断端小的分支胰管同时，为后续胰腺拉合做好

"桥桩"，再以"桥桩"为基点将胰端端缝合、拉拢，如两端距离较长，可分次拉合。

（2）胰腺支撑管多可自行脱落，术中选用可吸收线固定胰腺远端。

（3）"U"形缝合的方法：固定胰腺支撑管可减少主胰管与胰腺支撑管间胰液外渗的概率。

（4）剜除术后主胰管缺损>3cm病例，建议选择中段胰腺切除并胰腺端端对吻重建或主胰管旷置术。

（5）胰腺端端对吻重建可拉合6cm以下的胰腺缺损，前提是做到两端充分游离，以远端胰腺游离为主。

（6）中段胰腺切除术后主胰管缺损>5cm者，可以采用胰腺支撑管旷置术，使用胰腺支撑管代替缺损主胰管，修复主胰管的连续性，两端残留胰腺保持原位。胰腺支撑管旷置术见图13-13-132。

（7）术后引流应充分，常规建议2根粗乳胶，分别置于胰腺上缘和下缘。

7. 常见术后并发症处理

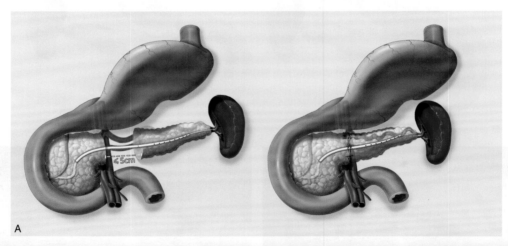

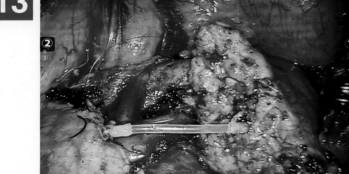

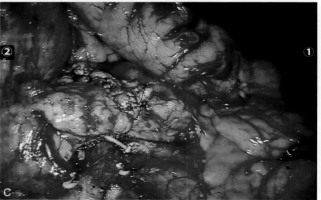

图 13-13-131　中段切除术后胰腺端端对吻重建术

A. 示意图；B. 术中先处理胰腺断端、主胰管架桥修复；C. 术中胰腺端端对吻重建对中段缺损的胰腺进行修复整形

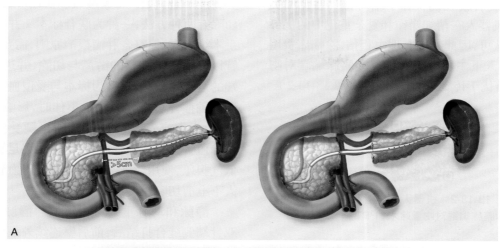

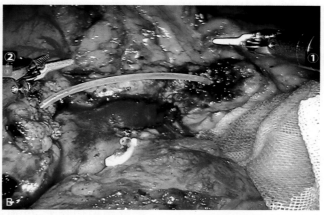

图 13-13-132　中段切除术后胰腺缺损较长,行主胰管架桥修复、胰腺支撑管旷置术
A. 示意图;B. 录像术中截图

（1）胰瘘：因术中主胰管缺损,行胰腺支撑管代替,再加上两个胰腺创面,胰瘘发生率约100%,以生化瘘（BL）或B级胰瘘为主。多数病人通过延长腹腔引流管拔出时间均可自愈。限制胰瘘发生等级的关键在于主胰管和内置的胰腺支撑管缝合紧密,笔者建议在胰管附近胰腺创面处行"U"形缝合,减少胰液外漏。笔者采用的上下垂直八字、中间"U"形缝合,可以很好地关闭胰腺断端小的胰管同时,还可以起到止血和"桥桩"的作用。术后生长抑素的使用可以显著减少胰瘘的量,缩短腹腔引流时间。

（2）假性囊肿：因该手术术后胰瘘发生率约100%,因此减少假性囊肿发生的关键在于腹腔通畅的引流。腹腔引流管过早拔除或引流不畅时,容易出现胰腺创面附近的假性囊肿,因此建议常规留置2根粗乳胶引流管,做好围手术期引流管的管理工作。

（3）远期胰管结石和慢性胰腺炎：除胰腺支撑

管旷置病人,笔者其余术中内置胰腺支撑管均自行脱落（图 13-13-133）,对于胰腺支撑管长期内置病人,存在胰管内结石形成和慢性胰腺炎的可能,暂时没有特殊的预防方法,期待可吸收式胰管支撑管的问世。

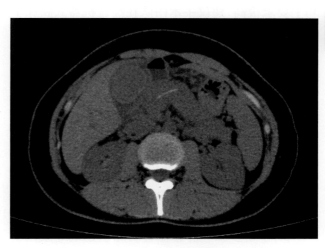

图 13-13-133　术后胰腺支撑管自行脱落

13

8. 与常规后腹腔镜胰腺手术对比　暂无相关对比研究。机器人在精细操作和复杂重建中的优势已被证实和认可，因此我们有理由相信，除临床费用问题外，机器人下主胰管架桥修复和胰腺端端对吻重建术要显著优于传统腹腔镜手术（资源 13-13-2）。

资源 13-13-2　机器人主胰管架桥修复和胰腺端端对吻重建术（PPT）

六、机器人胰腺手术中血管重建技术与方法

1. 概述　胰腺恶性肿瘤病人被确诊时多为进展期，毗邻血管侵犯较为常见，对于局限性侵犯血管病人术中应行血管切除重建，以提高 R0 手术切除率和肿瘤根治率，对于病人生活质量的改善作用是明确的，但能否改善病人远期预后目前仍存争议，有 Meta 分析表明联合血管切除重建的胰十二指肠切除术病人术后中位生存时间为 15 个月（9~23 个月），与行标准胰十二指肠切除术的结果相似。

此外，术中误伤重要血管时也应行血管修复或重建术，如部分右肝动脉、肝总动脉等，联合血管重建手术多为近端胰腺恶性疾病，其中最常见的受侵血管为门静脉。笔者迄今共完成 1 500 余例机器人胰腺手术，其中 8 例联合血管重建，5 例为门静脉节段性切除重建，2 例右肝动脉重建，1 例肝总动脉重建，临床疗效佳。

联合血管切除重建的胰腺手术，因肿瘤侵犯血管，机器人下完成难度大、时间长，技术上可行，但技巧上要求极高，建议手术团队在经过机器人胰腺手术百例之后再做尝试。

2. 适应证　胰腺恶性肿瘤，局限性侵犯门静脉，受侵长度最好不超过 3cm，3cm 以上，镜下对端吻合困难，需要进行人工血管，排除远处转移。动脉侵犯长度 3cm 以内，动脉条件良好。

3. 禁忌证　肿瘤侵犯血管长度过长，长度 >3cm；肿瘤体积较大，直径 >6cm；联合 2 支以上血管侵犯，周围转移，全身状况差无法耐受手术。

4. 体位及穿刺孔布置　参考胰十二指肠切除术布孔，该布孔方式适用于所有机器人胰腺手术。

5. 手术步骤　静脉血管切除重建最好放在手术切除的最后一步进行，从而缩短血流阻断时间，减少肠道瘀血、水肿、毒素吸收和血栓形成。受侵血管切除有两种方法，一种为联合标本一并切除，该操作手术难度大，但符合肿瘤根治原则，需要进行切除血管以外的标本完整的游离与切除，并进行血管两侧端的血流阻断；另一种为标本与受侵血管分开切除，部分肿瘤体积较大或位置不佳时，影响解剖和游离操作，术中应先切除标本，后将可疑受侵血管切除。切除血管前将拟吻合血管，上下游离足够的长度，降低气腹压，使用镜下哈巴狗钳夹受侵血管两端，机器人下电剪切除受侵血管。

静脉和动脉重建方法不同。静脉重建可采用双针端侧缝合打结后，前后壁连续外翻缝合，对侧打结，预留生长因子，打结前先行放开远心端排空血管内空气，重建方法等同开腹手术。切除血管长度较长，难以进行对端吻合时，可以选择管径合适的人工血管替代，进行重建。动脉重建建议采用单针间断缝合的方法，缝合时注意内膜和外鞘一并缝合，打结前同样先行放开远心端。

6. 技巧与方法　血管重建手术机器人操作具有优势，其 3D 高清放大视野和精细稳定的操作使得血管吻合更为精准。

静脉血管切除重建的方法主要包括三种：①血管壁楔形切除术；②血管节段切除 + 端端吻合术；③血管节段切除 + 自体或人造血管架桥重建。

（1）当肿瘤侵犯范围仅局限于门静脉和肠系膜上静脉周径 <1/3 时，可采用血管壁楔形切除术，将受侵犯血管壁切除后，Prolene 线缝合修补血管，特别是在胰腺体尾部癌进行联合血管切除时，不建议进行门静脉的节段性切除，因胰腺头部未切除，导致血管周围组织张力过高，难以对端吻合（图 13-13-134~ 图 13-13-136）。

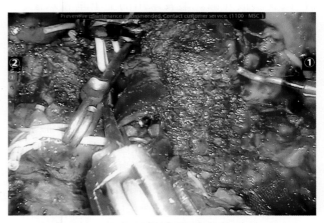

图 13-13-134　阻断肿瘤两侧肠系膜上静脉及门静脉

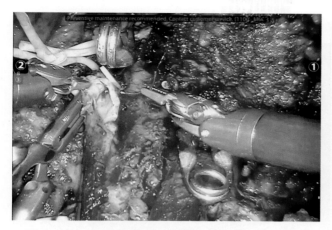

图 13-13-135　切除部分门静脉壁，并修补门静脉侧壁

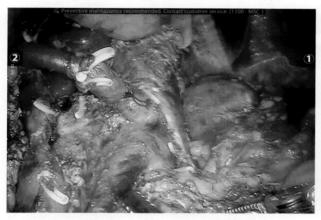

图 13-13-136　修补完成术后的门静脉

（2）当肿瘤侵犯范围超过门静脉和肠系膜上静脉管周 1/3 并且长度 <3cm 时，可行血管节段切除 + 端端吻合术，注意要保持吻合口无张力，也有医师切除更长节段的血管后直接行端端吻合，但除松解肝镰状韧带外，多需松解较大范围的肠系膜根部，创面大，不利于恢复（图 13-13-137~ 图 13-13-141）。

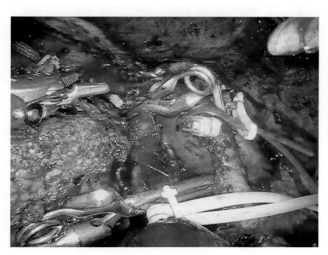

图 13-13-137　阻断门静脉上下端

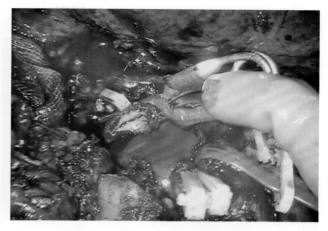

图 13-13-138　完全离断门静脉上端

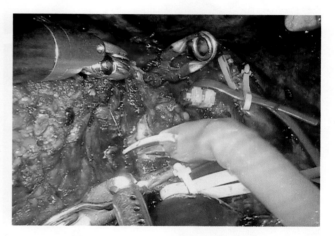

图 13-13-139　完全离断门静脉下端

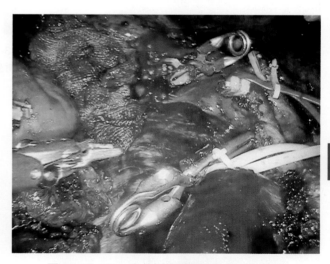

图 13-13-140　完整切除受侵犯的部分门静脉

（3）若肿瘤侵犯血管长度 >3cm，可利用自身血管或人工血管行血管移植或架桥 + 端端吻合术。采用人工血管重建时，注意血管要做外翻缝合，不能将血管外膜翻转到人工血管腔内（图 13-13-142，图 13-13-143）。

13

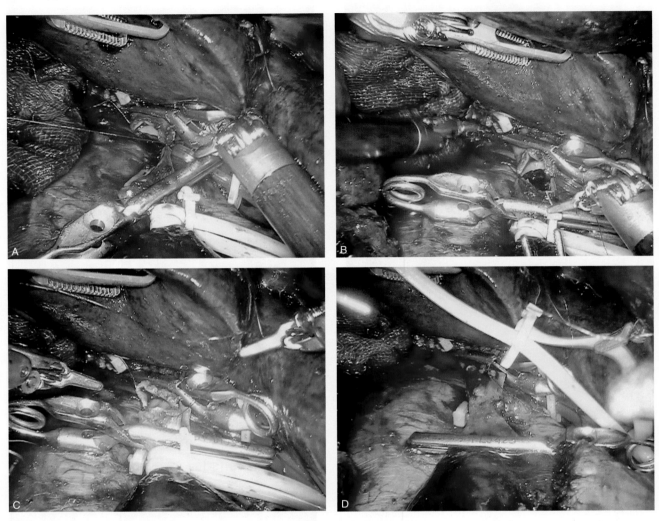

图 13-13-141

A. 3 点钟缝合门静脉侧壁；B. 9 点钟缝合门静脉侧壁；C. 门静脉后壁连续缝合；D. 门静脉前壁连续缝合

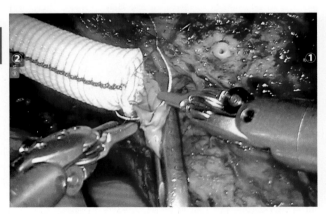

图 13-13-142　人工血管重建门静脉进行缝合

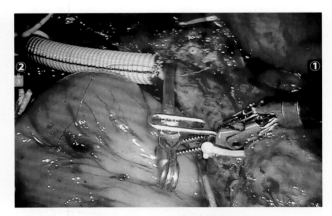

图 13-13-143　人工血管重建后门静脉

（4）动脉血管重建：动脉血管重建的难点是血管的状况是否良好，多数情况下，肝动脉重建时，游离度良好，但因血管内膜与外膜脱离等，进行重建困难，术后出血或者血管闭塞可能性大。

动脉重建时，一般采用 7-0 prolene 线进行间断缝合，要求有镜下缝合的医师进行缝合操作。缝合中器械臂力量与角度掌握不佳，可能导致缝合线断裂或者血管壁撕扯（图 13-13-144~ 图 13-13-147）。

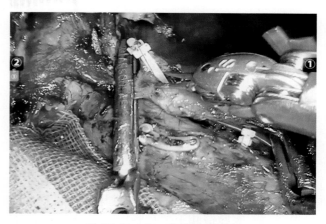

图 13-13-147 **完成动脉重建**

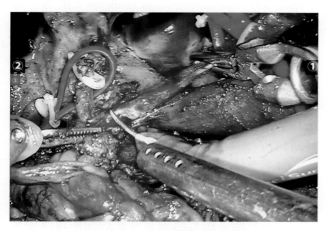

图 13-13-144 **离断肝总动脉**

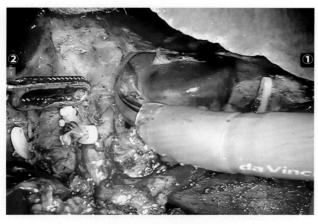

图 13-13-145 **打开动脉鞘，进行修剪动脉**

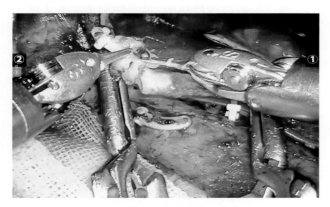

图 13-13-146 **间断对端吻合动脉**

（5）血管重建时，术中要充分做好血管的游离，并进行充分阻断。门静脉或肠系膜上静脉切除，对端重建时，因脾静脉的牵扯，对端吻合时，张力过大，可以将脾静脉离断，以减少血管对端吻合时所产生的张力情况。

术前综合各项检查，做好各种预案。如采用血管重建方法，是否需要备好自体血管或人造血管；计划门静脉阻断时间，一般而言，门静脉可耐受 1 小时阻断时间，如血管重建复杂，机器人下 1 小时难以完成的建议中转开腹，尝试辅以暂时性门腔分流。

7. 并发症及处理 血管重建术中并发症主要为出血和阻断过程中肠道静脉内血栓形成。如吻合时间过长时术中应静脉注射肝素，减少回流脏器血管内血栓形成的可能。术后常见并发症为狭窄和血栓形成，笔者建议排除活动性出血后，可以在术后 24 小时开始给予抗凝治疗。人造血管架桥重建病人术后应常规口服阿司匹林，定期复查，对于慢性血栓形成也不必进展，多数会出现侧支循环的形成。

8. 与常规腹腔镜手术比较 联合血管重建的机器人胰腺手术临床报道少见，目前尚无相关对比研究。笔者进行腹腔镜下门静脉重建与机器人下门静脉重建，两者在重建方式上基本相同，不同在于机器人下进行血管重建时，要方便、灵活，血管吻合方法接近于开腹手术下的吻合。动脉吻合，因血管管腔细，在腹腔镜下进行吻合困难，机器人下放大的视野，精细操作，便于动脉重建。

（刘荣 张煊）

13

第十四节 增强现实技术在胰十二指肠切除术导航中的应用

一、概述

根治性胰十二指肠切除术（pancreaticoduoden-ectomy，PD）一直是治疗胰头癌的标准手术方式，同时也是唯一可能治愈胰腺癌的手段。随着数字化微创外科技术、手术技术和快速康复外科理念的发展，目前，腹腔镜胰十二指肠切除术（laparoscopic pancreatoduodenectomy，LPD）得到了大范围的推广应用。但是由于胰腺解剖位置复杂、胰腺手术难度高以及腹腔镜下操作缺乏手部触觉反馈、操作空间狭窄、视野及视角受限等缺陷使得LPD仍然是腹部外科最具挑战性的手术之一。

胰头癌三维可视化是用于显示、描述和解释胰头癌及其周围管道三维解剖和形态特征的一种工具。它借助CT或MRI图像数据，利用计算机图像处理技术对数据进行胰腺、肿瘤、血管、胆道等目标个体化三维重建，进行数字化手术规划和仿真手术，为术前准确诊断、个体化规划手术方案和选择手术入路提供决策。在三维可视化技术准确判断肿瘤的可切除性和手术规划的基础上，采用增强现实（augment reality，AR）技术将复杂的肿瘤及胰腺周围解剖结构立体化和可视化与腹腔镜手术图像相融合，在确定肿瘤的大小和范围、透视结缔组织下的血管结构、监控并及时修正手术切除平面、进行精准胰腺切除术。AR技术术中投影术前三维血管影像引导手术可以避免损伤重要管道结构，减少出血，增加了手术的安全性。此外，在一定程度上弥补了LPD中触觉和视野的缺陷。

国内，依托"十三五"国家重点研发计划数字诊断与治疗装备研发重点专项，南方医科大学方驰华教授与中国科学院深圳先进技术研究院贾富仓高级研究员进行医理工结合合作研发的计算机辅助手术导航系统（软件著作权号：No.2018SR840555），作为国内自主研发和具有知识产权的手术导航系统，它不仅可以应用于腹腔镜肝切除手术，还可以应用于腹腔镜胰腺切除手术，利用AR导航技术实现3DV图像与腹腔镜手术图像融合导航，给外科医生提供更多的图像信息，更好地指导手术，改变了传统术中图像引导手术存在时间和空间分离的模式，大大提高了手术的安全性。本节内容主要介绍国内方驰华教授团队的开发的计算机辅助手术导航系统实时导航LPD的应用情况。

二、AR技术实时导航方法

（一）三维可视化及手术规划

经64层及以上螺旋CT扫描仪扫描后获得四期（平扫、动脉期、门静脉期和延迟期）CT图像数据，重建层厚为0.625~1mm，格式为DICOM（digital imaging and communications in medicine），最后经存储设备将4期数据导出并保存。薄层CT图像数据导入腹部医学图像三维可视化系统（MI-3DVS），进行三维可视化处理和重建（具体方法详见第五章"胰腺数字化解剖"）。

按照《胰头癌三维可视化精准诊治专家共识》进行精确化、流程化和规范化的三维虚拟仿真手术规划：

（1）个体化腹腔器官和病灶的三维可视化模型的建立。

（2）三维可视化个体化血管分型和量化分析。

（3）判断肿瘤与胰周重要血管的距离决定手术入路。

（4）确定胰腺离断的平面。将术前虚拟仿真手术规划的三维模型保存和导出，用于手术导航。

（二）计算机辅助腹腔镜手术导航系统

计算机辅助腹腔镜手术导航系统由术前模型分割、术中实时图像表面重建、术中配准和术中相机姿态跟踪模块组成。该系统的主要技术特点是：配置简单，支持导入STL格式的配置文件，可以在导航前先进行配置操作和参数设定，术中只需导入相关的STL格式的三维模型文件即可；导航界面直观，术前的模型可通过配准空间变换，叠加显示在腹腔镜图像上，可以实时显示出肿瘤与胰头十二指肠区域复杂的解剖结构。

系统运行的硬件环境：该系统因为需要连接手术中使用的腹腔镜系统成像设备，需要处理大量的数据以及可视化操作，对计算机系统的CPU、内存和显卡等硬件有一定的要求，确认计算机满足以下最小系统要求：

CPU：Intel酷睿i5 2G以上

内存：8G以上

硬盘：500G以上

显卡：NVIDIA GTX 1G以上显存

显示器：建议1 920*1 080分辨率

64位Windows 7以上操作系统

术中实时手术影像的采集通过腹腔镜成像系统摄像头，输出的视频信号需要经过视频解析器解析，再通过视频采集卡输入笔记本电脑中的计算机辅助腹腔镜手术导航系统（图 13-14-1），系统的安装、调试、三维模型导入、定位和图像配准平均需要10 分钟，但其不影响外科医生的的操作。

术中将胰腺三维可视化模型的 STL 格式导入计算机辅助腹腔镜手术导航系统，对模型进行渲染，分别赋予不同的颜色使得术者对操作区域的各个结构更加清晰，初始设定整体三维模型的透明度为 0.5（图 13-14-2、图 13-14-3）。利用手术导航系统将术前三维重建及手术规划模型投影融合至腹腔

镜手术图像，进行肿瘤定位、血管走行的可视化和胰腺切除平面的界定，实时导航手术（图 13-14-4，图 13-14-5）。

【典型病例】

病人，男性，40 岁，因体检发现十二指肠乳头部占位 2 周入院。入院后行上腹部 CT 示：十二指肠乳头部强化软组织密度结节灶，肝内外胆管及胆总管梗阻性扩张（图 13-14-6）。MRI 示：十二指肠乳头部结节，明显强化，考虑肿瘤性病变可能性大。三维可视化评估结果见图 13-14-7 和图 13-14-8。虚拟仿真手术方案见图 13-14-9，决定行腹腔镜胰十二指肠切除术。

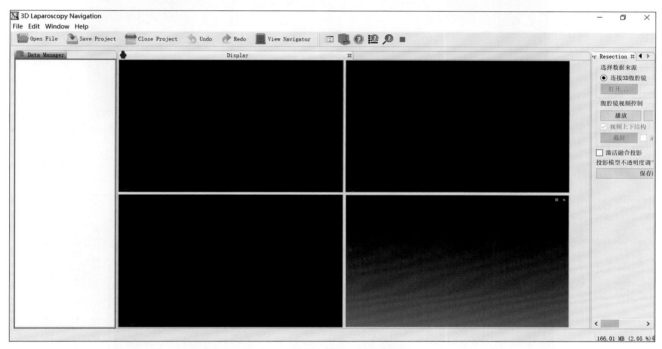

图 13-14-1　程序的界面及布局

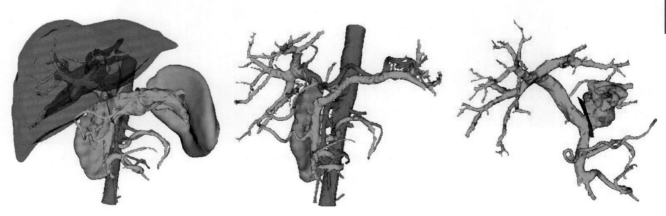

图 13-14-2　术前三维可视化模型及三维手术规划模型

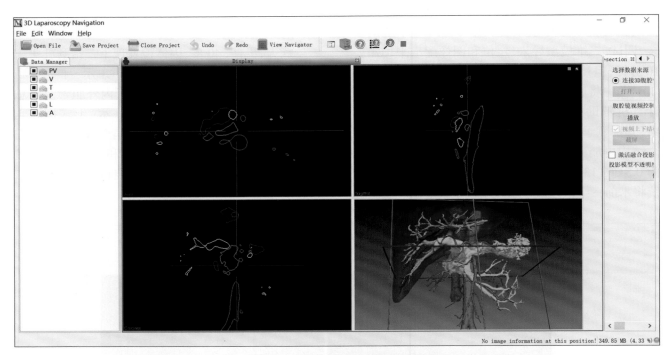

图 13-14-3　3D 模型导入系统后进行参数设置、渲染和赋予不同颜色

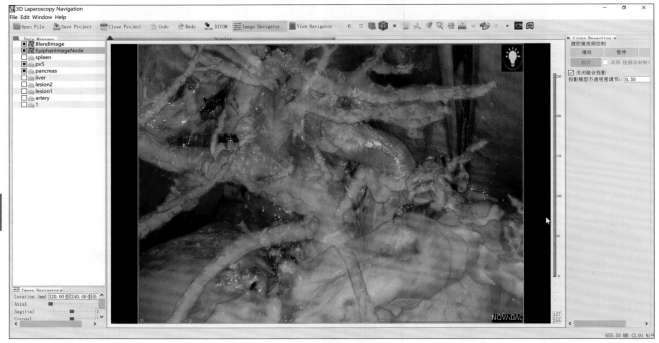

图 13-14-4　3D 模型投影至腹腔镜手术图像进行导航手术

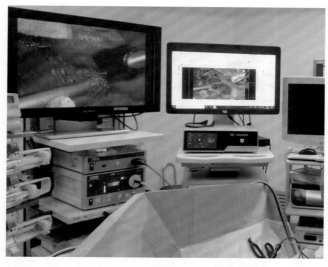

图 13-14-5　AR 技术导航腹腔镜胰十二指肠切除术手术场景

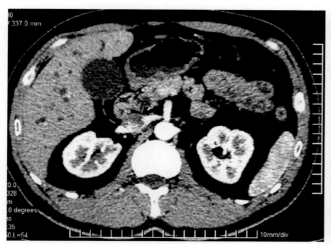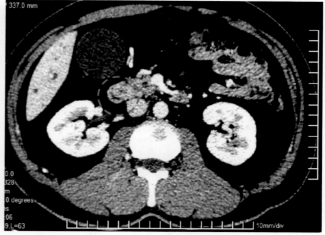

图 13-14-6　CT 图像显示十二指肠乳头部占位

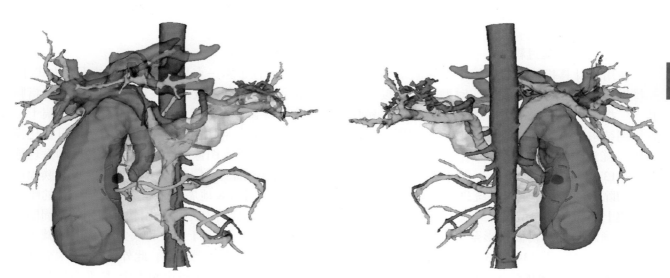

图 13-14-7　三维可视化评估十二指肠乳头部占位与动脉、门静脉、胆管、胰腺的关系（正面观与后面观）
黑色为十二指肠乳头部占位。

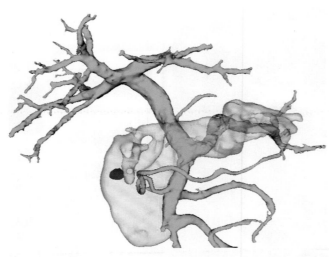

图 13-14-8　三维可视化显示十二指肠乳头部占位与门静脉、胰腺的关系
（隐去动脉和胆道系统，胰腺半透明显示）

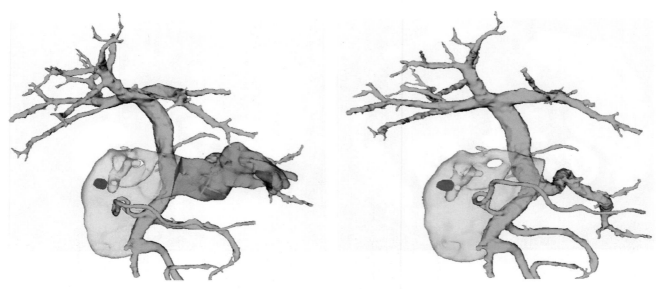

图 13-14-9　虚拟仿真手术方案

（三）手术导航过程

　　使用了计算机辅助腹腔镜手术导航系统进行三维图像和腹腔镜手术视频实时融合导航腹腔镜胰十二指肠切除术，在术中清楚地实现了肿瘤和血管解剖结构可视化，根据融合图像实时识别了胰腺周围可能遇到的重要血管，防止出现意外出血情况（图 13-14-10、图 13-14-11）。在行腹腔镜胰十二指肠切除术的过程中通过系统进行动脉、门静脉和肠系膜上静脉三维模型投影导航，并将术前虚拟仿真手术确定的手术切面投影至手术场景中导航手术（图 13-14-12~图 13-14-16）。术后病理报告示十二指肠乳头部管状腺瘤，伴高级别上皮内瘤变（图 13-14-17）。

（四）小结

　　根治性手术一直是治疗胰腺癌的重要方式，随着数字化微创外科技术的发展，腹腔镜胰十二指肠切除术将会得到常规化的应用。在腹腔镜胰十二指肠切除术中，利用增强现实技术将三维可视化模型与腹腔镜手术图像融合，有利于外科医师发现脉管系统的解剖变异情况，术中可以实时识别胰周血管的走行，可直观地展示病灶及其周围血管的毗邻关系，实现解剖结构的可视化，快速识别胰头周围血管并进行结扎，有利于预防和减少术中出血，减少围手术期输血具有重要作用。此外，还可将术前规划确定胰腺离断的部位投影到术中，精准指导胰腺的离断。

13

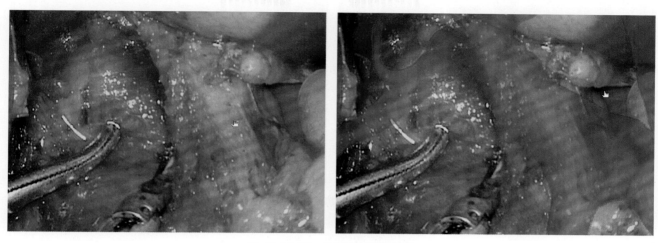

图 13-14-10 AR 导航肝总动脉

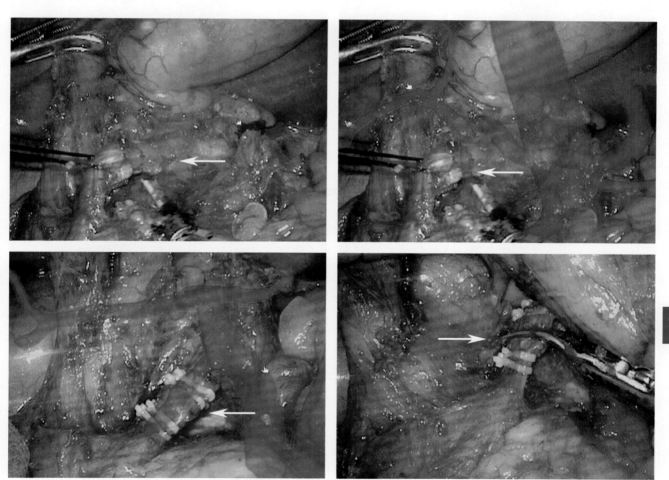

图 13-14-11 AR 导航胃十二指肠动脉的处理

13

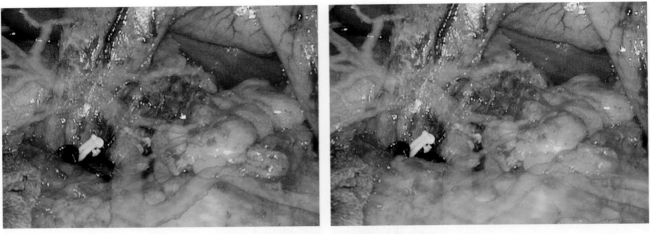

图 13-14-12　胰腺与门静脉三维模型投影和配准

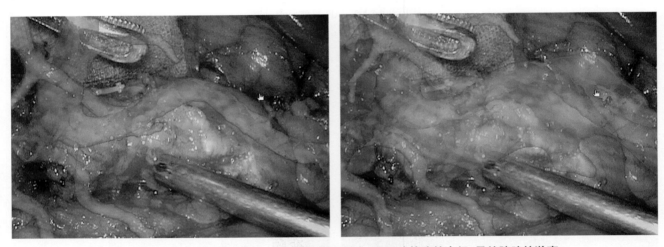

图 13-14-13　胰腺与门静脉三维模型投影和配准,显示脾静脉的走行,导航胰腺的游离

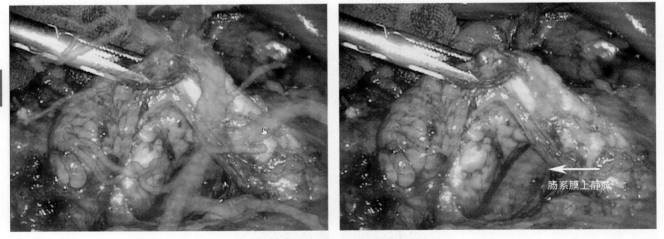

肠系膜上静脉

图 13-14-14　AR 导航胰后隧道的建立

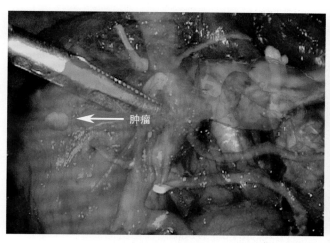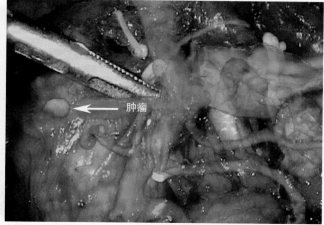

图 13-14-15 十二指肠乳头部占位与三维手术规划投影

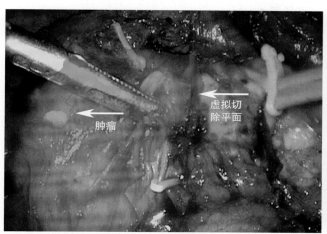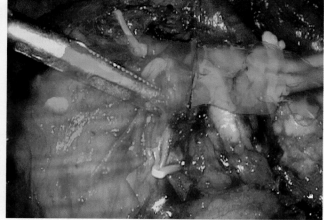

图 13-14-16 AR 导航胰腺离断平面的确定

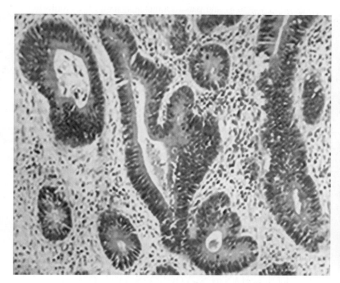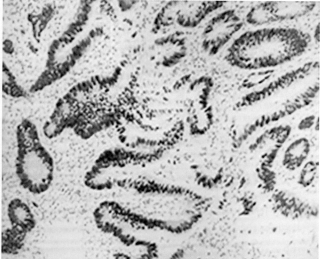

图 13-14-17 术后病理报告示十二指肠乳头部管状腺瘤伴高级别上皮内瘤变

13

虽然腹腔镜可获得放大的手术视野,为术者提供精细操作的条件,但缺乏触觉反馈和视角受限的视野缺陷,也无法透视组织下解剖结构,因此利用增强现实技术进行图像引导手术可以从一定程度上弥补以上缺点。随着数字智能化技术的发展,多模态联合影像导航在胰腺外科的应用将会更加广泛和深入,不断提高手术的精准度和安全性(资源13-14-1)。

资源13-14-1　增强现实技术在腹腔镜
胰十二指肠切除术导航中的应用(PPT)

(方驰华　张鹏)

参考文献

[1] 方驰华,张鹏.数字智能化诊疗技术在胰腺癌中的应用[J].临床肝胆病杂志,2019,35(05):941-945.

[2] BRAY F, FERLAY J, SOERJOMATARAM I, et al. Global cancer statistics 2018: GLOBOCAN estimates of incidence and mortality worldwide for 36 cancers in 185 countries[J]. CA Cancer J Clin, 2018, 68(6): 394-424.

[3] 中华医学会外科学分会胰腺外科学组,中国研究型医院学会胰腺疾病专业委员会,中华医学会数字医学分会,等.胰头癌三维可视化精准诊治专家共识[J].中华外科杂志,2017,(12):881-886.

[4] FANG C, ZHU W, WANG H, et al. A new approach for evaluating the resectability of pancreatic and periampullary neoplasms[J]. Pancreatology, 2012, 12(4): 364-371.

[5] FANG C H, KONG D, WANG X, et al. Three-dimensional reconstruction of the peripancreatic vascular system based on computed tomographic angiography images and its clinical application in the surgical management of pancreatic tumors[J]. Pancreas, 2014, 43(3): 389-395.

[6] 梁海滨,吴文广,李茂岚,等.三维可视化技术在胰头癌胰腺全系膜切除术中应用研究[J].中国实用外科杂志,2019,39(1):92-95.

[7] 方驰华,蔡伟,钟世镇.胰腺3D外科[J].中华消化外科杂志,2014,13(10):826-830.

[8] OBERG K, ERIKSSON B. Endocrine tumours of the pancreas[J]. Best Pract Res Clin Gastroenterol, 2005, 19(5): 753-781.

[9] ABBOUD B, BOUJAOUDE J. Occult sporadic insulinoma: Localization and surgical strategy[J]. World Journal of Gastroenterology, 2008, 14(5): 657-665.

[10] TAKESHITA K, FURUI S, TAKADA K. Multidetector row helical CT of the pancreas: value of three-dimensional images, two-dimensional reformations, and contrast-enhanced multiphasic imaging[J]. Journal of Hepato-Biliary-Pancreatic Surgery, 2002, 9(5): 576-582.

[11] XIE K, ZHU Y P, XU X W, et al. Laparoscopic distal pancreatectomy is as safe and feasible as open procedure: a meta-analysis[J]. World Gastroenterol, 2012, 18(16): 1959-1967.

[12] MABRUT J Y, FERNANDEZ CRUZ L, AZAGRA J S, et al. Laparoscopic pancreatic resection: results of a multicenter European study of 127 patient[J]. Surgery, 2005, 137(6): 597-605.

[13] BRIGGS C D, MANN C D, IRVING G R, et al. Systematic review of minimally invasive pancreatic resection[J]. J Gastrointest Surg, 2009, 13(6): 1129-1137.

[14] KOOBY D A, GILLESPIE T, BENTREM D, et al. Left-sided Pancreatectomy: a multicenter comparison of laparoscopic and open approaches[J]. Ann Surg, 2008, 248(3): 438-346.

[15] PERICLEOUS S, MIDDLETON N, MCKAY S C, et al. Systematic review and meta-analysis of case-matched studies comparing open and laparoscopic distal pancreatectomy: is it a safe procedure?[J] Pancreas, 2012, 41(7): 993-1000.

[16] VENKAT R, EDIL B H, SCHULICK R D, et al. Laparoscopic distal pancreatectomy is associated With significantly less overall morbidity compared to the open technique: a systematic review and meta-analysis.[J].Ann Surg, 2012, 255(6): 1048-1059.

[17] NAKAMURA M, NAKASHIMA H. Laparoscopic distal pancreatectomy and pancreatoduodenectomy: is it worthwhile? A meta-analysis of laparoscopic pancreatectomy[J]. J Hepatobiliary Pancreat Sci, 2013, 20(4): 421-428.

[18] JIN T, ALTAF K, XIONG J J, et al. A systematic review and meta-analysis of studies comparing laparoscopic and open distal pancreatectomy[J]. HPB(Oxford), 2012, 14(11): 711-724.

[19] DINORCIA J, SCHROPE B A, LEE M K, et al. Laparoscopic distal pancreatectomy offers shorter hospital stays with fewer complications[J]. J Gastrointest Surg, 2010, 14(11): 1804-1812.

[20] KOOBY D A, HAWKINS W G, SCHMIDT C M, et al. A Multicenter Analysis of Distal Pancreatectomy for Adenocarcinoma: Is Laparoscopic Resection Appropriate?[J] J Am Coll Surg, 2010, 210(5): 779-785, 786-787.

[21] KIM J, HAN H S, YOON Y S, et al. Outcomes of the patients who were postoperatively diagnosed as malignancy after laparoscopic distal pancreatectomy[J]. Surg

Laparosc Endosc Percutan Tech, 2012, 22（5）: 467-470.

［22］牟一平, 徐晓武, 王观宇, 等. 腹腔镜胰体尾切除术的临床应用［J］. 中华医学杂志, 2005, 85（25）: 1786-1787.

［23］牟一平, 陈其龙, 徐晓武, 等. 保留脾脏的腹腔镜胰体尾切除术治疗经验［J］. 中华外科杂志, 2006, 44（3）: 200-201.

［24］IACOBONE M, CITTON M, NITTI D. Laparoscopic distal pancreatectomy: up-to-date and literature review［J］. World J Gastroenterol, 2012, 18（38）: 5329-5337.

［25］BEGER H G, SIECH M, POCH B, et al. Limited surgery for benign tumours of the pancreas: a systematic review ［J］. World journal of surgery, 2015, 39（6）: 1557.

［26］XIAO W, ZHU J, PENG L, et al. The role of central pancreatectomy in pancreatic surgery: a systematic review and meta-analysis［J］. HPB: the official journal of the International Hepato Pancreato Biliary Association, 2018, 20（10）: 896-904.

［27］ZHANG R C, ZHANG B, MOU Y P, et al. Comparison of clinical outcomes and quality of life between laparoscopic and open central pancreatectomy with pancreaticojejunostomy ［J］. Surgical endoscopy, 2017, 31（11）: 4756-4763.

［28］SONG K B, KIM S C, PARK K M, et al. Laparoscopic central pancreatectomy for benign or low-grade malignant lesions in the pancreatic neck and proximal body［J］. Surgical endoscopy, 2015, 29（4）: 937-946.

［29］MACHADO M A, SURJAN R C, EPSTEIN M G, et al. Laparoscopic central pancreatectomy: a review of 51 cases ［J］. Surgical laparoscopy, endoscopy & percutaneous techniques, 2013, 23（6）: 486-490.

［30］严加费, 牟一平, 徐晓武, 等. 腹腔镜胰腺节段切除术治疗胰腺颈部囊腺瘤一例［J］. 中华外科杂志, 2013, 51（2）: 186-187.

［31］范应方, 方驰华, 项楠, 等. 三维可视化技术在中段胰腺切除术的临床应用［J］. 中华实验外科杂志, 2010, 27（9）: 1338-1340.

［32］CLAYTON H A, DAVIES J E, POLLARD C A, et al. Pancreatectomy with islet autotransplantation for the treatment of severe chronic pancreatitis: the first 40 patients at the leicester general hospital［J］. Transplantation, 2003, 76（1）: 92-98.

［33］CHARPENTIER K P, BRENTNALL T A, BRONNER M P, et al. A new indication for pancreas transplantation: high grade pancreatic dysplasia［J］. Clinical transplantation, 2004, 18（1）: 105-107.

［34］NORTON J A, KIVLEN M, LI M, et al. Morbidity and mortality of aggressive resection in patients with advanced neuroendocrine tumors［J］. Archives of surgery, 2003, 138（8）: 859-866.

［35］CHOI S H, HWANG H K, KANG C M, et al. Pylorus- and spleen-preserving total pancreatoduodenectomy with resection of both whole splenic vessels: feasibility and laparoscopic application to intraductal papillary mucin-producing tumors of the pancreas［J］. Surgical endoscopy, 2012, 26（7）: 2072-2077.

［36］TANAKA M, CHARI S, ADSAY V, et al. International consensus guidelines for management of intraductal papillary mucinous neoplasms and mucinous cystic neoplasms of the pancreas.［J］. Pancreatology, 2006, 6（1-2）: 17-32.

［37］GRUESSNER R W, SUTHERLAND D E, DUNN D L, et al. Transplant options for patients undergoing total pancreatectomy for chronic pancreatitis［J］. Journal of the American College of Surgeons. 2004, 198（4）: 559-567; discussion 68-69.

［38］JANOT M S, BELYAEV O, KERSTING S, et al. Indications and early outcomes for total pancreatectomy at a high-volume pancreas center［J］. HPB Surg, 2010, 2010（8）: 1-8.

［39］FANG C H, LI X F, LI Z, et al. Application of a medical image processing system in liver transplantation［J］. Hepatobiliary Pancreat Dis Int, 2010, 9（4）: 370-375.

［40］陆仁枝, 宋志坚, 唐厚君. CT 序列图像分割的实现及分割结果的重建［J］. 计算机工程, 2003, 13（29）: 152-154.

［41］KIM H C, PARK S H, PARK S I, et al. Three-dimensional reconstructed images using multidetector computed tomography in evaluation of the biliary tract: an illustrative review［J］. Abdom Imaging, 2004, 29（10）: 472-478.

［42］方驰华, 杨剑, 范应方. 肝脏仿真手术的研究［J］. 中华外科杂志, 2007, 45（11）: 753.

［43］中华医学会外科学分会胰腺外科学组. 胰腺癌诊治指南［J］. 中华外科杂志, 2007. 45（19）: 1297-1299.

［44］BIPAT S, PHOA S S, VAN DELDEN O M, et al. Ultrasonography, computed tomography and magnetic resonance imaging for diagnosis and determining resectability of pancreatic adenocarcinoma: a meta-analysis［J］. J Comput Assist Tomogr, 2005, 29（4）: 438-445.

［45］PARSONS C M, SUTCLIFFE J L, BOLD R J. Preoperative evaluation of pancreatic adenocarcinoma［J］. J Hepatobiliary Pancreat Surg, 2008, 15（4）: 429-435.

［46］王春友, 陶京. 现代影像学技术对胰腺癌的诊断价值及选择［J］. 中国实用外科杂志, 2004, 24（11）: 654-655.

［47］DIENER M K, RAHBARI N N, FISCHER L, et al. Duodenum-preserving pancreatic head resection versus pancreatoduodenectomy for surgical treatment of chronic

13

pancreatitis: a systematic review and meta-analysis [J]. Ann. Surg., 2008, 247 (6): 950-961.

[48] BEGER H G, SCHWARZ M, POCH B. Duodenum-preserving total pancreatic head resection for benign cystic neoplastic lesions [J] J. Gastrointest. Surg., 2012, 16 (11): 2160-2166.

[49] BEGER H G, SIECH M, POCH B. Duodenum-preserving total pancreatic headresection: an organ-sparing operation technique for cystic neoplasms andnon-invasive malignant tumors [J]. Chirurg, 2013, 84 (5): 410-420.

[50] YUAN C H, TAO M, JIA Y M, et al. Duodenum-preserving resection and Roux-en-Y pancreatic jejunostomy in benign pancreatic head tumors [J]. World J. Gastroenterol, 2014, 20 (44): 16786-16792.

[51] PALANIVELU C, SENTHILNATHAN P, SABNIS S C, et al. Randomized clinical trial of laparoscopic versus open pancreatoduodenectomy for periampullarytumours [J]. Br J Surg, 2017, 104 (11): 1443-1450.

[52] KUTLU O C, LEE J E, KATZ M H, et al. Open Pancreaticoduodenectomy Case Volume Predicts Outcome of Laparoscopic Approach: A Population-based Analysis [J] Ann Surg, 2018, 267 (3): 552-560.

[53] DEROOIJ T, LU M Z, STEEN M W, et al. Minimally Invasive Versus Open Pancreatoduodenectomy: Systematic Review and Meta-analysis of Comparative Cohort and Registry Studies [J] Ann Surg, 2016, 264 (2): 257-267.

[54] PENG C H, SHEN B Y, DENG X X, et al. Early experience for the robotic duodenum-preserving pancreatic head resection [J] World J Surg, 2012, 36 (5): 1136-1141.

[55] LAWRENCE S A, ATTIYEH M A, SEIER K, et al. Should Patients With Cystic Lesions of the Pancreas Undergo Long-term Radiographic Surveillance?: Results of 3024 Patients Evaluated at a Single Institution [J]. Ann. Surg., 2017, 266 (3): 536-544.

[56] HACKERT T, MICHALSKI C W, BÜCHLER M W. Mucinous Cystic Neoplasms of the Pancreas: A Surgical Disease [J]. JAMA Surg, 2017, 152 (1): 26.

[57] DIENER M K, HÜTTNER F J, KIESER M, et al. Partial pancreatoduodenectomy versus duodenum-preserving pancreatic head resection in chronic pancreatitis: the multicentre, randomised, controlled, double-blind ChroPac trial [J]. Lancet, 2017, 390 (10099): 1027-1037.

[58] BEGER H G, MAYER B, RAU B M. Parenchyma-Sparing, Limited Pancreatic Head Resection for Benign Tumors and Low-Risk Periampullary Cancer—a Systematic Review [J]. J Gastrointest Surg, 2016, 20 (1): 206-217.

[59] TSUCHIKAWA T, HIRANO S, TANAKA E, et al.

Modified duodenum-preserving pancreas head resection for low-grade malignant lesion in the pancreatic head [J]. Pancreatology, 2013, 13 (2): 170-174.

[60] YERMILOV I, BENTREM D, SEKERIS E, et al. Read missions following pancreaticoduodenectomy for pancreas cancer: a population-based appraisal [J]. Ann Surg Oncol, 2009, 16 (3): 554-561.

[61] TOL J A, GOUMA D J, BASSI C, et al. Definition of a standard lymphadenectomy in surgery for pancreatic ductal adenocarcinoma: A consensus statement by the International Study Group on Pancreatic Surgery (ISGPS) [J]. Surgery 2014, 156 (3): 591-600.

[62] 杨尹默. 胰十二指肠切除术中淋巴结清扫范围争议与共识 [J]. 中国实用外科杂志, 2016, 36 (8): 843-846.

[63] 吴向嵩, 刘颖斌. 胰头癌区域淋巴结清扫的范围与理念 [J]. 中华消化外科杂志, 2014, 13 (11): 909-912.

[64] GOCKEL I, DOMEYER M, WOLLOSCHECK T, et al. Resection of the mesopancreas (RMP): A new surgical classification of a known anatomical space [J]. World J SurgOncol, 2007, 5 (44): 1-8.

[65] BOUASSIDA M, MIGHRI M M, CHTOUROU M F, et al. Retroportal lamina or mesopancreas? Lessons learned by anatomical and histological study of thirty three cadaveric dissections [J]. Int J Surg, 2013, 11 (9): 834-836.

[66] ADHAMA M, SINGHIRUNNUSORN J. Surgical technique and results of tota lmesopancreas excision (TMpE) in pancreatic tumors [J]. Eur J Surg Oncol, 2012, 38 (4): 340-345.

[67] 吴文广, 吴向嵩, 李茂岚, 等. 胰头癌行胰腺全系膜切除 75 例报告 [J]. 中国实用外科杂志, 2013, 33 (10): 859-862.

[68] 刘颖斌, 吴文广. 胰腺全系膜切除理念争议及评价 [J]. 中国实用外科杂志, 2016, 36 (8): 836-838.

[69] 张太平, 展翰翔, 赵玉沛. 做好"胰腺癌术前可切除性评估" [J]. 中华肝胆外科杂志, 2010, 16 (2): 81-84.

[70] 中华医学会外科学分会胰腺外科学组. 胰腺癌诊治指南 (2014) [J]. 中国实用外科杂志, 2014, 34 (11): 1011-1017.

[71] CALLERY M P, CHANG K J, FISHMAN E K, et al. Pretreatment assessment of resectable and borderline resectable pancreatic cancer: Expert consensus statement [J]. Ann Surg Oncol, 2009, 16 (7): 1727-1733.

[72] KLAUSS M, SCHÖBINGER M, WOLF I, et al. Value of three-dimensional reconstructions in pancreatic carcinoma using multidetector CT: Initial results [J]. World J Gastroenterol, 2009, 15 (46): 5827-5832.

[73] 梁海滨, 吴文广, 李茂岚, 等. 三维可视化技术在胰头癌胰腺全系膜切除术中应用研究 [J]. 中国实用外科杂志, 2019, 39 (1): 92-95.

13

［74］中华医学会外科学分会胰腺外科学组,中国研究型医院学会胰腺疾病专业委员会,中华医学会数字医学分会,等.胰头癌三维可视化精准诊治专家共识［J］.中华外科杂志, 2017, 55（12）: 881-886.

［75］PALANIVELU C, JANI K, SENTHILNATHAN P, et al. Laparoscopic pancreaticoduodenectomy: technique and outcomes［J］. J Am Coll Surg, 2007, 205（2）: 222-230.

［76］ASBUN H J, STAUFFER J A. Laparoscopic vs open pancreaticoduodenectomy: overall outcomes and severity of complications using the Accordion Severity Grading System［J］. J Am Coll Surg, 2012, 215（6）: 810-819.

［77］CROOME K P, FARNELL M B, QUE F G, et al. Total laparoscopic pancreaticoduodenectomy for pancreatic ductal adenocarcinoma［J］. Ann Surg, 2014, 260（4）: 633-640.

［78］洪德飞,刘亚辉,张宇华,等.腹腔镜胰十二指肠切除术 80 例报告［J］.中国实用外科杂志, 2016, 36（8）: 885-890.

［79］洪德飞,张宇华,沈国樑,等.腹腔镜机器人联合血管切除重建的胰十二指肠切除术［J］.中华肝胆外科杂志, 2016, 22（7）: 473-477.

［80］ASHRAF A, COLLINS D, WHELAN M, et al. Three-dimensional（3D）simulation versus two-dimensional（2D）enhances surgical skills acquisition in standardised laparoscopic tasks: a before and after study［J］. Int J Sug, 2015, 14: 10-16.

［81］中华医学会外科学分会胰腺外科学组,中国研究型医院学会胰腺病专业委员会,中华外科杂志编辑部.胰腺术后外科常见并发症诊治及预防的专家共识［J］.中华外科杂志, 2017, 55（5）: 328-334.

［82］洪德飞,刘建华,刘亚辉,等."一针法"胰肠吻合术用于腹腔镜胰十二指肠切除术多中心研究［J］.中国实用外科杂志, 2018, 38（7）: 99-102.

［83］陈汝福,周泉波.腹腔镜胰头癌根治性胰十二指肠切除术开展现状及技术要点［J］.中华胰腺病杂志, 2018, 2（3）: 73-75.

［84］李国林,林青,郑上游.程序化流程腹腔镜胰十二指肠切除术的初步探讨［J］.中华腔镜外科杂志（电子版）, 2018, 11（2）: 85-89.

［85］高文涛,蒋奎荣,吴峻立.动脉优先入路在胰十二指肠切除术中的技术要点［J］.中国普外基础与临床杂志, 2014, 21（7）: 802-808.

［86］CAI Y, GAO P, LI Y, et al. Laparoscopic pancreaticoduodenectomy with major venous resection and reconstruction: anterior superior mesenteric artery first approach［J］. Surg Endosc, 2018, 32（10）: 4209-4215.

［87］ROSE J B, ROCHA F, ALSEIDI A, et al. Posterior 'superior mesenteric artery first' approach for resection of locally advanced pancreatic cancer［J］. Ann Surg Oncol,

2014, 21（6）: 1927-1928.

［88］ZHU J, HAN D, LI X, et al. Inferior Infracolic 'Superior Mesenteric Artery First' Approach with a No-Touch Isolation Surgical Technique in Patients with a Borderline Resectable Cancer of the Pancreatic Head［J］. Ann Surg Oncol, 2016, 23（Suppl 5）: 976-980.

［89］PITTAU G, SANCHEZ-CABUS S, LAURENZI A, et al. Laparoscopic Pancreaticoduodenectomy: Right Posterior Superior Mesenteric Artery "First" Approach［J］. Ann Surg Oncol, 2015, 22（Suppl 3）: S345-S348.

［90］CHO A, YAMAMOTO H, KAINUMA O. Tips of laparoscopic pancreaticoduodenectomy: superior mesenteric artery first approach（with video）［J］. J Hepatobiliary Pancreat Sci, 2014, 21（3）: E19-E21.

［91］ROSE J B, ROCHA F, ALSEIDI A, et al. Posterior 'superior mesenteric artery first' approach for resection of locally advanced pancreatic cancer［J］. Ann Surg Oncol, 2014,; 21: 1927-1928.

［92］ROSE J B, BILDERBACK P, RAPHAELI T, et al. Use the duodenum, it's right there: a retrospective cohort study comparing biliary reconstruction using either the jejunum or the duodenum［J］. Jama Surg, 2013, 148（9）: 860-865.

［93］CHEN Y, TAN C, MAI G, et al. Resection of pancreatic tumors involving the anterior surface of the superior mesenteric/portal veins axis: an alternative procedure to pancreaticoduodenectomy with vein resection［J］. J Am Coll Surg, 2013, 217: e21-e28.

［94］BOCKHORN M, UZUNOGLU FG, ADHAM M, et al. Borderline resectable pancreatic cancer: a consensus statement by the International Study Group of Pancreatic Surger（y ISGPS）［J］. Surgery, 2014, 155（6）: 977-988.

［95］秦仁义.胰腺癌的分型和手术方式的选择［J］.临床外科杂志, 2015, 23（3）: 171-173.

［96］秦仁义,曹鑫彦,朱峰,等.胰腺钩突部根治性完整切除的新方法（附 306 例报告）［J］.中华外科杂志, 2010, 48（18）: 1379-1382.

［97］ADDEO P, MARZANO E, ROSSO E, et al. Hanging maneuver during pancreaticoduodenectomy: a technique to improve R0 resection［J］. Surg Endosc, 2011, 25（5）: 1697-1698.

［98］HACKERT T, WERNER J, WEITZ J, et al. Uncinate process first--a novel approach for pancreatic head resection［J］. Langenbecks Arch Surg, 2010, 395（8）: 1161-1164.

［99］刘荣,尹注增,赵之明,等.应用机器人手术系统行肝胆胰手术: 单中心 1 000 例报告［J］.中国实用外科杂志, 2017, 10（3）: 288-290.

13

［100］刘荣,赵国栋,尹注增.达芬奇机器人胰腺癌根治术与技巧［J］.中华普外科手术学杂志(电子版),2017,11(1):13-16.

［101］刘荣,赵国栋.LR式机器人胰十二指肠切除术手术方法建立和技术优化［J］.中华腔镜外科杂志(电子版),2016,9(4):193-195.

［102］秦新裕.机器人手术系统在普通外科临床应用现状［J］.中国实用外科杂志,2016,36(11):1141-1143.

［103］彭承宏,施昱晟,吴志翀.机器人胰腺肿瘤手术难点与对策［J］.中国实用外科杂志,2016,36(11):1158-1161.

［104］LIU R, ZHANG T, ZHAO Z M, et al. The surgical outcomes of robot-assisted laparoscopic pancreaticoduodenectomy versus laparoscopic pancreaticoduodenectomy for periampullary neoplasms: a comparative study of a single center［J］. Surg Endos, 2017, 31(6): 2380-2386.

［105］GIULIANOTTI P, GORODNER V, KINZER K, et al. Robot-assisted pancreatoduodenectomy with preservation of the vascular supply for autologous islet cell isolation and transplantation: a case report［J］. J Med Case Rep, 2012, 6(1): 74.

［106］ZUREIKAT A H, MOSER A J, BOONE B A, et al. 250 robotic pancreatic resections: safety and fea-sibility［J］. Ann Surg, 2013, 258(4): 554-559.

［107］GIULIANOTTI P C, SBRANA F, BIANCO F M, et al. Robot-assisted laparoscopic pancreatic surgery: single-surgeon experience［J］. Surg Endosc, 2010, 24(7): 1646-1657.

［108］LAI E C, YANG G P, TANG C N. Robot-assisted laparoscopic pancreaticoduodenectomy versus open pancreatico-duodenetomy-a comparative study［J］. Int J Surg, 2012, 10(9): 475-479.

［109］ZHOU N X, CHEN J Z, LIU Q, et al. Outcomes of pancreatoduodenectomy with robotic surgery versus open surgery［J］. Int J Med Robot, 2011, 7(2): 131-137.

［110］HORIGUCHI A, UYAMA I, ITO M, et al. Robot-assisted laparoscopic pancreatic surgery［J］. J Hepatobiliary Pancreat Sci, 2011, 18(4): 488-492.

［111］CUNNINGHAM K E, ZENATI M S, PETRIE J R, et al. A policy of omitting an intensive care unit stay after robotic pancreaticoduodenectomy is safe and cost-effective［J］. J Surg Res, 2016, 204(1): 8-14.

［112］POLANCO P M, ZENATI M S, HOGG M E, et al. An analysis of risk factors for pancreatic fistula after robotic pancreaticoduodenectomy: outcomes from a consecutive series of standardized pancreatic reconstructions［J］. Surg Endosc, 2016, 30(4): 1523-1529.

［113］BOGGI U, NAPOLI N, COSTA F, et al. Robotic-assisted pancreatic resections［J］. World J Surg, 2016, 40(10): 2497-2506.

［114］RASHID O M, MULLINAX J E, PIMIENTO J M, et al. Robotic Whipple procedure for pancreatic cancer: the Moffitt cancer center pathway［J］. Cancer Control, 2015, 22(3): 340-351.

［115］BOONE B A, ZENATI M, HOGG M E, et al. Assessment of quality outcome for robotic pancreaticoduodenectomy: Identification of the learning curve［J］. JAMA Surg, 2015, 150(5): 416-422.

［116］MACKENZIE S, KOSARI K, SIELAFF T, et al. The robotic Whipple: operative strategy and technical considerations［J］. J Robot Surg, 2011, 5(1): 3-9.

［117］BARBASH G I, GLIED S A. New technology and health care costs-the case of robot-assisted surgery［J］. N Engl J Med, 2010, 363(8): 701-704.

［118］ZUREIKAT A H, POSTLEWAIT L M, LIU Y, et al. A Multi-institution-al Comparison of Perioperative Outcomes of Robotic and Open Pancreaticoduodenectomy［J］. Ann Surg, 2016, 264(4): 640-649.

［119］FINKS J F, OSBORNE N H, BIRKMEYER J D. Trends in hospital volume and operative mortality for high-risk surgery［J］. TheNewEngl J Med, 2011, 364(22): 2128-2137.

［120］JIN T, ALTAF K, XIONG J J, et al. A systematic review and meta-analysis of studies comparing laparoscopic and open distal pancreatectomy［J］. HPB Off J Int Hepato Pancreato Biliary Assoc, 2012, 14(11): 711-724.

［121］PERICLEOUS S, MIDDLETON N, MCKAY S C, et al. Systematic review and meta-analysis of case-matched studies comparing open and laparoscopic distal pancreatectomy: is it a safe procedure?［J］. Pancreas, 2012, 41(7): 993-1000.

［122］CORREA-GALLEGO C, DINKELSPIEL H E, SULIMA-NOFF I, et al. Minimally-invasive vs open pancreatico-duodenectomy: systematic review and meta-analysis［J］. J Am Coll Surg, 2014, 218(1): 129-139.

［123］WALSH R M, CHALIKONDA S. How I do it: hybrid laparoscopic and robotic pancreaticoduodenectomy［J］. J Gastrointest Surg, 2016, 20(9): 1650-1657.

［124］BUCHS N C, ADDEO P, BIANCO F M, et al. Robotic versus open pancreaticoduodenectomy: a comparative study at a single institution［J］. World J Surg, 2011, 35(12): 2739-2746.

［125］ZUREIKAT A H, POSTLEWAIT L M, LIU Y, et al. A multi-institutional comparison of perioperative outcomes of robotic and open pancreaticoduodenectomy［J］. Ann Surg, 2016, 264(4): 640-649.

［126］刘荣.腹腔镜胰腺外科手术操作要领与技巧［M］.北京:人民卫生出版社,2016.

13

［127］刘荣,赵国栋,胡明根,等.腹腔镜胰体尾切除临床应用附23例报告［J］.军医进修学院学报,2011,32(2):103-105.

［128］胡明根,赵国栋,罗英,等.腹腔镜胰腺手术常见并发症分析［J］.腹腔镜外科杂志,2010,15(5):334-337.

［129］赵国栋,胡明根,刘荣.腹腔镜胰体尾切除术与开腹胰体尾切除术对比分析［J］.南方医科大学学报,2010,30(12):2756-2758.

［130］HIRANO S, KONDO S, HARA T, et al. Distal pancreatectomy with en bloc celiac axis resection for locally advanced pancreatic body cancer: long-term results［J］. Ann Surg, 2007, 246(1): 46-51.

［131］NAKAMURA T, HIRANO S, NOJI T, et al. Distal Pancreatectomy with en Bloc Celiac Axis Resection(Modified Appleby Procedure)for Locally Advanced Pancreatic Body Cancer: A Single-Center Review of 80 Consecutive Patients［J］. Ann Surg Oncol, 2016, 23(suppl 5): 969-975.

［132］YAMAMOTO Y, SAKAMOTO Y, BAN D, et al. Is celiac axis resection justified for T4 pancreatic body cancer?［J］. Surgery, 2012, 151(1): 61-69.

［133］CESARETTI M, ABDEL-REHIM M, BARBIER L, et al. Modified Appleby procedurefor borderline resectable/locally advanced distal pancreaticadenocarcinoma: A major Procedure for selected patients［J］. J Visc Surg, 2016, 153(3): 173-181.

［134］HIRANO S, KONDO S, HARA T, et al. Distal pancreatectomy with en bloc celiac axis resection for locally advanced pancreatic body cancer: long-term results［J］. Ann Surg, 2007, 246(1): 6-51.

［135］PETERS N A, JAVED A A, CAMERON J L, et al. Modified Appleby Procedure for Pancreatic Adenocarcinoma: Does Improved Neoadjuvant Therapy Warrant Such an Aggressive Approach?［J］. Ann Surg Oncol, 2016, 23(11): 3757-3764.

［136］GONG H, MA R, GONG J, et al. Distal Pancreatectomy With En Bloc Celiac Axis Resection for Locally Advanced Pancreatic Cancer: A Systematic Review and Meta-Analysis［J］. Medicine, 2016, 95(10): e3061.

［137］刘荣.腹腔镜胰腺外科手术操作要领与技巧［M］.北京:人民卫生出版社,2016.

［138］GIULIANOTTI P C, SBRANA F, BIANCO F M, et al. Robot-assisted laparoscopic middle pancreatectomy［J］. Journal of laparoendoscopic & advanced surgical techniques Part A, 2010, 20(2): 135-139.

［139］REBER H A. Middle pancreatectomy: why I rarely do it. Journal of gastrointestinal surgery［J］. official journal of the Society for Surgery of the Alimentary Tract, 2007, 11(6): 730-732.

［140］MOTOI F, EGAWA S, UNNO M. Middle pancreatectomy［J］. Journal of hepato-biliary-pancreatic sciences, 2012, 19(2): 148-151.

［141］ABOOD G J, CAN M F, DAOUDI M, et al. Robotic-assisted minimally invasive central pancreatectomy: technique and outcomes［J］. J Gastrointest Surg, 2013, 17(5): 1002-1008.

［142］TANAKA M, FERNÁNDEZ-DEL CASTILLO C, ADSAY V, et al. International consensus guidelines 2012 for the management of IPMN and MCN of the pancreas［J］. Pancreatology, 2012, 12(3): 183-197.

［143］HEEGER K, FALCONI M, PARTELLI S, et al. Increased rate of clinically relevant pancreatic fistula after deep enucleation of small pancreatic tumors［J］. Langenbecks Arch Surg, 2014, 399(3): 315-321.

［144］BRIENT C, REGENET N, SULPICE L, et al. Risk factors for postoperative pancreatic fistulization subsequent to enucleation［J］. J Gastrointest Surg, 2012, 16(10): 1883-1887.

［145］中华医学会外科学分会胰腺外科学组.胰腺囊性疾病诊治指南(2015版)［J］.临床肝胆病杂志,2015,31(9):1375-1378.

［146］EDWIN B, SAHAKYAN M A, ABU HILAL M, et al. Laparoscopic surgery for pancreatic neoplasms: the European association for endoscopic surgery clinical consensus conference［J］. Surg Endosc, 2017, 31(5): 2023-2041.

［147］GOH B K. International guidelines for the management of pancreatic intraductal papillarymucinous neoplasms［J］. World J Gastroenterol, 2015, 21(34): 9833-9837.

［148］TANAKA M, FERNÁNDEZ-DEL CASTILLO C, ADSAY V, et al. International consensus guidelines 2012 for the management of IPMN and MCN of the pancreas［J］. Pancreatology, 2012, 12(3): 183-197.

［149］刘荣,赵国栋,尹注增,等.机器人胰腺肿瘤剜除联合主胰管架桥修复术个案报道［J］.中华腔镜外科杂志(电子版),2016,9(6):373-374.

［150］刘荣,王子政,高元兴,等.机器人"荣氏"胰腺中段切除术一例报道［J］.中华腔镜外科杂志(电子版),2017,10(5):319-320.

［151］BASSI C, MARCHEGIANI G, DERVENIS C, et al. The 2016 update of the International Study Group(ISGPS)definition and grading of postoperativepancreatic fistula: 11 Years After［J］. Surgery, 2017, 161(3): 584-591.

［152］FERNANDEZ RANVIER G G, SHOUHED D, INABNET W B. Minimally Invasive Techniques for Resection of Pancreatic Neuroendocrine Tumors［J］. Surg Oncol Clin N Am, 2016, 25(1): 195-215.

［153］RØSOK B I, DE ROOIJ T, VAN HILST J, et al.

13

Minimally invasive distal pancreatectomy[J]. HPB (Oxford), 2017, 19(3): 205-214.

[154] GAVRIILIDIS P, LIM C, MENAHEM B, et al. Robotic versus laparoscopic distal pancreatectomy-The first meta-analysis[J]. HPB(Oxford), 2016, 18(7): 567-574.

[155] MAGGE D, ZUREIKAT A, HOGG M, et al. Minimally Invasive Approaches to Pancreatic Surgery[J]. Surg Oncol Clin N Am, 2016, 25(2): 273-286.

[156] LIANOS G D, CHRISTODOULOU D K, KATSANOS K H, et al. Minimally Invasive Surgical Approaches for Pancreatic Adenocarcinoma: Recent Trends[J]. J Gastrointest Cancer, 2017, 48(2): 129-134.

[157] WELSCH T, DISTLER M, WEITZ J. Minimally invasive and robot-assisted surgery for pancreatic cystic tumors [J]. Chirurg, 2017, 88(11): 934-943.

[158] TAMBURRINO D, PARTELLI S, RENZI C, et al. Systematic review and meta-analysis on laparoscopic pancreatic resections for neuroendocrine neoplasms (PNENs)[J]. Expert Rev Gastroenterol Hepatol, 2017, 11(1): 65-73.

[159] LIU R, LIU Q, ZHAO Z M, et al. Robotic versus laparoscopic distal pancreatectomy: A propensity score-matched study [J]. J Surg Oncol, 2017, 116(4): 461-469.

[160] LIU R, ZHANG T, ZHAO Z M, et al. The surgical outcomes of robot-assisted laparoscopic pancreaticoduodenectomy versus laparoscopic pancreaticoduodenectomy for periampullary neoplasms: a comparative study of a single center[J]. Surg Endosc, 2017, 31(6): 2380-2386.

[161] TSENG J F, RAUT C P, LEE J E, et al. Pancreatico-duodenectomy with vascular resection: margin status and survival duration[J]. J Gastrointest Surg, 2004, 8(8): 935-949.

[162] CHUA T C, SAXENA A. Extended pancreaticodu-odenectomy with vascular resection for pancreatic cancer: a systematic review[J]. J Gastrointest Surg, 2010, 14(9): 1442-1452.

[163] STITZENBERG K B, WATSON J C, ROBERTS A, et al. Survival after pancreatectomy with major arterial resection and reconstruction[J]. Ann Surg Oncol, 2008, 15(5): 1399-1406.

[164] RIEDIGER H, MAKOWIEC F, FISCHER E, et al. Postoperative morbidity and long-term survival after pancreaticoduodenectomy with superior mesenterico-portal vein resection[J]. J Gastrointest Surg, 2006, 10(8): 1106-1115.

[165] MOLLBERG N, RAHBARI N N, KOCH M, et al. Arterial resection during pancreatectomy for pancreatic cancer: a systematic review and meta-analysis[J]. Ann Surg, 2011, 254(6): 882-893.

[166] BOCKHORN M, BURDELSKI C, BOGOEVSKI D, et al. Arterial en bloc resection for pancreatic carcinoma[J]. Br J Surg, 2011, 98(1): 86-92.

[167] ZHOU Y, ZHANG Z, LIU Y, et al. Pancreatectomy combined with superior mesenteric vein-portal vein resection for pancreatic cancer: a meta-analysis[J]. World J Surg, 2012, 36(4): 884-891.

[168] 方驰华, 张鹏, 罗火灵, 等. 增强现实导航技术联合吲哚菁绿分子荧光影像在三维腹腔镜肝切除术中的应用[J]. 中华外科杂志, 2019, 57(8): 578-584.

[169] 腹腔镜肝切除术中的应用[J]. 中华外科杂志, 2019, 57(8): 578-584.

[170] ZHANG P, LUO H, ZHU W, et al. Real-time navigation for laparoscopic hepatectomy using image fusion of preoperative 3D surgical plan and intraoperative indocyanine green fluorescence imaging[J]. Surgical Endoscopy, 2020, 34(8): 3449-3459.

[171] LUO H, YIN D, ZHANG S, et al. Augmented reality navigation for liver resection with a stereoscopic laparoscope [J]. Computer Methods and Programs in Biomedicine, 2020, 187: 105099.

[172] MARZANO E, PIARDI T, SOLER L, et al. Augmented reality-guided artery-first pancreatico-duodenectomy [J]. J Gastrointest Surg, 2013, 17(11): 1980-1983.

[173] OKAMOTO T, ONDA S, YASUDA J, et al. Navigation Surgery Using an Augmented Reality for Pancreatectomy [J]. Digestive Surgery, 2015, 32(2): 117-123.

[174] ONDA S, OKAMOTO T, KANEHIRA M, et al. Identification of inferior pancreaticoduodenal artery during pancreaticoduodenectomy using augmented reality-based navigation system[J]. J Hepatobiliary Pancreat Sci, 2014, 21(4): 281-287.

[175] PESSAUX P, DIANA M, SOLER L, et al. Robotic duodenopancreatectomy assisted with augmented reality and real-time fluorescence guidance[J]. Surgical Endoscopy, 2014, 28(8): 2493-2498.

13

第十四章

三维可视化技术及"一根线"胰肠吻合法在预防胰瘘中的作用

第一节 三维重建技术在预测胰十二指肠术后胰瘘中的作用

近年来,虽然临床医师的手术技能得到了较大提升,术后病人的恢复情况也有所改善,然而胰瘘(pancreatic fistula)仍被认为是胰十二指肠切除术后最常见的,最凶险的并发症。胰瘘可能带来灾难性的后果,如术后腹腔感染及腹腔出血,会进一步延长病人的住院时间,增加病人经济负担。胰十二指肠切除术时可供用于引流胰液的空腔脏器有空肠和胃,胰胃吻合术与胰空肠吻合术的胰瘘发生率相当,但由于胰胃吻合术后胰腺断端出血与胃排空障碍,其再手术率高以及胰胃吻合可能导致生理性胰酶不足而影响消化等因素导致其临床应用少见。由于空肠血运良好、易于游离等特点,胰空肠吻合是行胰十二指肠切除术时消化道重建的首选方法,而胰肠吻合口瘘是胰十二指肠切除术后最危险的并发症。近年来,随着麻醉技术、外科医师的手术技巧及术后重症监护水平的不断提高,以及对围手术期处理的重视,特别是术前减黄及围手术期营养支持等的应用,使目前胰十二指肠切除的围手术期死亡率下降至 5% 以下,特别是在一些大的胰腺外科手术中心,甚至围手术期的病死率接近于零。但是,胰十二指肠切除术后胰瘘的发生率仍可高达 10%~30%。一旦发生胰瘘,其危害性主要在于被胆肠液激活的胰液漏入腹腔,腐蚀消化周围组织,引起致命性大出血或不易控制的感染最终造成病人死亡。

随着计算机技术的快速发展,数字医学技术已成为外科领域的新的研究方向,术前的三维重建有助于评估手术方案的可行性,从而提高手术效率。数字医学技术已经广泛地应用于肝脏、脾脏、肾脏。目前文献报道有采用术前的 CT 数据上的胰腺的厚度及剩余胰腺的容量,磁共振数据上的胰腺的信号密度等参数分析并预测术后胰瘘的研究。本章将三维重建技术应用于胰十二指肠手术,特别是在胰十二指肠手术术后胰瘘的风险预测方面,重点是利用三维重建技术重建并测量胰腺实质剩余体积,胰腺横断面的面积及主胰管的直径、结合临床资料,分析它们在胰十二指肠术后胰瘘发生中的作用。

一、胰瘘的分类

基于 2005 年国际胰腺研究学组(ISGPF),根据 ISGPF 将胰瘘分成三类:A 级胰瘘:一过性胰瘘;B 级胰瘘:要求调整临床管理方式的较严重的胰瘘;C 级胰瘘:要求外科干预的胰瘘或治疗方案得到较大调整的胰瘘。为减少胰十二指肠吻合口漏的发生率,多年来不断有学者分析可能影响胰瘘的各种危险因素,其中胰肠吻合方式是术中唯一可以控制的因素。

二、胰瘘的诊断标准

具备以下条件之一者即可确诊为胰瘘。

(1)单纯性胰瘘的诊断标准:腹腔引流液的淀粉酶含量超过血浆中的 4 倍并持续 3 天。

(2)胰肠吻合口瘘的诊断标准:术后 3 天以上,腹腔引流管中淀粉酶的浓度升高(大于血淀粉酶浓度 3 倍以上),液体量超过 50ml,并有以下(腹膜刺激征:进行性腹痛;体温高于 38.5℃;白细胞计数 $>15 \times 10^9/L$;经放射学证实或再次手术中确证为胰瘘或吻合口裂开)临床表现 1 项或以上者。

三、胰瘘的危险因素、可能机制及主要原因

目前看来,胰瘘发生的危险因素包括客观存在的因素和技术层面的因素,客观存在的因素包括:疾病因素,如胰腺质地、疾病诊断、胰管直径、胰腺外分泌功能等;手术相关因素包括术中出血量、手术方式、吻合方式等;病人因素包括年龄、性别、伴随

14

疾病、黄疸等。近年来,胰腺质地和胰管大小与胰瘘的发生受到了广泛关注。由于纤维化,质硬的胰腺残端易于缝合,此时胰腺常伴有外分泌功能的不全,故而术后发生胰瘘的可能性较小。如胰管细小,不宜行黏膜对黏膜缝合,可增加胰瘘的危险性,胰管扩张则反之。这些高危因素多为客观存在,不能由外科医生来改变。而从外科手术的角度来看,胰十二指肠切除术后胰腺残端的处理及吻合方式等技术性因素是影响胰瘘的重要方面。临床上由于手术操作中存在的问题而发生胰瘘主要与吻合技术及操作熟练的程度有关:①吻合口潜在的间隙包括针距间隙和线周间隙过大,发生针眼渗漏和两针间的胰瘘,会腐蚀吻合口加重胰瘘;而间隙过小则会使得胰腺缺血坏死导致胰瘘;②吻合口张力过大和血供差,胰腺血管破坏过多、空肠断端未保留充分的血管弓,术中胰腺残端粗大而肠腔过小、空肠襻游离不充分等因素有关;③胰酶对胰肠吻合的消化作用。

四、CT 原始数据采集及三维重建

(一)资料的收集

本研究纳入 2010 年 4 月—2014 年 5 月南方医科大学珠江医院病历数据库和胰腺癌三维可视化数据库中的 90 例胰十二指肠切除术病人,收集人口统计学,实验室检查,术前 CT 数据,术后恢复情况等资料。

(二)三维模型的重建

利用 64 层螺旋 CT 进行病人 CT 数据的收集,设备的详细信息及扫描参数见于以前的文献报道,MI-3DVS(腹部医学图像可视化系统),将 1mm 层厚的病人的 CT 数据导入 MI-3DVS,进行重要器官的分割重建,如胰腺、门静脉及腹主动脉,重建的方法采用阈值分割及区域生长相结合的方法。重建的三维模型可以进行自动脏器配准,颜色调整,虚拟手术。

(三)剩余胰腺各指标的测量

在 MI-3DVS 系统中对 3D 胰腺模型进行虚拟手术,在肠系膜上静脉处横断胰腺。利用软件固有的长度测量工具及面积测量工具对病人的横断面的主胰管直径及横断面的面积进行测量,利用软件固有的体积计算工具对剩余胰腺实质的体积进行计算,预切线大多数情况下是在肠系膜上静脉处,某些情况根据肿瘤的位置及安全切缘进行调整。

结果证明基于三维重建技术术前计算出来的胰腺实质剩余体积(remnant pancreatic parenchymal volume, RPPV>27.8ml)是胰十二指肠术后胰瘘发生的独立的危险因素。同为独立的危险因素还有病人的体质指数(BMI>25.3kg/m^2)。另外,男性病人,主胰管直径≤3.1mm,胰腺横断面面积≥222.3mm^2 为胰十二指肠术后胰瘘发生的危险因素,但为非独立危险因素。

五、典型病例

1. 病人,男性,62 岁,因反复上腹痛、眼黄、尿黄 10 余天入院,体质指数:23.12kg/m^2,入院查上腹部 CT 提示:肝内外胆管、胆总管及胰管扩张,胆总管下端占位病灶,多考虑恶性病变,腹膜后多发淋巴结肿大,请结合临床。实验室检查:既往吸烟多年,不饮酒,无糖尿病、高血压等,实验室检查结果:ALT:97IU/L,AST:44IU/L,总胆红素:160.5μmol/L,直接胆红素:88.4μmol/L,Alb:33.2g/L,CA19-9:245 160U/ml,术前胰腺,形态在二维平面的描绘(图 14-1-1A),主胰管直径的测量:胰腺横断面面积的测量:S=197mm^2(图 14-1-1B),D=4.69mm(图 14-1-1C);术前胰腺三维模型重建(图 14-1-2),在肠系膜上静脉处横断胰腺(图 14-1-2),剩余胰腺体积的计算:V=21.79ml(图 14-1-2)。术后淀粉酶变化为第 1 天:48IU/L,第 3 天:62IU/L,第 5 天:60IU/L,第 7 天:11IU/L;术后病理示(十二指肠壶腹部)腺癌,低分化。

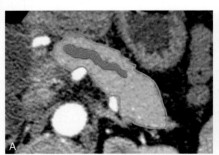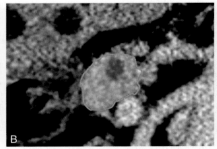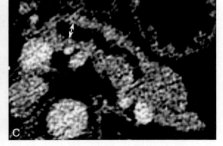

图 14-1-1　**术前二维胰腺描绘**

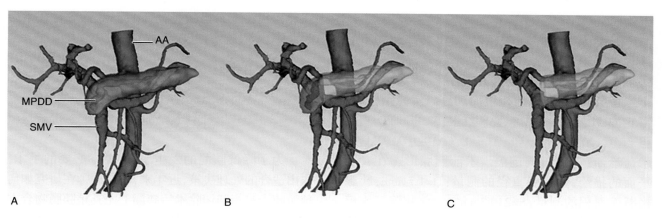

图 14-1-2 胰腺肿瘤三维重建

2. 病人,男性,50 岁,因黄疸、乏力半月余入院,体质指数:23.5kg/m²,既往无烟酒嗜好,无高血压、糖尿病。入院查上腹部 MSCT 提示:胆总管末端软组织样占位性病变,并胆总管及胰管明显扩张,实验室检查:总胆红素:179.1μmol/L,直径胆红素:85.3μmol/L,ALT:157IU/L,AST:97IU/L,CA19-9:49.75kU/L,术前诊断为壶腹周围癌。主胰管直径的测量:D=5.95mm,胰腺横断面面积的测量:S=154.65mm;术前胰腺三维模型重建,在肠系膜上静脉处横断胰腺,剩余胰腺体积的计算:V=16.5ml。术后淀粉酶的变化:Day 1:48IU/L, Day 3:62IU/L, Day 5:11IU/L, Day 7:10.3IU/L;术后病理回报:(十二指肠)腺癌,中分化,累及肠壁全层;两侧切缘及胰头未见肿瘤;术后并发症:无;住院天数:34 天。

3. 病人,女性,21 岁,因体检发现胰腺占位 24 天入院,体质指数:17.64kg/m²,既往无烟酒嗜好,无高血压、糖尿病。入院查上腹部 CT 提示:①胰头部占位病变,考虑囊腺瘤或囊腺癌可能,主要排除血肿可能;②腹主动脉 CT 血管造影提示胰头肿块周围血管呈抱球样改变,余血管未见明显异常。实验室检查:总胆红素:9.5μmol/L,直接胆红素:4.4μmol/L,Alb:42.1g/L,ALT:11IU/L,AST:13IU/L,CA19-9:3.06kU/L。术前诊断:胰头占位。主胰管直径的测量:D=2.53mm,胰腺横断面面积的测量:S=210.3mm²;术前胰腺三维模型重建,在肠系膜上静脉处横断胰腺,剩余胰腺体积的计算:V=23.49ml。术后淀粉酶的变化:Day1:123IU/L,Day34:112IU/L,Day5:90IU/L,Day7:5IU/L;术后病理回报:(胰头部)实性-假乳头状瘤;肠管两端切缘未见肿瘤;术后并发症:胃肠吻合口出血;住院天数:29 天。

4. 病人,男性,77 岁,因反复上腹部胀痛不适 1 月余,加重伴皮肤巩膜黄染 10 天入院,体质指数:23.9kg/m²,既往无烟酒嗜好,无糖尿病、高血压等病史,入院行上腹部 CT 提示:胰头占位病变,多考虑胰头癌,伴肝门及腹膜后淋巴结转移,实验室检查:总胆红素:139.2μmol/L,直接胆红素:89.5μmol/L,Alb:38g/L,ALT:71IU/L,AST:39IU/L,CA19-9:665.8kU/L。术前诊断:梗阻性黄疸原因待查:胰头CA? 壶腹周围癌? 术前胰腺形态在二维平面的描绘,主胰管直径的测量:D=3.81mm,胰腺横断面面积的测量:S=220.3mm²;术前胰腺三维模型重建,在肠系膜上静脉处横断胰腺,剩余胰腺体积的计算:V=25ml。术后淀粉酶的变化:Day1:223IU/L,Day3:102IU/L,Day5:191IU/L,Day7:10IU/L;术后病理回报:(胰头部)实性-假乳头状瘤;肠管两端切缘未见肿瘤;术后并发症:无;住院天数:25 天。

5. 病人,男性,37 岁,因体检发现胰头占位 1 周入院,体质指数:24.0kg/m²,既往无烟酒嗜好,无高血压、糖尿病等病史,入院查上腹部 CT 提示:①胰头钩突区较大实性肿物(源自胰腺),多考虑恶性病变;②与胰头钩突区肿物相邻下腔静脉受压;与肿物相邻门静脉主干局限性受压、疑有侵蚀。实验室检查:总胆红素:387.7μmol/L,直接胆红素:192.6μmol/L,Alb:38.4g/L,ALT:73IU/L,AST:72IU/L,CA19-9:1.37kU/L。术前诊断:胰腺占位性质病变:胰腺囊腺瘤? 胰腺囊腺癌? 胰腺结核? 胰头癌? 术前胰腺形态在二维平面的描绘,主胰管直径的测量:D=2.34mm,胰腺横断面面积的测量:S=189mm²;术前胰腺三维模型重建,在肠系膜上静脉处横断胰腺,剩余胰腺体积的计算:V=32ml。术后淀粉酶的变化:Day1:13 213IU/L,Day3:9 765IU/L,Day5:8 723IU/L,Day7:13 227IU/L;术后病理回报:胰腺实性-假乳头状瘤,胃及十二指肠组织内及两端切缘未见肿瘤侵犯;术后并发症:C 级胰瘘;住院

14

天数：63 天。

6. 病人，女性，31 岁，因反复上腹部隐痛不适伴食欲减退半月余，加重 1 月余入院，体质指数：20.4kg/m²，入院查上腹部 CT 提示：胰头 - 壶腹 - 十二指肠肿物，考虑为壶腹周围癌。实验室检查：ALT：73U/L，AST：200U/L，总胆红素：32.9μmol/L，直接胆红素：20.1μmol/L，Alb：33.6g/L，CA19-9：90.72kU/L，术前诊断：壶腹部周围癌。术前胰腺形态在二维平面的描绘，主胰管直径的测量：D=1.71mm，胰腺横断面面积的测量：S=219.3mm²；术前胰腺三维模型重建，在肠系膜上静脉处横断胰腺，剩余胰腺体积的计算：V=53.53ml。术后淀粉酶的变化：Day1：1 621IU/L，Day3：1 238IU/L，Day5：1 364IU/L，Day7：2 234IU/L；术后病理回报：（十二指肠、胰头）腺癌，中分化；术后并发症：B 级胰瘘；住院天数：43 天。

7. 病人，男性，66 岁，因上腹部不适 1 月余，伴皮肤巩膜渐进性黄染 20 余天入院，体质指数：25kg/m²，既往无烟酒嗜好，无高血压、糖尿病，入院查上腹部 CT 提示：梗阻性胆管扩张，梗阻平面在胆总管下段，性质考虑为壶腹癌可能，实验室检查：ALT：73U/L，AST：200U/L，总胆红素：590.2μmol/L，直接胆红素：227.8μmol/L，Alb：30.5g/L，CA19-9：829.3kU/L，术前诊断：梗阻性黄疸：壶腹周围癌，术前胰腺形态在二维平面的描绘，主胰管直径的测量：D=2.12mm，胰腺横断面面积的测量：S=240.3mm²；术前胰腺三维模型重建，在肠系膜上静脉处横断胰腺，剩余胰腺体积的计算：V=66.2ml。术后淀粉酶的变化：Day1：3 800IU/L，Day3：6 120IU/L，Day5：3 140IU/L，Day7：1 759IU/L；术后病理回报：（十二指肠）腺癌，低分化；术后并发症：B 级胰瘘；住院天数：47 天。

8. 病人，男性，53 岁，因皮肤巩膜黄染 1 月余入院，体质指数：21.1kg/m²，既往吸烟多年，无饮酒嗜好，无糖尿病、高血压等病史，入院行上腹部 CT 检查提示：胆总管下段占位病变，考虑胆总管癌，伴其上方胆道梗阻扩张，胆囊胆汁淤积。实验室检查提示：ALT：73U/L，AST：200U/L，总胆红素：184.0μmol/L，直接胆红素：100.4μmol/L，Alb：35.6g/L，CA19-9：162.9kU/L，术前胰腺形态在二维平面的描绘，主胰管直径的测量：D=3.87mm，胰腺横断面面积的测量：S=198.23mm²；术前胰腺三维模型重建，在肠系膜上静脉处横断胰腺，剩余胰腺体积的计算：V=29.45ml。术后淀粉酶的变化：Day1：4 840IU/L，Day3：961IU/L，Day5：457IU/L，Day7：43IU/L；术 后

病理回报：（十二指肠壶腹部）腺癌，低分化。术后并发症：A 级胰瘘；住院天数：28 天。

（陈青山）

第二节　三维可视化技术指导下"一根线"胰肠吻合法

为了降低胰漏的发生率，避免不必要的手术，作出适合的处理决策，近年来，外科医师在研究如何预防胰十二指肠切除术后胰漏上尤其是胰肠吻合方式上做出了很大的努力。目前，临床上对于众多胰十二指肠切除术后消化道重建的方式意见仍不统一。不同的胰肠吻合方式各有其优缺点和适应证，任何一种技术都不可能适用于所有情况。因此，外科医师应至少掌握 2 种以上的胰肠吻合方法，了解不同吻合方式的适应证，根据实际情况合理选择胰肠吻合方式。

一、几种主流胰肠吻合方式

迄今为止，文献报道过的胰肠吻合技术超过 50 种，其方式均源于 Child、Cattell 和 Whipple 的术式原形，目前临床上主要采用的胰肠吻合方式主要有三种：套入式端端胰肠吻合、套入式端侧胰肠吻合以及胰管对黏膜端侧胰肠吻合。套入式端端胰肠吻合是目前临床上处理胰腺残端时应用最多的方法，其操作方法简单、适应证广、手术时间短，因而为大多数外科医生所接受。一般适用于胰腺质地柔软而脆弱、胰管细小且不伴梗阻的病人，所以绝大部分病人可以采用该术式。它的缺点是：当胰腺较小时，套入式胰肠吻合由于胰肠之间存在着缝隙而发生胰漏；当残胰较大时，不仅套入困难、费时，而且可能使套上的肠管张力大，导致肠壁血供差，影响胰肠吻合口的愈合而发生胰漏；当胰腺质地柔软、胰管细小无法找到，不能进行胰管外引流时，增加了套入式吻合的难度和不确定性，以及术后胰漏的发生；胰腺残端有时不易或无法套入肠内而须行残端楔形切除，相应增加胰漏发生的危险性；因为胰腺残端创面暴露在肠腔内，易继发出血和胰管开口处瘢痕狭窄而影响胰腺外分泌功能，造成慢性胰腺炎。几十年来，不断有人对此术式进行改良，主要有吻合前胰腺断面的浆膜化、空肠浆肌袖与胰腺残端端端吻合术、胰空肠套入式荷包吻合术等。理论上讲胰肠端侧黏膜吻合因较好地保持吻合口的通畅和胰腺功能而更为合理，黏膜对黏膜胰空肠吻合受到众多学

者的关注,胰腺的残端面埋于空肠的浆膜下,起到了保护吻合口的作用,使得吻合口容易愈合,且可预防胰腺残端受胰液侵蚀导致出血。它除了有与套入式胰空肠吻合术相似的胰漏率外,还可较好地保持吻合孔的通畅率和胰腺功能,但操作较困难,适用于胰腺质地较硬、纤维化和胰管扩张的病人,而对胰管较细者一般不易吻合。这使其在一定程度上限制了该技术的推广应用。但是也有人认为即使胰管细小,也可以通过显微外科技术进行胰管对黏膜胰空肠吻合,以提高手术成功率。这样显然难度会相应增加。

国内彭淑牖教授为了解决吻合口针孔漏的问题,于1996年对套入式端端吻合术进行了改进,设计了捆绑式胰空肠吻合术:只将空肠黏膜与胰腺断缘做一层间断或连续缝合,避免穿透浆肌层。这种缝合技术使得肠管内壁与胰腺外壁粘贴紧密,不留缝隙,空肠浆肌层表面没有针眼,有效地预防了胰腺渗漏,血供良好,愈合迅速,尤其适用于胰腺质地柔软及胰管较细的病人。但是在遇到胰腺残端过大时,套入困难,并且有学者提出术中不宜把握捆绑的松紧度,一旦捆绑处发生坏死将导致严重胰漏。捆绑式胰肠吻合虽然消除了缝针之间的间隙,但胰腺断面仍然有微小的胰液渗出。这些微小的胰液渗出,汇聚在胰腺断端面附近,逐渐侵蚀胰腺断面,在空肠腔内被肠液激活,并沿胰肠套入的间隙向空肠断端方向侵蚀。其结果或者造成胰腺断面附近的小血管的侵蚀、破裂出血,或者沿残胰套入空肠的间隙流出,形成胰漏。因此捆绑式胰肠并不适用于所有病人,尤其是胰腺残端过粗的病人。

二、胰肠吻合方式选择的基本原则和注意事项

目前由于对临床常用的几种胰肠吻合方法评价效果不一,且缺乏多中心大样本的前瞻性对比性资料,以及医院环境、术者条件等多种因素的影响,因此不能强求术式的统一。遵循的总体原则应视病人的具体情况和术者的习惯及掌握的技术决定手术方式。在实行胰肠吻合时,需注意以下几个问题:

1. 胰腺质地与胰肠吻合方式的选择　胰腺质地是决定胰肠吻合口漏的重要因素,疾病性质不同,胰腺质地亦不同。正常胰腺柔软、脆弱、易出血。当胰腺出现纤维化时,质地或硬或韧、体积萎缩、胰管扩张。前者吻合时难度较大,极易造成胰腺组织断裂。胰腺癌和慢性胰腺炎病人的胰腺质地多较硬,多为纤维化结果,吻合容易成功,很少发生漏。壶腹

周围癌的病人多为正常胰腺,质地软且脆,胰肠吻合技术难度较大,且缝合后胰腺缺血损伤的机会增加,而胰腺的外分泌功能正常,胰酶的消化能力较前者强,出现胰漏的机会增加。

2. 胰管粗细与胰肠吻合方式的选择　实际上,对于胰腺质地较硬而胰头不大、胰管较粗的病人,各种吻合方式都较容易,胰漏的发生率亦低。有学者提出对于此类病例尽可能行空肠与胰管黏膜对黏膜的吻合,而对于胰腺质地软、胰管直径<3mm者采用套入式端端胰肠吻合能够更好地预防胰漏的发生。

3. 胰头的大小与吻合方式的选择　对于胰腺残端过于宽厚,空肠直径相对较小的病人,如强行套入时将会引起空肠末端的缺血和坏死,并且缝线张力过大容易撕裂胰腺组织,采用切除部分胰腺组织后再套入的方式又不可避免地增加了胰腺的损伤面,此时采用胰腺空肠端侧吻合或者黏膜对黏膜的吻合方式更加安全。

4. 胰管支撑管引流的应用　保证胰液引流的通畅是预防胰漏发生的关键因素之一,在胰管内放置支撑管,将胰液引流入体内或体外,可以保证胰液引流的通畅,避免胰液在吻合口处的聚集,在一定程度上可以预防胰漏的发生。采用胰液内引流,同时可避免胰液大量流失。如果胰腺质地较脆、吻合困难时,放置胰管外引流可以减少胰漏的发生率。然而,在手术过程中,病人的实际情况往往复杂多变,上述的原则应综合考虑、灵活把握。一般认为,对胰腺柔软和/或胰管细小者采用胰肠套入式端端吻合或捆绑式吻合,而对胰腺纤维化和/或胰管扩张者采用胰肠黏膜对黏膜吻合则更为安全。

三、缝合方法及缝线的选择及注意事项

连续缝合的方法是成熟的外科缝合技术之一,既往其应用范围有一定的限制,但随着缝线材料的改进,连续缝合这种快捷、简单的技术在消化道重建的操作中逐渐得到了更广泛的应用。其运用于胰肠吻合中有显著的优势如下:

1. 连续缝合避免了间断缝合每针间存在的间隙,使胰肠吻合紧密无间,这是其有效预防胰漏发生的优势所在。

2. 连续缝合能在直视下恰到好处地收紧缝线,并使缝线与吻合口组织间的张力均匀柔和的分布,对于质地柔软或脆弱的胰腺断端,避免了间断缝合反复打结,易造成挂不住针或打结后组织割裂等情况的发生。

14

3. 连续缝合对胰腺断端与空肠壁间有一种收紧捆绑式的作用，吻合完成后组织张力均匀，抗张力强度高。

4. 连续缝合技术操作简单易行，可缩短吻合时间。

5. 连续缝合采用胰肠端侧吻合，适用于任何情况下的残余胰腺，肠壁切口完全可以根据胰腺残端大小而设定，从而避免断端套入式吻合因胰腺残端过大或过小造成的吻合口过松或过紧，影响吻合口愈合而发生胰瘘，也可避免胰管细小时无法进行胰管空肠黏膜吻合的困境。Prolene 缝线是一种光滑无创的不可吸收缝线，以往主要有血管吻合，现在亦可用于胰肠吻合的操作中。Prolene 缝线不可吸收，稳定且组织反应小，不会被胰酶、肠液降解，针和线粗细比例合理，组织损伤小，减轻胰腺断面缺血坏死，有利于将胰腺断面与小肠浆膜紧贴而尽量不留死腔，减少断端胰、肠液的潴留而引发胰瘘。

在把握上述疾病原则的基础上，尚有几个关于术者技术层面上的问题值得注意：①胰肠套入式吻合或捆绑式吻合时，应尽量保证胰腺残端与空肠腔相匹配，保证吻合时肠腔没有张力；所选用的空肠要有丰富的血供，尤其在套入之后不会影响空肠腔的血供；空肠末端要充分游离，保证吻合后的空肠没有张力，空肠与胰腺之间的缝线不会撕裂胰腺实质。在捆绑式吻合时以完成捆绑后使捆绑线恰好嵌入肠壁，其表面和空肠浆膜面相平作为捆绑松紧度的标准。胰腺残端应游离 2~3cm，以保证套入和捆绑的切实可靠。②胰管空肠黏膜对黏膜吻合方式操作一般较为困难，尤其是当胰管直径细小时手术的风险大大增加。一般认为胰管直径 >3mm 而管壁较韧时，考虑采用此吻合方法。③由于 PD 术时胰腺断端处胰管多位于胰腺上 1/3 部的后侧，进行胰肠套入或捆绑式吻合过程中，缝合胰腺残端后缘与空肠后壁（或后壁黏膜）时，注意胰管位置，避免将胰管缝扎、埋堵于空肠后壁或遗漏在空肠后壁外，在胰管内置一支撑管可起到标识作用。④胰肠、胃肠吻合口通畅性对预防胰肠吻合口漏十分重要，术中应根据病人的具体情况，合理选择结肠前抑或是结肠后消化道重建方式，输入端空肠袢的长度应适宜，胃空肠的输入和输出端吻合口应保证足够的通畅性，尤其是后者，必要时行布朗吻合。结肠后胃空肠吻合者的横结肠系膜裂孔应修补，预防内疝的发生。⑤合理留置腹腔引流管对胰肠吻合口漏发生的监测和防治非常重要，有循证医学资料表明引流管的选择和留置时间长短影响胰肠吻合口的愈合。术后常规于胆肠和胰肠吻合口附近放置引流管，并保证腹腔渗液的通常引流，及时观察引流液的性质和量，对胰漏的发生保持高度的警惕，必要时动态监测引流液淀粉酶的变化。胰漏的发生多在术后 5~7 天，如此时无明确的胰漏发生，在术后 10 天左右逐步退管直至拔除。如留置时间过长，可能反而压迫胰肠吻合口，导致胰漏。

四、胰肠吻合方式的改进

赵玉沛等对套入式端端胰空肠吻合术和胰管空肠端侧吻合术进行了改进，设计了胰管空肠吻合、胰残端套入法以预防胰漏，亦取得了良好的效果。杨雁灵等运用降落伞式连续吻合对 Child 胰肠吻合进行改良，术后未见有胰肠吻合口漏的发生；陈益君等把胰腺断端作为一个实质性脏器来与空肠断端进行吻合，一针贯穿胰腺断端、空肠前后壁结节缝合，亦取得了良好的效果。张宇等对彭式手术进行了改良，采用 Prolene 线单层连续缝合加荷包式捆绑胰肠套入式吻合，取得良好效果，无术后胰漏的发生。Iannitti 等用肝圆韧带作为血管蒂环绕吻合口缝合，57 例中有 5 例出现胰漏，其发生率为 8.8%。Kapoor 等大网膜包埋胰肠吻合口，并使其与胃十二指肠动脉残端隔离，其胰漏发生率为 16%。两种方法胰漏发生后皆没有引起腹腔脓肿及出血，经内科保守治疗后好转。另外，Maeda 等在切除胰头及十二指肠后，将大网膜平铺在门静脉和脾动脉上面，虽然胰漏的发生率未见降低，但腹腔出血率明显下降，100 例手术中仅有 1 例（1%）腹腔出血，而且无腹腔脓肿的发生。Hall 等运用支架行无缝合的胰管空肠吻合术，其胰漏的发生率为 14%。后来，Takao 等设计了改良的无缝合胰管空肠吻合术，术后显示无胰漏发生。于是，在胰管空肠吻合术上，此类无缝合的方法开始得到广泛的认可和应用。朱震宇等用动物实验行胰管及肠管无缝线的吻合，将胰腺断端进行处理后，通过胰管支撑管将胰腺断端与空肠拉拢，通过耳脑胶的固定，实现了两个管道的自然连续性。并通过可吸收止血网带的加压作用，使胰腺断面处于乏血供状态：①由于胰腺血供减少，使胰液的分泌减少；②减少渗漏胰液侵蚀胰腺血管，造成出血的危险；③阻止了胰腺断端细小胰管的分泌，使断面无胰液渗出。事实上，可吸收止血网带的这种运用，也体现了损伤控制概念在外科运用的精

14

髓。医用耳脑宁的主要成分为 α 氰基丙烯酸正辛酯,无色透明,在组织液、血液等带阴离子物质存在下 2~10 秒即会固化成薄膜,胶接强度大,因而对人体组织具有吻合、黏接及组织固化作用,其化学性质稳定,在人体内可固化、分解、排泄。Berenstern 等及 Vinters 等进行毒性研究表明,该化合物无毒副作用,组织反应轻微,在扫描电镜下观察其胶膜与创面镶嵌紧密。耳脑胶在首先起固定可吸收止血网带的作用,这样可以保持网带持续的压力,并不需要缝线的固定,减少了胰漏发生的可能。其次,由于耳脑胶的强大黏接能力,将肠管与胰管拉拢后,可以保持胰管和肠管位置的恒定以及胰肠吻合口的自然连续性。最后,耳脑宁在体内组织和器官应用时,固化膜可降解成水溶性的聚氰基丙烯酸及甲酸,随尿液排出体外,时间约为 1 个月,与可吸收止血网带的吸收时间基本相同,不会形成排异反应及腹腔感染。

五、"一根线"胰肠吻合法的应用步骤

(一)CT 扫描及数据收集

采用 256 排螺旋 CT 扫描收集病人平扫期、动脉期和门脉期薄层 CT 数据。

(二)三维重建

将三期亚毫米(0.625mm)CT 图像数据导入 MI-3DVS,进行个体化肝脏、胆道系统、胰腺、胰管、血管系统等的三维重建,精确定位胰管位置,测量钩突部胰腺前壁上下缘距离、胰管直径(图 14-2-1);进行手术预演,指导术前规划(图 14-2-2)。

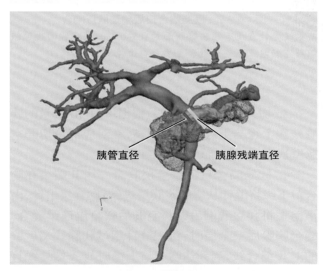

图 14-2-1 三维技术测量出个体化的胰管直径及胰腺残端上下缘直径指导术前规划

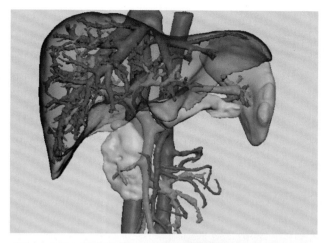

图 14-2-2 术前规划行 PD 术,于胰颈部胃十二指肠动脉左侧缘横断胰腺,观察胰腺断端与门静脉的关系

(三)实际手术

按照术前三维手术预演拟定个体化的胰腺切断线,根据术前 3D 显示胰管和测量直径,断胰腺时准确定位显示胰管(图 14-2-3),选择与胰管内径相称的支撑管,前端剪 3~4 个侧孔,插入主胰管内约 5~6cm,用 4-0 微乔线将胰管与支撑管缝合固定,与胰腺断面固定,以胰管为中心,做一针胰腺残端前后壁全层"U"形缝合(图 14-2-4);支撑管另一端置入空肠。

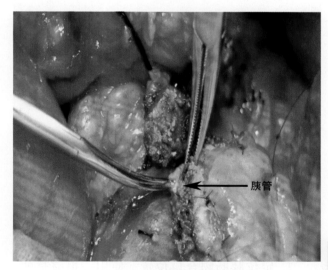

图 14-2-3 根据术前三维可视化技术指导,断胰腺时准确定位胰管位置

"U"形缝合胰腺残面:距胰腺断面约 0.5cm 处使用 4-0 Prolene(普理灵)线对胰腺残端进行贯穿前后壁的、间断的、交锁的"U"形缝合(图 14-2-4)。从胰腺断面的前壁进针,后壁出针,再从胰腺后壁进针,前壁出针,然后打结,依次完成胰腺残端缝合(图 14-2-5)。

14

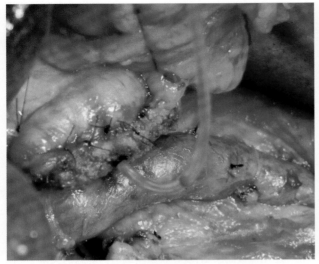

图 14-2-4　主胰管内放置与术前三维可视化
技术测量的胰管直径相称的支撑引流管

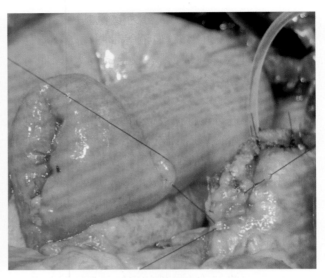

图 14-2-6　定位胰肠吻合口位置

使用一根完整的、4-0 Prolene 线,将胰腺残端下缘被膜组织和空肠后壁浆肌层缝合,在缝线的中间打结,Prolene 线分为 A、B 两端。

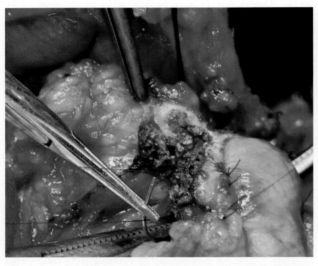

图 14-2-5　边离断胰腺,边进行贯穿胰腺前后壁间断交锁"U"形缝合,由胰腺断面的前面进针,背面出针,于胰腺断端前面打结

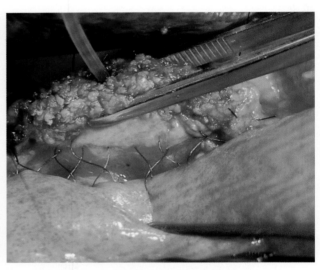

图 14-2-7　胰肠吻合口后壁浆肌层吻合

A 端线缝针直视下距胰腺断面约 0.5~0.8cm 处将背面胰腺组织与空肠浆肌层连续缝合至吻合口上缘。

14

（四）"一根线"胰肠吻合法

1. 定位胰肠吻合口位置　使用一根完整的、4-0 Prolene 线,将对系膜缘空肠壁与胰腺断端靠拢,从下缘开始,用 A 端线将胰腺残端下缘被膜组织和空肠后壁浆肌层缝合,在缝线的中间打结（图 14-2-6）。

2. 胰肠吻合口后壁浆肌层吻合　A 端线缝针直视下距胰腺断面约 0.5~0.8cm 处将胰腺后壁组织与空肠浆肌层连续缝合至吻合口上缘,最后收紧每一针缝线,与胰腺残端上缘的牵引线打结（图 14-2-7）。

3. 切开对系膜缘空肠　根据术前 3D 测量的胰腺残端上缘与下缘之间的距离,在对应部位切开空肠壁适宜大小切口（图 14-2-8）。

4. 胰肠吻合口后壁全层吻合　用 B 端线在吻合口下缘将缝针从空肠浆膜层进针,黏膜层出针,由下向上将胰腺残端后壁与空肠后壁全层连续缝合,缝合胰腺后壁全层时,每一缝针超过胰腺残端后壁的 U 型缝合线,当到达吻合口上缘时与 A 端缝线打结（图 14-2-9）。

5. 将胰管支撑另一端置入空肠远端。

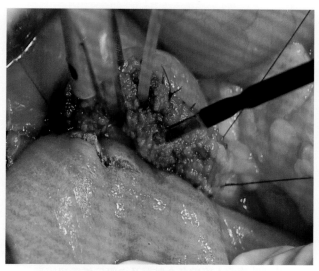

图 14-2-8　切开对系膜缘空肠

根据术前三维可视化技术测量的胰腺残端上缘与下缘之间的距离，在对应部位切开空肠壁适宜大小切口。

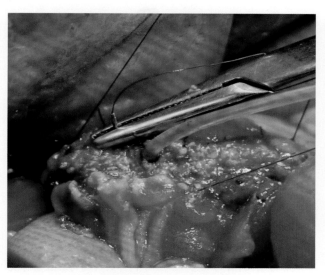

图 14-2-9　胰肠吻合口后壁全层吻合

用 B 端线在吻合口下缘将缝针从空肠浆膜层进针，黏膜层出针，由下向上将胰腺残端后侧与空肠后壁全层连续缝合。

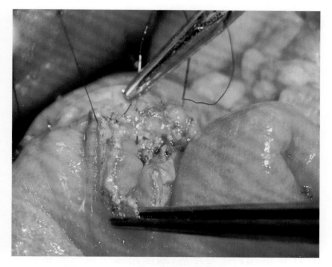

图 14-2-10　胰肠吻合口前壁全层吻合

用 A 端缝线由上向下做胰腺残端前壁与空肠前壁全层连续缝合。

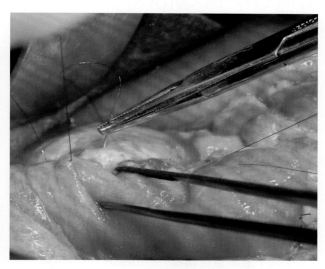

图 14-2-11　胰肠吻合口前壁浆肌层吻合

用 B 端线由上向下做胰腺前壁被膜与空肠前壁浆肌层连续缝合。

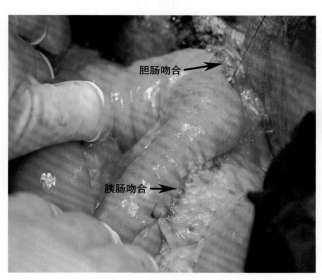

图 14-2-12　完成"一根线"胰肠吻合后的胰肠吻合口前面观

6. 胰肠吻合口前壁全层吻合　用 A 端缝线由上向下做胰腺残端前壁与空肠前壁全层连续缝合（图 14-2-10），同样，每一缝针超过胰腺残端前壁的 U 型缝合线，到达下缘时与胰腺下缘牵引线打结。

7. 胰肠吻合口前壁浆肌层缝合　用 B 端线由上向下做胰腺前壁被膜与空肠前壁浆肌层连续缝合，在吻合口下缘与 A 端线打结（图 14-2-11、图 14-2-12、资源 14-2-1）。

14

资源 14-2-1 三维可视化技术指导下
"一根线"胰肠吻合法（视频）

（五）临床效果评价指标

1. 胰瘘 术后 3~10 天腹腔引流管每天引流液 >50ml，且连续 3 天测其淀粉酶含量 >3 倍血清淀粉酶。此外，根据 Bassi C 等提出的术后胰瘘分级标准，按照病人临床情况的好坏、是否需要特殊治疗、复查 B 超 /CT 有无异常、胰瘘持续引流时间是否大于 3 周、是否需要再次手术、有无腹腔感染或脓毒症等对发生胰瘘的病人进行评级，按照胰瘘的严重程度分为 A、B、C 三级。

2. 其他并发症 术后出血、腹腔脓肿、胆漏等。

3. 消化功能异常 术后超过 1 个月仍有脂肪泻，排除其他因素导致的腹泻、消化不良及其他消化功能异常等。

4. 术后平均住院时间。

5. 胰腺残端直径 胰腺残端直径 =（上下径 + 左右径）/2。

6. 胰十二指肠可切除性 MI-3DVS 分型评估 根据个体化三维重建模型结果，综合分析大血管的走行和形态、肿瘤的大小及部位、相邻脏器的形态等进行术前可切除性评估。

（六）三维重建结果

三维模型清晰、逼真、立体感强，肿瘤形态、范围、与大血管毗邻关系清晰可辨（图 14-2-13）；病灶边缘显示清楚。重建后的图像为可以全维度旋转的动态影像，可任意缩放、组合显示，并可透明化或隐藏目标脏器模型，清楚显示肿瘤的大小、形态累及范围，血管的走行及形态，肿瘤与脏器及血管的解剖关系等（图 14-2-14、图 14-2-15）。直观逼真的 3D 图像为辅助诊断及可切除性评估提供了良好的基础及条件。利用 MI-3DVS 系统进行 3D 仿真手术，术前规划，评估手术风险。

总之，理想的术式应能有效预防胰肠吻合口漏，保持吻合后远期通畅性，并易于推广实施。从上述情况来看，目前采用的各种胰肠吻合法或不够完善，或缺乏长期大宗病理的疗效证据。我们应该根据具体情况采用相应的手术方式，另外还要充分评估病人围手术期身体状况如黄疸、腹水、低蛋白血症

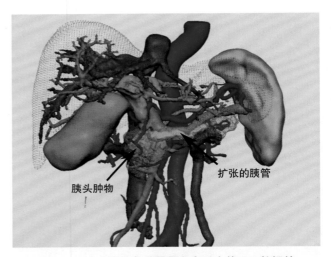

图 14-2-13 基于高质量亚毫米活人体 CT 数据的胰腺肿瘤病人腹腔各个脏器及血管三维重建模型

透明化胰腺，清晰显示胰腺内肿瘤的大小及位置、胰管的扩张程度及位置。

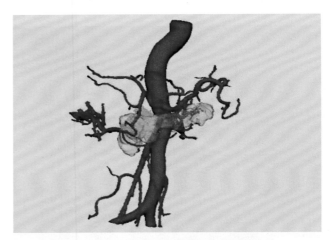

图 14-2-14 将腹腔全部脏器隐去，仅保留腹腔动脉系统、胰腺组织、肿瘤

将胰腺透明化，自由观察胰腺组织内部的肿瘤与腹腔动脉关系，肠系膜上动脉完好未见肿瘤侵犯。

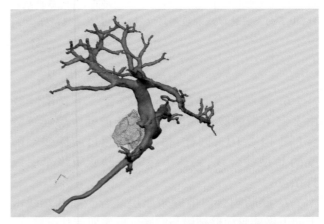

图 14-2-15 将腹腔全部脏器隐去，仅保留门静脉系统、肿瘤

将胰腺透明化，自由观察胰腺组织内部的肿瘤与门静脉、肠系膜上静脉的关系，做出正确分型，指导手术。

等抑素对恢复的影响,术前对吻合的方式以及吻合口漏的风险进行充分的评估并采用个体化的治疗方式,力争将胰漏的发生率降到最低。

随着临床技术的不断创新,我们呼吁开展更多前瞻性、大样本、随机对照研究来寻找更为合理的胰腺残端的处理策略,以减少胰漏等并发症的发生,提高胰十二指肠切除术的安全性(资源 14-2-2)。

资源 14-2-2　三维可视化技术指导下
"一根线"胰肠吻合法(PPT)

(项楠)

参考文献

[1] HACKERT T, WERNER J, BUCHLER M W, et al. Postoperative pancreatic fistula [J]. Surgeon, 2011, 9 (4): 211-217.

[2] HONG W, HA H I, LEE J W, et al. Measurement of Pancreatic Fat Fraction by CT Histogram Analysis to Predict Pancreatic Fistula after Pancreaticoduodenectomy [J]. Korean J Radiol, 2019, 20 (4): 599-608.

[3] IIDA H, TANI M, MAEHIRA H, et al. Postoperative Pancreatic Swelling Predicts Pancreatic Fistula after Pancreaticoduodenectomy [J]. Am Surg, 2019, 85 (4): 321-326.

[4] ZHANG X, DONG X, LIU P, et al. Binding versus Conventional Pancreaticojejunostomy in Preventing Postoperative Pancreatic Fistula: A Systematic Review and Meta-Analysis [J]. Dig Surg, 2017, 34 (4): 265-280.

[5] FANG C H, TAO H S, YANG J, et al. Impact of three-dimensional reconstruction technique in the operation planning of centrally located hepatocellular carcinoma [J]. J Am Coll Surg, 2015, 220 (1): 28-37.

[6] FANG C H, ZHU W, WANG H, et al. A new approach for evaluating the resectability of pancreatic and periampullary neoplasms [J]. Pancreatology, 2012, 12 (4): 364-371.

[7] VESTENTOFT P S, JELNES P, HOPKINSON B M, et al. Three-dimensional reconstructions of intrahepatic bile duct tubulogenesis in human liver [J]. BMC Dev Biol, 2011, 11 (1): 56.

[8] PALCAU L, GOUICEM D, JOGUET E, et al. Solitary kidney with renal artery aneurysm repaired by ex vivo reconstruction [J]. Vasc Endovascular Surg, 2014, 48 (5-6): 430-433.

[9] HASHIMOTO Y, SCLABAS G M, TAKAHASHI N, et al. Dual-phase computed tomography for assessment of pancreatic fibrosis and anastomotic failure risk following pancreatoduodenectomy [J]. J Gastrointest Surg, 2011, 15 (12): 2193-2204.

[10] WATANABE H, KANEMATSU M, TANAKA K, et al. Fibrosis and postoperative fistula of the pancreas: correlation with MR imaging findings-preliminary results [J]. Radiology, 2014, 270 (3): 791-799.

[11] BASSI C, DERVENIS C, BUTTURINI G, et al. Postoperative pancreatic fistula: an international study group (ISGPF) definition [J]. Surgery, 2005, 138 (1): 8-13.

[12] 白雪莉, 沈艺南, 马涛, 等. 有关国际胰腺外科研究组术后胰瘘定义与分级系统(2016 版)更新解读与探讨 [J]. 中国实用外科杂志, 2017 (03): 55-57.

[13] MACHADO N O. Pancreatic fistula after pancreatectomy: definitions, risk factors, preventive measures, and management-review [J]. Int J Surg Oncol, 2012, 2012: 602478.

[14] 朱峰, 秦仁义. 胰肠吻合方式的选择与胰肠吻合口漏的防治 [J]. 岭南现代临床外科, 2009, 9 (2): 88-89.

[15] 张太平, 孙备, 董明. 胰腺外科手术中胰腺断端吻合缝合技术及材料选择专家共识(2008)[J]. 中国实用外科杂志, 2008 (10): 807-809.

[16] 彭淑牖, 刘颖斌. 吻合方法对防止胰肠吻合口漏的重要性 [J]. 世界华人消化杂志, 2003, 11 (5): 583-584.

[17] 陶京, 王春友. 胰肠吻合方式选择与胰肠吻合口漏 [J]. 中国实用外科杂志, 2007, 27 (10): 845-847.

[18] 刘颖斌, 马孝明, 彭淑牖. 胰肠吻合方法和技术要领 [J]. 肝胆外科杂志, 2007, 15 (4): 251-252.

[19] 张光亚, 周景师, 李海民, 等. 胰十二指肠切除术中胰肠吻合方式的选择策略 [J]. 中华消化外科杂志, 2013, 12 (2): 124-127.

[20] 杨运泉, 杨丰帅, 周厚吾, 等. 改良的套入式端侧吻合在胰肠吻合术中的临床应用 [J]. 中国普通外科杂志, 2013, 22 (3): 320-323.

[21] REID-LOMBARDO K M, FARMELL M B, CRIPPA S, et al. Pancreatic anastomotic leakage after pancreaticoduodenectomy in 1507 patients: a report from the Pancreatic A nastomotic leak Study Gruop [J]. J Gastrointest Surg, 2007, 11 (11): 1451-1459.

[22] HASHIMOTO N, YASUDA C, OHYANAGI H. Pancreatic fistla after pancreatic head resection: incidence, significance and management [J]. Hepatogastroenterology, 2003, 50 (53): 1658-1660.

[23] KAKITA A, YOSHIDA M, TAKAHASHI T. History of

pancreaticojejunostomy in pancreaticduodenectomy: development of a more reliable anastomosis technique[J]. J Hepatobiliary Pancreat Surg, 2001, 8(3): 230: 237.

[24] 李海民,窦科峰,宋振顺,等.套入式双侧连续缝合加捆绑在胰肠吻合术中的应用[J].中国普外基础与临床杂志, 2007, 14(4): 480.

[25] 彭淑牖,吴育连,彭承宏,等.捆绑式胰肠吻合术(附28例报道)[J].中华外科杂志, 1997, 35(3): 158-159.

[26] 张春秋,王国华,彭晓辉,等.捆绑式胰肠吻合术在预防胰十二指肠切除术后胰漏发生中的临床应用[J].中国普外基础与临床杂志, 2008, 15(8): 565-566.

[27] 朱震宇,黄志强.胰肠吻合方法的探索[J].中国普外基础与临床杂志, 2012, 19(4): 368-371.

[28] 方驰华,苏仲和,范应方,等.腹部医学图像三维可视化系统在胰腺肿瘤诊断和可切除性评估中的作用[J].中华外科杂志, 2010, 48(9): 681-685.

[29] 中华医学会外科学分会胰腺外科学组.胰腺术后外科常见并发症预防及治疗的专家共识(2010)[J].中华外科杂志, 2010, 48(18): 1365-1368.

[30] BASSI C, DERVENIS C, BUTTURINI G, et al. Postoperative pancreatic fistula: an international study group(ISGPF) definition[J]. Surgery, 2005, 138(1): 8-13.

[31] CECKA F, JON B, SUBRT Z, et al. Pancreatic fistula-definition, risk factors and treatment options[J]. Rozhl Chir, 2013, 92(2): 77-84.

[32] HACKERT T, WERNER J, BÜCHLER M W. Postoperative pancreatic fistula[J]. The Surgeon, 2011, 9(4): 211-217.

[33] YAMAMOTO Y, SAKAMOTO Y, NARA S, et al. A Preoperative Predictive Scoring System for Postoperative Pancreatic Fistula after Pancreaticoduodenectomy[J]. World Journal of Surgery, 2011, 35(12): 2747-2755.

[34] CHOE Y. Risk factors affecting pancreatic fistulas after pancreaticoduodenectomy[J]. World Journal of Gastroenterology, 2008, 14(45): 6970.

[35] SHIMODA M, KATOH M, YUKIHIRO I, et al. Body mass index is a risk factor of pancreatic fistula after pancreaticoduodenectomy[J]. Am Surg, 2012, 78(2): 190-194.

[36] SCHMIDT C M, TURRINI O, PARIKH P, et al. Effect of hospital volume, surgeon experience, and surgeon volume on patient outcomes after pancreaticoduodenectomy: a single-institution experience[J]. Arch Surg, 2010, 145(7): 634-640.

[37] CALLERY M P, PRATT W B, KENT T S, et al. A Prospectively Validated Clinical Risk Score Accurately Predicts Pancreatic Fistula after Pancreatoduodenectomy[J]. Journal of the American College of Surgeons, 2013, 216(1): 1-14.

[38] ROSSO E, CASNEDI S, PESSAUX P, et al. The Role of "Fatty Pancreas" and of BMI in the Occurrence of Pancreatic Fistula After Pancreaticoduodenectomy[J]. Journal of Gastrointestinal Surgery, 2009, 13(10): 1845-1851.

[39] ROBERTS K J, HODSON J, MEHRZAD H, et al. A preoperative predictive score of pancreatic fistula following pancreatoduodenectomy[J]. HPB, 2014, 16(7): 620-628.

[40] OKANO K, OSHIMA M, KAKINOKI K, et al. Pancreatic thickness as a predictive factor for postoperative pancreatic fistula after distal pancreatectomy using an endopath stapler[J]. Surgery Today, 2013, 43(2): 141-147.

[41] KIRIHARA Y, TAKAHASHI N, HASHIMOTO Y, et al. Prediction of Pancreatic Anastomotic Failure After Pancreatoduodenectomy[J]. Annals of Surgery, 2013, 257(3): 510-519.

[42] FROZANPOR F, LOIZOU L, ANSORGE C, et al. Preoperative Pancreas CT/MRI Characteristics Predict Fistula Rate after Pancreaticoduodenectomy[J]. World Journal of Surgery, 2012, 36(8): 1858-1865.

[43] DINTER D J, ARAMIN N, WEISS C, et al. Prediction of Anastomotic Leakage After Pancreatic Head Resections by Dynamic Magnetic Resonance Imaging(dMRI)[J]. Journal of Gastrointestinal Surgery, 2009, 13(4): 735-744.

[44] KIM Z, KIM MJ, KIM J H, et al. Prediction of post-operative pancreatic fistula in pancreaticoduodenectomy patients using pre-operative MRI: a pilot study[J]. HPB, 2009, 11(3): 215-221.

[45] TAJIMA Y, KUROKI T, TSUTSUMI R, et al. Risk Factors for Pancreatic Anastomotic Leakage: The Significance of Preoperative Dynamic Magnetic Resonance Imaging of the Pancreas as a Predictor of Leakage[J]. Journal of the American College of Surgeons, 2006, 202(5): 723-731.

[46] SCHINDL M J. The value of residual liver volume as a predictor of hepatic dysfunction and infection after major liver resection[J]. Gut, 2005, 54(2): 289-296.

[47] ASGHAR A, AGRAWAL D, YUNUS S M, et al. Standard Splenic Volume Estimation in North Indian Adult Population: Using 3D Reconstruction of Abdominal CT Scan Images[J]. Anatomy Research International, 2011, 2011: 1-5.

［48］DURSO T A, CARNELL J, TURK T T, et al. Three-Dimensional Reconstruction Volume: A Novel Method for Volume Measurement in Kidney Cancer［J］. Journal of Endourology, 2014, 28（6）: 745-750.

［49］FANG C H, KONG D, WANG X, et al. Three-dimensional reconstruction of the peripancreatic vascular system based on computed tomographic angiography images and its clinical application in the surgical management of pancreatic tumors［J］. Pancreas, 2014, 43（3）: 389-395.

［50］JIN Y, CHEN G, ZHANG S, et al. Three-dimensional reconstruction of the pancreas and its surrounding structures［J］. Computerized Medical Imaging and Graphics, 2008, 32（4）: 277-283.

［51］BASSI C, DERVENIS C, BUTTURINI G, et al. Postoperative pancreatic fistula: An international study group（ISGPF）definition［J］. Surgery, 2005, 138（1）: 8-13.

14

第十五章

虚拟现实在胰腺外科中的应用

虚拟现实是从英文 virtual reality 一词翻译过来的，virtual 是虚假的意思，reality 是真实的意思，合并起来就是虚拟现实，意思就是本来没有的事物和环境，通过利用各种虚拟仿真技术，让你体验到真实般的感受，其独有的沉浸感、交互性、多感知性、自主性等特点，为体验者提供视、听、触等直观的感受，被广泛应用在各行各业，为人们的工作、生活和学习提供了广阔的应用前景。

第一节　虚拟现实技术概念及优势

虚拟现实（virtual reality，VR）技术是一项综合集成技术，它的出现是计算机图形学、人机交互技术、传感器技术、人机接口技术以及人工智能技术等交叉与综合的结果，简单地说，虚拟现实技术就是用计算机创造现实世界，它利用计算机生成逼真的三维视觉、听觉、嗅觉等各种感觉，使用户通过适当的装置，自然地对虚拟现实世界进行体验和交互作用。

1993 年 Burdea G 在 Electro 93 国际会议上发表的 "Virtual Reality System and Application" 一文中，首次提出了虚拟现实技术的"沉浸感、交互性、想象性"三个特征。

（1）沉浸感：沉浸感是指用户可以沉浸于计算机生成的虚拟环境中和使用用户投入到计算机生成的虚拟场景中的能力，用户在虚拟场景中有"身临其境"之感。它所看到的、听到的、嗅到的、触摸到的，与真实环境中感受到的完全一样，它是虚拟现实系统的核心。

（2）交互性：交互性是指用户与虚拟场景中各种对象相互作用的能力。它是人机和谐的关键性因素。用户进入虚拟环境后，通过多种传感器与多维化信息的环境发生交互作用，用户可以进行必要的操作，虚拟环境中做出的相应回应，亦与真实的一样，例如，拿起虚拟环境中的一个篮球，你可以感受到球的重量，扔在地上还可以弹跳。交互性包含对象的可操作程度及用户从环境中得到反馈的自然程度、虚拟场景中对象依据物理学定律运动的程度等，例如，当物体受到力的作用时，物体就会沿着力的方向移动。

（3）想象性：想象性是指通过用户沉浸在"真实的"虚拟环境中，与虚拟环境进行了各种交互作用，从定性和定量综合集成的环境中得到感性和理性的认识，从而可以深化概念，萌发新意，产生认识上的飞跃。

因此，虚拟现实不仅仅是一个用户与终端的接口，而且可以使用户沉浸于此环境中获取新的知识，提高感性和理性认识，从而产生新的构思。这种构思结果输入到系统中去，系统会将处理后的状态实时显示或由传感装置反馈给用户。如此反复，这是一个学习—创造—再学习—再创造的过程，可以说，虚拟现实是启发人的创造性思维的活动。

随着虚拟现实技术的发展与成熟，它已经成为一种"富有价值的工具"，可以提升传统产业层次，挖掘其潜力，目前已在娱乐、工程与建筑、教育与培训、科学、金融和可视化等方面获得广泛应用，而虚拟现实技术与医学方面发展之间的关系，也变得越加密不可分。在手术方面，外科医生可以在实施复杂手术之前，先在由虚拟现实系统产生的一具虚拟人体上进行练习，制定出更加详细具体的手术方案，也可通过对虚拟人体进行解剖分析，对病人进行病理分析，例如，美国克莱姆森大学的"手术前规划系统"（pre-operating planning system）即采用了虚拟现实技术，不仅能多方位地展示出病人的三维影像资料，而且还能让主刀医生事先进行虚拟模拟手术，以便手术前制定出更加精确的手术方案，极大地降低了手术风险，提高了手术的成功率，并减少了术中及术后并发症的出现，使病人术后的预后能力得到提升。在医学教学方面，可通过虚拟人体技术开展虚拟解剖学、虚拟放射学、虚拟内镜学等学科的计算机辅助教学，使医学从业人员能够更加立体、形象地学习和理解相关解剖知识和技术操作要点，医学生也可在此系统上亲眼观察专家从事重大手术过程的第一手资料,更可以有机会自己动手实践练习。

VR 技术的迅速发展使得活人体胰腺结构及血供可视化成为可能,借助计算机图像处理技术进行虚拟现实重建的个体化胰腺(图 15-1-1),不仅可以解决尸体获取胰腺结构及血供信息变形失真的缺点,而且可为临床外科操作提供更加真实准确的个体化解剖学指导,这对设计合理的手术模式、安全地实施手术有重要意义。

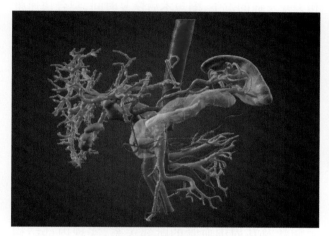

图 15-1-1 VR 技术构建胰腺与门静脉、腹主动脉、脾脏的位置关系以及胰管走行

第二节 VR 技术在胰腺外科中的应用

一、基于 CT 扫描图像建立 3D VR 图像

由于不同病人个体化的差异,传统经验值扫描(传统固定延迟时间法)难以获得高质量亚毫米 CT 数据。本研究采用的试验注射法(小剂量预试验法),先通过小剂量对比剂预注射及低 mA 同层扫描观察腹腔干动脉强化动态改变,通过时间密度曲线来确定动脉期强化峰值时间来确定显示动脉最佳扫描延迟时间,(个体化)所得的脉管系统显影良好,能够区分出微细结构的影像学特征,使得肝外胆管周围小动脉得以良好显影,较传统方法更能显影细小分支,由此满足了肝外胆管供血动脉分割、三维重建的要求。

从采集到的数据可见胰腺、脾脏、肝脏、胆道等腹部脏器轮廓清晰,断面血管造影剂充填良好,各种血管管道清晰。动脉期:肝外胆管周围动脉清楚显示(图 15-2-1),不仅包括肝总动脉、肝固有动脉、左右肝动脉、胃十二指肠动脉、肠系膜上动脉等管径

较粗血管,还包括胆囊动脉、胰十二指肠上动脉、胰十二指肠下动脉等管径较细小的血管。门静脉期:门静脉系统管道显示很好,几乎能达到门脉的四级分支以上门脉内造影剂充填良好,与肝实质分解清晰。

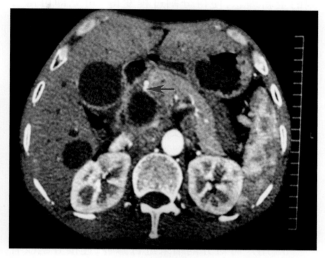

图 15-2-1 亚毫米 CT 图像,红色箭头所指为胆管周围动脉

图像分割技术是医学图像处理和分析中的关键技术。目前分割方法大都采用区域生长法,即在 CT 断层图像上取种子点,给出一定的阈值,把阈值内和区域连续的序列图像素值分割出来,再进行面绘制三维重建。由于区域生长法在三维中限制不能间断,因此造成分割断裂。供给肝外胆管血液的动脉均为终末支血管,口径较小,如何将其从 CT 数据中提取分割是一难点。

分割后的医学图像三维重建的方法主要有两大类:一类是面绘制(surface);另一类是体绘制(volume rendering),体绘制由于直接研究光线通过体数据场与体素的相互关系,无须构造中见面,体素的许多细节信息得以保留,体绘制更能反映真实的人体结构,结果的保真性大为提高。从图像的质量上讲,体绘制要优于面绘制,但从交互性能和算法效率上讲,至少在目前的硬件平台上,面绘制要优于体绘制。由于体绘制算法运算量太大,即使利用高性能的计算机,也难以满足实际应用中交互操作的需要。运用“基于体绘制交互分割的方法”,可解决上述问题。先进行体绘制重建,通过窗宽和窗位调节,得到最清晰所需组织的三维图像,直接在体绘制图像上取得三维种子点,进行区域生长,同时在体绘制图像上显示生长的过程,当生长停止时可以通过人机交互,在体绘制三维图像上进行修补。特别对于微细

15

血管分割更精细,达到与体绘制相同的分辨率水平。当用户满意当前分割结果时,可以立即将当前的分割结果保存,并进行快速的三维面绘制重建,方便后续 3D 模型交互性操作。

基于体绘制交互分割方法实现了先重建后分割的全新理念,使得分割过程变得"可见即可得",达到了提高分割的准确性和完整性的目的。运用此方法对亚毫米 CT 断层图像中肝外胆管供血小动脉分割提取满意,为后续三维可视化模型的构建奠定了坚实基础,也为人体精细管道的分割提供了一种新的方法。

因此,基于体绘制的分割方法在精细血管提取中的优势在于:

1. 种子点的选取直接在体绘制三维图像上,直观准确,对操作者的解剖知识要求低。

2. 分割过程直观可控,用户可根据生长过程随时中断分割。

3. 用户可对分割结果进行修补,连接分割没有连接的部分,重新指定分割种子点,继续分割,直到满意为止。

4. 对微细部分采用放大,改变原来分割软件不能对微细部分进行分割的缺陷,充分利用影像设备获得信息。

使用基于体绘制交互分割算法对肝外胆管及其供血动脉进行三维重建,所构建的肝外胆管血供 3D 模型立体感强、能真实反映病人个体化的胰腺、胰管、胰腺周围胆管及供血动脉立体解剖结构(图 15-2-2)。建立完成后的 3D VR 图像可清晰显示胰腺、胰腺周围胆管及其血供情况,同时还能对模型进行融合、拆分、放大、缩小、旋转、距离测量等全方位观察和操作,通过透明度和颜色设定来单独或组合显示各部分结构。

二、胰腺手术规划及术中引导

术前手术医师对胰腺 3D 物理模型的分析可以加强对病人病情的掌握,将 3D 打印胰腺模型带入手术室与术中情况实时对比分析,通过不断调整模型至最佳解剖位置,提供直观的间接导航,减少术后相关并发症的发生,缩短术后恢复时间,契合快速康复理念在肝胆胰外科中的应用。

术中图像引导手术或手术导航是指在手术过程中向外科医生展示含有病人病变部位解剖信息的影像学资料,用于指导手术。增强现实技术可通过软件算法来渲染术前虚拟三维可视化(three-dimensional visualization,3DV)模型,通过图像投影的方式将三维模型与术中解剖位置匹配和融合,也可根据术中操作实时调整其形状。在腹腔镜或机器人胰十二指肠切除术中,运用基于增强现实技术的手术导航系统进行手术导航,在术中可直观地展示病灶及其周围血管的毗邻关系,实现内部结构的可视化,快速识别胰头周围血管并进行血管结扎,减少手术出血。此外,还可将术前规划确定胰腺离断的部位投影到术中,精准指导胰腺的离断(图 15-2-3)。

近年来,胰腺外科逐渐向微创化发展,腹腔镜或机器人胰腺手术具有创伤小,术后恢复快、术后并发症少等优点,可尽早地接受术后综合治疗,进而改善胰腺癌预后。虽然腹腔镜可获得放大的手术

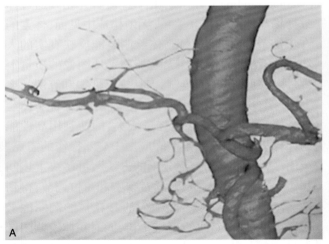 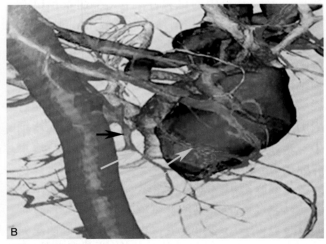

图 15-2-2　肝外胆管血供 3D 模型
A. 胰十二指肠动脉弓;B. 黄色箭头示门静脉后动脉(后面观)。

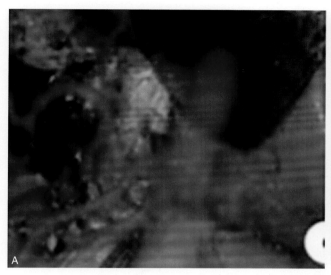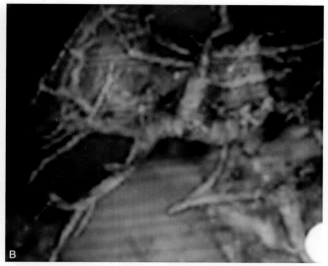

图 15-2-3　术前规划确定胰腺离断的部位投影

A. 胰十二指肠切除术腹腔动脉投影；B. 将门静脉、胰腺和肿大淋巴结投影到术中实时配准，导航手术切除。

视野，为术者提供精细操作的条件，但缺乏触觉反馈和视角受限的视野缺陷，也无法透视组织下解剖结构，因此利用增强现实技术进行图像引导手术可以从一定程度上弥补以上缺点。随着数字智能化技术的发展，多模态联合影像导航在胰腺外科的应用将会更加广泛和深入，不断提高手术的精准度和安全性。

三、医患沟通

术前谈话过程中，手术医师在 VR 技术构建出的胰腺物理模型基础上为病人及家属进行讲解，可以加强病人及家属对于病情的掌握，也可借助该真实物理模型对病人和家属解释病情的复杂性以及手术的危险性，以获得病人及家属的配合和理解，加强医患沟通，减少医疗纠纷的发生。将胰腺 VR 技术带入手术室与术中情况实时对比分析，通过不断调整模型至最佳解剖位置，提供直观的间接导航，减少术后并发症的发生，缩短术后恢复时间，契合快速康复理念在肝胆胰外科中的应用。

四、VR 技术联合 3D 打印模型

胰腺癌手术的高难度、高风险与胰头十二指肠区域复杂的解剖结构有关，术前精确了解肿瘤与周围重要血管如门静脉、腹腔干、肝总动脉及肠系膜上动、静脉的关系，对于评估胰头肿瘤可切除性尤为重要。目前，胰头癌可切除性的评估手段主要以 B 超、CT、MRI 等传统影像学检查为主，但存在以下局限性：①均为二维平面影像；②不能立体、

单独地显示肿瘤与胰周重要血管的相互关系和侵犯程度；③难以发现腹腔动脉系统与门静脉系统属支的变异情况；④需由影像科医师协助分析图像；⑤不能根据术前规划进行仿真手术，选择最优手术方案。

随着数字智能化诊疗技术的发展和数字智能化诊疗理论不断完善，3DV 和虚拟仿真手术在胰腺外科中被逐渐应用。数字智能化技术使胰腺外科进入了胰腺肿瘤 3D 外科时代，以一种直观、立体的形式显示复杂的胰腺肿瘤解剖结构，3D 打印模型立体、真实地展现胰腺肿瘤及其胰周重要血管物理模型，实现了三维平面图像向三维空间物理模型的跨越式转变（图 15-2-4）。胰腺癌 3D 打印物理模型可以帮助术者明确、直观了解关键手术部位的解剖情况，有助于明确解剖间隙，防止术中重要结构损伤，还有助于确定胆管、胰管及血管等管道结构的离断位置，精确施行外科手术。

胰腺癌术后预后较差的主要原因是肿瘤的复发和转移，规范的引流区域淋巴结清扫和切缘阴性对于改善病人的预后具有重要意义。胰头部后方存在脂肪、神经、淋巴及纤维结缔组织等类似于直肠系膜样的结构，并将其定义为胰腺系膜，同时该解剖结构被认为是肿瘤容易发生侵犯转移、残留与复发的部位。将 3D 打印模型应用于指导胰头癌胰腺全系膜切除术，实现了术前精确评估，且提高了根治性手术切除率。利用三维重建显示胰腺主胰管的直径及其在胰腺表面的位置，提高手术的安全性。以个体化门静脉三维重建为基础，依据肿瘤与门静脉的空

15

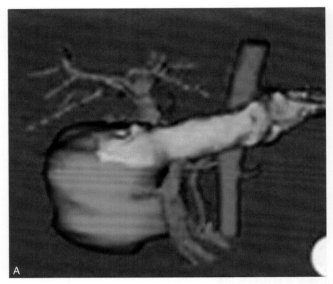
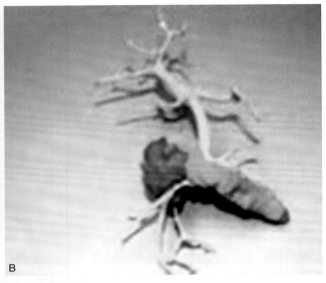

图 15-2-4　三维平面图像向三维空间物理模型的跨越式转变

A. 胰头癌三维重建；B. 胰头癌 3D 打印物理模型。

间立体解剖关系,提出以门静脉血管为轴心进行肿瘤侵犯血管程度分级和评估,区别门静脉受到肿瘤的推压所产生的改变与肿瘤直接侵犯血管所引起的征象,以此制订完善的手术方案。

五、基于 VR 技术的胰腺虚拟手术

VR 技术作为显示复杂图像信息的一种方法,通过高质量的开发引擎在现实场景中营造出虚拟的空间,可以在该环境中更真实地显示胰腺肿瘤的三维模型。术前 VR 仿真手术可模拟手术过程中不同的血管切除方式和重建方案,获得最佳的重建方式。术前外科医生通过头戴式显示器及安装了捕捉手和手指运动的传感器的操纵手柄可完全沉浸到虚拟仿真环境中,对不同的解剖结构进行可视化操作与交互操作,为术前规划提供关于各种感官的模拟。虚拟现实可为年轻医师提供逼真的三维立体学习环境,使外科医师在术前更容易了解复杂的解剖结构,清楚地掌握胰头十二指肠区复杂的解剖结构、肿瘤累及的范围和腹腔血管变异情况(图 15-2-5)。目前已有随机对照试验显示,虚拟现实模拟手术有利于缩短初学者对腹腔镜胆囊切除术基本技能的掌握时间,有效提高手术技巧。与传统

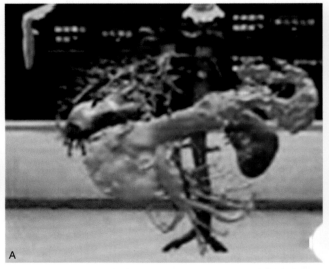
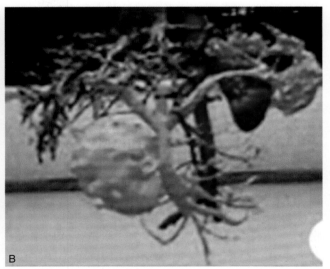

图 15-2-5　胰头十二指肠区复杂的解剖结构、肿瘤累及的范围和腹腔血管变异情况

A. 虚拟现实环境下胰头癌 3DV 模型；B. 移走胰腺后显示以门静脉为轴心评估胰头肿瘤与门静脉的关系

方法相比,虚拟现实技术从娱乐产业向临床应用转化既经济又实用,采用虚拟现实进行胰腺外科临床教学有助于增加学生的学习兴趣,提高解剖知识的掌握程度。

第三节 VR技术在胰腺外科中的应用远景

纵观多年来的发展历程,VR技术在胰腺外科的未来研究仍将遵循"低成本、高性能"这一原则,从软件、硬件上展开,并将在以下主要方向发展:

(1)动态环境建模技术:虚拟环境的建立是VR技术的核心内容,在胰腺外科手术中,动态环境建模技术的目的是获取实际手术操作过程中的三维数据,并根据需要建立相应的虚拟环境模型。

(2)实时三维图形生成和显示技术:胰腺三维图形的生成技术已比较成熟,而关键是如何"实时生成",在不降低图形的质量和复杂程度的前提下,如何提高刷新频率将是今后重要的研究内容。此外,VR还依赖于立体显示和传感器技术的发展,现有的虚拟设备还不能满足系统的需要,有必要开发新的三维图形生成和显示技术。

(3)新型交互设备的研制:VR能够实现人自由地与虚拟世界中的对象进行交互,借助的输入输出设备主要有头盔显示器、数据手套、数据衣服、三维位置传感器和三维声音产生器等。因此,新型、便宜、品质优良的数据手套和数据服将成为未来研究的重要方向。

(4)智能化语音虚拟现实建模:VR建模是一个比较繁复的过程,需要大量的时间和精力。如果将VR技术与智能技术、语音识别技术结合起来,可以很好地解决这个问题。我们对模型的属性、方法和一般特点的描述通过语音识别技术转化成建模所需的数据,然后利用计算机的图形处理技术和人工智能技术进行设计、导航和评价,将基本模型用对象表示出来,并逻辑地将各种基本模型静态或动态地连接起来,最后形成系统模型。在各种模型形成后进行评价并给出结果,并由人直接通过语言来进行编辑和确认。

(5)大型网络分布式虚拟现实(distributed virtual reality,DVR)的应用:网络分布式虚拟现实将分散的虚拟现实系统或仿真器通过网络联结起来,采用协调一致的结构、标准、协议和数据库,形成一个在时间和空间上互相耦合的虚拟、合成环境,参与者可自由地进行交互作用。分布式VR训练环境不需要在各处重建仿真系统,这样不仅减少了研制设备费用,而且也减少了人员出差的费用和异地生活的不适。

虚拟现实技术是21世纪发展的重要技术之一,作为一门科学和艺术将会不断走向成熟,在胰腺外科中将得到广泛应用,并发挥神奇的作用。随着以现代医学和数字化、智能化高新技术相结合为基础,涵盖了多学科和多领域知识所形成的新型数字智能化诊疗技术的出现,数字化胰腺外科迎来了数字智能化诊疗时代。3DV仿真、3D打印、虚拟现实、增强现实手术导航、影像组学等数字智能化诊疗技术的临床应用,实现了胰腺疾病精准诊疗从理论向数字智能化胰腺癌诊疗体系跳跃式的转变,推动着胰腺外科疾病向数字化、智能化辅助诊疗的方向发展,对胰腺癌诊疗水平的提高起到了巨大的推动作用,使外科医师可以精准地实施复杂的胰腺手术。未来,胰腺癌数字智能化诊疗体系将会推动传统的诊疗流程发生革命性变化,改善胰腺癌病人外科治疗效果和远期生存率。

（杨剑）

参考文献

[1] 王海舜,潘钊庆.虚拟现实技术在医学中的应用[J].计算机应用,1998,22(6):49-54.

[2] 杨东芳,杨金同.虚拟现实技术的介绍及发展前景[J].科技广场,2008(12):244-245.

[3] 石鹏明.VR虚拟现实技术在我国的现状及发展趋势[J/OL].电子技术与软件工程,2019(13):132.

[4] 方驰华,张鹏.数字智能化诊疗技术在胰腺癌中的应用[J].临床肝胆病杂志,2019,35(5):941-945.

[5] 杨蓉.虚拟现实在医疗中的应用及发展前景[J].电脑迷,2018(06):197.

[6] 方驰华,张鹏,刘允怡,等.肝胆胰疾病数字智能化诊疗核心技术、体系构建及其应用[J].中华外科杂志,2019,57(4):253-257.

[7] 方驰华,祝文.数字医学技术对腹腔血管三维重建和胰腺肿瘤可切除性评估价值[J].中国实用外科杂志,2013(1):51-54.

[8] 李文生,宋志坚,左焕琛.胰腺及其周围血管的三维重建和显示及临床意义[J].中国临床解剖学杂志,2004,22(4):344-346.

[9] 范应方,方驰华,项楠,等.三维可视化技术在中段胰腺切除术的临床应用[J].中华实验外科杂志,2010,27(9):1338-1340.

[10] 梁海滨,吴文广,李茂岚,等.三维可视化技术在胰头

癌胰腺全系膜切除术中应用研究[J].中国实用外科杂志,2019,39(1):92-95.

[11] CONROY T, BACHET J B, AYAV A, et al. Current standards and new innovative approaches for treatment of pancreatic cancerf[J]. Eur J Cancer, 2016, 57:10-22.

[12] 方驰华,蔡伟,钟世镇.胰腺3D外科[J].中华消化外科杂志,2014,13(10):826-830.

[13] 王思珍,王新波,李民,等.三维可视化技术在胰腺肿瘤术前评估中应用的初步研究[J].中华外科杂志,2017,55(10):760-764.

[14] 中华医学会外科学分会胰腺外科学组,中国研究型医院学会胰腺疾病专业委员会,中华医学会数字医学分会,等.胰头癌三维可视化精准诊治专家共识[J].中华外科杂志,2017,55(12):881-886.

15

第十六章

三维可视化技术在重症急性胰腺炎中的应用

第一节 概　　述

重症急性胰腺炎（severe acute pancreatitis，SAP）是一种起病急骤，病理过程复杂，病情凶险多变，并发症及病死率较高的急腹症。文献报道 SAP 的死亡率高达 50%~80%，持续性器官衰竭与胰腺坏死感染是其死亡的主要原因。SAP 及时诊断，准确评估，早期治疗对于减少并发症及降低死亡率极其重要。

目前临床已采用多种实验室指标建立各种评估方法，用于预测 SAP 预后。如 Ranson、AP 床旁严重度指数（bedside index for severity in acute pancreatitis，BISAP）、APACHE Ⅱ（急性生理与慢性健康评估，即 acute physiology and chronic headlth evaluation）、简化的急性生理学评分、亚特兰大分类（atalanta classification，AC）等。然而，这些评估方法并不能反映胰腺及其周围的形态学改变。胰腺坏死、胰腺与胰周炎症、局部并发症等的评估需要根据影像学检查做出。CT 检查为 SAP 最重要的影像学评估技术，以此为基础建立了多种评分系统。其中应用最广泛的是 1990 年 Balthazar 提出的 CT 严重度指数（CT severity index，CTSI），其基础为胰腺实质改变与积液。2004 年对此标准进行了修订、简化，提出了改良的 CT 严重度指数（modified CT severity index，MCTSI）。CT 评分可较好地评估 SAP 严重程度，预测预后。然而 SAP 病人胰腺及胰周改变复杂，二维的 CT 图像无法进一步明确胰腺、胰周及血管空间关系，无法有效地指导治疗。

近十年来，随着数字医学技术的快速发展，三维可视化技术广泛应用于普通外科疾病的诊断和治疗，通过三维重建、仿真手术技术极大提高了疾病诊断正确率和手术成功率。方驰华等在其国家 863 计划的研究中指出，主刀医生将其构思的手术方案输入计算机，由其结合采集的术前医学影像信息、专家系统等处理后，以三维图像与病人和手术成员进行交流，可形成精细的术前决策；利用医学图像数据，还可以合理、定量地制定个性化手术方案，这对选择最佳手术入路、减小手术损伤、避免对邻近组织的损害、提高病灶定位精度、执行复杂的手术和提高手术成功率等十分有益。黄志强等曾指出由于胰腺的独特位置及其与血管、胃肠的复杂关系，更需要术前的 3D 评估。目前，国内外文献对胰腺的数字医学研究大多集中在对胰腺炎严重程度的评估、对胰腺及周围血管的重建研究以及对胰腺肿瘤可切除性分析等方面，三维可视化技术对 SAP 手术指导作用的研究较少。

笔者经过临床实践认为，三维可视化技术在 SAP 中大有可为，主要包含以下几个方面：①普通 CT 只能给出一个类似于平面的图像而不是立体的三维图像，医生在术前靠一般的影像学资料很难判断胰腺病灶与周围器官和血管的关系，导致手术成功率降低。三维可视化技术通过对一系列的二维图像进行边界识别等分割处理，重建与人体结构一样的立体图像，空间位置，真实感更强。②手术中最常碰到的问题是手术入路选择问题，通常我们会选择打开胃结肠韧带进入网膜囊和胰前间隙。有些病人因网膜钙化灶形成以及炎症粘连形成导致网膜囊皱缩，术中较难辨认网膜囊的具体位置，寻找入口过程中会增加横结肠及胃壁损伤的可能。三维可视化技术有利于手术入路的术前规划和选择，减少组织解剖操作和器官损伤。③SAP 手术治疗的目的是充分清除腹膜后的胰周积液，做好引流。引流不充分有可能导致二次手术。三维可视化技术能够将腹膜后胰周积液的范围和分布清晰显示，对引流管的放置位置和深度有更好的指引作用。④SAP 病人由于毛细血管的通透性增加以及胰周丰富的血管网，特别是胰周坏死组织的遮挡更难辨认胰周血管的位置，术中极易造成出血。三维可视化技术可以清晰显示胰周血管的分布位置以及与周围脏器的空间位置关系，方便我们在术中避开这些危险的血管。我们初步进行了临床应用的观察，结果发现目前已经

16

进入应用范畴的三维可视化技术还有进步的空间，除上述的优势外，还可以在胰腺坏死范围、胰周积液的密度及其内的组成成分等方面进一步升级，从而更好地指导 SAP 的手术和微创治疗的决策及具体实施。

综上所述，SAP 病理过程复杂，病情凶险多变。当前，以实验室指标为基础的临床评分系统及以 CT 为基础的影像学评分系统能较好地判断 SAP 的严重程度及预后，但对手术入路的指导价值有限。三维可视化技术通过二维图像分割和建模，能真实地反映 SAP 病人胰腺、胰周及血管的形态学改变，在 SAP 的诊断和治疗，尤其是精准的术前评估和规划中发挥着越来越大的作用。

第二节　三维可视化技术在重症急性胰腺炎（SAP）中的应用

一、重症急性胰腺炎的定义

SAP 具备急性胰腺炎（acute pancreatitis, AP）的临床表现和生化改变：如急性持续性腹痛、血清淀粉酶值≥正常值上限 3 倍等，同时须伴有持续的器官功能衰竭（持续 48 小时以上、不能自行恢复的呼吸系统、心血管或肾脏功能衰竭，可累及一个或多个脏器）。

二、Balthazar CT 评级

见表 16-2-1。

表 16-2-1　Balthazar CT 评级

CT 分级	Balthazar CT 表现
A 级	胰腺正常
B 级	胰腺局部或弥漫性肿大，但胰周正常
C 级	胰腺局部或弥漫性肿大，胰周脂肪结缔组织炎症性改变
D 级	胰腺局部或弥漫性肿大，胰周脂肪结缔组织炎症性改变，胰腺实质内或胰周单发性积液
E 级	广泛的胰腺内、外积液，包括胰腺和脂肪坏死，胰腺脓肿

注：MRI 同 CT。

三、MCTSI 评分

见表 16-2-2。

表 16-2-2　MCTSI 评分

特征	评分
胰腺炎症反应	
正常胰腺	0
胰腺和/或胰周炎性改变	2
单发或多个积液区或胰周脂肪坏死	4
胰腺坏死	
无胰腺坏死	0
坏死范围≤30%	2
坏死范围>30%	4
胰外并发症，包括胸腔积液、腹水、血管或胃肠道受累等	2

注：MCTSI 评分为炎症反应与坏死评分之和。

四、CT 图像采集及三维重建

1. CT 图像采集　采用多排螺旋 CT 仪为病人平扫，先令病人屏气，自膈顶起直至第 3 腰椎下缘，为病人做全范围平扫。扫描前设定参数：层厚 5mm；层距：5mm；时间：0.8 秒。在平扫后为病人团注对比剂，速率控制在 3ml/s 左右，在动脉期使用 Smartprep 技术为病人作延迟扫描，感兴趣区（region of interest, ROI）应位于腹主动脉上方，若是域值达到 150HU，则会手动触发扫描；此外，还应在对比剂注射的 60 秒左右为病人采取静脉期扫描，若局部疑似有肿胀，则应延迟扫描 3 分钟。

2. 三维重建　CT 三维重建使用 CT 后台自带的三维重建系统中的容积显示和多平面重建技术对图像进行三维重建，将 SAP 病人的胰腺坏死部位和胰周积液范围、胰腺与周围组织及血管的空间关系展现出来。

（嵇武　仇毓东）

第三节　三维可视化技术在经皮肾镜感染性胰腺坏死组织清除术的应用

感染性胰腺坏死（infected pancreatic necrosis, IPN）是急性胰腺炎的严重并发症，一旦发生病情往往急转直下，再次出现脏器功能衰竭，成为急性胰腺炎病人"第二个死亡高峰"的主要原因。近年来微创胰腺坏死组织清除术治疗 IPN 取得了良好疗效、改善了病人预后，然而无论采用视频小切口技术，还是肾镜技术，其有效治疗的前提是通过经皮穿刺置管引流术（percutaneous catheter drainage, PCD）建立便捷的操作通道。事实上 IPN 的形态多种多样，范

16

围也可以非常广泛,严重者可从腰背部腹膜后胰周延伸到小网膜囊,向下累及双侧结肠旁沟,一直到盆腔,类似于"马蹄形"坏死,对于这种病人如何通过PCD建立合理通道,便于后续通过微创方法进行坏死组织清除,是整个微创技术成败关键。临床工作中PCD往往由超声科医生或者放射科医生在B超或CT引导下完成,他们往往仅仅考虑避开空腔脏器和脓腔距离皮肤处的远近,取尽可能短的经皮通道将其外引流,可能不太考虑是否是腹膜后的途径,是否便利外科后续操作的问题。甚至还有部分医生由于经验不足,置管穿过了结肠、胃等空腔脏器,造成了医源性的漏,造成感染扩散和加重感染。鉴于此,我们认为术前可靠、形象、可视化的影像技术对于正确的PCD至关重要。随着数字医学的发展,计算机三维可视化技术逐步应用于临床并展现出巨大的临床价值,笔者将其应用于重症胰腺炎病人

术前评估和PCD穿刺路径的设计,发现该技术可以直观形象地展示病灶形态,并虚拟后续的经皮肾镜胰腺坏死组织清除术,从而合理精准地确定PCD的位置、方向和数量。下面通过典型病例予以介绍:

一、典型病例

病人男,43岁。因"酒精性胰腺炎保守治疗2周效果欠佳"由外院转入,腹痛、腹胀明显,间断高热,体温最高可达39.7℃。

1. 三维可视化影像学评估及虚拟经皮肾镜胰腺坏死组织清除术　病人入院后第二天,行腹部增强CT检查,并将DICOM格式原始图像进行三维重建,结果清晰显示胰腺及胰周广泛坏死,波及胰头、钩突、肠系膜根部、胰颈、胰体尾、脾门及降结肠旁沟,呈"马蹄形",与周围脏器及血管关系密切(图16-3-1A)。

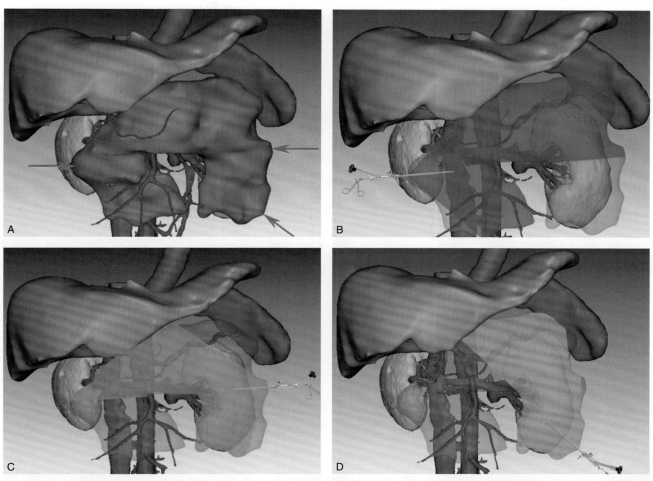

图 16-3-1　三维可视化评估胰腺感染性坏死病灶及虚拟经皮肾镜胰腺坏死组织清除手术确定最佳 PCD 位置及数量
A. 胰腺及胰周广泛坏死,波及脾门及降结肠旁沟,呈"马蹄形";B. 经该处右侧 PCD 路径,经皮肾镜可最大程度清除右侧病灶;C. 经该处左侧 PCD 路径,可最大程度清除左侧病灶,但经皮肾镜是硬质镜,脾门及降结肠旁沟部分坏死组织清除不到,需要在其下方另行一处 PCD;D. 经左侧下方 PCD 路径,经皮肾镜可以彻底清除降结肠旁沟直至脾门的病灶。

模拟通过不同路径的经皮肾镜胰腺坏死组织清除术,以最大程度清除坏死组织、尽量避免残留"视觉盲区或操作盲区"为原则,来确定PCD穿刺的最佳位置、方向和数量。采用如图16-3-1B所示右侧穿刺点,经皮肾镜可最大程度清除右侧病灶。左侧采用如图16-3-1C所示左侧上方穿刺点可最大程度清除左侧病灶。但是经皮肾镜是无法弯曲的硬质镜,单一的左侧PCD路径,可造成脾门处感染坏死组织残留,因此附加如图16-3-1D所示左侧下方穿刺点,可以彻底清除降结肠旁沟直至脾门的病灶。

2. CT引导下精准PCD治疗　图16-3-2~图16-3-4分别为右侧、左侧上方、左侧下方穿刺点的横断面、冠状面和三维重建图像,以此为引导由介入放射科医生完成CT引导下PCD治疗。

3. 手术治疗　病人PCD术后,引流出大量脓性液体,体温降至正常,继续保守治疗2周,一般情况明显好转,按计划行经皮肾镜感染性胰腺坏死组织清除术:全麻后取仰卧位,以PCD引流管为中心,切开直径为1.5cm切口,顺着引流管进入导丝后退出引流管,以导丝引导,采用扩张鞘管,逐步将PCD窦道扩张至30Fr,插入直径为12mm的戳卡,先用吸引器将戳卡附近液化、松动的坏死组织吸尽,然后建立CO_2气腔,压力控制在10mmHg以下,肾镜置入后观察脓腔情况,并通过肾镜操作孔道用无创肠钳,在高清视频系统监视下逐块清除坏死组织(图16-3-5)。必要时可用大量生理盐水,通过肾镜注水反复灌洗脓腔。手术结束时,将自制的灌洗引流套件(28Fr引流管与10Fr硅胶管捆绑而成)通过戳卡留置在脓腔,术后予以持续灌洗引流。为避免感染性坏死组织残留,3个PCD窦道均扩张后行肾镜下坏死组织清除术。

4. 术后予以持续冲洗引流,并根据引流液培养及药敏试验调整抗菌药物使用(图16-3-6)。

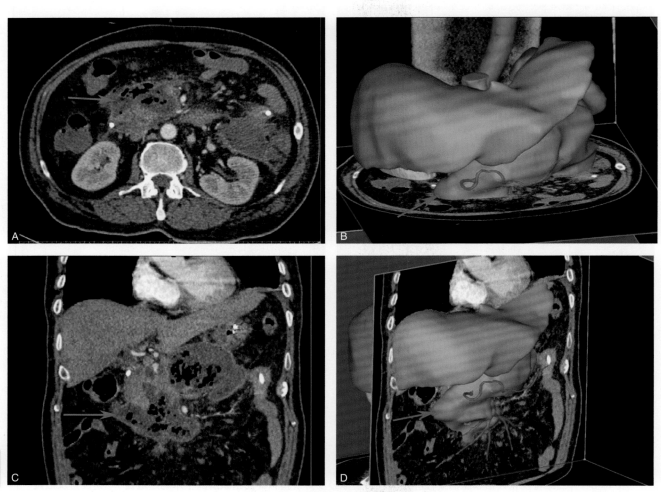

图16-3-2　右侧PCD穿刺引导图像

A. 右侧穿刺点CT横断面;B. 右侧穿刺点三维可视化显示PCD方向;C. 右侧穿刺点CT冠状面;D. 右侧穿刺点三维可视化显示PCD方向。

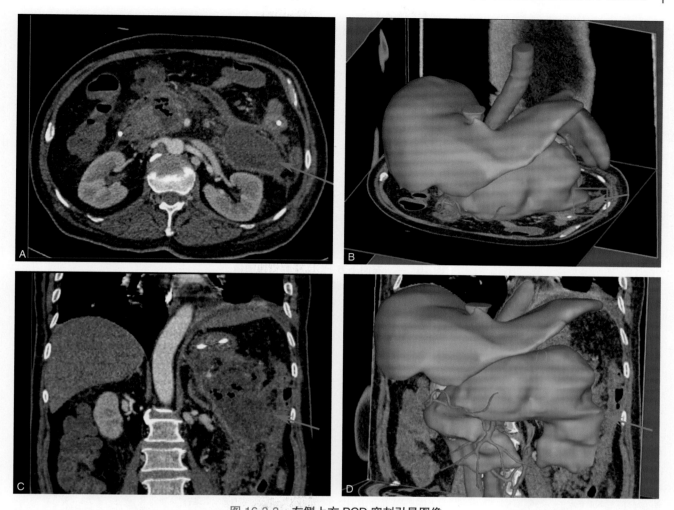

图 16-3-3　左侧上方 PCD 穿刺引导图像

A. 左侧上方穿刺点 CT 横断面；B. 左侧上方穿刺点三维可视化显示 PCD 方向；C. 左侧上方穿刺点 CT 冠状面；D. 左侧上方穿刺点三维可视化显示 PCD 方向。

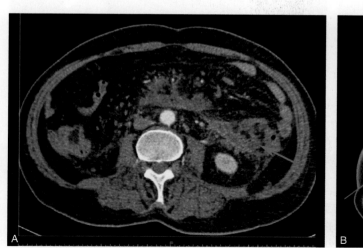

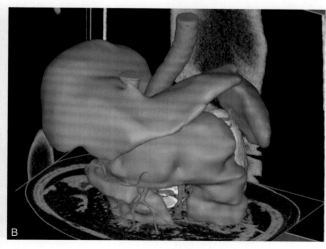

16

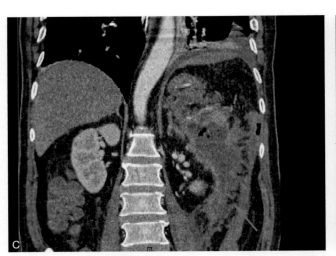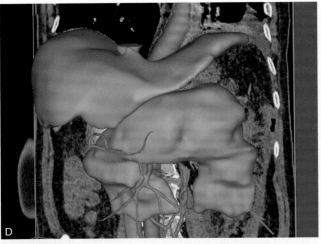

图 16-3-4 左侧下方 PCD 穿刺引导图像

A. 左侧下方穿刺点 CT 横断面;B. 左侧下方穿刺点三维可视化显示 PCD 方向;C. 左侧下方穿刺点 CT 冠状面;D. 左侧下方穿刺点三维可视化显示 PCD 方向。

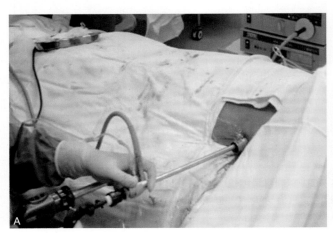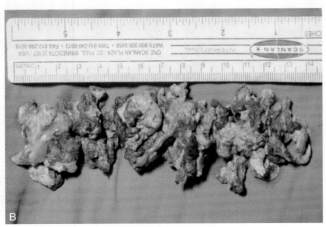

图 16-3-5 手术治疗

A. 经皮肾镜感染性胰腺坏死组织清除术中照片;B. 清出大量感染性坏死组织。

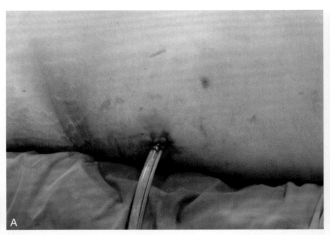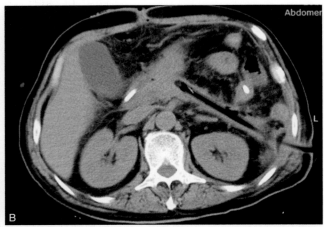

图 16-3-6 术后持续重新引流

A. 术后通过 10F 硅胶管持续注入生理盐水,28F 引流管引流,病人一般情况进一步好转,引流液清亮后改冲洗引流为单纯引流;B. 复查腹部 CT 可见脓腔消失,更换直径较细引流管,检查引流液淀粉酶正常并每 2 天向外退出 2cm,直至最后完全拔除。

病人一般情况进一步好转，引流液清亮后，停止冲洗改为单纯引流，逐步更换直径较细引流管，复查腹部 CT 可见脓腔消失，检查引流液淀粉酶降至正常后将引流管每 2 天向外退出 2cm，直至完全拔除。病人术后第 29 天痊愈出院。

二、经验总结

既往认为治疗 IPN 的标准方法是开腹坏死组织清除加术后持续灌洗引流，然而开腹手术会给病人造成二次打击，手术的并发症及死亡率均较高，还有 1/3 的病人需要多次手术。面对此棘手问题，进入新世纪后国内外学者开始尝试使用各种微创治疗方法治疗 IPN，取得了很好的临床疗效，并有逐步取代传统开腹手术的趋势。笔者自 2008 年率先在国内开展了经皮肾镜坏死组织清除术治疗 INP，并在实践中加以改良，体会到相较可弯曲的胃镜、胆道镜等微创治疗手段，肾镜的最大优势是通过其操作孔可以使用开口较大的无创肠钳清除坏死组织，效率很高，而且方向明晰，不容易让术者"迷路"，通过这个方法已经成功治愈 200 余例重症急性胰腺炎病人。总结国内外众多研究，我们发现无论采用肾镜还是视频小切口微创治疗技术，成功的关键均是术前正确、合理的 PCD。

PCD 的重要性首先在于可以采用最小创伤的方法引流脓液，减轻脓腔张力，缓解脓毒血症症状，部分病人甚至可经 PCD 即可治愈。更重要的是，PCD 为后续微创坏死组织清除术建立了通道，通过合理正确的 PCD 通道，以尽量减少坏死组织残留，避免了"看不到"或者"看得到但是够不到"的尴尬局面。而三维可视化技术为医生提供了形象客观的图像，充分展示了感染坏死灶的部位、形态、数量及与周围血管和重要脏器的关系，并通过虚拟手术指导医生选择最佳穿刺点，建立最理想的 PCD 通道，这是整个经皮肾镜治疗技术最为关键的一环，如典型病例所示，病人仅通过 1 次手术即完全清除了感染性坏死组织，病人迅速痊愈。因此，对于重症急性

胰腺炎病人，特别是合并大范围不规则形态的坏死感染病灶时，三维可视化技术在 IPN 微创治疗方面有着巨大的临床价值。

（蔡守旺）

参考文献

［1］GOMATOS I P, HALLORAN C M, GHANEH P, et al. Outcomes from minimal access retroperitoneal and open pancreatic necrosectomy in 394 patients with necrotizing pancreatitis［J］. Ann Surg, 2016, 263（5）: 992-1001.

［2］方驰华, 顾杨. 数字医学技术在我国腹部外科临床应用现状、困难和发展前景［J］. 中国实用外科杂志, 2013（01）: 25-29.

［3］VAN BAAL M C, VAN SANTVOORT H C, BOLLEN T L, et al. Systematic review of percutaneous catheter drainage as primary treatment for necrotizing pancreatitis［J］. Br J Surg, 2011, 98（1）: 18-27.

［4］蔡守旺, 王鹏飞, 刘志伟, 等. 腹膜后入路肾镜下感染性坏死性胰腺炎的治疗方法的改进与效果［J］. 中华肝胆外科杂志, 2012, 18（6）: 439-441.

［5］VAN SANTVOORT H C, BESSELINK M G, BAKKER O J, et al. A step-up approach or open necrosectomy for necrotizing pancreatitis［J］. N Engl J Med, 2010, 362（16）: 1491-1502.

［6］VAN SANTVOORT H C, BAKKER O J, BOLLEN T L, et al. A conservative and minimally invasive approach to necrotizing pancreatitis improves outcome［J］. Gastroenterology, 2011, 141（4）: 1254-1263.

［7］CONNOR S, GHANEH P, RARATY M, et al. Minimally invasive retroperitoneal pancreatic necrosectomy［J］. Dig Surg, 2003, 20（4）: 270-277.

［8］BANKS P A, FREEMAN M L. Practice guidelines in acute pancreatitis［J］. Am J Gastroenterol, 2006, 101（10）: 2379-2400.

［9］WANG P F, LIU Z W, CAI S W, et al. Usefulness of three-dimensional visualization technology in minimally invasive treatment for infected necrotizing pancreatitis［J］. World J Gastroenterol, 2018, 24（17）: 1911-1918.

16

第十七章

ERCP 技术在胰腺疾病诊治中的应用

内镜下逆行胰胆管造影术（endoscopic retrograde cholangiopancreatography，ERCP）是指将十二指肠镜插至十二指肠降段，利用专用器械通过内镜操作孔道，经十二指肠乳头插管进入胆管或胰管内注入造影剂，从而逆行显影胆胰管，对胆胰腺疾病进行诊断并进行相应介入治疗的技术。ERCP 距离其问世已有 51 年的历史，如今已从简单的胆胰疾病检诊逐渐发展为内镜下的微创介入治疗。随着操作技术的不断改进、内镜及其附属器械的迅速发展，ERCP 已逐步成为胆胰疾病的重要诊治手段并弥补了相关疾病传统诊疗的薄弱点，甚至部分技术在一定层面上可取代传统的诊疗手段。以 ERCP 为基础衍生的各种检查、介入治疗手段在胰腺相关疾病诊疗中发挥着重要作用，尤其是与电子内镜技术、超声内镜技术的融合，使得 ERCP 在胰腺疾病的精准化和可视化诊疗中发挥着更为得天独厚的优势，ERCP 技术已然成为数字化胰腺外科中不可或缺的一部分。

第一节　ERCP 的起源及发展

一、ERCP 设备的起源和发展

Endoscopy（内镜）起源于希腊语，由"endo"（内部）与"skopein"（观察）两个词组构成，意为探视人体内部腔道的方法。1805 年德国人 Bozzini 第一次以蜡烛作为光源，通过铁管查看泌尿道，标志着体内腔道内窥技术的诞生。其后内镜设备先后经历了硬管式内镜、半可屈式内镜、纤维内镜以及现今的电子内镜阶段。

1868 年，德国人 Kussmaul 受艺人吞剑表演的启发，将一根直的金属管放入人的胃内来观察胃腔，试制出第一台硬质管式内镜。随后 1881 年，Mikulicz 和 Leiter 采用硬管光学系统对内镜进行了改进，制成了第一个适用于临床的胃镜。1932 年，Wolf 和 Schindler 合作研制成功真正意义上的第一个半曲式胃镜，定义为 Wolf-Schindler 式胃镜，其特点是前端可屈曲性，它的创制开辟了消化内镜检查术的新纪元。1948 年，Benedict 在胃镜镜身内安装了一个活检通道，进一步提高了胃镜在临床诊治中的应用价值。1957 年，美国 Hirschowitz 和他的研究组制成世界上第一个用于检查胃、十二指肠的光导纤维内镜原型，使消化内镜诊治提高到一个新台阶，标志着现代消化内镜技术的诞生。1960 年 10 月，美国膀胱镜制造者公司（ACMI）向 Hirschowitz 提供了第一个商业纤维内镜。紧接着，日本 Olympas 公司在光导纤维内镜基础上，加装了活检装置及照相机，有效地显示胃照相技术。1966 年，Olympas 首创前端弯角结构，1967 年 Machida 厂采用外部冷光源，使光亮度增大，视野进一步扩大。其后十余年，内镜附属器械不断改进，使纤维内镜更多应用于治疗领域。1983 年，出现了内镜发展史上的另一次飞跃性的突破，美国 Welch Allyn 公司研制并应用微型图像传感器（charge coupled device，CCD）代替了内镜的光导纤维导像术，宣告了电子内镜的诞生，给百余年来内镜的诊断和治疗开创了历史的新篇章。电子内镜主要由内镜、电视信息系统中心和电视监视器三个主要部分组成，比普通光导纤维内镜的图像清晰，色泽逼真，分辨率更高，而且可供多人同时观看。随着电子内镜设备的继续发展，相继出现了高分辨电子内镜、放大电子内镜、红外线电子内镜等。此后又逐步研制出腔内超声内镜，子母内镜，窄带成像内镜，激光共聚焦内镜和光学活检内镜等，为临床、教学和科研工作提供了巨大的帮助和贡献。

二、ERCP 技术的起源和发展

ERCP 技术的起源要追溯到 1968 年。当时乔治华盛顿大学的 William McCune 率先报道利用 Eder 式侧视纤维十二指肠镜行十二指肠乳头插管造影取得成功，标志着 ERCP 的问世。十二指肠镜其物镜与目镜互成直角，尤其适用于观察位于侧壁的十二指肠乳头，并能在直视下进行插管操作。由于当时没有专门用于 ERCP 操作的设备，McCune 等人组装了一组内镜下用于胆道和胰管插入装置，在直视下用球囊对十二指肠乳头进行插管。尽管当时的插管成功率仅有 25%，人类却从那时起进入了胆胰疾病内镜诊疗的时代，开启了体内更深层次的检诊之门。随后在 1970 年，日本学者 Oi 对 ERCP 又作了进一步探索和改进，报道了 60 例成功的 ERCP 操作经验，使 ERCP 这一技术日趋完善并逐渐应用于世界临床，成为胆胰疾病的重要诊断技术。

ERCP 技术问世初期主要是作为一种辅助诊断技术，通过逆行注射造影剂在 X 线透视下了解胆胰管内的病变情况。但随着医学影像技术和设备的迅速发展，加之逆行注射造影剂可能诱发胆管炎及胰腺炎的弊端，临床上单纯的诊断性 ERCP 已逐步被日趋成熟的磁共振及 CT 等影像学检查手段所代替。尽管如此，临床医生却在 ERCP 治疗性方面看到了极高的应用价值，几十年来一直致力于 ERCP 技术治疗胆胰管疾病的探索。1974 年，日本学者 Kawai 和德国学者 Classen 同年报道内镜下乳头括约肌切开术（EST）治疗胆管结石，其意义在于该项技术解决了 oddis 括约肌这个天然屏障阻碍各类操作器械出入胆胰管这一难题，为后续各种操作和治疗器械的应用创造了条件，揭开了 ERCP 治疗时代的序幕。同年在墨西哥举办的世界胃肠病大会，与会代表一致同意将通过内镜逆行胆胰管造影这项技术命名为 Endoscopic Retrograde Cholangiopancreatography（简称 ERCP）。随后 1975 年，Zimmon 报道了利用球囊导管清理胆总管结石。1977 年，Safrany 报道了 Dormia 网篮取石。同年，Classen 采用内镜下鼻胆管引流（ENBD）治疗急性化脓性胆管炎取得成功。1980 年，德国教授 Nib Soehendra 设计了用于 ERCP 使用的塑料胆管支架，并首次报道用于治疗胆管梗阻，随后各种不同设计的胆道支架相继问世。1982 年，Riemann 首次报道胆总管大结石可以通过机械粉碎后取出，使结石清除率大为提高，拓宽了 ERCP 取石的适应证并逐步成为胆总管结石的一线治疗方法。同年，Staritz 报道了内镜下乳头气囊扩张术（EPBD）作为 EST 的替代方法，以期减少出血、穿孔等并发症，但却带来了较高的胰腺炎发生风险。胰腺因其独特的解剖结构及生理功能，受制于内镜、器械发展制约，直至 1983 年，才由 Siegel 等率先利用 ERCP 技术放置塑料支架治疗胰管阻塞性疾病获得成功。随后胰管括约肌切开、胰管结石清除、体外震波碎石（ESWL）

和胰腺假性囊肿引流等技术相继开展。1985 年，Carrasco 首次尝试将用于血管内的自膨式金属支架（SEMS）应用于胆管狭窄的治疗，开创了内镜下胆道引流的新方法，逐步替代了 PTCD 及姑息性胆道引流手术，成为临床姑息性治疗恶性胆管梗阻的首选方法。1994 年有报道采用自膨式金属胰管支架治疗胰头癌所致的胰管梗阻的报道，但至今应用甚少，尚存在争议。

随着内镜设备及附件器械的不断发展和更新，ERCP 的应用范畴也逐步拓宽。1971 年出现了内镜下纯胰液的采集和相应的分子生物学检查技术，使胰腺疾病鉴别诊断的准确性大为提高。随后 1975 年胆管、胰管细胞刷检的应用进一步提高了胆胰疾病诊断率。20 世纪末，先后出现经口胆道镜和胰腺镜、内镜下鼻胰管引流（EPBD）等。21 世纪初，随着腔内超声技术的发展，相继开展了胆胰管内腔内超声检查（intraduct ultrasonography，IDUS），该技术弥补了 ERCP 仅能观察管腔形态，不能观察壁内或毗邻实质内病变的缺陷。2007 年 spyglass 子镜光纤直视系统问世，通过该系统子镜能够进入胆胰管腔内进行清晰的观察和取材，提高了活检的阳性率，能够帮助临床医生对少见的胆胰管病变做出准确诊断。尤其是二代 spyglass 系统，操作更为灵敏，视野更加清晰，已有应用该系统超选进入肝内胆管或胰管，配合钬激光碎取肝内胆管结石或胰管结石的报道，未来有望成为更为微创、安全的肝内胆管结石以及胰管结石的治疗方法。目前新的内镜诊治技术和方法不断涌现，内镜下射频消融术、光动力学疗法等已经逐步在临床应用，ERCP 的内容更为丰富。总之，ERCP 的发展离不开先辈们对技术的不断创新和完善，而内镜及相关器械的换代更迭则为数字化内镜胰腺外科筑牢基石，ERCP 相关技术必将继续在数字化胆胰疾病的诊治中发挥重要作用。

三、ERCP 在我国的发展

ERCP 于 20 世纪 70 年代被引入我国。1978 年，中国医学科学院首都医院（现北京协和医院）陈敏章教授、北京医学院第一附属医院（现北京大学第一医院）王仪生教授分别率先报道了 ERCP 行胰胆管造影获得成功。1980、1981 年，第二军医大学长海医院周岱云教授、沈阳军区总医院安戎教授分别报道了采用自制切开刀开展内镜下乳头括约肌切开术（EST）治疗胆管结石。1983 年，北京友谊医院于中麟教授、天津南开医院鲁焕章教授率先应用内镜

17

下鼻胆管引流术。从此 ERCP 逐步在国内各大医院应用并引起内外科临床医生的重视。

2001 年，李兆申、许国铭教授编写了《ERCP 基本技术与临床应用》。2004 年，胡冰、周岱云教授编写了《ERCP 临床诊疗图解》，形成了国内 ERCP 诊疗的经验和理论体系，为我国 ERCP 操作规范化发展打下了良好教学基础。2008 年，中华医学会消化内镜学分会成立了 ERCP 学组，以推动 ERCP 在中国的推广普及。2010 年，ERCP 学组根据国内实际情况推出国内首部《ERCP 诊治指南》，并于 2018 年对该指南进行了修订，进一步规范了 ERCP 适应证、禁忌证和操作方法，以减少术中、术后并发症的发生。2015 年，中华医学会消化内镜学分会还发布了《内镜下逆行胰胆管造影术后胰腺炎药物预防专家共识意见》。同年，由李兆申教授组织全国数十名具有丰富操作经验的 ERCP 专家编写了《ERCP 初级培训教程》和《ERCP 高级培训教程》，为年轻医生的学习提供了培训教材。2017 年，胡冰教授等制定了《胆管良性狭窄内镜处理亚太共识意见》，成为首个由中国专家主导的消化内镜国际共识。

自 20 世纪八九十年代开始，国内 ERCP 技术迅速发展，至 20 世纪初，已逐步与国际接轨。经过多年国内内镜专家们的不断总结探索，现已形成了全面、系统的诊疗体系，部分内镜中心 ERCP 已达到国际先进水平，个别疑难 ERCP 操作的成功率甚至超越国外，达到国际领先水平。尽管在 ERCP 临床应用中我们仍存在诸多不足，但相信在充满热情与探索精神的当代学者与医生们的共同努力下，我国的 ERCP 数字化诊疗技术将会迎来另一个崭新的时代，取得更为长足的进步。

第二节 ERCP 在胰腺外科中的应用

胰腺是人体第二大实质腺体，为腹膜后位器官，位于上腹中部。头部位于腰椎右侧，嵌顿于十二指肠曲的左侧，由十二指肠降部和下部环绕。胰管位于胰腺内是胰液排出通道，分为主胰管（Wirsung 管）和副胰管（Santorini 管）。主胰管长约 13.8cm，与胆总管汇合于十二指肠壁形成壶腹部共同开口于十二指肠大乳头。副胰管短而细，开口于十二指肠小乳头，位于大乳头上部，距离大乳头约 17mm。大、小乳头开口为 ERCP 操作的入口点。

内镜的可视化、数字化对于数字化胰腺外科的应用和发展具有重要作用。ERCP 技术在胰腺疾病的诊疗中占据相当地位，内镜下治疗应当作为胰腺外科重要的组成部分，是常规外科手术的延续及补充。早期 ERCP 对于胰管狭窄结石、胰瘘等疾病，尤其在胰腺分裂的诊断有重要的作用。随着影像技术的发展，尤其自 1980 年超声内镜首次报道后，近年在胆胰疾病的单纯诊断中 ERCP 的身影已逐渐淡出，无创的 CT、MRCP、EUS 等检查逐渐成为主流。ERCP 转为治疗为主的手段，但因其具有独特的检、诊同步特性，加之小探头超声及胰管镜的应用，在胆胰疾病的诊治中仍有相当地位，并可根据检查时病情变化，制定最佳治疗方案。本节展示相关 ERCP 技术在胰腺疾病数字化诊治中的应用。

一、括约肌切开术

1973 年首次实现乳头括约肌切开后治疗胆总管结石，内镜下乳头括约肌切开术（endoscopic sphincteropapillotomy, EST）逐渐运用于内镜下胆胰疾病诊治中。随后根据奥迪（Oddi）括约肌分类（壶腹括约肌、胆管括约肌、胰管括约肌）出现更精准的切开：内镜下乳头切开术（endoscopic papillotomy, EPT）、内镜下胆管括约肌切开术（endoscopic biliary sphincterotamy, EBS）。1976 年出现首例内镜下胰管括约肌切开术（endoscopic pancreatic sphincterotomy, EPS）的报道。受制于相关医学理念及医疗硬件的发展，直至 20 世纪末，EPS 才逐渐广泛开展于胰管狭窄、胰管结石、胰腺肿瘤等胰腺疾病的诊治中。

根据主、副乳头的分类 EPS 分为常规运用的主乳头胰管括约肌切开术（major palilla pancreatic sphincterotomy）及在胰腺分裂等疾病中运用的副乳头胰管括约肌切开术（minor palilla pancreatic sphincterotomy）。根据切开刀的选择可分为弓状切开刀胰管括约肌切开术（图 17-2-1）和针状切开刀胰管括约肌切开术（图 17-2-2）。根据切开方式的选择又可分为直接切开术、间接切开术、辅助切开术。其中直接切开术即胰管内插入弓状切开刀后直接将胰管括约肌切开，间接切开术为行胰管括约肌切开前先行胆管括约肌切开术，这样可避免因直接 EPS 后出现乳头水肿导致胆汁排泄受阻及继发感染。辅助切开术是先于胰管内植入临时胆管或胰管塑料支架后顺支架切开胰管括约肌。

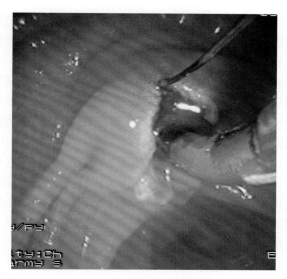

图 17-2-1 弓状刀切开术

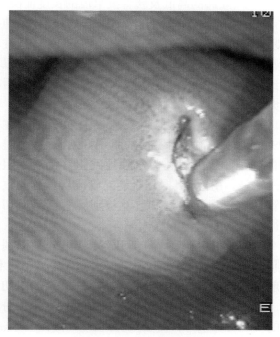

图 17-2-2 针状刀切开术

（一）适应证

括约肌切开是 ERCP 治疗胰腺疾病的前提手段，为后续治疗通道提供足够的空间。适用于乳头部胰管狭窄、胰管结石、胰腺或壶腹部良恶性病变致胰管狭窄、梗阻，乳头括约肌功能异常（sphincter of Oddi dysfunction, SOD）及胰腺分裂症等疾病治疗。

1. 乳头括约肌功能异常（sphincter of Oddi dysfunction, SOD） 是急性复发性胰腺炎的重要原因。根据改良 Milwaukee 分类标准 Oddi 括约肌功能障碍根据来源分为胆型及胰型，根据程度均分为 3 型（表 17-2-1）。胰型 Oddi 括约肌功能障碍一旦确诊，

建议直接行乳头括约肌切开术。胆型 Oddi 括约肌功能障碍 I 型：可不必行 Oddi 括约肌测压（sphincter of oddi manometry, SOM），直接接受 EST 治疗；II 型：建议行 EST 前可考虑实施 SOM；III 型：仅有胆性腹痛，不推荐括约肌切开。

表 17-2-1 奥迪（Oddi）括约肌功能障碍分类

分型	胆型	胰型
I 型	疼痛 + 肝酶异常（>2次）+ 胆总管扩张	疼痛 + 胰酶异常（>2次）+ 胰管扩张
II 型	疼痛 + 肝酶异常（>2次）或胆总管扩张	疼痛 + 胰酶异常（>2次）或胰管扩张
III 型	仅有胆性腹痛	仅有胰性腹痛

2. 胰腺分裂症（pancreatic divisum, PD） 是指在胰腺发育过程中主、副胰管未融合的一种先天性发育不全，大量胰液通过相对较细的副乳头开口流出，引起副乳头反复出现局部炎症等症，进而出现狭窄梗阻，并出现胰性腹痛和胰腺炎发作等病症。通常以 ERCP 或者 MRCP 进行诊断，ERCP 是诊断胰腺分裂的金标准。随着 EUS 的不断发展，其已逐渐成为重要检查手段。无症状的 PD 无需治疗，不建议实施 ERCP 干预。有症状的 PD 建议首先选用内镜治疗，内镜治疗无效或操作失败的病例可考虑手术治疗。主要治疗方案即通畅引流，通过副乳头括约肌切开成形或安装胰管支架达到治疗目的。

（二）操作方法

1. 主胰管括约肌切开术

（1）直接切开法

1）插管：导管选择性插入胰胆管是 ERCP 开展治疗的前提。根据乳头开口情况，直接以造影导管探插胆胰管或以导管内置入导丝进行探插。乳头部的解剖结构千差万异，直接以造影导管插管的方法由于导管前端角度有限，因而选择性插管有很大难度，反复插管又会造成乳头部水肿、假道形成等相关并发症，加大术后并发胰腺炎的风险。因三腔弓状刀上下向可调节，以弓状刀内置直头或弯头导丝探插胆胰管更为安全、有效。

利用抬钳器、切开刀刀弓角度及十二指肠镜镜身的弯曲度来调整插管方向，12 点位置为壁内段起始部至乳头开口连线（图 17-2-3）。胆管以选择乳头左上方 11 点钟附近为佳，胰管则以选择平行或稍偏 5 点钟位置为宜。对于小乳头及乳头开口极小导管不易插入时，可先将导丝外露出导管头端约

2~3mm 并用导丝探插,在内镜及透视下观察导丝的方向及角度,以前后轻轻抖动,并在抖动中加上轻旋,缓慢推进。当顺利插入 3~5cm 时一般提示选择性插管成功。

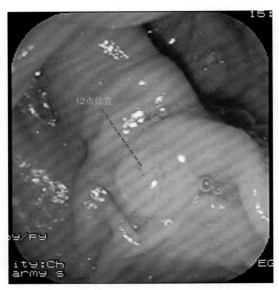

图 17-2-3　乳头切开位置

如首先插管为胆管,导丝可留置占据并用另一导丝探插胰管;如首先插管为胰管但还需了解胆管情况时,可留置导丝占据胰管再用另一导丝探插胆管。对于极难插管病人,有时可联合 EUS,PTC 等方法:EUS 在扫查胰管走行方向后可引导针状刀剖开胰管;PTC 管以斑马导丝通过乳头开口置入十二指肠腔,内镜下将导丝牵引出镜外,顺该导丝置入弓状切开刀或在导丝标记下用针状切开刀进行预切开(图 17-2-4),再寻找胰管,提高插管的成功率。

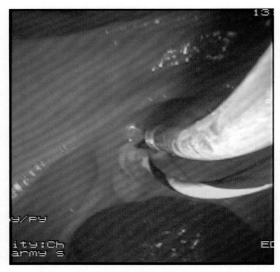

图 17-2-4　导丝标记切开

2)造影:在导管顺利进入胆或胰管后,可先进行造影以明确胆胰管形态及病症,如胆胰汇合异常可有较佳显影效果(图 17-2-5)。造影剂注入量:注入时缓慢匀速,以显影完整为原则,必要时做好充分的引流。胰管注入切忌反复高压推注,以免化学刺激引发胰腺炎。胆胰管造影都应在 X 线透视动态观察下进行。

3)留置导丝:明确胰管括约肌切开适应证后,导丝尽可能留置在胰管体尾段,过浅容易滑出,过深导丝弯曲在胰管体尾段病人刺痛感明显。缓慢退出导管,导管与导丝保持相对静止,防止导丝弹出。

4)切开:顺导丝插入弓形切开刀,常规沿乳头 10 到 1 点钟方向逐步切开胰管括约肌;切开长度以乳头大小、隆起的高低及胰管狭窄段的长度而决定,以完成治疗疾病为原则。随着技术的发展,单纯括约肌切开已逐渐为小切开后逐级探条扩张或以柱状球囊对括约肌及狭窄段进行扩张代替,这样可以在达到切开扩张目的的同时减少出血、穿孔及术后胰腺炎的风险。

(2)间接切开法:越来越多的学者主张在行 EPS 的同时也需行胆管括约肌切开术,这样可避免因直接 EPS 后出现乳头水肿导致胆汁排泄受阻及继发感染。由此,根据是否能插管成功可分为主动胆管括约肌切开后行 EPS 及被动胆管括约肌切开后行 EPS。

1)主动胆管括约肌切开:导管可分别顺利插入胆胰管后留置导丝,常规先行胆管括约肌切开术,一般切开长度以 0.5~1.5cm 为宜。胆管括约肌切开后,再行 EPS,此时内镜下可窥见从共同通道中分离出的胰胆管分别开口,胰管切开长度一般以 5~10mm 为宜。选择性胰管插管不成功而反复插入胆管时,也可先行胆管括约肌切开后再探插胰管。胆管括约肌切开后乳头形态发生改变,胆管开口多从乳头的 1 点钟左右位置移至 5 到 6 点位置,可根据胰管解剖方位,苍白黏膜的显露、是否有胰液溢出等辨别。

2)被动胆管括约肌切开:内镜下治疗胆胰疾病,选择性导管成功插入胆管或胰管是下一步治疗的关键,但由于乳头肥厚、乳头壶腹部管腔弯曲度过大、乳头段狭窄、壶腹部胆胰管合流异常等原因会造成选择性插管失败,即使对于熟练的术者,仍大约有 5%~20% 的病例无法用常规的方法成功插管。由此,自 20 世纪 80 年代开始我们采用针状刀以外科显微手术的方式,在内镜下剖开乳头,从而暴露出

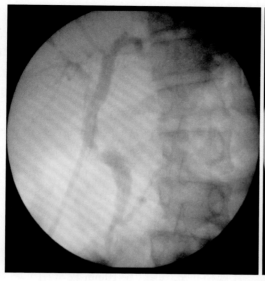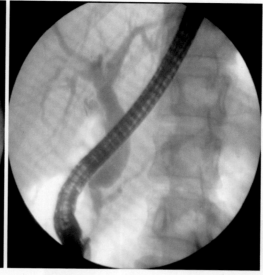

图 17-2-5　胆胰合流异常 P-B 型

胆胰管,提高了插管成功率。针状刀的切开方法可分为:

①顺行切开法。

全层分段切开法:自乳头开口插入针状刀,刀丝伸出导管约 3~5mm,通过抬钳器用刀丝挑起乳头全层,沿 11-1 点方向切割,依次扩大切口致所需长度,该方法是行乳头大切开较为安全的方法。

分层切开法:适用于壶腹部黏膜较肥厚的乳头,从乳头开口处插入刀丝边切开边缓慢向上滑动,切开黏膜层至所需切开的长度,再依次切开肌层,暴露胆胰管。

②乳头开窗术,适用于较大或肿大的乳头,刀丝直接插入乳头壶腹部黏膜内,切开胆管,并沿管腔走行,向上或向下扩大切口,从而暴露胆胰管。

③逆行切开法,对于乳头段狭窄,导管和导丝不能插入时。如同开窗术,刀丝直接刺入乳头壶腹部,采用分层切开法向乳头开口处切开管腔,剖开狭窄暴露胆胰管。

(3)辅助切开:对于胆胰合流异常、胰管结构异形、毕Ⅱ式术后等情况时,在成功插管造影后,为标记切开方位可辅助以留置导丝或安置胰管支架后以针状刀沿导丝或支架方向切开胰管括约肌(图 17-2-6)。正常乳头胰管切开应沿 1 点钟方向,毕Ⅱ式手术后应在 6-8 点钟方向进行切开。行 EPS 术后保留胰管支架数天,可降低 ERCP 术后胰腺炎的发生率。

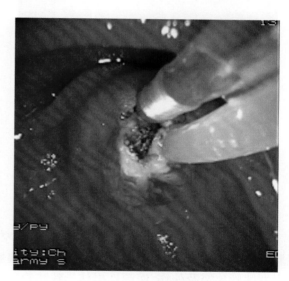

图 17-2-6　支架标记切开

2. 副胰管括约肌切开术　有症状胰腺分裂症病人,在主乳头的上方 1~2cm 处,多可见较为膨大的副乳头,并有明显开口,这为 EPS 提供了解剖基础。插管成功后造影明确诊断及了解分裂胰管走行。因副胰管走行不定,应以辅助切开法进行切开最为安全可靠。首先插入并留置导丝(方法同主乳头切开术),顺导丝置入 5~7Fr 胰管塑料支架,长度在 5cm 左右为宜,尾端外露在十二指肠内 0.5~1cm。以支架为引导,通常选择在 10-12 点钟方向逐层进行切开,切口以 4~6mm 为佳。1~2 周后可在 X 线下观察支架是否在位,如仍在副胰管内,可内镜下予以拔除。对于胰腺分裂伴胰管狭窄病人,若 ERCP 引流失败,可尝试 EUS 引导穿刺引流。

简言之,胰管括约肌切开为 ERCP 治疗胰腺疾

17

病后续操作建立足够的操作空间,是关键步骤。

二、扩张术

十二指肠镜下胰管扩张术是指在十二指肠镜下对因壶腹部占位、慢性胰腺炎、胰管结石、胰腺外伤或医源性损伤、乳头慢性炎症等疾病引起狭窄、梗阻的胰管进行扩张的治疗方法。根据扩张工具大致分为:扩张探条扩张术、扩张水囊扩张术、取架器扩张术、覆膜金属支架置入术、隧道式腔内电切联合扩张术,其中扩张水囊扩张术(图 17-2-7)因其简便安全应用较广。

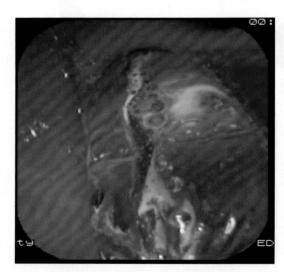

图 17-2-7　扩张水囊扩开括约肌

(一)适应证

扩张术在胰管括约肌炎性病变引发胰管狭窄,壶腹部肿瘤引发胰管狭窄,胰腺分裂症,慢性胰腺炎引发胰管狭窄及外伤、医源性损伤导致胰管狭窄等疾病治疗中有较多的运用。胰管取石、胰腺假性囊肿置管引流前,必要时均需扩张操作。根据大量临床报道分析显示,慢性胰腺炎经扩张及支架置入可以有效缓解病人腹痛症状,即刻缓解率为65%~95%,持续缓解率可达 32%~68%。胰管狭窄诊断一旦确立,无论临床症状轻重,均建议进行干预治疗,可首先考虑 ERCP 扩张等治疗手段。内镜治疗失败、无效或近期效果满意但症状复发的病例,可考虑外科手术治疗。

(二)操作方法

1. 探条扩张术

(1)常规十二指肠镜下选择性胆胰管插管(详细过程参考十二指肠镜下胰管扩张括约肌切开术)。

(2)对胆胰管进行造影明确胰管狭窄部位、长度、狭窄远端胰管扩张程度、有无合并结石及假性囊肿等病症及是否合并胆管狭窄。

(3)导丝穿过狭窄段远端并留置。

(4)顺导丝插入扩张探条,根据开口及狭窄情况选择初始探条规格,常规选择从 3Fr 扩张探条开始逐渐增至 7Fr。扩张探条通过狭窄段需力度轻柔,可采用前后逐渐探插并加上顺时针旋转的手法。通过狭窄段后可留置 1~2 分钟再行更换探条。

(5)扩张后,再次行造影观察扩张效果,必要时可再次扩张。另外对于胰腺分裂症病人,经副乳头进行插管扩张者,探条切忌插入过深。

2. 扩张水囊扩张术

(1)~(3)步同前。

(4)根据狭窄段长度、前后段胰管直径选择适合规格扩张气囊(6~10mm 较常用),顺导丝置入柱状扩张水囊。对于胰头部胰管狭窄,应将气囊中端留置于狭窄中央部位;胰体尾部胰管狭窄,可根据深度决定气囊置入长度。

(5)扩张后,再次造影观察疗效。

3. Soehandra 取架器扩张术　Soehandra 取架器最初设计是应用于回收堵塞的胆管或胰管塑料支架。长约 180cm,其前端部为 4cm 可旋转金属螺纹探头,规格分为 5、7、8.5Fr。1994 年 van Someren 等学者首次运用于治疗胆道狭窄,1997 年 Todd 等报道首例以 Soehendra 取架器扩张胰管狭窄病人取得成功。此后,Soehandra 取架器逐渐被利用于十二指肠镜下胰胆管狭窄扩张中。

(1)~(3)步同探条扩张术。

(4)顺导丝置入 Soehandra 取架器至狭窄部位,顺时针缓慢旋开向前推送直至通过狭窄段。

(5)扩张后,再次造影观察扩张效果。

4. 全覆膜金属支架置入术　因胰管狭窄多为纤维性狭窄,以探条、球囊、Soehandra 取架器进行扩张效果欠佳,即使扩张后留置普通胰管塑料支架术后再次复发狭窄可能性仍较大。随着全覆膜金属支架在临床上的应用,一种新的扩张方式随之产生。它有可持续进行扩张支撑的效果,扩张管径大并可回收等优势。

胰管内置入全覆膜自膨式金属支架(fully-covered selfexpanding metallic stent, FCSEMS)目前仍存在争议,主要考虑一些不良事件的发生包括支架的迁移,特别是支架内移位可能会损伤胰管或胰腺组织;支架封堵分支胰管造成相关并发症。但有越来越多的学者进行报道:对于反复胰管狭窄病人,留置全覆膜金属支架 3~7 天后,狭窄治疗效果明显增强。并有学者报道留置金属覆膜支架达 5 月余。有国外学者认为对于难治性良性胰管狭窄病人,予以安置 2 个月的临时 FCSEMS 可能不会加重胰管异常引起相关的胰管的变化,是可行、安全的,但支架移位仍有存在。因此,需要设计一种更好地防止移位的胰管金属覆膜支架。部分学者考虑可予以覆膜金属支架内加置猪尾形塑料支架,可有效防止移位。

5. 隧道式腔内电切联合扩张　对于胰管重度狭窄只能勉强通过导丝而扩张导管等器械不能通过的病人,因扩张器械无法通过狭窄段意味着治疗失败。以双腔针状刀顺导丝插至狭窄部近缘伸出刀头约 3mm,在 X 线透视下顺导丝缓慢推进切开狭窄段胰管,直至切开刀外套管顺利通过狭窄段再换入相关扩张器械,进行后续治疗(图 17-2-8~图 17-2-10)。该方法操作难度高、风险较大,需谨慎选择。

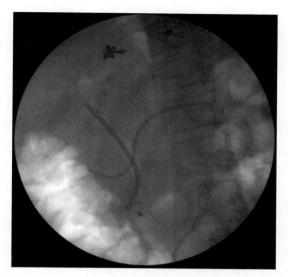

图 17-2-10　针状刀胰管颈部狭窄切开后置入胰管支架

三、取石术

1667 年第一例胰管结石(pancreatic duct stones, PDS)在解剖时被发现。胰管结石在正常人中的发病率较低,但近十余年随着影像诊断技术的进步,流行病学统计发现发病率逐渐增加。其病因认为与慢性胰腺炎、酗酒、胆道疾病、基因遗传等有关,其中与慢性胰腺炎关联最大,大约有 50%~90% 的慢性胰腺炎合并胰管结石。胰管梗阻、胰液中钙的浓度增加是形成结石的主要机制之一,是胰石蛋白(pancreaticstroneprotein, PSP)、乳铁蛋白(lactoferrin, LF)、碳酸钙的平衡破坏的结果。胰管结石常继发于慢性胰腺炎,多见于胰腺头部。

对于胰管结石,我们主要通过影像学结果进行诊断,如 X 线、ERCP、普通超声、超声内镜、CT、磁共振胆管造影(MRCP)。其中 X 线、超声因经济方便,较多地应用于临床,但因结石大小、肠腔气体等因素干扰,漏诊率较高。CT 的诊断率较高、且胰腺实质、胰管结构及结石分布有很好的提示;ERCP、MRCP 在确诊的同时,可进一步提示胆胰管走行,结石部位,结石数量及大小,对治疗方案的选择有极大意义。另外胰管镜的出现,可以直接观察胰管内的病变。

PDS 常会伴有胰管狭窄、胰液引流异常及管内压力升高从而可进一步加重胰管损伤和胰腺分泌功能的损害,临床表现为反复上腹部、背心痛、脂肪泻等,长期病变甚至可导致胰腺癌。治疗包括对症治疗、对因治疗。可行手术及内镜下取石、

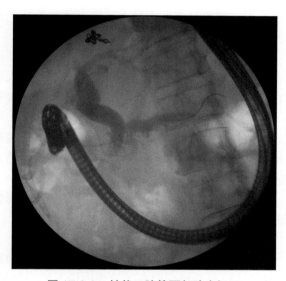

图 17-2-8　针状刀胰管颈部狭窄切开

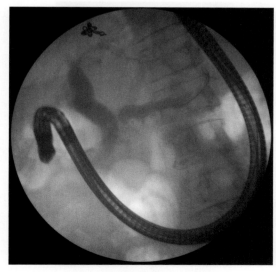

图 17-2-9　针状刀胰管颈部狭窄切开后附件通过

通畅引流治疗。对于无胰管明显狭窄或狭窄易被扩张的结石及胰腺分裂症副胰管内结石，内镜治疗安全有效。ERCP 目前是胰管结石的一线治疗手段。

（一）适应证

对于主胰管扩张伴结石，结石远端无明显狭窄病人及副胰管内小结石病人可在内镜下通过胰管括约肌切开、狭窄段扩张后应用取石篮或气囊清除胰石。内镜下胰管取石的成功率可达 60% 左右，对于结石位于胰头部位，病程较短而疼痛发作频率相对较低，初次行 ERCP 时主胰管无狭窄病人成功率更高。临床症状短期改善率为 77%~100%，长期改善率为 54%~86%。如果取石不成功、未完全清除结石或存在明显胰管狭窄，应留置胰管支架；如果需要多次碎石或取石操作，可在治疗间期留置鼻胰管引流。

急性胆源性胰腺炎（acute biliary pancreatitis，ABP），指胆道结石引起胆道堵塞或十二指肠大乳头受压，引起的胆汁异常反流入胰管，激活胰酶产生自身消化而出现的急性炎性反应，发病率在急性胰腺炎中占比约 40%。约 20%~30% 的 ABP 病人因保守治疗无效需要更进一步外科治疗，其中 ERCP 是一种重要治疗方式。2018 年，中国 ERCP 诊疗指南中指出对于轻型 ABP 病人，不推荐急诊 ERCP；如合并急性胆管炎或者持续胆道梗阻，推荐急诊 ERCP 及 EST，尤其在重型胆源性胰腺炎病人中早期 ERCP 可有效降低并发症发生率。胆源性胰腺炎的 ERCP 治疗方案的制订需建立在"解除梗阻、控制感染"的基础之上。根据病人生命体征、结石大小、胆道条件等因素决定是否一期取石，如条件不允许，可先行留置鼻胆管或塑料支架解除梗阻，择期取石。胆管取石操作与胰管结石取石基本一致，在此仅描述胰管结石内取石操作方法。

（二）操作方法

1. 内镜下直接取石　根据术前相关辅助检查，在初步了解胰管解剖形态及结石分布情况后，对于直径 <5~6mm 或结石可透过 X 线的病人，可尝试直接以取石网篮或取石球囊取石。具体步骤如下：

（1）常规十二指肠镜下插管、显影并留置导丝至结石远端。

（2）显影观察胰管扩张程度，是否合并有狭窄，结石在胰管的部位、数量、大小、活动度及 X 线下透光度。明确是否能直接尝试取石或胰管括约肌切开及狭窄扩张、切开术。

（3）插入取石网篮并超越结石后，缓慢打开网篮，灵活前后移动网篮或伴轻度旋转至结石落入网篮内，套牢后拖出胰管。在以取石气囊置入胰管体、尾部，气囊充盈至与管径相等后缓慢退出，可边退边注入造影观察是否有残余结石。或直接插入取石气囊至结石远端，充盈气囊后缓慢拖出结石（图 17-2-11）。

（4）取石术后留置鼻胰管或胰管支架，以降低 PEP 的发生。

2. 内镜下碎石、取石

（1）对于结石较大较硬者，直接取石较为困难，可尝试碎石后再行取石。常规内镜下碎石包括：

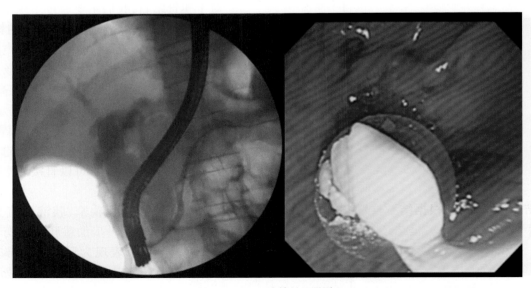

图 17-2-11　胰管结石取出

机械碎石法、液电碎石法、钬激光碎石法。机械法碎石需碎石网篮通过结石部位，但对于结石较大致管腔内无缝隙或结石远端狭窄，网篮很难通过或打开时，机械碎石无法成功。液电或钬激光进行碎石需胰管镜进行操作。

1）机械碎石法：常规插管、显影、可留置导丝后，插入碎石网篮至结石远端，缓慢开网后，前后活动并可轻旋网篮使结石进入网篮。以碎石器加力破碎结石，再配合取石网篮、取石球囊取出结石并清理胰管。

2）液电碎石法：常规十二指肠母镜下插管、显影后根据胰管直径，结石分布及大小、行胰管括约肌切开术。再送入子镜自胰管开口进入胰管内，通过其工作孔道置入碎石线缆，直视下进行碎石。碎石中注意避免损伤周围胰管壁。碎石后以取石网或气囊进行取石及清扫。胰管结石致密坚硬，液电碎石法部分病例效果欠佳。

3）钬激光碎石法：基本操作同液电碎石，在子镜及激光纤维进入胰管后，直视下对准结石逐步击碎。钬激光对胰管结石有很好的击碎效果，故已逐渐成为内镜下胰管碎石的首选方法。

（2）体外震波碎石 + 内镜下取石：体外震波碎石（extracorporeal shockwave lithotripsy，ESWL）最早运用于泌尿系统结石，1987 年第一篇 ESWL 用于胰管结石治疗的文献被报道。通过 ESWL 机或其他影像学检查对胰管结石定位后，传导震波至结石处，达到碎石效果，用于胰管结石治疗震波频率约为 3 000~5 000 次，持续时间多为 30 分钟。其适用于主副胰管结石病人，但禁忌用于急性重症胰腺炎、凝血功能异常及有动脉瘤钙化的病人等。并发症有术中疼痛、冲击部位红斑、呕吐、血尿等。

单纯内镜下取石、体外震波碎石均有其一定狭隘性，多项临床报道的分析结果显示，ESWL 联合内镜取石的胰石完全清除率达 41%~100%（平均60%），症状改善率 63%~93%（平均 80%）。内镜联合 ESWL 治疗胰管结石的疗效优于外科手术。对于慢性胰腺炎合并胰管结石病人，ESWL 和 ERCP 是安全有效的治疗手段。首先根据 X 线、超声或 ERCP 对结石进行定位，根据结石位置决定病人体位，确定探头方向、位置。根据结石大小、部位、病人体型等参考仪器说明制定治疗中冲击电压，冲击次数，操作时间等参数。碎石后内镜下取石，取石过程中对于高密度结石，可不注入造影剂，这样观察效果更佳。取石后可留置胰管塑料支架可降低术后胰腺炎发生率。

四、支架引流术

1979 年，Soehendra 率先报道以塑料支架植入胆管内进行内镜内引流术（endoscopic endoprosthesis）。1983 年，Segel 等又成功地于胰管内安置塑料治疗，标志着内镜下胰管支架引流术（endoscopic retrograde pancreatic drainage，ERPD）的诞生。目前该技术已广泛运用于临床，胰管支架引流术在慢性胰腺炎引发胰管狭窄、胰管括约肌切开后胰液引流、胰腺假性囊肿引流、胰管结石取石术后都有广泛的应用。对于较粗的胰管（直径大于 1.0cm）可以尝试使用全覆膜自膨式金属支架（fully-covered self expanding metallic stent，FCSEMS）。

（一）适应证

胰管支架置入应用广泛于胰管良性狭窄及恶性狭窄的保守治疗，慢性胰腺炎伴胰管结石，胰管括约肌切开术后引流，胰腺分裂症，胰腺假性囊肿，胰瘘，ERCP 术后预防胰腺炎（图 17-2-12）等。其中胰腺假性囊肿的处理首选内镜治疗，不适合内镜治疗或内镜处理失败的病例可考虑其他治疗。囊肿与主胰管交通者适用于 ERCP 经乳头途径引流（图 17-2-13），直接留置支架或鼻胰管在囊肿腔内，也可留置在主胰管内越过破裂区域。部分囊肿与副胰管相通，可经副乳头置入支架引流。有症状胰腺分裂症首选内镜下括约肌切开 + 胰管引流治疗。

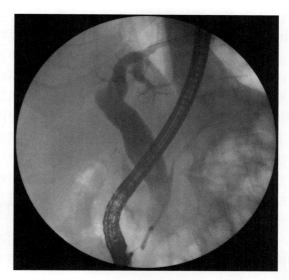

图 17-2-12　术后置入胰管支架预防胰腺炎

17

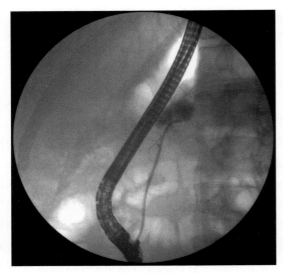

图 17-2-13 胰尾囊肿引流

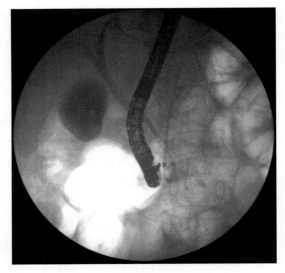

图 17-2-14 胰管塑料支架植入术

（二）操作方法

1. 常规造影了解胰管狭窄位置、长度，是否有内瘘，与主胰管相通的假性囊肿位置；胰腺分裂症者需从副乳头内造影。

2. 胰管切开、扩张或者取石。根据插管、造影所提示的胰管狭窄段情况，制定切开、扩张方案。详见胰管括约肌切开、扩张及胰管取石术。

3. 安置胰管支架　根据胰管狭窄的部位、程度及狭窄段胰管两侧的管径，选取适宜的胰管支架。对于反复复发的胰头段胰管狭窄、顽固性胰瘘等病例，可行临时性全覆膜金属支架植入。根据胰管支架需要安置位置我们从主胰管内支架植入术、副胰管支架植入术、胰管-假性囊肿支架植入术、胰瘘封堵支架植入术、胰胆管联合支架植入术这几个情况描述具体操作。

1）主胰管支架植入术：主要用于主胰管狭窄及扩张后、胰管括约肌切开术后、胰管取石术后及 ERCP 反复胰管显影。透视下明确导丝已通过狭窄段或需安置支架部位的远端，将适宜的支架顺导丝推送入胰管内并确定越过狭窄段约 1cm 以上，同时需要注意末端侧翼位于乳头外，退出导丝及推送器（图 17-2-14）。透视下观察支架位置，可根据需要内镜下异物钳适度调整。胰管支架留置时间应根据病情决定，一般安置 1~3 个月为宜。对于胰管狭窄反复复发胰腺炎的病人，在行两次胰管塑料支架治疗后症状依然复发时，可选用全覆膜金属支架以增加扩张力度和管径。

2）副胰管支架植入术：操作步骤、方式与主胰管内支架植入术相同，需注意副胰管走行及支架不宜植入过深。

3）胰腺假性囊肿支架植入术：将导丝经乳头探插入假性囊肿腔内并留置（如导丝无法探查入囊肿，可将支架植入囊肿后方胰管），必要时可先行胰管与囊肿口狭窄段的扩张，顺导丝推入支架于囊腔内，尾端外露在十二指肠腔。引流 4~6 周后应复查 CT 了解囊肿变化，囊肿完全消失者可拔除支架，必要时可更换或调整支架。

4）胰瘘，支架封堵引流术：怀疑或确诊胰管破裂（液体聚积），如果条件许可，应首先考虑行 ERCP。ERCP 插管至胰管后注入少量造影剂在透视下观察瘘口位置，导丝缓慢轻柔地探插越过瘘口至远端主胰管内，并顺导丝植入胰管支架，实现"桥接"。支架远端需确保位于瘘口远端胰管内（图 17-2-15、图 17-2-16）。对于顽固性胰瘘病人，可选用全覆膜金属支架封堵漏口进行治疗。支架引流 6~8 周后再行 ERCP，拔除支架并进行胰管造影，如果胰漏仍然存在，应继续支架治疗，每 6~8 周更换 1 次支架直至漏口愈合。对 ERCP 引流失败者，EUS 引导穿刺引流是安全有效的方案。病情严重或内镜治疗后仍无法完全控制的病例，应考虑外科治疗。

5）胰胆管联合支架植入术：对于乳头壶腹部病变侵及胆胰管开口或胆管下段占位管腔狭窄，及胰头占位侵及胆管下段造成胆管狭窄需安置支架治疗时，应先分别于胆管、胰管内留置导丝，并先胰管后胆管顺序安置支架（图 17-2-17、图 17-2-18）。

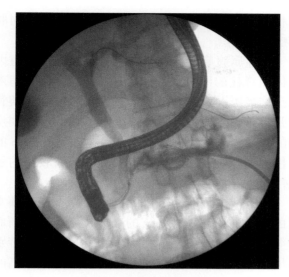

图 17-2-15　胰头部胰管漏

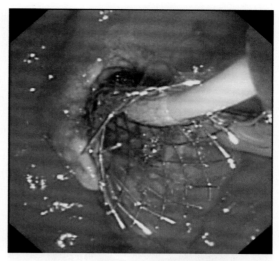

图 17-2-18　胰管支架植入后放置胆管金属支架

五、ERCP 的第三只眼——胰管镜、胆胰管内超声

（一）胰管镜

内镜的发展史是一部人类医学向体内更深层次的腔道探究的历程。直视胰管管腔，了解腔内狭窄、充盈缺损等疾病的原因是 ERCP 技术在胰腺疾病诊治发展的必然追求。1975 年，日本团队最先研发胰管镜——通过十二指肠镜工作孔道的超细纤维内镜，开启了胰管直视检查。胰管镜最初多由双人操作，镜头方向调整困难，视野较差，本身因过细而极易损坏，发展一直受限。近年来，随着材料及工艺的发展，进化为可单人操作，4 向调节，保护外壳及光源系统分离保护光源不易损坏，加之自带工作孔道，可通过活检钳、碎石线缆等治疗工具，已成为胰管内疾病诊治的神兵利器（图 17-2-19、图 17-2-20）。

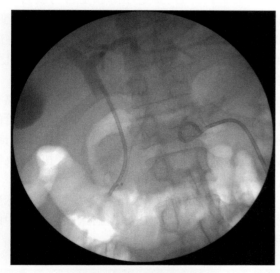

图 17-2-16　胰漏支架引流

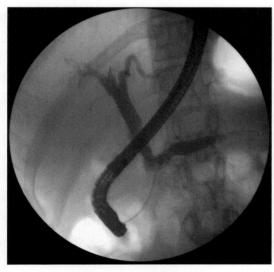

图 17-2-17　胆胰管双扩张

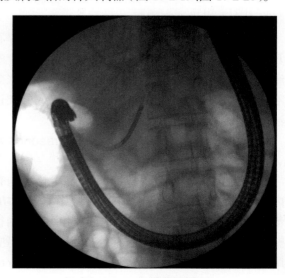

图 17-2-19　胰管镜检查

17

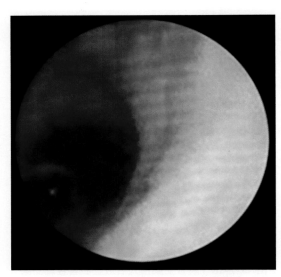

图 17-2-20　**胰管镜直视下观察胰管腔**

1. 适应证

1）诊断：ERCP 不能明确病因的充盈缺损（结石、新生物）及管腔狭窄或中断（活检良恶性鉴别）。

2）治疗：激光碎石、隧道式狭窄电切等。

2. 操作方法

1）常规造影、胰管括约肌切开（IPMT 可不切开）、胰管扩张术（如治疗路径狭窄必要时扩张），具体操作参考前文。

2）进镜：胰管相对较脆，现今器械虽有保护外壳，其导光束仍易损毁。顺导丝置入胰管镜时常规抬钳器半托位，通过拉动十二指肠镜或吸引轻柔送入。

3）调整视野：进镜后可通过生理盐水冲洗管腔后使用十二指肠镜或胰管镜抽吸（胰管镜吸引时控制吸引力），提供清晰视野。

4）诊治：可通过工作孔道置入活检钳或碎石工具，嵌顿胰管结石多为"鹿角"样，行碎石治疗时需注意调整视野及操作方向。对于胰管狭窄扩张效果不佳病人，可直视下行隧道式电切后置入支架进行治疗，该操作风险大、操作困难，慎用。

（二）胆胰管内超声（intraductal ultrasonography, IDUS）

20 世纪 80 年代，美国首次报道应用超声与普通内镜相结合的检查方法在动物实验中取得成功，开创了超声内镜技术在临床的应用，此后超声内镜器械不断发展和完善，超声内镜的技术越来越成熟，应用范围也不断扩大。胆胰管腔内超声（intraductal ultrasonography, IDUS）联合 ERCP 已能清晰显示胆管和胰管腔内、管壁及其三维图像，扩展了人们对胆胰疾病的认识。

胰腺属腹膜后器官，位置较深，易受消化道内气体和脊柱的干扰。ERCP 与 IDUS 联合可将超声探头直接送入胰管，紧贴病灶，在胰实质钙化，胰管扩张、结石，胰腺囊性病变，胰腺占位性病变等胰疾病的诊断中占据一定地位，尤其对直径小于 3cm 的囊性肿瘤及直径小于 2cm 的实质肿瘤有较高的敏感性。

IDUS 不仅可显示胰管的扭曲与扩张，且对胰实质的细微变化和胰管分支的表现及胰腺其周围血管等相邻结构有较好显示，对早期诊断胰腺癌特别是早期胰腺癌尚未累及胰管引起胰管狭窄有较高的价值。对于直径 <1cm 胰腺囊性病变可以很好地诊断，并且依据其形态、囊壁厚薄和是否与胰管交通等以鉴别假性囊肿、黏液肿瘤性囊肿等囊性病变。IDUS 能更好地反映局限性病变，如局限扩张的主胰管或囊壁结节、囊内间隔，可提高对胰腺导管内乳头状黏液瘤的诊断准确度。

超声小探头的频率相对较高，探测范围距离有限，虽对胰腺实质显示良好，但对周围结构和血管的显示欠佳；再者，探头插入胰管操作有一定难度，有时因乳头受肿瘤压迫变位、变形或胰管扭曲、狭窄等，均可能导致 IDUS 检查失败。

IDUS 操作难度大，探头昂贵、较易损坏，临床应用受到一定限制。普通 EUS 在临床胰腺疾病中的应用更加广泛。

第三节　ERCP 及其并发症的防治

内镜下逆行胰胆管造影术（ERCP），又称 ERCP 相关技术，历经五十余年的发展与应用，目前已经成为全世界诊断和治疗胆胰疾病的先进介入技术。ERCP 能够在 X 线透视下清晰地显示胰胆管影像，术中操作时间短且灵活方便，具有手术创伤小、成功率高、术后恢复快、住院时间短、可重复性等优点，尤其对于不能够耐受手术的人群，其与传统外科手术相比具有独特的优势。但该技术为侵入性操作，操作过程中涉及括约肌切开、扩张等，不仅技术难度大且风险较高，术后并发症的发生亦不可避免，重者可危及病人生命安全。ERCP 相关并发症主要包括 ERCP 术后胰腺炎（post-ERCP pancreatitis, PEP）、出血、穿孔、感染、胆管炎、延迟性狭窄及其他罕见并发症。ERCP 并发症的发生与诸多因素相关,主要包括病人自身因素、操作相关因素和术者相关因素。因此早期识别并纠正相关危险因素,做好防范措施,对于 ERCP 围手术期管理有着积极的意义。

一、ERCP 术后胰腺炎

(一)定义

目前关于 PEP 的定义尚不统一,主要有两种定义。过去,大多数研究采用的定义和分类是根据 Cotton 等于 1991 年发布的共识指南,PEP 定义为:术后 24 小时出现临床胰腺炎表现,血清淀粉酶升高达正常上限的 3 倍或以上,住院时间至少延长 2 天。近年来,主要是根据 2012 年修订的关于急性胰腺炎定义和分类的亚特兰大国际共识。根据该共识,PEP 的诊断至少需满足以下 3 个标准中的两个:①腹痛符合急性胰腺炎特征(持续的、严重的上腹部疼痛的急性发作,通常放射至背部);②血清脂肪酶或淀粉酶活性高于正常上限至少 3 倍;③增强 CT、磁共振成像或腹部超声具有急性胰腺炎的特征性表现。应当明确的是,修订的亚特兰大国际共识的分类和定义是针对急性胰腺炎的所有病因提出的,而并不特指 PEP。上述两个指南都对 PEP 的严重程度进行了划分(表 17-3-1)。根据实践来看,后者更具临床指导意义。若 ERCP 术后短时间内病人出现胰腺炎的临床表现,并存在血清学或影像学的证据,即可诊断为 PEP。

(二)发生率

随着 ERCP 围手术期管理的不断完善,PEP 的发生率较以往有所降低。2007 年,一项涉及 16 855 例病人包含 21 项前瞻性研究的系统评价表明,PEP 的发生率为 3.47%,相关病死率为 3.08%。最近一项基于 108 个随机对照研究包含 13 296 例病人的 Meta 分析显示,PEP 总的发生率为 9.7%,病死率为 0.7%;在北美、亚洲以及欧洲人群的发病率分别为 13%、9.9% 和 8.4%,高风险病人的发病率甚至高达 14.7%。同时该研究还发现,在 8 857 例行 ERCP 的病人中,轻度、中度和重度 PEP 的发生率分别为 5.7%、2.6% 及 0.5%。而在高风险病人中,这一比例分别上升至 8.6%、3.9% 和 0.8%,此外还有 0.2% 的病死率。不同研究所报道的 PEP 发生率略有差异,这可能是由于大部分研究属于回顾性研究,且关于 PEP 的定义不同所造成。

(三)危险因素

PEP 的危险因素大致可分为三类:病人自身因素,操作相关因素,术者相关因素。PEP 的危险因素具有协同作用,对危险因素较多的病人行 ERCP 时应更加小心谨慎。

1. 病人自身因素　怀疑或已知的 Oddi 括约肌功能障碍是 PEP 的显著危险因素。一项包含 10 997 例病人的 meta 分析表明,SOD 疑似病人其 PEP 发生率为 10.31%,而括约肌功能正常病人 PEP 发生率仅为 3.87%。其他危险因素包括:①病人有 PEP 病史;②病人有急性胰腺炎复发史;③女性;④年轻病人;⑤血清胆红素正常。有趣的是,慢性胰腺炎被证明是 PEP 的一个保护因素,可能与胰腺实质萎缩和胰酶活性降低有关。另外,妊娠与胰岛素抵抗也成为 PEP 新的危险因素,但仍需要进一步的研究证实。

表 17-3-1　PEP 的定义及严重度分级

指南与共识	轻度	中度	重度
Cotton 等	1. 有胰腺炎的临床表现; 2. 术后 24 小时淀粉酶升至正常上限 3 倍以上; 3. 需要住院或住院时间延长 2~3 天	胰腺炎需住院 4~10 天	1. 住院治疗超过 10 天; 2. 出血性胰腺炎,出现坏死或假性囊肿,或需要介入治疗(经皮穿刺引流或手术)
修订的 2012 版亚特兰大国际共识	满足其中两项: 1. 腹痛符合急性胰腺炎特征; 2. 血清脂肪酶或淀粉酶活性高于正常上限至少 3 倍; 3. 增强 CT、磁共振成像或腹部超声具有急性胰腺炎的特征性表现,并且没有器官衰竭,没有局部或系统并发症	1. 器官衰竭不超过 48 小时(短暂的器官衰竭); 2. 有局部或系统并发症,无持续器官衰竭	持续器官衰竭超过 48 小时

17

2. 操作相关因素　困难插管,胆道括约肌切开术,胰腺括约肌切开术,胰管插管大于 1 次,胰腺注射和胆道球囊括约肌扩张术等是 PEP 发生常见的操作相关危险因素。困难插管定义为插管尝试次数大于 5 次,成功插管时间延长大于 5~10 分钟。困难插管可分为三个等级,插管越困难,其 PEP 发生率越高。插管次数小于 5 次与大于 5 次其 PEP 发生率分别为 2.6% 和 11.8%。大量研究表明胆道括约肌预切开是 PEP 发生的独立危险因素。2015 年一项纳入 375 例困难插管的随机对照研究表明,与常规手术操作相比,早期预切开能显著降低病人 PEP 的发生率(5.4% vs 12.1%)。胆道球囊括约肌扩张术(EPBD)也会增加病人 PEP 发生的风险,一项随机对照研究表明,扩张时间与 PEP 发生密切相关,而非扩张本身。此外,Chen 等对近 10 年来接受 ERCP 治疗的 32 381 例病人进行系统评价,发现除上述因素外,非预防性胰管支架也是导致 PEP 发生的重要因素。

3. 术者相关因素　一些研究表明既往手术经验、手术例数和是否有培训人员参与是 PEP 的危险因素。但一项多中心前瞻性研究表明手术量较大的医学中心与手术量较小的医院,手术专家操作与非专家操作其 PEP 发生率没有差异。

（四）诊断

PEP 的临床表现与急性胰腺炎的症状和体征相似,只是发生在 ERCP 术后。具体表现为上腹部或右上腹部疼痛,可放射至背部,触诊时腹部压痛以及血清淀粉酶和/或脂肪酶水平升高至正常上限 3 倍以上。术后新发的剧烈腹痛强烈提示 PEP 发生。ESGE 指南明确指出,如果术后病人出现腹痛,建议 2~6 小时监测血清淀粉酶和脂肪酶变化。临床怀疑 PEP 时,建议及时行腹部超声或 CT 检查。

（五）预防措施

1. 药物预防　针对 PEP 的药物预防已经有大量的研究报道,目前为止非甾体消炎药(nonsteroidal anti-inflammatory drugs,NSAIDs)是唯一被证实能有效预防 PEP 的药物。美国胃肠内窥镜学会(American Society of Gastrointestinal Endoscopy,ASGE)和欧洲胃肠内窥镜学会(European Society of Gastrointestinal Endoscopy,ESGE)指南均明确指出 NSAID 能够显著降低 PEP 的发生率。对于无禁忌证的病人,指南建议 ERCP 术前或术后应立即经直肠给予 100mg 双氯芬酸或吲哚美辛。基于 17 项研究包含 4 741 例病人的 Meta 分析表明,在比较不同给药途径时,只有直肠给药途径能够有效预防 PEP。此外,术前还是术后给药对于 PEP 的预防效果没有差异。另外,Akbar 等对胰管支架和 NSAIDs 的预防效果进行了比较,结果显示 NSAIDs 直肠给药预防 PEP 的效果优于胰管支架,建议将 NSAIDs 直肠给药作为预防 PEP 的首选措施。2016 年,来自中国的一项纳入 2 600 例病人的多中心随机对照研究进一步证实术前 30 分钟经直肠给予 100mg 吲哚美辛能更有效地预防 PEP。但考虑到 NSAIDs 相关不良反应,针对 ERCP 病人 NSAIDs 预防性治疗的剂量需要进一步研究。

加贝酯和萘莫司他是一类蛋白酶抑制剂,能够抑制多种蛋白酶的活性,临床常用于急性胰腺炎早期的治疗,其对于 PEP 预防的有效性目前尚无明确结论。4 项关于给予加贝酯预防 PEP 的 meta 分析显示,加贝酯对降低 PEP 风险没有明显效果,也不能降低腹痛的发生率、高淀粉酶血症和 PEP 的病死率。一项涉及 5 个高质量随机对照研究(n=2 678)的 Meta 分析显示,萘莫司他能够降低低风险人群 PEP 的发生率,但对于高风险人群是无效的。然而,另一项包含 18 项随机对照研究的 meta 分析表明使用蛋白酶抑制药预防 PEP 的证据不足。因此,蛋白酶抑制剂不推荐用于预防 PEP。

生长抑素是临床常用的胰酶抑制剂,其对 PEP 的预防作用目前结论并不一致。一项包含 9 项随机对照研究的 meta 分析显示生长抑素对预防 PEP 没有作用。但是,2015 年 Bai 等开展的一项多中心前瞻性随机对照研究(n=900)表明,生长抑素组与对照组相比,其 PEP(4.0% vs 7.5%)和高淀粉酶血症(6.1% vs 10.1%)发生率均明显降低。奥曲肽与生长抑素作用相似,能够抑制胰腺的外分泌功能。两项针对奥曲肽对 PEP 预防作用的 meta 分析均没有得出阳性结论。然而有研究表明奥曲肽的预防效果与其给药剂量有关,6 项随机对照研究结果显示当给药剂量≥0.5mg(n=1 470)时对病人有一定的预防效果。另外,有学者同时对生长抑素和奥曲肽的作用进行了系统分析,这项研究包含 10 项生长抑素研究和 7 项奥曲肽研究,涉及病人 3 818 例。结果表明:生长抑素高剂量输注(3mg,静脉输注 >12 小时)或低剂量(250μg)静脉推注对于高风险或是行括约肌切开术的病人有一定预防效果;高剂量的奥曲肽也具有一定的保护作用。由于这些前后不一致的结果。

因此并不建议给予预防性的生长抑素和奥

曲肽。

足量静脉补液是治疗急性胰腺炎的主要方法，近年来的研究发现用乳酸林格氏溶液（lactated Ringer's solution, LR）积极水化对 PEP 有预防作用。一项前瞻性随机对照研究发现，实验组：术前给予 3ml/（kg·h），术后立即一次性给予 20ml/kg，之后 3ml/（kg·h）持续 8 小时；对照组：术中及术后均为 1.5ml/（kg·h），持续 8 小时，实验组 PEP 发生率显著降低（0 vs 17%）。另外的研究也同样证实围手术期大量补液可以减少中重度 PEP 的发生率。2017 年有学者报道了另一种预防性补液方法，即：术前给予 LR 10ml/kg，术中 3ml/（kg·h），术后 10ml/kg 持续 8 小时，该法同样能够降低 PEP 发生率，且无不良事件发生。因此，围手术期采用 LR 积极补液是预防 PEP 安全有效的方法。

其他药物还包括 Oddi 括约肌松弛药如硝酸甘油。目前已有多项研究表明舌下含服硝酸甘油可以有效预防 PEP，同时还能显著降低高淀粉酶血症的发生率。

但临床使用的最佳剂量、给药时间仍需进一步明确。然而，硝酸甘油使用时可能会出现短暂性低血压和头痛的发生风险显著增加，因此并不建议将其作为预防 PEP 的常规用药。十二指肠乳头局部喷洒肾上腺素可能有助于预防 PEP，但相关研究甚少，因此也不作推荐。抗生素作为 PEP 的预防用药曾写进 2010 年 ESGE 指南，但 2014 年 ESGE 指南已经不建议将抗生素（头孢他啶）作为预防 PEP 的常规用药。但对于可能存在 PEP 进展的病人应该给予抗生素，从而预防胰腺和周围组织的炎症进展导致的脓毒症及多器官功能衰竭。推荐使用广谱的抗菌药物包括亚胺培南、美罗培南和新型喹诺酮类药物如环丙沙星。

除上述药物外，学者们还对其他一些药物做了研究，并未发现有助于 PEP 预防的药物。包括：肉毒杆菌毒素，肝素，利多卡因，硝苯地平，糖皮质激素，抗氧化剂以及部分抗炎药（塞马莫、塞马莫德和血小板活化因子乙酰水解酶）。

2. 放置引流预防　ERCP 术后乳头括约肌水肿、痉挛致使胆汁和胰液反流进入胰管是 PEP 发生的主要原因。因此，及时有效的引流是预防 PEP 的有效措施。引流方式主要包括经内镜鼻胆管引流（endoscopic nasobiliary drainage, ENBD）和预防性胰管支架植入。ENBD 是内镜下常用的胆道引流方法，已证实能够有效降低 PEP 和高淀粉酶血症的发

生率。预防性胰管支架植入也是降低 PEP 和高淀粉酶血症风险的有效方法，能够使 PEP 的发生率下降 60%~80%，尤其在高危人群中预防效果更优。此外胰管支架大小对 PEP 的预防效果也已经有研究报道，结果显示：5Fr 和 4Fr 支架的预防效果均优于 3Fr 支架，并且 5Fr 和 4Fr 支架两者预防效果相当，但 4Fr 支架更易发生自发性移位。因此基于以上研究结论，建议 PEP 高风险的病人术后应放置 5Fr 支架引流至少 12~24 小时。如果术后超过 10 天支架未脱落，应在内镜下移除。

3. 内镜操作预防　反复插管造成的乳头创伤是诱发 PEP 的重要因素，因此减少插管次数有助于预防 PEP 的发生。与传统造影辅助插管技术相比，导丝辅助插管技术可以减少 PEP 发生率，并能提高一次插管成功率。对于困难插管，早期预切开可以降低 PEP 的风险，其中针状刀切开术是一种安全有效的方法，但这对术者的操作技巧和娴熟度提出了更高的要求。插管成功后，应减少导丝通过胰管次数，缩短胰管阻塞时间，尤其是减少造影剂用量，胰管显影是 PEP 发生的独立危险因素。与 EST 相比，单独行 EPBD 会增加 PEP 风险。但研究表明，EPBD 后 PEP 发生率与其扩张时间成反比，扩张 5 分钟与 1 分钟 PEP 发生率分别为 4.8% 和 15.1%，其原因可能是扩张不充分导致引流不畅。因此建议 EPBD 扩张时间至少大于 1 分钟。

（六）治疗

PEP 多为水肿型胰腺炎，常规内科保守治疗即可，包括：禁食水，胃肠减压，补液，抑酸，抑制胰液分泌和胰酶活性，预防性抗生素使用等。

二、ERCP 术后出血

（一）概述

出血是 ERCP 术后常见的也是最严重的并发症之一，发生率为 0.1%~2%，其中重度出血的发生率为 0.1%~0.5%。ERCP 术后出血的严重程度可分为 3 个等级（表 17-3-2），根据出血发生的时间可分为早期出血和迟发性出血。早期出血指在操作过程中及操作结束时出血，迟发性出血是指操作后数小时甚至数周发生的出血。造成出血的原因很多，包括内镜下括约肌切开，胆管狭窄部位扩张、腔内电切、活检和消融治疗，还有血管损伤和/或假性动脉瘤，肝脾损伤等。临床出现呕血、黑便和便血，就提示需要干预治疗，血红蛋白下降 2mg/dl 就需要进行输血。

17

表 17-3-2　ERCP 术后出血严重程度分级

轻度	中度	重度
临床有出血证据血红蛋白下降 <3g/dl 无须输血	输血小于或等于 4 个单位 无须外科手术或血管介入干预	输血等于或大于 5 个单位 需要外科、内镜或血管介入干预

（二）危险因素

多变量分析明确了 ERCP 术后出血的独立危险因素，包括：凝血功能障碍，括约肌切开术后 3 天内使用抗凝治疗，活动期胆管炎，首次括约肌切开即出血，操作医师操作病例小于 1 例 / 周。其他可能的危险因素包括：肝硬化，胆总管扩张，胆总管结石，憩室旁乳头以及乳头括约肌预切开。目前，关于阿司匹林、氯吡格雷或非甾体抗炎药是否会增加出血风险，结论尚不统一。在诸多危险因素中，凝血病，胆总管结石嵌顿和壶腹癌是造成大量出血的主要危险因素。

（三）预防

术前对病人的评估，识别并纠正相关危险因素，做好防范措施对于预防术后出血至关重要。对于有凝血障碍的病人，其血小板计数应维持在 50 000 以上，国际标准化比值（NIR）小于 1.5。最新的英国胃肠病学会（British Society of Gastroenterology, BSG）和 ESGE 指南建议在手术当天早上停止口服抗凝剂（DOAC），如达比加群酯、利伐沙班、阿哌沙班和内沙班。除壶腹切除术外，所有 ERCP 手术均可继续使用阿司匹林，不论风险水平如何。对于低血栓风险伴高危因素的人群，建议在术前 5 天停止口服氯吡格雷和华法林。对于高血栓风险伴高危因素的人群，阿司匹林可以一直使用，氯吡格雷应根据风险和效益比在心内科专家的建议下使用，华法林需要用低分子肝素替代。指南还建议使用 DOACs 的高危病人，最后一次给药应在术前 48 小时。术后 48 小时，应根据出血和血栓形成的风险来决定氯吡格雷和华法林的使用。另外，对于伴有凝血障碍的肾损害病人，通过 1- 去氨基 -8D- 精氨酸加压素（DDAVP）或雌激素改善血小板功能，血液透析和矫正贫血，可有效降低 ERCP 术后出血的风险。晚期肝硬化病人需要行内镜下括约肌切开术，应在术前使用新鲜冷冻血浆和 / 或维生素 K，确保 INR 在 1.4~1.7 之间。

手术操作过程中的预防措施也涉及多方面。首先，对于高风险病人，建议在手术量较大的医院接受有操作经验的医生的治疗。乳头括约肌切开应当尽量沿镜下 11 点钟方向。研究表明，乳头括约肌切开刀的电切模式对术后出血也有一定的影响。一项 Meta 分析表明，单纯电切模式较混合模式对于术后出血风险增高。多项研究表明，微处理器控制的高频电发生器的使用可降低微量出血的发生率。对于有出血倾向的病人，要尽量避免不必要的乳头括约肌切开术，推荐 EPBD 代替 EST，可有效避免出血发生。

（四）治疗

大多数 ERCP 术后出血可以自发停止，如果内镜下观察到出血或临床上有明确出血指征，治疗的第一步是给予补液或输血以维持血流动力学稳定。最简单和最常用的内镜下止血措施是在括约肌切开处及其周围注射稀释肾上腺素（0.5~30ml）。一项研究报告，96% 首先使用稀释肾上腺素注射止血的病人，只有 4%~16% 的病人再次出血。但使用肾上腺素注射有一个潜在风险，即有冠状动脉疾病的病人会因肾上腺素吸收而发生心律失常。在操作中发现出血时，还可使用多极电凝或氩离子凝固术止血。内镜下球囊压迫括约肌切开处也可用于内镜操作过程中的出血，此外较为常用的还有钛夹夹闭止血。近年来有报道使用全覆膜自膨式金属支架来控制常规内镜下止血治疗无效的乳头括约肌切开术后出血，并取得了较好的疗效。同时胆管内植入全覆膜自膨式金属支架还可以压迫胆总管中上段的出血点。当出现内镜下难以控制的出血时，应当采用血管介入止血治疗或外科手术治疗。据文献报道，血管介入栓塞与外科手术治疗对难治性出血的疗效无差异。血管介入止血治疗可控制 83%~100% 的出血，且应优先于外科手术。

三、ERCP 相关穿孔

（一）概述

ERCP 相关穿孔的发生率大致为 0.08%~0.6%，远低于胰腺炎、出血、感染等，但其危险性是其他并发症不能比拟的，可导致病人腹腔感染、肠瘘和出血等，重者可造成病人死亡，病死率高达 8%~23%。94% 的 ERCP 相关穿孔与治疗操作有关，可分为以下几种情况：①由内镜镜身顶破肠腔引起的穿孔；②括约肌切开超过了胆胰管十二指肠壁内部分引起的十二指肠乳头周围穿孔；③套管、导丝或支架移位引起的穿孔。目前对于 ERCP 相关穿孔的分类尚没有统一的标准（表 17-3-3）。

表 17-3-3　不同学者对 ERCP 相关穿孔的分类

	Stapfer 等	Howard 等	Kim 等
1 型	侧壁或内侧壁穿孔	远离乳头的十二指肠穿孔	可视范围的穿孔（重度污染）
2 型	壶腹周围损伤	壶腹周围腹膜后穿孔	针刀切开括约肌穿，套管或括约肌切开器械造成的穿孔（中度污染）
3 型	导丝或者网篮使用造成的远端胆管损伤	导丝相关穿孔	导丝相关穿孔（轻度污染）
4 型	仅有腹膜后气体		

（二）危险因素

穿孔的危险因素包括病人自身相关危险因素和操作相关危险因素。自身相关危险因素包括：女性、老龄病人、可疑 SOD、毕Ⅱ式胃大部切除术后。操作相关穿孔的危险因素包括：括约肌切开及预切开术、困难插管、壁内注射、狭窄扩张、导丝操作、手术时间过长、内镜下大球囊扩张和术者经验不足等。

（三）诊断

内窥镜操作可能导致食管、胃和十二指肠穿孔，括约肌切开术可能导致壶腹周围穿孔，导丝等腔内操作器械可能导致胆胰管穿孔。对于大多数病人穿孔很容易被发现，因为在手术过程中，可以将少量造影剂通过导管注入，并且在透视下观察有无造影剂从胆道或肠腔渗出。当在操作过程中怀疑穿孔而未观察到造影剂渗出时，这种情况对穿孔的诊断会变得相对困难，可能会延误诊断从而影响病人预后，此时建议口服造影剂后行腹部 CT 检查，进行动态观察。此外，新发的腹腔游离气体高度提示存在穿孔。腹腔积气说明存在十二指肠肠壁破损，腹膜后游离气体提示存在壶腹周围的穿孔。

（四）预防及治疗

ERCP 相关穿孔的处理应重在预防，要重视病人术前评估，制定周密手术方案。手术中操作应轻柔、谨慎，避免粗暴操作，尽量缩短手术时间和采用简单有效的处理方法。术中及术后一旦发现穿孔，应早期处理，以免延误病情。

多项回顾性研究表明，EST 是引起壶腹部周围十二指肠穿孔的主要危险因素。

EST 过程中切开范围过大、过深，超过胆胰管十二指肠壁内段，或方向偏离镜下 11-1 点方向是造成乳头周围穿孔的主要原因。因此，在行 EST 时应全层分段切开或分层切开，避免一次性长程切开超过乳头皱襞上缘，目前多主张中切开。尤其对于憩室旁乳头更应该小心谨慎，避免切开过深。对于壶腹周围部穿孔应立即用金属夹在行内镜下闭合，若需在胆管走行方向用金属夹闭合，切忌勿夹闭过深造成后方胆管被夹闭。其次还有报道用全覆膜自膨式金属支架封闭穿孔部位，但对于支架取出时间尚未有定论，通常建议 2 周后移除支架。此外还需要禁食、抑制胰液分泌、使用抗生素和静脉内营养，同时行胃肠减压和鼻胆管引流，并密切观察病人腹痛症状及行 CT 检查是否存在腹腔游离气体。对于迟发型穿孔（ERCP 术后 6 小时以上）且无明显腹部体征及炎症反应的病人，内科保守治疗也同样适用。若以上情况经保守治疗病人出现腹痛，且症状进行性加重，并伴腹膜炎或腹膜后积液等，建议应尽早手术治疗。手术强调充分引流，一定要把整个十二指肠及胰头后方充分游离，同时行胆道 T 管引流、胃造瘘减压以及空肠造瘘以利于术后营养支持。找到瘘口后尽量行瘘口修补术，若瘘口周围肠壁组织水肿质脆，可不作修补，在此放置引流管给予间断低负压吸引。

导丝等造成的穿孔一般是胆胰管的穿孔，为防止此类穿孔发生应在 X 线下送入导丝并时刻监测导丝位置。此外胆管或胰管扩张术可引起扩张处管壁撕裂造成胆瘘或胰瘘，取石过程中卡顿也可引起胆胰管穿孔。胆管及胰管的小穿孔，主要处理方法是放置引流管，多数可自行修复，无须外科手术干预。对于出现腹膜后游离气体但无症状者可予观察。

由于十二指肠镜视野位于镜身侧边，若操作不熟练或解剖结构发生改变，镜身容易将肠壁顶破导致十二指肠侧壁穿孔。其治疗根据具体情况而定，如孔径较小，发现早，腹腔无明显感染，可内镜下使用金属夹、OTSC 或内镜下缝合器械；若孔径较大无法用上述器械闭合，可采用金属夹联合尼龙套圈。若以上内镜下措施处理后，出现腹腔感染等，宜尽早

17

手术,手术原则及方法同上。

四、感染

在过去的几年中,内窥镜检查引起的感染已成为一种新的危害病人健康安全的风险因素。总的来说,其发生率约为 1.4%,相关的死亡率则高达 7.85%。由于十二指肠镜固有的结构复杂性以及逆行胰胆管造影这一特殊操作,再加上近年来致病菌耐药性不断增强,使 ERCP 引起感染的风险尤其高。主要包括术后胆管炎及十二指肠镜相关感染。

1. 危险因素 ERCP 相关感染的危险因素主要包括:经皮穿刺与内镜联合手术,恶性梗阻支架植入术,存在黄疸,胆道引流不全或失败的引流以及病例量较小的医疗机构。

2. 预防 预防 ERCP 相关感染最简单的方法就是尽可能减少 ERCP 的治疗性操作,但在 ERCP 术后胆管炎的发生中更为主要的因素是胆道梗阻存在所导致的胆管引流不畅。因此对于肝门部梗阻的病人,应重视胆道的通畅引流,造影结束后尽量抽净造影剂,如果术中双侧肝内胆管显影,需行双侧肝内胆管引流。引流方式过去常采用塑料支架,最近的研究表明,自膨胀金属支架(SEMS)可以更好地降低胆管炎的发生率。一项纳入 19 项研究的 Meta 分析,将 1 045 例 SEMS 引流与 944 例塑料支架引流进行了比较,结果表明,与塑料支架相比,SEMS 能显著降低胆管炎的发生率。同样在这项研究中,学者还对单侧引流和双侧引流效果进行了对比,涉及 7 项研究包含 614 例病人(346 例单侧,268 例双侧),结果表明单侧和双侧支架植入对胆管炎的发生率没有显著差异。另一些研究对评价恶性肝门梗阻病人行单侧或双侧导管系统引流的效果也存在分歧。在胆道显影方面,几项小样本的回顾性研究和前瞻性随机对照试验表明,对存在肝门部恶性梗阻的病人,使用空气胆道造影代替传统造影剂造影能减少术后胆管炎的发生,但需要更大样本的多中心研究加以证实。其次,对于 ERCP 术后胆道可能引流不畅的病人,如肝门部胆管癌、肝移植术后或原发性硬化性胆管炎,术前及术后抗生素的使用可减少胆管炎、败血症的发生率。尽管目前没有关于预防 ERCP 相关感染最佳的单一抗生素使用推荐,但针对革兰阴性菌如头孢菌素、氟喹诺酮类和氨基糖苷类是比较理想的选择。再次,结石残留发生术后胆管炎的风险可以达到 10%,因此对结石未能取净的病人应放置鼻胆引流管或胆管支架。最后,一定要

规范操作,造影时避免加压注射能有效降低胆管炎的发生。

由于十二指肠镜固有的结构复杂性(有举钳器),因此清洗消毒困难,有可能携带多药耐药菌。因此需要严格对造影导管及内镜操作通道进行消毒,遵守 CFDA 对于十二指肠镜清洗消毒规范的建议。此外,还建议采取四种方法对十二指肠镜进行加强清洗:细菌培养、重复进行高水平消毒灭菌、使用环氧乙烷消毒或过氧乙酸液体消毒系统。

五、ERCP 术后延迟性狭窄

ERCP 术后延迟性狭窄虽不常见,但内镜下括约肌切开术可能导致延迟性胆道狭窄。十二指肠壁出现的狭窄称为 1 型狭窄,处理方法主要是延长先前括约肌切开的切口。较深的狭窄称为 2 型狭窄,除先前括约肌切开术的延长外,还需要进行狭窄扩张,而后内镜下放置集束塑料支架防止扩张处再次狭窄。

除胆道狭窄外,还可出现胰管阻塞,导致急性胰腺炎反复发作。胰管括约肌切开和胰管支架植入是较为理想的处理方法,但胰管支架植入需要多次重复以防止再次狭窄。

六、造影剂相关并发症

ERCP 术中造影剂相关的不良反应发生率极低,可以表现为皮疹或过敏反应。一项前瞻性研究发现,即使对于曾经有过静脉造影剂过敏的病人,使用高渗的造影剂也不会出现不良反应。

总之,术前要做到全面评估手术风险,严格掌握 ERCP 的适应证及禁忌证,制定周密的手术方案;术中要熟悉局部解剖,操作动作要谨慎、轻柔,避免暴力操作,尽量缩短手术时间,保证胰胆管通畅引流;术后要注意观察病人病情变化,及时诊断和处理,以免延误病情。这些都是减少术后并发症的发生,提高 ERCP 围手术期安全的重要保证。

(汤礼军)

参考文献

[1] LIU R, ZHANG B, LIU D. Peroral cholangioscopy-guided laser lithotripsy to treat regional hepatolithiasis without stricture[J]. Dig Endosc, 2018, 30(4): 537-538.

[2] 汪鹏,潘骏,胡冰,等. 中国 ERCP 技术发展历程纪念

ERCP 技术临床应用 50 年［J］.中国实用内科杂志，2018，38（8）：677-680.

［3］HU B，SUN B，CAI Q，et al. Asia-Pacific consensus guidelines for endoscopic management of benign biliary strictures［J］. Gastrointest Endosc，2017，86（1）：44-58.

［4］DUMONCEAU J，GARCIAFERNANDEZ F J，VERDUN F R，et al. Radiation protection in digestive endoscopy：European Society of Digestive Endoscopy（ESGE）Guideline［J］. Endoscopy，2012，44（04）：408-424.

［5］张炳印，田伏洲，汤礼军.胃毕Ⅱ式术后内镜乳头括约肌切开术的操作［J］.中华消化内镜杂志，2003，20（1）46-47.

［6］庞勇，张炳印，汤礼军，等.针状刀在内镜逆行胰胆管造影术插管困难病例中的应用［J］.第三军医大学学报，2010，32（12）：1369-1370.

［7］王书智，胡冰.导丝在经内镜逆行胰胆管操作中应用技巧的探讨［J］.中华消化内镜杂志，2004，21（1）：39-40.

［8］张炳印，薛刚.缩窄性 Vater 乳头功能障碍的内镜表现与治疗［J］.中华消化内镜杂志，2010，27（3）：154-156.

［9］秦鸣放，丁国乾.胰管支架在困难内镜下逆行胰胆管造影术中的临床应用［J］.中国内镜杂志，2011，17（3）：280-282，285.

［10］TROENDLE D M，ABRAHAM O，HUANG R，et al. Factors associated with post-ERCP pancreatitis and the effect of ？ pancreatic duct stenting in a pediatric population［J］. Gastrointestinal Endoscopy，2015，81（6）：1408-1416.

［11］刘牧云，李兆申.美国消化内镜中心安全指南介绍［J］.中华消化内镜杂志，2015，32（10）：701-705.

［12］FORSMARK CE，VEGE SS，WILCOX CM. Acute pancreatitis［J］. N Engl J Med，2016，375（20）：1972-1981.

［13］GEENEN E J M V，SANTVOORT H C V，BESSELINK M G H，et al. Lack of Consensus on the Role of Endoscopic Retrograde Cholangiography in Acute Biliary Pancreatitis in Published Meta-Analyses and Guidelines A Systematic Review［J］. Pancreas，2013，42（5）：774-780.

［14］BURSTOW M J，YUNUS R M，HOSSAIN M B，et al. Meta-Analysis of Early Endoscopic Retrograde Cholangiopancreatography（ERCP）± Endoscopic Sphincterotomy（ES）Versus Conservative Management for Gallstone Pancreatitis（GSP）［J］. Surgical Laparoscopy Endoscopy & Percutaneous Techniques，2015，25（3）：185.

［15］PARK JG，KIM KB，HAN JH，et al. The usefulness of early endoscopic ultrasonography in acute biliary pancreatitis with undetectable choledocholithiasis on multidetector computed tomography［J］. Korean J Gastroenterol，2016，68（4）：202-209.

［16］GONOI W，AKAI H，HAGIWARA K，et al. Pancreas divisum as a predisposing factor for chronic and recurrent idiopathic pancreatitis：initial in vivo survey［J］. Gut，2011，60（8）：1103-1108.

［17］KUSHNIR V M，WANI S B，FOWLER K，et al. Sensitivity of endoscopic ultrasound，multidetector computed tomography，and magnetic resonance cholangiopancreatography in the diagnosis of pancreas divisum：a tertiary center experience［J］. Pancreas，2013，42（3）：436-441.

［18］KAHALEH M，SHARAIHA R Z，KEDIA P，et al. Mo1372 EUS-Guided Pancreatic Drainage for Pancreatic Strictures After Failed ERCP：a Multicenter International Collaborative Study［J］. Gastrointestinal Endoscopy，2014，79（5）：AB4 10-AB413.

［19］TYBERG A，SHARAIHA RZ，KEDIA P，et al. EUS-guided pancreatic drainage for pancreatic strictures after failed ERCP：a multicenter international collaborative study［J］. GastrointestEndosc，2017，85（1）：164-169.

［20］KORPELA T，UDD M，TENCA A，et al. Long-term results of combined ESWL and ERCP treatment of chronic calcific pancreatitis［J］. Scandinavian Journal of Gastroenterology，2016，51（7）：866-871.

［21］LI B R，LIAO Z，DU T T，et al. Extracorporeal shock wave lithotripsy is a safe and effective treatment for pancreatic stones coexisting with pancreatic pseudocysts［J］. Gastrointestinal endoscopy，2015，84（1）：69-78.

［22］GUENTHER L，HARDT P，COLLET P. Review of current therapy of pancreatic pseudocysts［J］. Zeitschrift für Gastroenterologie，2015，53（02）：125-135.

［23］中华医学会消化内镜学分会 ERCP 学组，中国医师协会消化医师分会胆胰学组，国家消化系统疾病临床医学研究中心.中国 ERCP 指南（2018 版）［J］.中华内科杂志，2018，57（11）：772.

［24］FARNBACHER M J，SCHOEN C，RABENSTEIN T，et al. Pancreatic duct stones in chronic pancreatitis：criteria for treatment intensity and success［J］. Gastrointest Endosc，2002，56（4）：501-506.

［25］TODD H BARON，KOZAREK R，CARR-LOCKE D L.内镜逆行胰胆管造影［M］.北京：人民军医出版社，2009.

［26］龚彪.内镜逆行胰胆管造影与胆胰管内超声联合在诊治胆胰疾病中的应用［J］.诊断学理论与实践，2008，7（6）：584-587.

［27］金震东，李兆申.消化超声内镜学［M］.北京：科学出版社，2006.

［28］BANKS P A，BOLLEN T L，DERVENIS C，et al. Classification of acute pancreatitis—2012：Revision of the Atlanta classification and definitions by international consensus［J］. Gut，2013，62（1）：102-111.

［29］TRYLISKYY Y，BRYCE G J. Post-ERCP pancreatitis：

17

Pathophysiology, early identification and risk stratification [J]. Adv Clin Exp Med, 2018, 27(1): 149-154.

[30] KOCHAR B, AKSHINTALA V S, AFGHANI E, et al. Incidence, severity, and mortality of post-ERCP pancreatitis: A systematic review by using randomized, controlled trials [J]. Gastrointest Endosc, 2015, 81(1): 143-149.

[31] DUMONCEAU J M, ANDRIULLI A, ELMUNZER B J, et al. Prophylaxis of post-ERCP pancreatitis: European Society of Gastrointestinal Endoscopy (ESGE) guideline-Updated June 2014[J]. Endoscopy, 2014, 46(9): 799-815.

[32] HALTTUNEN J, MEISNER S, AABAKKEN L, et al. Difficult cannulation as defined by a prospective study of the Scandinavian Association for Digestive Endoscopy (SADE) in 907 ERCPs[J]. Scand J Gastroenterol, 2014, 49(6): 752-758.

[33] LOPES L, DINIS-RIBEIRO M, ROLANDA C. Early precut fistulotomy for biliary access: Time to change the paradigm of "the later, the better"? [J]. Gastrointest Endosc, 2014, 80(4): 634-641.

[34] TESTONI P A, MARIANI A, GIUSSANI A, et al. Risk factors for post-ERCP pancreatitis in high-and low-volume centers and among expert and non-expert operators: A prospective multicenter study[J]. Am J Gastroenterol, 2010, 105(8): 1753-1761.

[35] CHANDRASEKHARA V, KHASHAB M A, MUTHUSAMY V R, et al. Adverse events associated with ERCP[J]. Gastrointest Endosc, 2017, 85(1): 32-47.

[36] PATAI A, SOLYMOSI N, MOHACSI L, et al. Indomethacin and diclofenac in the prevention of post-ERCP pancreatitis: A systematic review and meta-analysis of prospective controlled trials[J]. Gastrointest Endosc, 2017, 85(6): 1144-1156.

[37] LUO H, ZHAO L, LEUNG J, et al. Routine pre-procedural rectal indometacin versus selective post-procedural rectal indometacin to prevent pancreatitis in patients undergoing endoscopic retrograde cholangiopancreatography: a multicentre, single-blinded, randomised controlled trial [J]. Lancet, 2016, 387(10035): 2293-2301.

[38] YUHARA H, OGAWA M, KAWAGUCHI Y, et al. Pharmacologic prophylaxis of post-endoscopic retrograde cholangiopancreatography pancreatitis: Protease inhibitors and NSAIDs in a meta-analysis[J]. J Gastroenterol, 2014, 49(3): 388-399.

[39] BUXBAUM J, YAN A, YEH K, et al. Aggressive hydration with lactated Ringer's solution reduces pancreatitis following endoscopic retrograde cholangiopancreatography [J]. Clin Gastroenterol Hepatol, 2014, 12(2): 303-307.

[40] DIMAGNO M J, WAMSTEKER E J, MARATT J, et al. Do larger periprocedural fluid volumes reduce the severity of post-endoscopic retrograde cholangiopancreatography pancreatitis? [J] Pancreas, 2014, 43(4): 642-647.

[41] CHOUDHARY A, BECHTOLD ML, ARIF M, et al. Pancreatic stents for prophylaxis against post-ERCP pancreatitis: a Meta-analysis and systematic review[J]. Gastrointest Endosc, 2011, 73(2): 275-282.

[42] LIAO W C, LEE C T, CHANG C Y, et al. Randomized trial of 1-minute versus 5-minute endoscopic balloon dilation for extraction of bile duct stones. Gastrointest Endosc[J]. 2010, 72(6): 1154-1162.

[43] VEITCH A M, VANBIERVLIET G, GERSHLICK A H, et al. Endoscopy in patients on antiplatelet or anticoagulant therapy, including direct oral anticoagulants: British Society of Gastroenterology (BSG) and European Society of Gastrointestinal Endoscopy (ESGE) guidelines[J]. Gut, 2016, 65(3): 374-389.

[44] MIRJALILI S A, STRINGER M D. The arterial supply of the major duodenal papilla and its relevance to endoscopic sphincterotomy[J]. Endoscopy, 2011, 43(4): 307-311.

[45] PRACHAYAKUL V, ASWAKUL P. Endoscopic retrograde cholangiopancreatography-related perforation: management and prevention[J]. World J Clin Cases, 2014, 16(2): 522-527.

[46] KWON C I, SONG S H, HAHM K B, et al. Unusual complications related to endoscopic retrograde cholangiopancreatography and its endoscopic treatment[J]. Clin Endosc, 2013, 46(3): 251-259.

[47] SUD R, PURI R, CHOUDHARY N S, et al. Air cholangiogram is not inferior to dye cholangiogram for malignant hilar biliary obstruction: a randomized study of efficacy and safety[J]. Indian J Gastroenterol, 2014, 33(6): 537-542.

17

后记 我的数字医学梦——数字医学研究二十年回溯

"路漫漫其修远兮"。历时 20 年医、理、工多领域学科交叉融合创新诊疗研发与实践，数字医学经历了 1.0 到 4.0 的研究与转化。数字医学 4.0 对传统手术的发展产生了深远而重要的影响，并发生颠覆性的变化。如何将传统外科手术与数字医学 4.0 技术相结合是未来外科学发展的方向，也是传统外科学发展的复兴之路。以数字智能化导航手术为代表的新技术在外科疾病的诊疗工作中得到了深入的探索和广泛的应用。随着人工智能、大数据、混合现实技术的创新发展及应用，外科手术将会类似于航空航天自动、智能化导航，迎接数字医学 5.0 的到来。

"请君莫奏前朝曲，听唱新翻杨柳枝"。溯本追源，以往的人体解剖和手术图谱，多为手绘或摄制的图片，这些世代相传的珍品，曾为肝胆胰外科医师治病救人建立过丰功伟绩。但是，时代的发展要求白衣天使们更上一层高楼，期待在手术之前，获得人体脏器的立体解剖图形，以利准确诊断、术式设计、术前演练。遵循传承、发展、超越的规律，肝胆胰外科学乘 21 世纪信息技术革命、数字医学发展的春风，在新时代中，承担新任务，要有新作为，这就是我们编著《数字化肝脏外科学》《数字化胰腺外科学》《数字化胆道外科学》的初衷。

1993 年美国国立医学图书馆发起了美国"可视化计划"（visible human project，VHP），次年开发了世界首套数字化人体数据集，随后韩国、中国相继开展研究。2002 年，我国首套数字化人体数据集问世，拉开了我国数字化人体研究的序幕。

"抚今追昔，饮水思源"。2002 年，我师从著名临床解剖学家、数字人研究倡导者钟世镇院士，在进行博士论文选题时，导师指出："你已经身居主任医师岗位，从事肝胆胰外科临床工作多年，应针对肝胆胰外科实践中急需解决的问题，结合先进的科研条件进行选题"。基于此，我选择了数字虚拟人的博士课题，在我国率先开展了"肝脏管道系统数字化及虚拟肝脏的研究"。2003 年 10 月，在中华医学会外科学分会"第二节中国外科周——2003 厦门"学术会议上首次做了学术报告。2004 年在《中华外科杂志》公开发表，这是我国首篇数字化肝胆胰研究的报道。从此，我国肝脏、胆道、胰腺 3D 外科，承载梦想，扬帆起航。

"数字虚拟人"（基于尸体）研究，曾为科学发展做出了重要贡献，但从临床精准诊疗需求出发，要使脏器、肿瘤、病变、血管等信息可视化立体再现，必须解决组织器官高质量亚毫米级图像数据采集这一关键难题。2004 年，在钟世镇院士指导下，课题组借助"数字虚拟人"肝胆胰图像分割、配准、三维重建和仿真手术的研究基础，采用团注追踪法和实验注射法相结合技术，成功采集到肝胆胰组织结构高质量 CT 图像数据，突破了术前不能获取精细解剖信息的瓶颈，开展对结构复杂的肝胆胰疾病数字化、可视化研究，将基于尸体的"数字虚拟人"技术转化为能立体展示活人体肝胆胰组织结构、进行外科疾病精准诊疗的数字医学技术。

"看似寻常最奇崛，成如容易却艰辛"。数字化肝胆胰外科学的发展，依赖于现代影像学提供的资料。2005 年 11 月，南方医科大学珠江医院，在国内率先引进了 64 排亚毫米（0.625mm）CT，突破了活人肝胆胰亚毫米图像获取的瓶颈，为活人数字化肝胆胰的研究提供了重要的条件。有鉴于此，《腹部实质脏器肿瘤64排CT扫描数据3D及可视化研究》获得2006年广东省自然科学基金团队项目资助。随后，我们联合肝胆外科学、临床解剖学、影像学和电子计算机学等领域的专家，组成数字医学研究团队。同年，《腹部脏器64排CT扫描数据三维重建及仿真手术研究》获得了"十一五"国家高技术研究发展计划（863）项目资助，使数字医学的临床研究进入了一个新的阶段。数字医学研究团队，睡地板、吃面包、喝矿泉水，夜以继日，经过5年的艰苦攻关，开发了具有自主知识产权的腹部医学图像三维可视化系统（软件著作权：105977）和虚拟手术器械仿真系统（软件著作权：105978），填补了我国该领域的空白。在CT看到脏器的基础上，实现了看得真、看得清、看得更准，这是三维可视化对疾病诊断的最大贡献。该软件不仅达到了国际上同类软件对肝胆胰肿瘤进行三维重建、肝脏分段、体积计算的功能，而且其仿真手术水平超过了同类软件。2008年9月，在钟世镇院士主持下，举行了新闻发布会；2008年10月，在深圳举办的第十届中国国际高新技术成果交易会上，我们展示了外科疾病诊治上具有国际水平的研究成果。《数字医学技术在肝胆胰外科疾病诊断和治疗的研究》获2010年广东省科学技术进步奖一等奖和2014年中国产学研合作创新成果奖。2012年，在钟世镇院士指导下，团队开始图像引导下手术导航的研究；三维可视化3D打印技术在复杂性肝胆胰疾病的应用研究；三维可视化联合吲哚菁绿分子荧光影像技术研究和光/声成像的研究，分别获得了"十二五"国家863计划项目、"十三五"国家重点研发计划"数字诊疗装备研发"、国家自然科学基金—广东省联合基金和国家重大科研仪器研制项目等资助。

"一灯能除千年暗，一智能灭万年愚"。中国胆道外科之父、中国工程院黄志强院士对数字医学在肝胆胰外科的研究，多次亲临指导，并对研究成果给予高度评价。2010年11月，在上海举行的第十四届全国胆道外科学术会议暨2010中国国际肝胆外科论坛期间，黄院士认真细致地观看了数字医学研究成果展，并对我讲："你们的数字医学技术，在肝胆胰外科研究取得了很好的成绩，应抓紧撰写专著，尽快出版数字化肝胆胰外科学"。同年，黄志强院士写道："方驰华及其团队，已经在多种肝胆疾病中建立数字化三维立体模型，提供依据充分的术前设计，提高手术的精确度。虚拟现场的外科模拟器，可以用于示教、教学和培训外科医生"（中国实用外科杂志，2010）。2011年8月，他在广东省医学会第二次数字医学学术会议讲道："数字医学技术带来了外科3D技术的新时代，是实现转化医学的最好典范"；在《中华消化外科杂志》2012年第11卷第2期中写道：在我国，他们与多方合作研发的三维成像和三维重建技术，在了解肝肿瘤与门静脉、肝静脉、肝动脉的相互关系，有效显著的术前评估价值"。2013年教师节，黄志强院士赠送我《黄志强肝胆外科学讲义》，该著作中他在7处介绍和引用我们团队的研究成果，并在赠言写道："不经一番寒彻骨，怎得梅花扑鼻香"，并欣然为《数字化肝脏外科学》作序。2014年8月2日，在黄志强院士秘书王燕生老师和人民军医出版社王琳编辑的陪同下，我来到解放军总医院看望黄志强院士，他在刚刚出版的《数字化肝脏外科学》上写道："有志者事竟成！祝贺方驰华教授《数字化肝脏外科学》出版"。2015年4月15日，我第三次来看望病榻上的黄志强院士，他关切地问道："你现在又在做什么新的研究？"由于他的听力已十分困难，我在写字板上写道：3D打印、分子影像技术和光声成像，他赞许地伸出左手大拇指。临行前他坚持让陪同人员扶他坐在轮椅上，将我送到电梯口，在电梯关闭的瞬间我心里充满无限的感激和惆怅，没想到这是我与这位世纪外科伟人的最后一次见面。

"纸上得来终觉浅，绝知此事要躬行"。国际肝胆胰协会前任主席、中国科学院刘允怡院士作为南方医科大学名誉教授,对数字医学的转化和走向世界进行了长达 13 年的具体指导。2009 年 3 月,羊城国际肝胆胰外科学术会议在广州召开,我们的研究团队拜访和请教了刘允怡院士,他非常认真地听取了数字医学的研究介绍,仔细询问了研究过程中存在的问题,在充分肯定研究成绩的基础上,就数字医学技术如何转化为临床效益问题进行了具体的指导,尤其强调了肝静脉三维重建及其在肝脏外科的价值。他要求我们团队,在一年时间里,完成 200 例中国正常人肝静脉三维重建及分类。

2010 年 12 月 4 日,刘允怡院士为一例右肝巨块型肿瘤进行了手术治疗。这是一位 23 岁的男性患者,CT 检查诊断:右肝巨块型肿瘤(22.0cm×18.0cm),肿瘤侵及了右肝静脉和肝中静脉,我们围绕手术是否切除肝中静脉进行了讨论。在刘院士的指导下,应用 3-MDVS 系统分析患者肝静脉三维重建,发现该患者存在来自肝左静脉发出的 IV 段肝静脉(S4 hepatic vein),刘院士成功地进行了连同肝中静脉切除的右半肝切除,术后随访恢复良好。这种从理论到实际,从解剖到手术,从科研到应用转化的具体指导,给我们留下深刻的印象。在刘允怡院士的指导下,我的文章 "Anatomical Variations of Hepatic Veins: Three-DimensionalComputed Tomography Scans of 200 Subjects" 2012 年发表于 *World J Surg*。

2014 年团队开始进行 3D 打印技术在复杂性肝胆胰外科疾病研究与应用,刘允怡院士专程来广州进行具体指导。为了解决肿瘤定位、边界界定问题,在刘允怡院士指导下,团队创新性地将三维可视化技术与吲哚菁绿分子荧光影像技术相结合并应用于临床,建立了新型肝癌、肝门部胆管癌解剖性、功能性和根治性肝切除术模式。在中华医学会数字医学分会组织下,刘允怡院士作为总审定主持了十三部关于复杂性肝胆胰外科疾病三维可视化技术、吲哚菁绿分子荧光影像技术的专家共识、诊治指南和操作规范,分别并发表于《中国实用外科杂志》《中华消化外科杂志》等,对在全国指导和推广规范化三

维可视化技术和吲哚菁绿分子荧光影像技术发挥了重要作用。黎介寿院士,在首届国际数字医学大会主旨报告中讲道:"我是一个普通外科医生,本来应该没有条件在这个讲台上讲数字医学的,因为我对它没有研究,也没有经验,谢谢方驰华教授给我送了两本有关数字医学的书,我也在临床上应用了。我感觉到数字医学对外科学的进展取得了很大的作用"。黎介寿院士讲道:"随着数字医学技术的发展,可快速将 2D 图像转化为 3D 可视化图像,应用于肝胆外科疾病的诊治"(医学研究,2017,30(2):196-198)。2017 年 4 月 21 日,在中国研究型医院学会第二次数字医学临床外科专业委员会年会、2017 年山东省普外科学学术年会上,黎介寿院士作了数字医学与加速康复外科的主旨报告,重点介绍了三维可视化在重症急性胰腺炎和胰腺癌应用的成果。在《数字化胆道外科学》完稿出版之前,他欣然为该书作序。

2017 年 10 月 28 日,刘允怡院士和我一同看望我国肝脏外科之父——中国科学院吴孟超院士,吴孟超院士对数字医学技术的研究成绩给予了充分的肯定,亦欣然为《数字化胆道外科学》作序。

中国科学院赵玉沛院士是中华医学会外科学分会的主任委员,他十分关注中国数字医学的发展,多次出席和指导我们举办的各类数字医学大会,曾为《数字化胆道外科学》作序。2016 年 5 月 14 日,赵玉沛院士在中国研究型医院学会数字医学临床外科专业委员会成立大会暨学术年会致辞中指出:"关于数字医学,其实是美国、日本、韩国也都在做,但是中国的数字医学发展比较快,这一点要特别感谢我们钟世镇院士、方驰华教授在这一领域做了大量的工作"。2016 年 6 月 22 日,在中华医学会外科学分会手术学组年会和 2017 年第 1 期《中华外科杂志》总编寄语中,赵院士指出:"两个月前,我去广州参加了方驰华教授举办的数字医学大会,我觉得我也学到很多东西。通过 3D 打印技术和临床影像相结合,我们打印出肿瘤的这个模型,然后我们术前进行

精确的评估、制定手术方案,直接可以提高手术的效果和效用。同时,数字化模拟手术应该是对于我们提高手术的精准性、疗效,还有培养年轻医生都有很重要的作用"。在赵玉沛院士的直接支持下,中华医学会外科学分会胰腺外科学组、中华医学会数字医学分会联合组织撰写、讨论和发表了《胰头癌三维可视化精准诊疗专家共识》[中华外科杂志,2017,55(12):881-886]、《胰腺外科疾病数字智能化精准诊治中国专家共识(2022版)》[中华外科杂志,2022,60(10):881-887]。

中国科学院院士、国际肝胆胰协会常委兼中国分会现任主席、中华医学会外科学分会肝脏外科学组组长、华中科技大学同济医学院陈孝平教授指出:"方驰华等报道3D手术模拟软件对切除肝体积、剩余肝体积进行自动计算,有统计学相关性[中华消化外科杂志,2015,14(1):插9—插10]""近年来随着影像学技术和计算机技术的进步,基于CT数据的三维重建技术逐渐应用于肝脏体积测定、肝脏重要管道系统重建及手术方案规划,为大肝癌切除安全性、肿瘤体积与剩余功能性肝脏体积之间关系的研究提供了有力的工具[中华外科杂志,2016,54(9):669-674]"。在陈孝平院士的直接支持下,中华医学会外科学分会肝脏外科学组、中华医学会数字医学分会联合组织撰写、讨论和发表了《增强与混合现实技术在腹腔镜复杂性肝切除术中应用的中国专家共识》[中华外科杂志,2022,60(6):517-523]。中国工程院院士、南京医科大学国家卫生健康委员会活体肝移植重点实验室主任、我国著名活体肝移植专家王学浩教授指出:"目前已能通过CT断层重新组合并建立精确的肝脏三维立体图像,可清晰显示肝动脉、门静脉、肝静脉和胆管在内的肝脏解剖结构,能较准确地计算左右半肝或指定切除区域肝脏的体积,该技术已在包括笔者所在单位在内的多家医院应用,吲哚菁绿分子荧光影像技术作为一项新兴技术,其已在肝癌切除术中被广泛应用。

在我的数字医学梦想,从勾画到实现的历程中,中华医学会数字医学分会前任主任委员张绍祥教授给予了极大的帮助。在他的支持下,2010年12月4日,广东省在全国率先成立了首个省级数字医学分会——广东省医学会数字医学分会,我担任主任委员;2011年5月21日,中华医学会数字医学分会成立,我担任副主任委员;2014年11月,中华医学会第二届数字医学分会换届,我担任候任主任委员;2017年9月17日,中华医学会第三届数字医学分会换届,我担任主任委员。

"问渠那得清如许?为有源头活水来",正是由于这些院士和著名专家们的指导和大力支持,在过去的20年,数字医学经历了从1.0到4.0的发展历程,取得了一系列具有国际先进水平、部分国际领先的研究成果。主要包括:

一、建立了肝胆胰疾病三维可视化和数字智能诊疗理论,用于指导复杂性肝胆胰疾病精准诊治的实践。①基于上述理论和特征,自主研发了腹部医学图像三维可视化系统(Medical Image Three-dimensional Visualization System, MI-3DVS,软件著作权105977)和多功能虚拟手术器械仿真系统(软件著作权105978),填补了我国该领域的空白,打破了国外的垄断。②创新地将三维可视化与ICG分子荧光影像相结合,攻克了在分子细胞层面对原发性肝癌微小癌灶成像、肿瘤边界界定的技术瓶颈,实现了肿瘤切除荧光导航可视化和术中肿瘤边界、肝叶、肝段切除可视化。③基于肝癌三维可视化和数字智能诊疗技术理论,攻克了三维可视化、三维腹腔镜手术场景和ICG分子荧光多模图像实时融合与交互的难题,自主研发了增强与混合现实三维腹腔镜手术导航系统,实现了腹腔镜导航肝切除术可视化。

二、基于复杂性肝胆胰疾病术前精确形态可视化、术中肿瘤边界可视化和数字化微创导航手术可视化的创新研发成果,创新性地构建了复杂性肝胆胰疾病数字智能化诊疗体系,攻克了复杂性肝胆胰疾病精准诊治的难题。①基于MI-3DVS的特色技术,创新构建了复杂性肝胆胰疾病三维可视化诊治平台,实现了"术前诊断可视化、肝脏分段个体化、体积计算肝段化、手术规划程序化、肿瘤边界荧光化、手术导航精准化、术后评估智能化"。主要包括:基于门静脉血流拓扑关系个体化方氏肝脏分段[Hepatology International, 2020, 14(4):437-453];中央型肝癌三维可视化方氏分型[JACS, 2015, 220(1):28-37];基于中央型肝癌三维可视化方氏分型,创新构建了数字智能化微创导航中央型肝癌解剖性、功能性、根治性肝切除新术式[JACS, 2022(Accepted)];创新性地构建了三维可视化缩小右半肝切除方式分型和Ⅰ~Ⅳ型方式肝切除术[中华外科杂志, 2022, 60(06):517-523; Ann Surg Oncol, 2023, 30(1):377-378]。②基于三维可视化技术,联合吲哚菁绿(ICG)分子荧光影像,攻克了在分子细胞层面对微小癌灶检测、肿瘤边界界定的技术瓶颈,实现了"肿瘤边界荧光可视化",提高了术后无瘤生存率。③基于三维可视化和数字智能化的核心技术,研发了增强现实三维腹腔镜手术导航系统,实现了导航腹腔镜肝切除术可视化。

三、基于数字医学的研究成果,构建了复杂性肝胆胰疾病三维可视化和数字智能化诊治临床推广平台,用于指导规范化的应用。①依托中华医学会数字医学分会、中华医学会外科学分会肝脏外科学组等组织制定并发表了两部诊治指南:《复杂性肝脏肿瘤三维可视化精准诊治指南(2019版)》《计算机辅助联合吲哚菁绿分子荧光影像技术在肝脏肿瘤诊断和手术导航中应用指南(2019版)》;十二部专家共识:《复杂性肝脏肿瘤切除三维可视化精准诊治专家共识(2017)》《肝胆管结石三维可视化精准诊治专家共识(2017)》《肝门部胆管癌三维可视化精准诊治专家共识(2017)》《胰头癌三维可视化精准诊治专家共识(2017)》《腹膜后肿瘤三维可视化精准诊治专家共识(2018)》《胆囊癌三维可视化诊治专家共识(2018)》《肝门部胆管癌三维可视化精准诊治中国专家共识(2019版)》《肝胆管结石三维可视化精准诊治专家共识(2019版)》《中央型肝癌三维可视化精准诊疗中国专家共识(2020版)》《数字智能联合吲哚菁绿分子荧光导航肝切除术中国专家共识(2021版)》《增强与混合现实技术在腹腔镜复杂性肝切除术中应用的中国专家共识(2022)》《胰腺外科疾病数字智能化精准诊治中国专家共识(2022版)》;两部操作及诊疗规范:《原发性肝癌三维可视化技术操作及诊疗规范(2020版)》《吲哚菁绿分子荧光影像技术诊断原发性肝癌与术中导航操作诊疗规范(2021版)》;主持制定的国际专家共识"Consensus Recommendations of Three-dimensional Visualization for Diagnosis and Management of Liver Diseases"于2020年7月发表在 *Hepatology International*。②构建了品牌的学术会议交流平台。③构建了全国大规模(522家)医院推广应用平台。

以第一主研人分别获得2010年广东省科学技术进步奖一等奖、2014年中国产学研合作创新成果奖、2015年广东省科学技术进步奖二等奖;获得2019年广东省科学技术进步奖一等奖、2021年四川省科学技术进步奖一等奖(R05)。在国家科学技术学术著作出版基金资助下,主编出版了《数字化肝脏外科学》《数字化胆道外科学》和《数字化胰腺外科学》,人民卫生出版社杜贤总编辑在《数字化胆道外科学》首发仪式上指出:"这项伟大的工程,形成了思想原创、内容原创、技术原创、应用原创、成果原创和推广原创"。同时,Springer 出版社出版 *Biliary Tract Surgery: Application of Digital Technology*。在过去的几十年里,现代成像技术的显著进步帮助肝胆外科医生实时规划和精准执行个体化的复杂外科手术,并提高了安全性和便捷性,使肝脏手术进入了"数字智能化"的新时代。[Annals of Surgical Oncology, 2022, 29(3), 2041-2042]。

此时此刻,我首先要向敬爱的恩师——钟世镇院士致以崇高的敬意,感谢他将我带入数字医学的殿堂。深切缅怀敬爱的黄志强院士,感谢他为数字医学技术临床应用指明方向。衷心感谢刘允怡院士为中国的数字医学技术走向世界作出的贡献。衷心感谢赵玉沛院士为加速中国数字医学技术在普通外科应用所给予大力推动。衷心感谢敬爱的吴孟超院士、黎介寿院士对数学医学技术研究成果的肯定和为《数字化胆道外科学》作序。衷心感谢王学浩院士、陈孝平院士、董家鸿院士、樊嘉院士及姜洪池教授、窦科峰教授、陈规划教授、梁力建教授、卢绮萍教授等全国诸多专家、教授对数学医学技术研究成果的肯定及鼎力支持。衷心感谢《中国实用外科杂志》《中华外科杂志》《中华消化外科杂志》《中华肝脏手术学杂志》等对数字医学技术研究成果的发表。衷心感谢团队中来自各个不同技术专业、学科领域的全体成员在长达 20 年的过程中所作出的无私奉献。衷心感谢本书的全体编委对所承担章节的精心编著撰写。最后我要特别感谢我的爱妻张秀珍同志，在我 5+2、白 + 黑的工作中，正是由于她的忠实陪伴、深度理解、夯实鼓励和无微不至的体贴照顾，才使得我能持之以恒地连续工作，集中精力静思撰写，最终完成三部专著。

"实践是检验真理的唯一标准"。由于数字医学技术是一门新型、边缘性、交叉性学科，涉及多领域、多学科的合作研究，在取得重大发展和进步的同时，一定也会存在许多问题。希望广大读者在临床应用实践中，提出批评和修改意见建议，我们将虚心接受，认真思考，不断完善。愿《数字化肝脏外科学》《数字化胆道外科学》《数字化胰腺外科学》三部由中国外科医生编辑出版的世界首套数字化外科学系列著作，为推动我国数字智能化肝胆胰外科事业步入国际先进行列增砖添瓦，则我心慰矣！

2023 年 3 月 15 日